Ernst Bäumler
Amors vergifteter Pfeil

SERIE PIPER
Band 1015

Zu diesem Buch

Mitten in der Aufbruchstimmung der Renaissance wurde Europa von den Geißelschlägen einer neuen Krankheit getroffen, von der Syphilis. Rasch breitete sie sich über den ganzen Kontinent aus, überzog die von ihr Befallenen mit Eiterbeulen, Schwären und Knochenfraß und raffte sie im besten Alter dahin. Den Weg, den dieser »bleiche Dämon« seither durch die Geschichte der Zivilisation genommen hat, zeichnet Ernst Bäumler in all seinen Verzweigungen nach. Das beginnt mit der umstrittenen Frage, ob die Syphilis mit der Schiffsbesatzung des Kolumbus die Küsten Europas erreichte, und führt bis zur eingehenden Darstellung des Schicksals von berühmten Kranken: Heinrich VIII. und Iwan der Schreckliche, Nietzsche, Schubert und Maupassant, Smetana, Baudelaire und viele andere. Er erläutert zugleich auch die medizinischen Entwicklungen von der Anfangszeit der gefährlichen Quecksilberschmierkuren über Paul Ehrlichs Begründung der Chemotherapie mit dem Salvarsan und die Anwendung des Malariafiebers durch Wagner von Jauregg bis zur modernen Ära des Penicillins, das mit wenigen Injektionen eine komplikationslose und absolut sichere Heilung bewirkt.

Schließlich schildert Bäumler die Renaissance der Keime, die der Weltgesundheitsorganisation angesichts des Ansteigens der Infektionsstatistik in fast allen Ländern der Erde zu schaffen machen. Er geleitet den Leser darüber hinaus in die Forschungslaboratorien, in denen versucht wird, durch die Entwicklung einer vorbeugenden Impfung einen endgültigen Sieg über die »Krankheit der Venus« zu erringen. Die Neuausgabe dieses erfolgreichen Buches hat der Autor ein Kapitel über AIDS beigegeben.

Ernst Bäumler, geboren 1926, war Redakteur (u. a. bei der »Süddeutschen Zeitung«), Fernsehproduzent und später zwei Jahrzehnte lang als Direktor der Hoechst AG für die Öffentlichkeitsarbeit des Unternehmens verantwortlich. Er hat zahlreiche Bücher veröffentlicht, darunter »Ein Jahrhundert Chemie« (1963) und »Paul Ehrlich – Forscher für das Leben« (1979). Für seine medizinhistorischen Veröffentlichungen verlieh ihm die Universität Frankfurt die medizinische Ehrendoktorwürde. Bäumler lebt als Wissenschaftspublizist in München.

Ernst Bäumler

Amors vergifteter Pfeil

Kulturgeschichte
einer verschwiegenen Krankheit
Mit 28 Abbildungen

Piper
München Zürich

»Amors vergifteter Pfeil« erschien erstmals 1976
bei Hoffmann und Campe, Hamburg.

Von Ernst Bäumler liegen in der Serie Piper außerdem vor:
Die Rotfabriker (669)
Farben, Formeln, Forscher (971)

ISBN 3-492-11015-0
Erweiterte Neuausgabe
Dezember 1989

Umschlag: Federico Luci,
unter Verwendung eines Gemäldes
aus dem Bildarchiv Preußischer Kulturbesitz
Satz: Bercker Graphischer Betrieb, Kevelaer
Druck und Bindung: Clausen & Bosse, Leck
Printed in Germany

Inhalt

Einleitung: Die Krankheit, die aus dem Dunkel kam

»Es gibt in Europa sicher keinen Menschen, von dessen viertausend Ahnen, die er innerhalb der letzten vier Jahrhunderte gehabt hat, nicht zahlreiche mit dieser Krankheit zu kämpfen gehabt haben, so sehr sich auch das Gefühl manches gegen diese ihm unangenehme, aber ganz zweifellose Tatsache sträuben mag.«

Albert Reibmayr: Die Immunisierung der Familien bei erblichen Krankheiten. 1899

Unversehens haben zwei Krankheiten wieder peinliche Aktualität bekommen, die viele nur allzu gern für immer im Gruselkabinett der Medizingeschichte vergessen wähnten: Gonorrhoe und vor allem die Syphilis. Seit einigen Jahren jedoch verzeichnen diese »galanten Maladien« eine unerwünschte Renaissance, verwunden »Amors vergiftete Pfeile«, wie einst Arthur Schopenhauer sich ausdrückte, aufs neue Millionen Menschen. Gerade Jugendliche sind die häufigsten Opfer der Krankheiten, von denen sie vielfach kaum die Namen, geschweige denn die Symptome kennen.

Selbst manche Ärzte müssen heute zu dermatologischen Atlanten und Lehrbüchern greifen, um ihr diesbezügliches diagnostisches Repertoire aufzufrischen. »Immer daran denken«, hatte einst der große französische Dermatologe Philippe Ricord im Hinblick auf syphilitische Erkrankungen geraten. Doch welcher Arzt, der vielleicht Jahrzehnte lang keinen syphilitischen Primäraffekt mehr zu Gesicht bekommen hatte, sollte sich heute noch an diese Mahnung erinnern?

Im Sommer 1976 teilt die Weltgesundheitsorganisation eine bestürzende Hochrechnung mit: Zu zweihundertfünfzig Millionen, also einer Viertel Milliarde, von Gonorrhoe-Fällen kommen fünfzig Millionen Menschen, die an Syphilis leiden. Im Weltbevölkerungsdurchschnitt heißt das: jeder sechzehnte von uns hat Tripper, jeder achtzigste ist syphilitisch.

Natürlich rechnet die Statistik »quer durch«, und selbstverständlich gibt es Landstriche oder Stadtregionen, in denen dieser Durchschnitt weit unterboten wird. Dafür liegt er jedoch in vielen Ballungszentren der Erde – besonders in den Entwicklungsländern – auch massiv darüber. Kann man also bestreiten, daß das Problem der Geschlechtskrankheiten schockierend genug geblieben ist?

Über zehn Jahre hinweg waren diese Infektionen deutlich auf dem Rückzug, nämlich in den 50er und 60er Jahren. Das mochte die Hoffnung nähren, neben einigen klassischen Infektionen seien auch die Geschlechtskrankheiten allmählich im Verschwinden. Damals hatten Universitätskliniken Schwierigkeiten, den Medizinstudenten neue Syphilis-Fälle als Lehrbeispiele vorzuführen.
Das Statistische Bundesamt sah sich von 1954 an – wegen Geringfügigkeit der Fälle – in der Lage, die Rubriken Gonorrhoe- und Syphiliserkrankungen aus den statistischen Jahrbüchern zu streichen. Jedoch seit 1971 figurieren auch diese beiden »Posten« in derlei offiziellen Berichten von neuem. 1975 waren es 6206 Neumeldungen bei Syphilis und 70 964 bei Gonorrhoe, Dermatologen schätzen jedoch, daß die Zahl der Neuerkrankungen in Wirklichkeit fünf bis zehnmal höher liegt als die von der offiziellen Statistik erfaßten Fälle.
Alle einschlägigen Hoffnungen haben schließlich getrogen. Wieder nur ein Beispiel für viele: die Dermatologische Klinik zu Lausanne in der Schweiz, an der seit Anfang der 50er Jahre für lange Zeit kein einziger Syphilis-Patient mehr eingeliefert worden war, verzeichnete schon 1969 wieder knapp neunzig Fälle. Das entspricht proportional auch der Steigerung der Infektionsraten im Lauf der folgenden Jahre und an anderen »Drehscheiben« dieser Krankheit. Im Verlauf dieses Buches wird noch davon zu sprechen sein, wie sprunghaft die Verseuchung mit Geschlechtskrankheiten, etwa durch Kriege oder den in aller Welt hochgeschnellten Touristenverkehr, in den letzten zwanzig Jahren fortgeschritten ist. Allein das riesige Heer von Prostituierten, das über die schrecklich lange Dauer des Krieges hin den amerikanischen Truppen in Vietnam auf dem Fuß gefolgt ist, zeigte die Größe eines Komplexes, der – trotz aller moderner Heilmittelhilfen – noch kaum abgesteckt werden kann.
Was darüber hinaus aber lange nicht bedacht worden war, das ist die Rolle, die Geschlechtskrankheiten in einer »permissive society« spielen können, die »sexuelle Freiheiten« beinahe von Kindesbeinen auf gewährt. Die vielzitierte »Pille« schützt zwar vor unerwünschter Schwangerschaft, doch nicht vor dem Fluch einer »Krankheit der Venus«. Diese Pille hat die Freizügigkeit in der Liebe sehr verstärkt, denn sie hat eine Furcht gebannt, damit aber zugleich die venerischen Krankheiten, deren Bedrohlichkeit ohnehin unterschätzt wird, wieder außerordentlich gefördert.
Genau hier gewinnt der Pessimismus Arthur Schopenhauers leider ganz neue Aktualität. Er, der wahrscheinlich selbst einmal »betroffen« war –

freilich nicht von jenen Spätfolgen, die Friedrich Nietzsches Hirn oder Heinrich Heines Rückenmark zerstörten –, distanziert sich in seinen »Aphorismen zur Lebensweisheit« von solcher Lebensfreude und reflektiert offensichtlich nicht ganz ohne Philosophentrauer:
»Zwei Dinge sind es hauptsächlich, welche den gesellschaftlichen Zustand der neuen Zeit von dem des Altertums zum Nachteil des ersteren unterscheiden, indem sie demselben einen ernsten, finsteren, sinistren Anstrich gegeben haben ... Sie sind: das ritterliche Ehrenprinzip und die venerische Krankheit. Sie zusammen haben Lust und Genuß des Lebens vergiftet ... Seitdem Amors Köcher auch vergiftete Pfeile führt, ist in das Verhältnis der Geschlechter zueinander ein fremdartiges, feindseliges, ja teuflisches Moment gekommen; infolge wovon ein finsteres und furchtsames Mißtrauen es durchzieht ...«
Einige Geschlechtskrankheiten, Gonorrhoe und Ulcus molle, waren wohl in Europa wie in der Welt schon immer heimisch. Bereits aus tiefer vorchristlicher Zeit – aus dem Alten Testament – stammen Schilderungen dieser Übel, die an Deutlichkeit nichts zu wünschen übrig lassen. Manche Ärzte haben in einigen Bibelstellen Belege dafür sehen wollen, daß vor 4000 Jahren nicht nur die Gonorrhoe, sondern auch die Syphilis schon grassierte. Etwa in einem Passus aus dem 4. Buch Moses, der von einem toten Kind spricht, das schon »die Hälfte seines Fleisches verlor, ehe es aus seiner Mutter Leib kam«. Nach Ansicht dieser Ärzte könnte das die Beschreibung eines totgeborenen syphilitischen Kindes sein.
Daß schließlich die Gestalt Hiobs, der mit dem Herrn haderte, in diesem Zusammenhang voller Rätsel – oder, wenn man will, auch nur voll offener Geheimnisse ist, diese Frage hat jeden Bibelleser gelegentlich beschäftigt. Der Teufel, so heißt es ja, sei aus Hiob gefahren und habe ihn »mit bösen Schwären von den Fußsohlen bis zum Scheitel geschlagen«.
Alle Vermutungen jedoch, daß Syphilis schon im Altertum vorgekommen sei, bleiben reine Spekulation. Über mehr als ein Jahrhundert hinweg zieht sich bis heute der Streit zwischen den »Amerikanisten« und den »Anti-Amerikanisten«, also zwischen denen, die davon überzeugt sind, daß die Lues von den Schiffsbesatzungen des Kolumbus aus der Neuen Welt nach Europa eingeschleppt worden sei, und den anderen, die meinen, schon in der Antike habe sich die Syphilis in Europa und Vorderasien manifestiert.
Zu den »Kolumbianern« gehörte der bekannte Berliner Dermatologe Iwan Bloch, der schon 1901 auf nicht weniger als 765 Seiten sein Material ausbreitet. Ihm folgen später der Deutsche Hans Haustein, der

Amerikaner Herbert U. Williams, der Franzose Louis Pierre Manouvrier oder dessen amerikanische Kollegen Means und Pusey.
Auch auf der Gegenseite sind klangvolle Namen vertreten. Sie reichen von dem zu Anfang unseres Jahrhunderts wohl einflußreichsten Medizinhistoriker Deutschlands, Professor Karl Sudhoff, über dessen Schüler Paul Diepgen und Georg Sticker bis hin zu dem emeritierten Professor Ellis Herndon Hudson oder in jüngster Zeit dessen amerikanischem Landsmann Aidan Cockburn und zu C. J. Hackett; sie alle nehmen an, daß die Erreger der Syphilis schon lange vor der Entdeckung Amerikas in Europa aktiv waren, daß sich im Laufe der Zeit lediglich das Erscheinungsbild der von ihnen hervorgerufenen Krankheit geändert habe.
Außer Zweifel steht indessen, daß das eigentliche Schreckensgesicht der Syphilis sich in Europa erst nach Rückkehr des Kolumbus aus der »Neuen Welt« gezeigt hat. So kann der Kulturhistoriker Egon Friedell mit vollem Recht sagen, die Lues sei »sicherlich einer der Hauptgründe für die Verdüsterung Europas, die sich seit dem Ausgang des Mittelalters zu verbreiten beginnt: sie hat in den höchsten und niedrigsten, irdischsten und metaphysischsten Akt des Menschen ein Element des Mißtrauens gebracht und ihn damit doppelt vergiftet«.
Nach eingehender Beschäftigung mit den Argumenten für und wider – nach dem Studium von über hundert Arbeiten zu diesem Thema, die sich ebenso mit den Knochen des Neandertalers wie mit dem Edikt wider die Gotteslästerer befassen, in dem Kaiser Maximilian schon 1494 das neue Übel erwähnt haben soll –, nach all dem ist der Verfasser dieses Buches allerdings davon überzeugt, daß die Syphilis in Europa als ein ausgesprochenes Leiden der Neuzeit angesehen werden muß. Es trat in der Renaissance nach den Entdeckungsreisen des Kolumbus auf. Es gibt kein stichhaltiges Argument für eine »antike« oder auch nur »mittelalterliche« Lues auf unserem Kontinent. Nicht nur die Frage, auf welchem Weg die Lues nach Europa gekommen ist, sondern auch, wieweit sie »Geschichte gemacht hat«, hat Mediziner und Historiker stets beschäftigt. Wer von den großen Akteuren der Weltgeschichte litt an ihr, wem bereitete sie – zum Schaden oder Nutzen seines Reiches – ein vorzeitiges Ende?
Von Franz I. – dem ersten König der Franzosen, der an der »Franzosenkrankheit« litt –, dem Borgia-Papst Alexander VI. und weiteren »Kollegen« auf dem Stuhl Petri bis zu Diktatoren und Staatsmännern unserer Zeit zieht sich gleichsam der blasse Faden des Treponema pallidum. Manchen der Großen wurde die »Krankheit mit dem schlechten Ruf« allem Anschein freilich auch nur nachgesagt, um sie moralisch zu disquali-

fizieren oder um für ihre gigantischen Untaten – bei Lenin oder Hitler – eine neurologisch-psychiatrische Erklärung zu finden.
Wieweit vermögen die in das Gehirn eindringenden Syphilis-Spirochäten einen schöpferischen Reiz auszuüben, können sie gar – wie immer wieder behauptet wird – »Genialität« erzeugen? Auch diesem kulturgeschichtlich faszinierenden Problem ist der Verfasser in einem breit angelegten Kapitel über die »berühmten Syphilitiker« nachgegangen.
Auch heute ist die Welt immer noch mit der Krankheit, »die aus dem Dunkel kam«, konfrontiert. Sie ist ganz und gar keine »sterbende Krankheit«, wie in den vergangenen fünfzig Jahren viele Ärzte hofften, sondern sie ist – wie die Statistiken dartun – höchst lebendig unter uns.
Medizinische Gründe können dafür heute nicht mehr ins Feld geführt werden: das Penicillin ist der mörderischste Feind der blassen Spirochäte. Einige Dutzend Tonnen dieses Antibiotikums würden ausreichen, um alle syphilitischen Infektionen aus der Welt zu schaffen. Niemand kann allerdings dafür Gewähr bieten, daß dieses theoretische »Overkill« in zwanzig oder dreißig Jahren noch bestehen wird. Die Wahrscheinlichkeit, daß die Krankheitserreger sich durch Mutationen einen »Schutzpanzer« umlegen, ist jedenfalls – vom Biologischen her gesehen – durchaus gegeben.
Mit den Antibiotika allein ist es freilich nicht getan. Es geht in erster Linie um weltweite Aufklärung und um den Appell an das Verantwortungsgefühl infizierter oder gefährdeter Personen. Ohne Rücksicht auf Herkunftsländer muß die Syphilis bis in ihre letzten Schlupfwinkel getroffen werden. Das setzt voraus, daß die Krankheit entschlossen aus dem Tabu herausgerissen wird, von dem sie leider seit Jahrhunderten umgeben ist. Dem Syphiliskranken muß endlich das Stigma der Schande genommen werden.
Allein Vernunft plus Penicillin wären imstande, den »Kreuzzug« gegen die Lustseuche, von dem schon Voltaire träumte, in absehbarer Zeit zu gewinnen und auch die letzte Spirochäte auf dem Erdball zu vernichten. Denn, wie ein amerikanischer Wissenschaftler es einmal formulierte: »Sex is here to stay, syphilis not.«

1 Das Geschenk des Kolumbus

Am 12. Oktober 1492 wird die Neue Welt entdeckt. Um zwei Uhr morgens bricht der Matrose Rodriguez Bermejo in einen Jubelschrei aus: »Tierra, Tierra!« Aufgeregt berichtet er wenige Sekunden später seinem Admiral, dem 41 Jahre alten Genuesen Cristoforo Colombo, der sich zu Ehren der spanischen Majestäten Cristóbal Colón nannte, von dem soeben am Horizont aufgetauchten Land.

Jedes Schulkind weiß heute: es handelte sich natürlich nicht – wie Kolumbus meinte – um asiatischen Boden, sondern um den Strand einer der Bahama-Inseln. Der Admiral nahm sie für die spanische Krone in Besitz. Er selbst, noch vor wenigen Tagen auf dem Meer von einer enttäuschten und aufsässigen Mannschaft bedroht, ist jetzt Vizekönig der neu gefundenen Gebiete, wie ihm das in einem vor Antritt der Reise geschlossenen Vertrag mit Ferdinand II. von Aragonien und dessen Gattin Isabella von Kastilien zugestanden worden war.

Schon zwei Tage nach der Entdeckung verläßt Kolumbus das kleine Eiland mit seinen freundlichen braunen Menschen wieder und macht sich auf die Suche nach dem erträumten Cipangu. Anstelle dieser von Marco Polo für Indien beschriebenen »Schatzinsel« findet er eine andere große Insel, die Kuba genannt wird. Dort machen er und seine Männer zum ersten Mal Bekanntschaft mit süßen Kartoffeln, den gleichfalls für Europäer völlig neuen Tabakpflanzen und . . . der Syphilis, die bald nach seiner Rückkehr Einzug in Europa halten sollte als einer der tragischen Markierungspunkte der Neuzeit.

Die Heimfahrt ist stürmisch, und Kolumbus verliert sein Schiff. Doch am 15. März des Jahres 1493 kommt er in die Alte Welt zurück. Er landet wieder in dem südspanischen Palos an der Mündung des Rio Tinto, den er vor fast 34 Wochen verlassen hat. Der Empfänge und Feiern bald müde, geht Kolumbus für zwei Wochen in ein Kloster, begibt sich dann erst nach Sevilla und schließlich im Mai nach Barcelona. Dort wird dem

Entdecker »Westindiens«, den sechs Indianer mit bunten Papageien, Goldproben und fremdartigen Gegenständen begleiten, von den katholischen Majestäten Ferdinand II. und Isabella von Kastilien und Tausenden ihrer Untertanen ein glanzvolles Willkommensfest bereitet. Er darf an der Seite der Herrscher Platz nehmen und nach dem großen Dankgottesdienst im Palast wohnen.
Die Sonne königlicher Huld strahlt über den früher so oft abgewiesenen »Narren« und »Phantasten«, vor allem nachdem Papst Alexander VI. – der aus dem Hause der Borgia stammt und selbst Spanier ist – den spanischen Majestäten in aller Form den Besitz der von Kolumbus entdeckten Länder zusichert.
Bald aber treibt es den Admiral wieder über den Ozean. Dazu drängt ihn wohl eine Mischung von Motiven: die Hoffnung auf neue Entdeckungen, die Suche nach Gold, das Streben, die indianischen Heiden zum Christentum zu bekehren, und vor allem der Wunsch, den soeben gewonnenen Ruhm noch weiter zu vermehren. Am 25. September 1493 sticht eine Flotte von vierzehn Karavellen und zwei Lastschiffen in See. Viele Gefährten der ersten Reise sind wieder bei ihm.
Nach dieser neuerlichen Entdeckungsfahrt zerstreuen sich die Matrosen in den spanischen Häfen. Die Spur der Amerika-Entdecker verliert sich auf weniger heroischen und bedeutsamen Wegen; einige werden Wirte und Händler, andere lassen sich weiter für die damals nicht so besonders christliche Seefahrt anheuern oder treten in eines der vielen Söldnerheere ein, die sich überall in dem von kriegerischen Auseinandersetzungen aufgewühlten Europa herumschlagen. Nur der Name ihres unbeirrbaren, freilich auch ehrsüchtigen und ebenso auf materielle Schätze begierigen Admirals wird fortleben.
Nach seiner dritten Reise in die Neue Welt wird Kolumbus 1500 der Erpressung und Bestechlichkeit bezichtigt. In Ketten gelegt kommt er nach Spanien zurück. Zwar kann er sich rehabilitieren und wird als »Admiral des Ozeans« bestätigt, doch von Funktion und Würde eines Vizekönigs von Indien, für das Kolumbus das neu entdeckte Land bis zum Tode hält, ist nicht mehr die Rede.
Trotzdem darf er 1502, schon 51 Jahre alt, noch einmal zu einer Expedition über den Atlantik aufbrechen. Es sollte seine letzte Amerikafahrt werden. Nach harten Strapazen trifft er am 7. November 1504 wieder in Spanien ein. Neunzehn Tage später stirbt Königin Isabella. Damit erlischt auch die Bereitwilligkeit des Hofes, auf die durchaus nicht bescheidenen Wünsche des Admirals weiter einzugehen. Isabellas Gatte Ferdinand hatte kein Ohr für die Forderungen des sich um manche

Rechte betrogen fühlenden Kolumbus. In seinen Augen war der Entdecker ein lästiger Querulant. So starb Kolumbus dann in Valladolid am 20. Mai 1506, wenn auch nicht verarmt, so doch einsam und verbittert.
Die Entdeckung des Kolumbus hat jedoch Spanien in Europa zweifellos den führenden Rang gesichert und es darüber hinaus zur ersten wirklichen »Weltmacht« der Geschichte werden lassen. Nur deshalb konnte später der Habsburger Karl V., als Karl I. 1517 König von Spanien und 1519 zum deutschen Kaiser gekrönt, mit Stolz feststellen: »In meinem Reich geht die Sonne nicht unter.«

Der Feldzug König Karls VIII. von Frankreich

Spanien ist auf dem europäischen Feld nicht ohne gewichtige Rivalen. Das erweist sich noch im gleichen Jahr, in dem das Land die heimkehrenden Westindien-Entdecker feiert. In Frankreich regiert seit 1483 der jugendliche König Karl VIII. Er lechzt nach kriegerischen Abenteuern und Ruhm. So beschließt er, Erbansprüche auf das Königreich Neapel anzumelden und dessen Krone mit Waffengewalt zu erringen.
Dieser Entschluß war ursprünglich nicht mal seine eigene Idee. Er wurde ihm vielmehr nahegelegt durch Ludovico Sforza, genannt Il Moro, den intrigenfreudigen Herzog von Mailand. Ludovico lebte mit König Alfons II. von Neapel nicht gerade im besten Einvernehmen. Deshalb versicherten die Abgesandten Moros dem König von Frankreich, falls er seine neapolitanischen Ansprüche mit Nachdruck geltend machen wolle, so sei Ludovico durchaus bereit, eine militärische Expedition nach Neapel zu finanzieren. Auch könnten die Franzosen mit freiem Durchzug durch Norditalien rechnen.
Der Ränkeschmied konnte eigentlich nicht im Ernst hoffen, daß seine Intrige Erfolg haben würde, denn kaum jemand war ungeeigneter zur Ausführung eines solchen Planes als Karl VIII. Der zeitgenössische Florentiner Staatsmann und Historiker Francesco Guicciardini, ein Freund Machiavellis und Verfasser der ersten Geschichte Gesamtitaliens, zeichnet von dem französischen Herrscher ein wenig schmeichelhaftes, aber offenbar durchaus zutreffendes Bild: »Von Kindheit an besaß er eine schwache Konstitution und wurde von Krankheiten heimgesucht. Er war von gedrungener Statur und hatte ein häßliches Gesicht, wenn man einmal von der Würde und der Lebhaftigkeit des Blickes absieht. Seine Glieder waren so unproportioniert, daß er weniger einem Menschen als einem Monstrum glich. Es mangelte ihm nicht nur an jeder

Kenntnis der freien Künste, sondern er kannte auch kaum die Buchstaben. Er war zwar begierig zu herrschen, in Wahrheit aber für nichts weniger geschaffen. Denn obwohl umgeben von Vasallen, übte er doch keine Autorität über sie aus und bewahrte keine hoheitsvolle Würde.«
Dieser Mann also sollte den neapolitanischen Plan des Ludovico aufgreifen. Nun, das Unwahrscheinliche geschah. Bald macht es in Europa die Runde: Karl zieht in Lyon ein Heer von achtzehntausend Reitern und zwanzigtausend Mann Fußvolk zusammen, um die Alpen zu überqueren. Eine gemischte Gesellschaft hat der junge König in den Dienst seines kriegerischen Vorhabens gestellt: Söldner aus vieler Herren Ländern, vor allem Franzosen, Niederländer und Schweizer.
Im Dezember 1494 überschreitet diese vielsprachige Armee Italiens Grenzen, in ihrem Gefolge eine nicht minder vielsprachige Schar von Liebesdienerinnen, um die rauhen Landsknechte bei Laune und kämpferischer Tatkraft zu halten. Doch das Heer braucht auf seinem Zug keine gewaltigen Schlachten zu schlagen. Die Italiener leisten dem König der Franzosen, diesem kleinen, verwachsenen Mann mit unförmigem Kopf, keinen Widerstand. Nur wenig resistent erweisen sich Karl und seiner Truppe gegenüber auch viele Töchter Italiens. Im Gegenteil: gerade solch amouröses Entgegenkommen verführt Soldaten und König immer wieder zu nicht geplanten lebensfrohen Aufenthalten.
Gerne läßt Karl sich von den Damen des Landes mit dem Ehrentitel eines »Beschützers des schönen Geschlechts« auszeichnen; seine beiden Hofdichter, die er mit sich führt, besingen diesen so huldreichen Empfang, der den Franzosen überall gewährt wird.
Am 17. November 1494 zieht der liebeslustige König in Florenz ein und zu Silvester in Rom, wo der 63jährige Alexander VI. aus dem Hause der Borgia, der erst zwei Jahre zuvor durch Simonie auf den Heiligen Stuhl gelangt war, eine keineswegs gottesfürchtige Herrschaft ausübt. Eine Schar von rund 30 000 professionellen Damen praktiziert hier galante Künste. Unter ihnen sind allein etwa 14000 spanische Freudenmädchen, die wegen ihrer Schönheit und ihres vollendeten Benehmens einen besonderen Ruf genießen.
Fast vier Wochen schwelgt Karl in römischen Gefilden. Schließlich bricht er Ende Januar 1495 zur letzten Etappe seines Feldzuges auf, um endlich Neapel zu erobern. Doch von »erobern« kann auch hier kaum die Rede sein. Als die Franzosen sich der Stadt nähern, dankt Alfons II. von Neapel eilig zugunsten seines Sohnes Ferdinand II. ab. Aber auch Ferdinand hält es nicht mehr in den Mauern, als die Franzosen schließlich vor den Toren stehen. Nur eine schwache Besatzung verschanzt sich

in zwei Festungen: etwa 300 Spanier, die auf dem Seeweg nach Italien gekommen waren, 350 Deutsche und rund 150 Italiener. Von vornherein ein verlorener Haufen. Denn die Neapolitaner beeilen sich, mit ihren Okkupanten eifrig zu kollaborieren.
Abusus in Baccho et venere – übermäßiger Genuß von Wein und Liebe – werden in den nächsten achtzig Tagen großgeschrieben. Karl erweist sich als leidenschaftlicher Verehrer der amore, der italienischen Kunst und des »dolce vita«. Auch seine »Mannen« feiern in Neapel, wie ein zeitgenössischer Historiker empört und vielleicht etwas neidisch vermeldet, »eine einzige, lange Orgie«. Ihr »Krieg« besteht in der Belagerung der beiden befestigten Kastelle. Am 7. März 1495 wird schließlich das eine, am 13. März das andere den neuen Herren der Stadt übergeben. Ohne lange Überlegung stellt sich ein Teil der Verteidiger in den Dienst des französischen Königs.
Bald aber werden Karl und seine Soldateska aus ihrer Schwelgerei gerissen. Die Bevölkerung der Stadt ist allmählich verdrossen angesichts der fremden Eroberer, die sich immer mehr Herrenallüren anmaßen. Aufruhr schwelt ringsum. Söldner des Königs werden erstochen oder vergiftet. Kurzum, die Neapolitaner haben ihre Besatzung gründlich satt. Und noch weit schlimmer: die Städte Mailand, Florenz und Venedig sind auf die Seite des geflohenen, aber rechtmäßigen Herrschers von Neapel getreten. Das Reich und Spanien kündigen die Neutralitätsverträge, und eine spanische Armee landet in Sizilien, um König Ferdinand wieder zu seinem Thron zu verhelfen. So bricht König Karl überstürzt auf. Am 20. Mai 1495 sind für ihn die schönen Tage am Vesuv zu Ende.
Rund 6000 Mann Besatzung bleiben zurück, mit dem Rest zieht Karl nordwärts durch Italien. In Genua besteht er sogar siegreich ein Gefecht gegen die verbündeten Truppen von Mailand und Genua. Bald darauf aber liefern sich sein Heer und die inzwischen verstärkten Kräfte der Gegner eine erbitterte Schlacht in der Gegend von Fornuovo. Karl VIII. erleidet zwar keine Niederlage, erringt aber auch keinen Sieg. Nur mit Mühe und Not kann er im Schutz der Dunkelheit den Kampfplatz verlassen und die Alpen überqueren, ohne vom Gegner verfolgt zu werden. Einen Teil von Troß und Gepäck muß er zurücklassen. Wie der Veroneser Arzt Alexander Benedictus berichtet, der an dieser Schlacht als Militärmedicus teilnahm, befindet sich darunter auch des Königs Tagebuch. Darin sind seine galanten Erlebnisse mit allen Damen während des italienischen Feldzugs detailliert geschildert – ein königliches »Aidemémoire« besonderer Art.
Anfang Juli kann Ferdinand von Neapel zurückkehren und die Herr-

schaft über seine etwas wankelmütigen Untertanen wieder antreten. Karl aber landet mit einer sehr zusammengeschmolzenen Truppe im November 1495 wieder in Lyon, wo er einst den so unrühmlichen Zug gen Süden erwartungsvoll begonnen hatte.
Karl VIII. wurde nur 27 Jahre alt. Seine Gebeine ruhen in der Kathedrale von Saint Denis in Paris. Die Geschichtsschreiber räumen ihm nur wenige Zeilen ein. Für Medizinhistoriker jedoch, für die Biographen der großen Menschheitsseuchen, sind sein Name und der »Marsch« auf Neapel um so denkwürdiger. Denn mit ihm ist für immer eines der eindrucksvollsten Phänomene zu Beginn der Neuzeit verbunden: der Ausbruch der Syphilis.
Sicherlich nur von Böswilligen kann eine damit zusammenhängende Erzählung erfunden worden sein, daß Jahrhunderte nach dem neapolitanischen Feldzug in der Pariser Kirche Notre Dame ein Herr auf Knien und in inbrünstigem Gebet versunken vor dem Portrait Karls VIII. verharrte. Von einem anderen Kirchenbesucher gefragt, weshalb er seine Gebete denn an einen verstorbenen weltlichen Fürsten statt an einen Heiligen richte, antwortete er: »Sehen Sie, ich bin Dermatologe, und niemand hat so viel zur Blüte meines Berufs beigetragen wie dieser Herrscher, denn ihm und seinen Taten verdanken wir die Syphilis.«
Und Voltaire, der die Lues an mehreren Stellen seines Gesamtwerks erwähnt, schrieb die bissigen, hier in deutscher Prosaübersetzung wiedergegebenen Gedichtzeilen: »Als die Franzosen tollköpfig nach Italien gingen, gewannen sie leichtfertig Genua und Neapel und die Syphilis. Dann wurden sie überall verjagt, und man nahm ihnen Genua und Neapel weg, aber sie verloren nicht alles, denn die Syphilis ist ihnen geblieben.«

Mal de Naples oder Morbus gallicus

Die Offensive der Lues beginnt ausgerechnet in einer Zeit großer abendländischer Hoffnungen. Gerade waren die Völker Europas dabei, die Fesseln des Mittelalters abzuschütteln, entdeckten die Humanisten den Wert des Individuums, eröffnete sich für den einzelnen ein freieres Dasein.
Vor allem erlebten die Naturwissenschaften einen ungeahnten Aufschwung. Forschung wurde mehr und mehr durch genaue Untersuchung und möglichst exakte Experimente betrieben. Die Ergebnisse mündeten in einer radikalen Revolution des gesamten Weltbildes. Über zwanzig Jahre nach Kolumbus und knapp zwanzig Jahre vor der Entdeckung

Amerikas, nämlich 1473, wurde in Thorn der deutsche Astronom Nikolaus Kopernikus geboren, der statt des geozentrischen das heliozentrische Weltsystem schuf. Jetzt waren nicht mehr die Erde und damit auch der Mensch der Mittelpunkt, um den sich alle Gestirne bewegten, sondern die Sonne nahm von nun an diesen Platz ein. Die Lehre des Kopernikus setzte sich allgemein durch, nachdem Galileo Galilei in Italien und Johannes Kepler in Prag unzweifelhafte Beweise für deren Richtigkeit erbrachten.

Die Renaissance, die »Wiedergeburt«, wie diese geschichtliche Epoche bald heißen sollte, zeichnete sich aber nicht nur durch eine Fülle neuer Entdeckungen und Erkenntnisse auf fast allen Gebieten aus. Es wurde auch einfacher, dieses frisch gewonnene Wissen einem breiteren Publikum zugänglich zu machen. Denn Johannes Gutenberg, eigentlich Johann Gensfleisch, nach seinem Hause »zum Gutenberg« genannt, hatte um 1445 in Mainz den Buchdruck mit beweglichen Lettern erfunden. Jetzt wurde es möglich, Bücher – die bisher als handgeschriebene oder vom geschnittenen Holzstock vervielfältigte Exemplare eine Kostbarkeit darstellten – in großen Auflagen herzustellen und zu niedrigerem Preis wenigstens all denen erschwinglich zu machen, die der Kunst des Lesens mächtig waren.

Diese grundlegenden Taten und die Aktivität in allen Wissenschaften verliehen dem Dasein bisher ungeahnte Qualitäten. Das neue Leben aber wird künftig begleitet sein von der fremdartigen Krankheit. Ist es nur ein Zufall – so wird fortan die Frage heißen –, der ihr Auftreten unmittelbar mit der Entdeckung Amerikas verknüpft? Wer könnte heute noch Tag und Stunde bestimmen, zu denen sich die Seuche die ersten Opfer im Heer Karls VIII. suchte? Sicher ist nur, daß sie zuerst in Neapel bei den Söldnern grassierte. »Mal de Naples« nannten sie die Franzosen, »Franzosenkrankheit« die Neapolitaner, die Gelehrten »Morbus gallicus«.

In Neapel und dann beim hastigen Rückzug werden die Scharen Karls VIII. von der Geschlechtspest, wie man bald auch sagen wird, befallen. Diese Truppe exportiert sie dann von Land zu Land. Joseph Grunpeck von Burckhausen, Sekretär Kaiser Maximilians I., gibt eine der frühesten Beschreibungen dieser maladen Schar von Heimkehrern mit ihren »wilden Wärtzen«: »Von den Soldaten waren die einen vom Scheitel bis zu den Knien mit einer zusammenhängenden, fürchterlichen Art von Krätze überzogen und dadurch so abschreckend, daß sie, von allen Kameraden verlassen, sich in der Einsamkeit den Tod wünschten. Andere hatten diese Krätze nur an einzelnen Stellen, aber härter als Baumrinde, am Vorder- und Hinterkopfe, an der Stirne, dem Hals, der Brust, dem Gesäß usw., und zerrissen sich dieselben vor heftigen Schmerzen mit Nägeln. Die dritten starrten an allen Körperteilen von einer solchen Menge von Warzen und Pusteln, daß ihre Zahl nicht zu bestimmen war ...«

Nicht bei allen äußert sich die Krankheit zunächst in so drastischen Symptomen, wie sie Grunpeck schildert. Manche hatten nur leichtere Hautausschläge, wie etwa bei Masern, oder wenige, kaum schmerzhafte Geschwüre. Wahrscheinlich waren sie die intensivste Quelle der Ansteckung.

Grunpeck weiß zunächst nur einen Rat: »ein jeglicher fliehe von denselbigen Menschen, die diese Kranckheyt haben«. Für ihn selbst kam seine Warnung offensichtlich zu spät. Denn er mußte dann berichten, daß er sich 1501 in Augsburg bei einem Gastmahl, »bei welchem außer Ceres und Bacchus auch Venus zugegen war«, ebenfalls ansteckte. Er schreibt dann von seiner eigenen Behandlung, die unter anderem darin bestand, daß er sich ein Gemisch aus Quecksilber, gebranntem Alaun, Tannenharz, gelber und weißer Bleiglätte, Mastix, Weihrauch und Wachs bereitete. Ein Schneider mußte ihm die Mixtur täglich vor einem warmen Ofen über die gesamte Hautoberfläche einreiben.

Unglaublich rasch breitet sich die Seuche aus. Besonders Deutschland haben die bösen »Frantzosen« sehr früh heimgesucht. Das beweisen Chroniken und zeitgenössische Schriftsteller aus verschiedenen Städten, zum Beispiel Nürnberg. Dort wirkte als Stadtphysikus Theodorich Ulsen aus Friesland, der sich nach der Sitte der Zeit Theodoricus Ulsenius nannte. Bereits am 1. August 1496 veröffentlichte Ulsenius eine aus hundert Hexametern bestehende Flugschrift über die neue Krankheit.

Ein zweites Gedicht, das ebenfalls im Sommer 1496 erschien, stammt von Sebastian Brant, Doktor beider Rechte zu Basel und später zu Straßburg, dem Verfasser des berühmten ›Narrenschiffs‹. Neigung und Temperament Brants bewirken, daß er ein wenig auch die Politik in seine Betrachtung mit hineinnahm. Durchaus verständlich, denn ein Jahr zuvor war auf dem Reichstag zu Worms ein ›Gotteslästereredikt‹ herausgegeben worden. In diesem ›Edictum in blasphemos‹ war auf die Syphilis bereits Bezug genommen. Sie wurde wiederum nur als die »pösen plattern« bezeichnet, weil man der neuen Krankheit noch keinen Namen gegeben hatte. Und da heißt es – in das heutige Deutsch übertragen – im Text des Edikts, man beobachte, »... besonders in diesen Tagen die schweren Krankheiten und Plagen der Menschen, genannt die bösen Blattern, wie sie vormals von Menschen weder gedacht worden

sind, noch von denen man jemals gehört hat, aus denen wir darum die Strafe Gottes erkennen ...«
Für Brant ist nun »die reichs- und kaiserfeindliche Haltung so vieler Deutscher schuld am göttlichen Strafgerichte«. Der Dichter gehörte zu jenen, die 1486 die Wahl Maximilians I. zum römischen König gefeiert hatten und dann besonders stolz darauf waren, daß Maximilian sich 1508 ohne päpstliche Krönung den Kaisertitel nahm. Aber das Volk vermißte ebendiese Krönung durch den Kirchenfürsten sehr und mochte Maximilian nicht sonderlich.
Ein weiteres ziemlich langes Gedicht über die Syphilis verfaßt 1533 Johann Haselbergk unter dem Titel »Von den welschen Purppeln«. Zu anderen Autoren, die sich schon frühzeitig schriftstellerisch mit der Lues befaßten, gehören Conrad Schellig, Bartholomäus Steber, Simon Pistoris, Martin Pollich und Otto Raut. Diese Namen erwähnt jedenfalls Professor Conrad Heinrich Fuchs, der um die Jahrhundertwende den Spuren der »ältesten Schriftsteller über die Lustseuche in Deutschland von 1495 bis 1510« in – wie er selbst sagte – über vierzig großen Bibliotheken nachgeht und darüber 1843 in Göttingen eine ausführliche Untersuchung herausbringt.
Fuchs nennt dabei auch Johannes Widmann. Dieser Professor der Medizin in Tübingen und Leibarzt des Markgrafen Christoph I. von Baden empfiehlt in seinen schon zwischen 1457 und 1501 erschienenen Schriften Aderlaß, blutreinigende Getränke, Diät, lauwarme Bäder und Schwefelsalben als Therapie gegen die neue Krankheit.
Von Spanien dringt die Seuche nach Portugal. Die Portugiesen schimpfen sie deshalb »el mal de los castellanos«. Die Polen nannten sie zunächst die »Deutsche Krankheit«, war sie doch von ihren westlichen Nachbarn eingeschleppt, und in Rußland wird sie als »Polnische Seuche« qualifiziert. Im Orient wurde ihr der Name »Frankenkrankheit« gegeben, denn die christlichen Europäer hatten sie mitgebracht.
In Ostasien trat die Syphilis nach einer 1921 in Japan erschienenen und zwei Jahre später auch in deutscher Sprache veröffentlichten Untersuchung von Professor Keizo Dohi von der Universität Tokio zum ersten Male um 1500 auf, und zwar in der chinesischen Stadt Kanton. Sie wurde daher zunächst als Kanton-Krankheit oder als pfirsichblütenähnlicher Ausschlag bezeichnet.
Viele Autoren waren lange der Meinung, die Seuche sei von portugiesischen Seefahrern und Händlern in diesen chinesischen Hafen gebracht worden. Dem tritt Dohi energisch entgegen: »Ungefähr zehn Jahre vor der Ankunft der Portugiesen (in Kanton) war, wie meine Feststellungen

zeigen, schon der Kuan-tung-chuang (der Kanton-Ausschlag) aufgetreten.« Dohi offeriert deshalb eine andere These. Danach ist dieser Ausschlag verbreitet worden, nachdem sich portugiesische und chinesische Händler in Singapur begegneten.
Weitere zehn Jahre nach dem Auftreten der Krankheit in Kanton erschien sie in Kioto, der damaligen Hauptstadt Japans, nämlich im Jahre 1512. Die ersten portugiesischen Besucher sind nach Dohis Quellenforschung hingegen erst 1543 in Japan angelangt. »Bis zum Jahre 1543 sind über dreißig Jahre seit dem Ausbruch der Syphilis in Japan verflossen; es ist daher zu betonen, daß die Seuche hier wie in China nicht direkt durch die Portugiesen eingeschleppt wurde«, folgert Dohi. Es müsse vielmehr davon ausgegangen werden, daß die Lues einerseits über Kanton, andererseits über die südlich von Japan gelegenen Liukiu-Inseln nach Japan selbst gelangte, »während japanische und chinesische Piraten auf dem chinesischen Meer die Ansteckung weiter vermittelten«. Diese Thesen werden unterstützt durch die frühen japanischen Benennungen der Syphilis als To-kasa oder Liukasa, also als von China oder Liukiu eingeführtes Exanthem. Die Bewohner von Liukiu ihrerseits hatten sich wahrscheinlich ebenso wie jene von Kanton durch portugiesische Kontaktpersonen auf der malaiischen Halbinsel mit der Seuche infiziert. Deshalb wurde sie auf Liukiu auch sofort »portugiesischer Ausschlag« genannt.
In der Alten Welt hielt sich als Bezeichnung freilich am hartnäckigsten: die Franzosenkrankheit. Ein französischer Arzt, Jacques de Béthencourt, sah darin einen Schimpf für den französischen Namen. Er suchte nach einem anderen, neutraleren Ausdruck. Man solle sie, da sie aufs engste mit der Liebe verknüpft sei, die »Krankheit der Venus« heißen, »Morbus venereus«.
Schon vor Béthencourt hatte der Arzt Fernelius Ambianus, der die Ausbreitung des Leidens selbst studierte, die Bezeichnung »Lues venerea«, »Lustseuche«, vorgeschlagen. Gelegentlich wurde sie auch Mentulagra (von mentula = penis) und, wenn sie Frauen befiel, Pudendagra, genannt. Fernelius war der erste, der den Zusammenhang zwischen der Erkrankung der Geschlechtsteile und der Syphilis klar erfaßte.

Die Rache des Sonnengottes

Der italienische Arzt Girolamo Fracastoro schließlich sorgte 1530 für die künftig am weitesten verbreitete Bezeichnung. Fracastoro war ein vielseitiger Mann. Geboren 1478 in Verona, studierte er an der berühmten Universität zu Padua, praktizierte dann in Verona als Arzt und betätigte sich darüber hinaus, wie dies damals bei vielen umfassend gebildeten Humanisten üblich war, auch als Astronom, Geograph und Poet. Im medizinischen Bereich gilt sein besonderes Interesse eben der neuen Krankheit, die »in unseren Tagen Europa und die Städte Asiens und Afrikas durchraset«.

Seine Ansichten über Herkunft, Symptome und Therapie dieses Leidens aber schlicht in einer wissenschaftlichen Arbeit niederzulegen, war nicht nach Fracastoros gelehrtem Sinn. Denn Gelehrsamkeit bedeutete damals nicht nur klugen Inhalt, sondern nach Möglichkeit auch elegante Form. So wählte Fracastoro die poetische Form und erfand darüber hinaus als Einleitung eine gefällige Fabel.

In seinem Lehrgedicht »Syphilos oder die Franzosenkrankheit« erzählt er die Geschichte eines Schweinehirten mit dem Namen Syphilos. Dieser weidete tausend Rinder und tausend schneeweiße Schafe auf den Fluren des Königs Alcithous. Zu Beginn des Sommers warf der Sonnengott Helios so unbarmherzige Strahlen über Äcker und Haine, daß Hirt und Herden unerträgliche Qualen ob der schrecklichen Hitze litten. Da erhob Syphilos seine Arme gen Himmel und schmähte den Sonnengott: »Warum nennen wir dich, o Sonne, wohl Gott noch und Vater . . ., wenn du nicht Mitleid hast für uns und die Herden des Königs . . .«

Sprach's und errichtete – statt weiter den Sonnengott anzuerkennen – einen Altar dem König des Landes, der über so viele Äcker, Länder und Meere regiere und kühlenden Wind für Hain und Herden beschere. Seinem Beispiel folgte die Schar der übrigen Hirten und Bauern: Mit Weihrauch, Tieropfern und frommen Gebräuchen ehrten sie ihren König, der sich diese Anbetung gern gefallen ließ und sich den Göttern gleich dünkte. »Dies sah der Sonnengott, der Vater des Lichts, der Alles sieht. Jedes einzeln beleuchtet und schickt unwillig im Herzen, feindselige Strahlen hinab, und vergiftet das Licht mit scharfen Atomen. Diesem Anblick gehorcht die Erde, die Flut auch des Meeres. Wird ergriffen, berührt vom Gifte erbleichet die Lust selbst. Gleich auf der gottlosen Erde erzeugt sich die noch nie gesehne Krankheit. Und zwar zuerst der vom vergossenen Blute. Hatte dem König Opfer gebracht auf Bergesaltären, Syphilos, zeiget den Leib decket mit garstgen Geschwüren. Schlaflose Nächte voll Schmerz und zuckende Glieder erduldet. Er zuerst: es empfängt von ihm die Krankheit den Namen Syphilis, nach ihm benannten die Menschen nun auch die Seuche.«

Diese Fabel wurde vermutlich bereits um 1520 geschrieben. Aber erst ein Jahrzehnt später wurde sie in Verona im Rahmen des drei Bücher umfassenden Werkes »Syphilis sive morbus gallicus« veröffentlicht, das sozusagen das erste umfassende »Handbuch« über die neue Krankheit darstellte. Gewidmet ist es einem Freund von Fracastoro, dem Kardinal Pietro Bembo.

Dies blieb aber nicht Fracastoros einziger Beitrag zur medizinischen Literatur. 1546 erschienen vielmehr weitere drei Bücher über Infektionskrankheiten, mit denen der Veroneser Arzt nach dem Urteil des schweizerischen Medizinhistorikers Henry Ernest Sigerist »seinen Nachruhm am tiefsten begründet hat«. Fracastoro stellte darin die verblüffende Theorie auf, daß diese Krankheiten durch einen spezifischen Ansteckungsstoff, ein »Kontagium«, übertragen und verbreitet werden. Dieses Kontagium könne durch direkte Berührung von Mensch zu Mensch, durch die Weitergabe von Gegenständen oder aber durch die Luft übermittelt werden. Zwar konnte Fracastoro damals, vor der Erfindung des Mikroskops, noch nichts von Bakterien und Viren wissen, davon abgesehen hatte er aber mit seiner Lehre das Grundprinzip der infektiösen Leiden durchaus zutreffend erkannt und umrissen. Darüber hinaus beschreibt er eingehend die seinerzeit bekannten Infektionskrankheiten und entdeckt das Fleckfieber als eigenständiges Krankheitsbild.

Außerhalb der Fachwelt aber blieb der Arzt und Schriftsteller vor allem als Schöpfer des Hirten Syphilos von Bedeutung. Die Lustseuche hatte jetzt einen Namen, der kein Volk mehr diskriminierte. Fracastoro wurde ein berühmter Mann. Verona bereitete dem Wissenschaftler im Jahr 1553 ein öffentliches Begräbnis und errichtete ihm ein Denkmal.

Wenn man noch die Frage klären will, warum Fracastoro seinen Hirten Syphilos nennt, muß man sich daran erinnern, daß ein so universal gebildeter Mann natürlich auch in der altgriechischen Mythologie zu Hause war. Und da findet sich im Umkreis der Niobe-Sage in der Tat ein Hirte solchen Namens. Mag sein, daß nun diese Gestalt es Fracastoro besonders angetan hatte oder ihr Name ihm für das Spiel seiner dichterischen Phantasie rein vom Klang her geeignet erschien: Name *und* Stoff seines Gedichts wurden jedenfalls für ihn bald eins, und mit Sicherheit ganz gegen seine ursprüngliche Absicht erhielt die neue Krankheit aus der Ableitung vom Erlebnis des Hirten dann unverhofft auch ihre dauerhafte Bezeichnung.

Es gibt freilich auch andere Deutungen der Herkunft des Wortes Syphilis. Ein Jurist, Dr. W. Pflug, glaubte zu Anfang dieses Jahrhunderts, Fracastoro habe Syphilos nicht aus dem Griechischen geprägt. Vielmehr sei der Arzt, der nach der Sitte seiner Zeit auch Astronom war, wohl auch ein Freund des Arabischen gewesen, das in der Astronomie viel verwen-

det wurde. Dort aber gab es das Wort »sifl«, es bedeutet »unten«. »Danach«, so folgert dieser Autor, »wäre die Syphilis die untere, die auf der Erde befindliche, ihr von den oberen Planeten verliehene, also weder französische noch amerikanische Krankheit.«
Nach der Meinung Johannes Heinrich Rilles aber, der jene »juristische« Deutung mitteilt, hängt das arabische Wort »sifl« wiederum mit dem vulgär jüdischen »schofel« zusammen. »Demnach wäre die Syphilis nicht bloß eine ›Kavalierskrankheit‹, sondern auch eine sehr schofle Krankheit.«
Es hat gewiß wenig Sinn, solch reinen Spekulationen auf den Grund zu gehen. Allein der ungewöhnliche Name Syphilos, der sicher keinerlei philologische Geheimnisse birgt und noch dazu aus keiner medizinischen Nomenklatur stammt, spricht dafür, daß Fracastoro ganz einfach ein Wortspiel erdacht und sozusagen die Krankheit mit dem Namen des Kranken bezeichnet hat.

Amors vergiftete Pfeile

Eine reizvolle Geschichte indessen, die hier berichtet werden muß, stammt von dem französischen Dichter Jean Lemaire de Belges (1473–1525). Sie ist 1525 in Paris erschienen und trägt den Titel »Cupido und Atropos«. Sie gibt gewissermaßen eine dichterische Deutung des unerfreulichen Sachverhalts, auf welche Weise die Pfeile Amors eigentlich so giftig geworden sind.
Nach diesem Gedicht begegnen Amor und die Todesgöttin Atropos einander. Sie plaudern und beschließen, in einer nahen Schenke ein bißchen zu zechen. Sie betrinken sich jedoch so, daß sie kaum noch ihrer Sinne mächtig sind. Und in diesem Zustand verwechseln sie beim Verlassen der Schenke die Pfeile.
Auf dem nächsten Marktplatz fangen sie auch gleich an, in die vergnügte Menge zu schießen. Die Todesgöttin freut sich diebisch, als ein kraftstrotzender Jüngling – von Amors Pfeil getroffen – tot zu Boden sinkt, indessen die Geschosse aus ihrem Köcher die Leute ringsum, selbst Greise, in Liebesglut entflammen lassen.
Amor macht sich auf den Heimweg zu seiner Mutter Venus und schläft auf ihrem Schoß ein, nachdem er seinen Bogen und Köcher nebenan auf ein Kissen gelegt hat. Doch da kommt seine Tochter Voluptas und läßt sich arglos auf diesem Kissen nieder. Sie zieht sich eine böse Verletzung zu. Nun wirft Mutter Venus Bogen und Köcher ins Wasser des Schloßgrabens. Das Wasser aber wird so verpestet, daß die Dienerinnen der

Venus es wieder säubern müssen, wozu sie Blumen und Honig verwendeten. Von da an schmeckte dieses Wasser so süß, daß viele, viele Menschen immer von neuem davon naschten. Das Gift von den Pfeilen der Atropos aber hatte seine Wirkung nicht verloren. Bei denen, die von jenem Wasser tranken, brach eine scheußliche Pest, die Syphilis aus . . .
Die Frage, warum und woher nun wirklich die Krankheit gekommen war, blieb freilich unbeantwortet. Besser gesagt, es gab eine lange Liste wenig trostspendender Erklärungen. Naheliegend und der Zeit am ehesten entsprechend war die, daß Gott das Leiden aus Grimm über begangene Unzucht verhängt habe.
Erstaunlicherweise begnügten sich aber bereits zu Beginn der Neuzeit viele Menschen nicht mit dieser dürftigen Begründung. Überdies war sie auch nicht ganz logisch. So schrieb der Arzt Antonio Brassavola im sechzehnten Jahrhundert: »Einige beziehen die Ursache dieser Krankheit auf Gott, der diese Krankheit geschickt habe, weil er will, daß die Menschen die Sünde der Unzucht vermeiden. Deswegen verband er den Beischlaf mit solchen Gefahren, so daß manche diese Krankheit die göttliche genannt haben, andere die saturnische, da sie Saturn als Urheber der Krankheit betrachtet wissen wollen. Man sagt also, es sei eine Entscheidung Gottes, daß die Unzucht bestraft wird. Aber eine derartige Überlegung kann bei jeder Krankheit zutreffen, die mit der Unzucht in Zusammenhang steht und aus ihr hervorgeht. Weshalb diese alle göttlichen Ursprungs sein müßten.«
Wenn Gott ein solches Strafgericht gegen die Unzucht hält, so fragte Brassavola, warum veranstaltet er nicht ein gleiches Donnerwetter gegen die Wucherer, Wegelagerer, Räuber, Lästerer, Mörder, die doch viel grausigere Missetaten begehen?

Waren die Gestirne schuld?

Natürlich traten auch die Astrologen auf den Plan. Seltsamerweise machten sie nicht die Venus, sondern den Saturn verantwortlich für das über die Welt gebrachte Leiden. Nun wurde dieser Himmelskörper freilich seit jeher als unheilvolles Gestirn betrachtet. »Vielleicht deswegen weil sein Licht in Vergleichung mit dem heiteren Glanz des Jupiter und der Venus bleich und fahl aussieht«, mutmaßt Johann Aletta Marinus Mensinga in seinem Werk über ›Alte und neuere Astrologie‹.
Auch Mars galt nach Mensinga als unheilvolles Gestirn. Sein rötliches Licht erinnerte an Blut. Die große Konjunktion des Saturnus mit Jupiter

am 25. November 1484 war von den Astrologen sorgfältig beobachtet worden. Sie hatte im Zeichen des Skorpions und im Hause des Mars stattgefunden, und die Sterndeuter sahen darin die Ursache des Übels. Der gute Jupiter unterlag den bösen Planeten Saturn und Mars. Das Zeichen des Skorpions, dem die Geschlechtsteile zugeordnet sind, erklärte wiederum, weshalb die Genitalien der erste Angriffspunkt der neuen Krankheit waren. Als »Skorpion« geborene Menschen sollten deshalb angeblich von vornherein der Syphilis verfallen sein.
Auch diese Theorie von den bösen Gestirnen als »Erreger« der Syphilis fand recht bald ihre Widersacher. Der spanische Arzt Juan Almenar meinte – und damit war er schon sehr nahe an den tatsächlichen Ursachen –, bei den meisten Menschen entstehe die Syphilis durch einen unreinen Beischlaf. Nur bei Geistlichen – so der fromme Almenar – sei es der Einfluß der Gestirne oder verdorbener Luft.
Früh wurde auch der Verdacht laut, der Morbus gallicus entspringe der Sodomie, dem unnatürlichen geschlechtlichen Verkehr zwischen Mensch und Tier. Sogar der berühmte deutsche Mediziner Christoph Wilhelm Hufeland, Arzt des preußischen Königs Friedrich Wilhelm III. wie auch Goethes und Schillers, neigte noch Jahrhunderte später zu dieser Ansicht.
Während aber Theologen, Astrologen und Ärzte noch rätselten, warum und woher das Übel unter die Menschen gekommen sei, griff es ständig weiter um sich.

Rendezvous im Badehaus

Die unbekümmerten Sitten des ausgehenden Mittelalters begünstigten natürlich die venerische Ansteckung vieler Menschen. Selbst ein so liberaler Geist wie Egon Friedell notiert in seiner »Kulturgeschichte der Neuzeit«, dieses Jahrhundert habe das »legitime Ausmaß an Unsittlichkeit, das wahrscheinlich zum eisernen Bestand der Menschheit gehört, beträchtlich überschritten«. Alle jene Lebensäußerungen, die vielleicht unter anderen Umständen als Ausdruck einer wachsenden Vorurteilslosigkeit und einer feineren Empfindlichkeit für sittliche Nuancen angesprochen werden könnten, stellten hier ganz im Gegenteil die »Symptome eines moralischen Starrkrampfes, einer völligen Anästhesie gedie sittlichen Empfindungen« dar.
Wie freizügig die Geschlechter untereinander verkehrten, beweisen vor allem die Badehäuser. Sie waren für das gesamte öffentliche Leben der

Zeit charakteristisch. Dienten sie anfangs lediglich der Hygiene, so verloren sie sehr bald »ihre Unschuld«. Aus Stätten der Reinlichkeit wurden Plätze des Vergnügens und des Müßiggangs.
Kein Wunder, daß Badehäuser im sechzehnten Jahrhundert in allen größeren Städten zu finden waren. So besaß Nürnberg, trotz der Enge seiner Mauern, nicht weniger als fünfzehn öffentliche Badestuben und zahlreiche private. In Ulm existierten um 1500 sogar 160 private Badehäuser, Frankfurt am Main verfügte über 15 und Wien über 30 öffentliche Bäder.
Nackt, oder höchstens mit einem Lendenschurz bedeckt, badeten Männlein und Weiblein entweder gemeinsam in einer Wanne oder in großen Bassins. Auf den Galerien vergnügten sich die Zuschauer bei Wein und Lautenspiel. Natürlich gab es auch Séparés, wo manch hübsches Badefräulein seines Amtes waltete. Ein solches war übrigens auch die schöne Agnes Bernauer, die ihre Liebe zu Herzog Albrecht III. von Bayern mit dem Tod büßen mußte.
Kirche und Obrigkeit waren die Badestuben natürlich schon bald ein Dorn im Auge. »Da sitzen sie in einem Badestuhl und reden ketzerisch wider Gott und Kaiser«, heißt es in einer Schrift. Diese Einrichtungen abzuschaffen, wagte man allerdings vorerst nicht. Der Volkszorn wäre solchen Maßnahmen sicher gewesen.
Eine ebenso große Rolle wie die Badehäuser spielten damals die Frauenhäuser; sie gehörten, wie es ein Autor formuliert, zum Leben wie das tägliche Brot. Ob »offen hus«, »offen Gästehus« oder »Dochterhus« genannt, sie wurden nicht nur von gewöhnlichen Einwohnern, sondern sogar von Königen und Kaisern besucht. Wie aus den Ratsprotokollen von Bern hervorgeht, wurden für den Besuch des Kaisers Sigismund im Jahre 1414 ganz besondere Vorbereitungen getroffen: »Es war nicht allein von dem Rat befohlen, daß die ganze Zeit über aus einem offenen Keller jedermann Wein dargereicht wurde (wie denn der ganze Hof und alles Gefolge mit Überfluß bewirtet wurde), sie hatten auch in den Häusern, wo schöne Frauen ihre Reize verkauften, befohlen, daß die Herren vom königlichen Hof ohne Entgelt freundlich empfangen würden.«
Kaiser und Gefolge von einigen hundert Mann machten von dieser Gastfreundschaft offenbar regen Gebrauch. Der Rat berichtet darüber: »Dieselben zwo Eren und Herrlichkeiten, mit dem Wyn und Frowenhuß rumte der König darnach, wo er bey Fürsten und Herren saß, gar hoch;« er hielt es für eine große Sache. Es war damals von der Stadt auch »bey dem schönen Frowen im Gäßlin« eine nicht gerade geringe Rechnung zu bezahlen.

Neben Landsknechten und fahrenden Glücksrittern verkehrten in den Frauenhäusern auch ehrbare Bürger, obwohl dem verheirateten Mann in vielen Städten der Besuch des Frauenhauses untersagt war, »um seinem ehelichen Weib nicht das Nachfutter aus dem Hause zu tragen«. Knaben unter zwölf oder vierzehn Jahren wurde der Einlaß verwehrt. Schuldnern war hingegen ausdrücklich gestattet, von ihren Gläubigern »ein wochentliches Frauengeld« zum Besuch in dem Gäßlein zu fordern.
»Die Hübschlerinnen«, so bemerkt Friedell, »genossen übrigens ein gewisses soziales Ansehen: man war noch weit entfernt von unserer Tartüfferie, die diese Märtyrerinnen der Gesellschaft mit Verachtung belohnt.«
Natürlich war die ungewöhnliche Liberalität in punkto Sexus ein geradezu idealer Nährboden für Infektionen jeglicher Art, ganz besonders für die Syphilis. Es dauerte auch nicht lange, bis man die verhängnisvolle Rolle der Badehäuser erkannt hatte. So waren sie bald verödet oder schließlich doch von der Obrigkeit geschlossen. Erasmus von Rotterdam, der gefeierte Humanist, konnte befriedigt feststellen: »Vor fünfundzwanzig Jahren war dem Volke nichts so wert wie das Badhaus; allwelches heutigentags leer und ungeheizt bleibt, dieweil die neue Krankheit der Haut uns lehrt, von solchem Gebrauche abzusehen.«

Erasmus und das Heil der Welt

Erasmus wollte die Syphilis buchstäblich mit Feuer und Schwert ausrotten. In seinem ›Conjugium impar‹ (Ungleiche Ehe) verlangte er, daß ein Ehevertrag für ungültig erklärt werde, falls sich herausstellte, daß einer der Ehepartner das Siegel der Venus trage. Ja, er forderte sogar, Syphilitiker zu kastrieren. Von ihm stammt das Wort :»Man hätte das Heil der ganzen Welt bewahrt, wenn man die ersten Syphilitiker verbrannt hätte.«
Selbst vor einem derben, ja geradezu perfiden Angriff gegen den Ritter Ulrich von Hutten, der eigentlich sein Freund und humanistischer Mitstreiter für den freieren Geist der Renaissance und gegen die »Dunkelmänner« seiner Zeit ist, schreckt Erasmus in seinem zornigen Eifer nicht zurück. In »poetischer« Einkleidung, in der Hutten als Bräutigam dargestellt wird, schreibt Erasmus unter anderem: »Der ehrbare Bräutigam kommt nun herfür mit einer stumpfen Nasen, das eine Bein nach sich schleppend, mit grindigen Händen, stinkendem Atem, kranken Augen

und verbundenem Kopf, Eiter aus Nase und Ohren. Andere tragen die Ringe an den Fingern, dieser trägt auch Ringe oben an der Dicke des Schenkels ... Was er atmet, ist eitel Gift, was er sagt, ist die Pest, was er anrühret, hat den Tod ... Was kann das für ein Ritter sein, der vor Räude kaum auf einem Stuhl sitzen kann!« Wer mit diesem Pamphlet gemeint war, konnte für die Zeitgenossen keinem Zweifel unterliegen.

Vermutlich wußte Erasmus nicht, daß er selbst ebenfalls an der Krankheit litt. Vier Jahrhunderte später, nämlich 1928, mußten seine Gruft im Münster zu Basel wegen verschiedener Umbauten geöffnet und die sterblichen Überreste verlegt werden. Dabei bemerkten die Forscher am Leichnam des Erasmus merkwürdige Verdickungen. Der Leiter dieser Arbeiten, der Anatomieprofessor Andreas Werthemann in Basel, berichtet darüber:

»Die pathologisch veränderte linke Elle ist 8 mm kürzer als die rechte. Sie zeigt eine gegen die Speiche vorspringende Verdickung, welche eine glatte Oberfläche aufweist und weißlich-elfenbeinartig hart erscheint. Auf einem Schliffbild eines Querschnittes der veränderten Stelle läßt sich namentlich beim Vergleich mit der entsprechenden gesunden Stelle der rechten Elle erkennen, daß auf der kranken Seite der Schaftknochen fast doppelt so dick ist als rechts und daß auch die Markhöhle etwas eingeengt erscheint ...

Noch deutlicher sind die Befunde am linken Schienbein. Hier ist kurz unterhalb der Mitte des Schaftes eine spindelförmige, etwa 9 cm lange, ganz harte Knochenauftreibung der vorderen Kante festzustellen. Im Schliffbild läßt sich schon mit bloßem Auge, besonders eindrücklich aber mit Lupen-Vergrößerung, eine Grenze zwischen dem Schaftknochen und dem von der Knochenhaut neugebildeten Knochen erkennen. Hier ist eindeutig, daß die Neubildung von der Knochenhaut ausging. Auf den histologischen Schnittbildern ist die Grenze zwischen altem Knochen und der von der Knochenhaut ausgehenden Knochenneubildung leicht sichtbar; es finden sich 2 bis 3 charakteristische Grenzlamellen, wie sie für eine knochenbildende Knochenhautentzündung typisch sind.«

Angesichts dieser Symptome kommt Werthemann zu dem Schluß, »daß am ehesten eine luetische Infektion zur gefundenen Knochenveränderung hat Anlaß geben können«. Taktvoll weist Werthemann jedoch darauf hin, daß Erasmus eine syphilitische Ansteckung durchaus nicht auf sexuellem Wege erworben haben muß, sondern sich mit der Krankheit, die seinerzeit »pandemisch über Europa verbreitet war«, sehr wohl »bei den primitiven hygienischen Verhältnissen der damaligen Zeit in Herbergen oder Bädern infizieren konnte«. Diese Zustände hat Erasmus in seinen Schriften auch zur Genüge angeprangert.

Unvollkommene Gegenwehr

Schließung der Badehäuser und Bordelle, Verbot des Verkehrs mit Dirnen, Einweisung der Venuskranken in die noch vom Mittelalter überkommenen Blatternhäuser und die Warnung Kaiser Maximilians vor der »schwere krankheit und plag der menschen, genannt die bösen blattern, die vormals bey menschen gedechtnus nie gewesen noch gehört sein, auss dem wir die straff gottes bildlich gedenken«: das war die reichlich unvollkommene Gegenwehr gegenüber einer Krankheit, die Tag für Tag neue Opfer fand. Denn noch stärker als die Furcht vor Ansteckung, Krankheit und Tod blieb der Reiz erlaubter und unerlaubter Liebe. Vernünftiger als ein Verbot der Prostitution und all ihrer Varianten, bekanntlich noch zu keiner Zeit der menschlichen Geschichte wirkungsvoll, wäre zumindest theoretisch eine medizinische Überwachung der »öffentlichen« Damen gewesen. Angeblich soll eine derartige Verordnung auch von Königin Johanna I. von Neapel schon 1347 anläßlich der Eröffnung eines Freudenhauses in Avignon erlassen worden sein. Da damals die Lues, zumindest in ihrer modernen Form seit der Renaissance, noch unbekannt war, konnten bestenfalls andere venerische Krankheiten wie Gonorrhoe und weicher Schanker mit der folgenden Vorschrift gemeint sein: »Die Königin will, daß jeden Samstag die Vorsteherin und ein von den Behörden bestimmter Wundarzt alle Freudenmädchen, die sich im Bordell aufhalten, untersucht, und so sich darunter eine findet, die vom Beischlaf eine Krankheit davontrug, soll diese abgesondert werden und getrennt wohnen, damit sie sich nicht weiter preisgebe und so verhindert werde, daß die Jugend eine Krankheit davontrage.«
Von manchen Medizinhistorikern ist allerdings die Echtheit dieses Dokumentes angezweifelt worden. Sicherer scheint hingegen ein Bericht zu sein, den Iwan Bloch (1872–1932), einer der Begründer der Sexualwissenschaft, in seinem Buch »Das Sexualleben unserer Zeit« wiedergibt. Dabei handelt es sich um Erinnerungen eines französischen Reisenden namens Antoine de Lalaing, der sich 1501 in der spanischen Stadt Valencia aufgehalten hat. Danach habe man dort zwei Ärzte angestellt, die jede Woche die Prostituierten »auf Syphilis oder andere geheime Krankheiten« zu untersuchen hatten; war eine krank, wurde sie aus dem

Bordell gewiesen »und an einem anderen Ort« behandelt. Fremde Syphilitikerinnen wurden ausgewiesen.
Lalaing sei auch eine Urkunde zu Gesicht gekommen, in der es unter anderem heiße: »... daß es im allgemeinen Hospital eine Spezialabteilung für ›el mal de siment‹ (Lokalbezeichnung für Syphilis) gab, die einen eigenen Namen, ›la goleta‹ hatte. Da lagen damals viele syphilitische Dirnen; erst nachdem der Chirurg die Prostituierten für gesund erklärt hatte, durften sie wieder ins Bordell zurückkehren. Er stellte den Prostituierten auch Zertifikate aus, daß sie nicht syphiliskrank seien bzw. nicht in der Goleta gelegen hätten.«
Eine andere Urkunde aus Faenza in Italien beweist, daß man auch dort, und zwar bereits 1497, die Prostituierten untersuchte. Überhaupt scheint die neue Krankheit sogleich allenthalben in Europa die Behörden auf den Plan gerufen zu haben, denn daß man in vielen europäischen Städten – wenn schon natürlich nicht mit Sachkenntnis, dann doch mit Eifer – besonders die Prostituierten unter eine Art Kuratel stellte, geht aus zahlreichen Urkunden des 16. Jahrhunderts hervor.
Frankreich beispielsweise hatte schon 1496 sogenannte »Maistres visiteurs«; das waren Polizeiärzte, die gewissermaßen dazu »abgestellt« wurden, die Dirnen im Auge zu behalten und regelmäßig zu untersuchen. In Besançon etwa gab es deren gleich zwei. »Als ihre Gehilfen bei der Untersuchung der Syphilitiker und syphilitischen Prostituierten werden mehrere Barbiere genannt ...«
Iwan Bloch fügt indessen hinzu: »Aber schon damals wurde von erfahrenen Ärzten die außerordentliche Schwierigkeit hervorgehoben, einwandfrei festzustellen, ob eine Prostituierte syphilitisch oder gesund, ob sie von ihrer Krankheit vollkommen befreit oder noch ansteckend sei ... In dieser Beziehung bietet die Äußerung des florentinischen Arztes Guido Guidi (der sich auch Vidus Vidius nannte), des Leibarztes des Königs Franz I. von Frankreich, ein großes Interesse dar. Dieser von Benvenuto Cellini hochgerühmte Arzt erklärt nämlich, daß zwar die vorsichtigen Männer auch eine anscheinend gesunde Prostituierte vor dem Coitus sorgfältig untersuchen, daß aber diese Vorsicht nicht immer vor Ansteckung schütze, da selbst die äußerlich gesunden Dirnen doch noch durch und durch syphilitisch und daher ansteckend sein könnten ...«
Eine solche Erkenntnis konnte seinerzeit selbstverständlich noch kein Allgemeingut sein. So befürwortete auch der spanische Arzt Diaz de Isla 1542 eine staatliche Prophylaxe der Krankheit. In jeder Stadt, so forderte Diaz, sollte von der Behörde ein erfahrener Medicus eingesetzt

werden, der die Symptome und die Behandlung der Krankheit genauer kannte. Von ihm sollten alle »öffentlichen Frauenzimmer« vor Beginn und während ihrer Tätigkeit eingehend untersucht und notfalls sofort in ein Hospital eingewiesen werden.
Erst ein Jahr nach der Heilung will Diaz die Damen wieder in den Dienst der Venus stellen. Stets müßten sie einen Gesundheitsschein bei sich führen. Auch Gastwirte, so wollte Diaz, dürften keine Dienstboten ohne Gesundheitsschein aufnehmen. Die Lokale sollten streng beaufsichtigt werden.

Der wahre Ursprung der Seuche?

Diaz de Isla ist der Kronzeuge für den amerikanischen Ursprung der Syphilis. In seinem Buch ›Abhandlung, genannt Frucht aus Allerheiligen gegen die fressende Krankheit, ausgearbeitet und zusammengestellt in dem großen und berühmten Hospital Allerheiligen der ausgezeichneten und sehr berühmten Stadt Lissabon‹ stellt er zum ersten Mal die folgende Behauptung auf:
»Dieses Übel hat seinen Ursprung und seine Entstehung von jeher auf der Insel, welche jetzt Española genannt wird, wie man aus einer sehr reichen und sicheren Erfahrung gefunden hat. Und da diese Insel entdeckt und aufgefunden worden ist von dem Admiral Don Cristóbal Colón, der bei seiner Anwesenheit Unterredungen und Verbindungen mit jenem Volke hatte, und da das Übel nach seiner Eigentümlichkeit contagiös ist, teilte es sich ihnen leicht mit und zeigte sich dann bei der Mannschaft selbst.
Und da es ein Leiden war, das die Spanier nie gesehen noch gekannt hatten, sie aber doch Schmerzen und andere Wirkungen von der gedachten Krankheit verspürten, schrieben sie es den Anstrengungen auf dem Meere oder anderen Ursachen zu, ein jeder nach seinem Gutdünken. Und zur Zeit, als der Admiral Don Cristóbal Colón nach Spanien kam, befanden sich die katholischen Könige in der Stadt Barcelona, und als diesen Rechenschaft von der Reise und von dem, was entdeckt worden war, gegeben worden war, fing alsbald die genannte Krankheit an, die Stadt zu infizieren und sich auszubreiten, wie man weiter aus großer Erfahrung sah; und da es ein unbekanntes und so schreckliches Leiden war, fingen die, die es sahen, stark zu fasten, Gelübde zu tun und Almosen zu geben an, damit der Herr sie bewahre, daß sie nicht in eine solche Krankheit verfielen.

Und darauf im folgenden Jahre 1494 versammelte der sehr christliche König Karl von Frankreich viel Volk und ging nach Italien, und zur Zeit, wo er dahinzog mit seinem Heere, gingen viele Spanier in demselben mit, die von dieser Krankheit angesteckt waren, und so fing das Lager an, von dieser Krankheit infiziert zu werden, und da die Franzosen nicht wußten, was es war, dachten sie, daß die Dünste der Erde ihnen anklebten, und nannten sie ›mal de Naples‹, und die Italiener und Neapolitaner, da sie ein solches Übel nie gekannt, nannten es ›mal frances‹ ...«
Eins bleibt freilich merkwürdig: Kolumbus selbst hat die Krankheit in seinen Tagebüchern mit keinem Wort erwähnt. Während der ersten Reise, bei der Kolumbus und seine Mannschaft sich rund zweieinhalb Monate in den neuentdeckten Gebieten aufhielten, scheinen bei den Begleitern des Admirals offenbar keine Anzeichen einer bisher unbekannten Seuche aufgetreten zu sein. Unter dem Datum des 27. November, also etwa elf Wochen nach der Entdeckung Amerikas, verzeichnet Kolumbus gar: »Gott sei Dank hat bisher nicht einer meiner Leute auch nur ein wenig unter Kopfschmerzen zu leiden gehabt oder sich krankheitshalber legen müssen, mit Ausnahme eines Alten, der Blasensteine hat und sein ganzes Leben darunter litt – aber auch er verließ sein Krankenlager nach zwei Tagen. So verhielt es sich auf allen drei Schiffen.«
Hingegen werden die Reize der weiblichen Eingeborenen sehr wohl, wenn auch nur am Rande, vermerkt. Am 12. Dezember ist die Rede von einer »Frau, die sehr jung und schön war«, und am nächsten Tage berichten an Land geschickte Kundschafter dem Admiral, unter den Eingeborenen habe man »zwei Mädchen erblickt, die eine so helle Haut gehabt hätten, daß man sie für Spanierinnen hätte halten können«. Daß die Indianer dieser Insel nicht die geringste Kleidung trugen, vertiefte zweifellos noch den Eindruck bei den Spaniern.
Auch bei späteren Reisen berichtet Kolumbus nicht von unbekannten Krankheiten. Sogar der Medicus Alvarez Chauca, der als Arzt an der zweiten Reise teilnahm und dem Rat seiner Heimatstadt Sevilla darüber einen ausführlichen Brief schrieb, kann von unbekannten Seuchen nichts vermelden, sondern erwähnt nur die Behandlung von Spaniern, die bei Kämpfen mit den Eingeborenen Verletzungen erlitten hatten.
Der spanische Militärarzt Bonifacio Montejo hat im vergangenen Jahrhundert die Schriften von Diaz de Isla neu aufgespürt und kritisch gewürdigt. Er hat überdies in dem Originaltext von Diaz noch eine Stelle entdeckt, die im Druckwerk als wohl zu anstößig weggelassen wurde. Darin berichtet Diaz von dem »Verkehr und der Gemeinschaft mit den Indianern« durch die Mannschaft des Kolumbus. Ein peinlicher Fehler

allerdings unterläuft Diaz de Isla: Er behauptete, auch Kohlköpfe können an Syphilis erkranken.
Auch noch zwei andere Männer aus jener Zeit holte Montejo in den »Zeugenstuhl«, den Gelehrten und Hofmann Oviedo, genauer Gonzalo Fernández de Oviedo y Valdés, und Bartolomé de Las Casas, späterer Bischof von Chiapas.
Oviedo war in Barcelona, als Kolumbus 1493 zurückkehrte, und berichtet darüber: »Und dort (in Barcelona) sah ich auch den Admiral Don Cristóbal Colón mit den ersten Indianern, die von jenen Ländern auf der ersten Reise mitgekommen waren.« Auch mit den Söhnen von Kolumbus, Diego und Fernando, war Oviedo befreundet. Später reist er ebenfalls nach Amerika, um eine Stellung als Oberaufseher der Goldminen anzutreten.
Nachdem er sich mehrmals in der neuentdeckten Welt aufgehalten hat, schreibt Oviedo seine Naturgeschichte von Westindien und Zentralamerika. Darin äußert er sich über die Syphilis und ihre Einschleppung nach Europa: »Es erduldeten ferner diese ersten christlichen Ansiedler auf der Insel (Española) viel Drangsal von den Niguas und sehr grausame Schmerzen und Leiden von der Syphilis (buas). Denn die Heimat derselben ist Westindien (las Indias), und ich sage mit Bedacht ›las Indias‹, auch mit Beziehung auf die indianischen Weiber dieser Gegenden. Durch den Umgang mit diesen Weibern erkrankten einige der ersten Spanier, welche mit dem Admiral bei Entdeckung dieser Länder dahin kamen. Denn es ist eine ansteckende Krankheit, und war dieses sehr möglich. Und diese Kranken kehrten später nach Spanien zurück, und nachdem die Krankheit von ihnen dort verbreitet worden war, gelangte sie nach Italien und anderen Ländern, wie ich später erzählen werde . . .«
An einer anderen Stelle vermerkt Oviedo: »Ich mußte oft in Italien lachen, wenn ich hörte, daß die Italiener die Lustseuche ›Franzosenkrankheit‹ und die Franzosen sie ›neapolitanisches Übel‹ nannten. Denn in Wahrheit würden die einen und die anderen ihr den richtigen Namen gegeben haben, wenn sie das Übel die Krankheit von Westindien (mal de las Indias) genannt hätten.«
Oviedo befindet sich in Übereinstimmung mit Diaz de Isla, wenn auch er einen der Brüder Pincon, Steuerleute im Geschwader von Kolumbus, als eines der ersten spanischen Opfer der Syphilis zitiert. Und »wenn nur ein einziger Matrose«, so betont dann 1946 der Hygieniker und Bakteriologe Reiner Müller, »die Syphilis in ein Hafenbordell verpflanzt hätte, es hätte genügt, die ganze Altwelt zu infizieren«.

William Allen Pusey, ein amerikanischer Arzt und Medizinhistoriker, schreibt in seinem 1933 erschienenen Buch ›The History and Epidemiology of Syphilis‹: »Oviedo war ein Anwalt für die Sache Spaniens, und man hat eingewendet, daß er sehr bereitwillig die Theorie vom indianischen Ursprung der Syphilis aufgenommen habe, in dem Versuch, spanische Grausamkeiten gegen die Indianer als etwas Entschuldbares erscheinen zu lassen. Kein solcher Vorwurf kann dagegen Las Casas treffen, dessen ganze Bemühungen auf die Hilfe für die Indianer abzielten, und der dennoch nicht zögerte, die Tatsache der Existenz der Syphilis unter ihnen detailliert wiederzugeben.«
Bartolomé de Las Casas, geboren 1474 in Sevilla, wirkte seit 1515 als Missionar unter den Indianern Mittelamerikas und war seit 1522 Mönch des Dominikanerordens. Er führte einen mutigen Kampf gegen die rücksichtslosen Methoden der Zwangsarbeit und der gewaltsamen Missionierung, die von den Konquistadoren in der Neuen Welt angewendet wurden. Allerdings befürwortete er demgegenüber eine letzten Endes nicht viel humanere Art, die Bürde der Indianer zu erleichtern: er propagierte die Einfuhr von Negersklaven, wie sie dann ja später tatsächlich in großem Unfang stattfand.
1544 bis 1547 war Las Casas in Mittelamerika Bischof von Chiapas, kehrte dann nach Spanien zurück und wurde Berater des Hofes. Schon zuvor war von ihm auch eine Biographie über Kolumbus erschienen, den der Vater von Las Casas auf dessen zweiter Reise begleitet hatte. In dieser Biographie ›Historia general de las Indias‹ vermerkt der Autor: »Es gab und gibt zwei Dinge auf der Insel, welche im Anfang den Spaniern sehr beschwerlich waren. Das eine ist die Krankheit der Syphilis, welche man in Italien das Franzosenübel nennt. Man weiß aber mit Sicherheit, daß sie von der Insel (Española) kam . . . Ich gab mir mehrere Male die Mühe, die Indianer dieser Insel auszufragen, ob diese Krankheit bei ihnen sehr alt sei, und sie antworteten ja, lange vor jener Zeit, als die Christen zu ihnen gekommen seien, ohne daß man an ihren Ursprung eine Erinnerung habe, und hieran kann niemand zweifeln.«
Trotz der historischen Zeugnisse dieser drei Männer begannen alsbald die Gelehrten, sich einige Jahrhunderte lang über das Problem zu streiten, ob die Syphilis nun wirklich ein »Reisegeschenk« des Kolumbus sei oder ob sie in Europa nicht schon in früheren Zeiten in einer etwas schwächer und anders verlaufenden Form geherrscht habe. Manche vermuteten, daß es sich bei der Syphilis um eine abgeänderte Art der Lepra handelte oder um die im Mittelalter so weit verbreiteten Blattern. Auch Theophrastus von Hohenheim, der unter dem Namen Paracelsus

berühmt gewordene Arzt sah in der Franzosenkrankheit nur eine besondere Form von Aussatz.
Zeitweilig erreichte der Streit geradezu gigantische Ausmaße. Erich Hoffmann, einer der beiden Entdecker des Erregers der Lues, der Spirochaeta pallida, berichtet darüber: »In Leipzig nahm die Fehde zwischen zwei Professoren, von denen der eine der Leibarzt des sächsischen, der andere der des brandenburgischen Kurfürsten war, unter Teilnahme der Studierenden solche Formen an, daß eine Trennung der beiden Kampfhähne nötig schien und deshalb die Universitäten Wittenberg und Frankfurt an der Oder neugegründet wurden.«
Abwechselnd lagen bei dieser hitzigen Auseinandersetzung jeweils die Bannerträger der »Amerikanisten«, also jene Wissenschaftler, die fest an die Herkunft der Seuche aus Übersee glaubten, oder die Verfechter ihrer antiken Existenz in der Alten Welt in Führung. Noch im Jahr 1882 hatte Heinrich Häser in seiner ›Geschichte der Medicin‹ geradezu apodiktisch erklärt: »Die Meinung von dem amerikanischen Ursprung der Syphilis hat, mit Ausnahme kenntnisloser Nachbeter früherer Angaben, keinen Vertreter mehr.«
Im Jahre 1901 schließlich erschien das aufsehenerregende Werk des Berliner Dermatologen Iwan Bloch, ›Der Ursprung der Syphilis‹. Anhand eines sehr umfangreichen Materials, ausgebreitet auf nicht weniger als 765 Seiten, versucht Bloch endgültig die These der Amerikanisten zu untermauern. Er bestreitet rigoros alle bis dahin angeführten angeblichen Knochenfunde mit syphilitischen Veränderungen aus prähistorischer oder vorkolumbianischer Zeit und weist die Deutungen zurück, die bei antiken oder mittelalterlichen Schriftstellern Europas aus manchen Angaben Darstellungen der Syphilis herauslesen wollen Auch in Afrika, im Orient, in Australien und Ozeanien ist nach Bloch die Lues erst nach dem Kontakt mit Europäern aus der Zeit nach Kolumbus aufgetreten. Für China nennt er als frühestes Datum den Besuch eines europäischen Handelsschiffes im Hafen von Kanton im Jahre 1504, für Tahiti die Entdeckung von 1766 durch den Engländer Samuel Wallis. Daß die Kanton-Seuche später durch den japanischen Professor Dohi eine andere Deutung erfuhr, wurde bereits erwähnt.
Ohne weitere Zweifel zuzulassen, resümiert Bloch auf der letzten Seite seines umfangreichen Werkes: »Die Zeit für leere Hypothesen ist vorüber. Denn auch die bloße Möglichkeit der Existenz der Syphilis im Altertum läßt sich vor dem Forum der Wissenschaft und angesichts der Fortschritte in der historischen und dermatologischen Forschung nicht mehr aufrechterhalten, weil sie weder in den medizinischen noch in den

ebenso bedeutsamen kulturgeschichtlichen Tatsachen und Zusammenhängen eine Begründung findet.«
Ein Jahrzehnt später meldete sich vehement die Gegenseite. Professor Karl Sudhoff, seinerzeit der einflußreichste Medizinhistoriker Deutschlands, war ihr gewichtigster Anführer. Im Jahre 1912 versuchte er in einem Aufsatz in der ›Münchner Medizinischen Wochenschrift‹ und ein Jahr später vor dem Internationalen Medizinischen Kongreß in London das angeblich so brüchige Indiziengebäude der Amerikanisten endgültig zum Einsturz zu bringen.
Allerdings räumt auch Sudhoff ein, daß »als Beweis für ein höheres Alter der Syphilis keine Schriftstelle aus altklassischen Ärzten vorgelegt werden kann«. Und in der Tat: weder in den Werken von Hippokrates, Celsus, Galen oder Rufus noch bei Aretaios oder Caelius Aurelianus finden sich Hinweise, die auf syphilitische Erkrankungen schließen lassen. Anhand vieler Hunderter von Dokumenten kurz vor dem Auftreten der Syphilis in Europa versuchte Sudhoff jedoch zu beweisen, hinter der im Mittelalter so oft zitierten Seuche »Gros Mal« habe sich nichts anderes als die Syphilis verborgen.
Als stärkste Stütze der von ihm verfochtenen »anti-amerikanistischen« Auffassung betrachtet Sudhoff offenbar eine von ihm 1910 in der Königlichen Bibliothek zu Kopenhagen aufgefundene Handschrift in einer Mischung aus lateinischer und italienischer Sprache. In diesem Exemplar hat ein Vorbesitzer unter der Jahreszahl 1465, also vor den Entdeckungen des Kolumbus, bereits Randbemerkungen eingetragen. Das ursprüngliche Manuskript muß nach Meinung Sudhoffs noch zwei oder drei Jahrzehnte früher niedergeschrieben worden sein.
In dieser Handschrift, die ein ärztliches Rezeptbüchlein darstellt, fand Sudhoff zwei Vorschriften, die seiner Auffassung nach nicht nur eindeutig als Behandlungsanweisungen für die Syphilis zu verstehen sind, sondern auch den Ausdruck »Mal Franzoso« in der Überschrift führen. Da Bloch – so Sudhoff – selbst zugegeben habe, daß die Benennung Mal Franzoso vor Ende 1494 »keinen Sinn hätte« oder »einfach unmöglich« sei, müsse man die Kopenhagener Schrift als wichtigen Gegenbeweis gegen die »amerikanische« Theorie gelten lassen.
Von einem regelrechten Seuchenzug durch Europa nach dem Feldzug Karls VIII., so meinte Sudhoff, könne überdies keine Rede sein. Kein Mensch habe vor 1535, ehe die Berichte von Oviedo und Diaz de Isla erschienen waren, etwas über die Einschleppung der Syphilis aus Amerika nach Europa gemeldet.
Wie stand es dann aber mit dem berühmten Edikt Kaiser Maximilians

wider die Gotteslästerer? Dort heißt es doch ausdrücklich, Gott zürne der Menschheit, weil sie das Gebot, sich »aller lästerlichen Worte und Schwüre beim Namen Gottes zu enthalten«, nicht beachte, und darum habe er Strafen wie Hungersnot, Erdbeben und Seuchen gesandt, vor allem aber »jene vor kurzem entstandene schlimme Krankheit, die man gemeinhin das Franzosenübel nenne und von der man zuvor seit Menschengedenken noch nie etwas gehört habe«.
Gerade dieses Edikt aber betrachtete Sudhoff als besten Beweis, die Lehre der Amerikanisten ad absurdum zu führen. Er meint, zur Zeit des kaiserlichen Erlasses, also im August 1494, hätte die neue Plage in Deutschland noch gar nicht verbreitet gewesen sein können. Um diese Zeit kämpften die Truppen Karls VIII. nämlich noch in der Gegend von Turin. Daß die »Franzosenkrankheit« schon vor dem neapolitanischen Abenteuer des genußfreudigen Königs in Deutschland verbreitet gewesen wäre, ließe sich historisch aufgrund der Überlieferungen von Diaz, Oviedo und Las Casas ausschließen.
Ist damit der amerikanische Ursprung der Syphilis endgültig widerlegt? Für Sudhoff ja und auch für seine Schule, zu der vor allem die Medizinhistoriker Paul Diepgen und Georg Sticker gehören. Besonders Sticker hat die These vom antiken Ursprung der Krankheit in anderer Form wieder aufleben lassen und leidenschaftlich vertreten. In seinem ›Entwurf einer Geschichte der ansteckenden Geschlechtskrankheiten‹ schreibt Sticker: »Wer unserer Darstellung bisher gefolgt ist, weiß, daß der Morbus gallicus keine neue Krankheit war, sondern eine sehr alte, vielgestaltige Seuche, die meistens heimlich zwischen den Menschen schleicht, dann und wann heftiger sich äußert und vermehrt und dann neue Namen bekommt.«
Sticker bestreitet, daß es in den Jahren zwischen 1495 und 1500 eine Massenepidemie gegeben habe. Das sei ein reines Phantasiegebilde. Lediglich unter dem Eindruck der Gerüchte auf dem Wormser Reichstag und der rasch aufeinanderfolgenden Flugschriften in Italien und Deutschland habe man damals in ganz Europa aufmerksamer nach den längst bekannten »bösen Blattern« Ausschau gehalten.
Bald aber ist die Gegenpartei wieder am Zuge. Vor allem der Dermatologe Hans Haustein, Leiter der Historischen Sektion der Genetischen Abteilung des Kaiser-Wilhelm-Instituts für Hirnforschung in Berlin-Buch, unterzieht nun seinerseits die Untersuchungen Sudhoffs einer gründlichen Kritik. Er benützt die gleichen Quellen und zusätzlich Schweizer, französische und deutsche Dokumente. Sie alle beziehen sich auf die Zeit kurz vor und nach der Rückkehr von Kolumbus aus Ameri-

ka. Haustein kann beweisen, daß die Bezeichnung »Gros mal« im Mittelalter keineswegs für Syphilis verwandt wurde. Ebendas aber hatte Sudhoff als Beweis für die Existenz der Krankheit in Europa vor Kolumbus immer wieder besonders betont. »Gros mal« war in Wirklichkeit jedoch – so Haustein – der Name für die Epilepsie. Eine Reihe von maßgebenden deutschen, französischen und skandinavischen Forschern schloß sich in der Folgezeit dieser Ansicht an.
Auch zum Erlaß Kaiser Maximilians konnte Haustein neue Erkenntnisse vorlegen. So führte er vor allem den Beweis, daß der Abschnitt des kaiserlichen Edikts, der von den »bösen Blattern« handelt, erst im folgenden Jahr, da sich die Seuche rasch nördlich der Alpen ausgebreitet hatte, dem Ersttext als Ergänzung hinzugefügt worden war. Der Rat von Lindau hatte diesen Zusatz im Winter 1496/97 formuliert und am 12. Januar 1497 in das Edikt aufgenommen. Vom Rat verabschiedet wurde die Neufassung am 1. Februar.
Damit war nun der Tatbestand chronologisch gesichert: Erst nachdem sich der Heerhaufe Karls VIII. aufgelöst und die Krankheit durch Europa geschleppt hatte – und nach den ersten Erlassen der Städte zur Eindämmung der Epidemie –, beschäftigte sich die höchste Instanz des Reiches mit dem seit Menschengedenken »noch nie gehörten« Franzosenübel. Das Rezeptbuch aus dem Jahre 1440 mit dem Ausdruck »mal franzoso« erweist sich überdies als eine denkbar unsichere Quelle. »Wenn der Ausdruck ›mal franzoso‹ die verschiedensten Krankheiten vor 1493 umfaßte«, so schreibt der deutsche Pathologe Professor Ludwig Aschoff, »so ist die Deutung Sudhoffs immerhin eine gewagte.«
Trotzdem gab es auch Autoren, die anhand überlieferter Büsten oder Bilder berühmter Männer der Antike schließen wollten, daß dieser oder jener von ihnen Syphilitiker gewesen sei. Dem Philosophen Sokrates, der im Jahre 399 v. Chr. von den Athener Machthabern als angeblich gottloser Verführer der Jugend zum Tode verurteilt wurde, glaubte der Franzose Milian schon 1914 nachweisen zu können, er habe an einer angeborenen Syphilis gelitten.
Milian erwähnt in diesem Zusammenhang die von antiken Porträtbüsten allgemein bekannte Sattelnase des Sokrates und verweist darauf, daß der Weise geschielt habe. Auch die hervortretenden Augen Sokrates' scheinen ihm bemerkenswert. Wäre diese Meinung Milians schlüssig, so müßte sie natürlich zugleich als Beweis für die Existenz der Lues in der Antike angesehen werden. Dafür aber bleibt diese Behauptung denn doch zu ungewiß.
Ludwig Aschoff (1866–1942), zuletzt Direktor des medizinhistorischen

Instituts der Universität Freiburg i. Br., veröffentlichte 1939 eine kleine Schrift ›War die Syphilis von alters her eine europäische Krankheit?‹ Nach gründlicher Abwägung aller Umstände läßt er die Antwort offen. Erst weitere Knochenuntersuchungen von Skeletten aus der Zeit vor Kolumbus in Europa und in Amerika könnten vielleicht seiner Ansicht nach eine endgültige Aussage zulassen.

Ein Kinderarzt weist einen neuen Weg

Menschliche Knochen aus frühen Zeiten auf die Spuren von Syphilis zu untersuchen, wurde 1877 zuerst von dem französischen Kinderarzt Jules Marie Parrot vorgeschlagen. Parrot waren bei der Inspektion von Knochen aus Gräbern und Höhlen von La Lozère Veränderungen aufgefallen. Sie zeigten eine merkwürdige Ähnlichkeit mit den charakteristischen Deformationen an Knochen und Schädeln, wie er sie von Syphilis-Patienten her gut kannte.
Parrot löste damit eine ganze Welle von Nachforschungen aus. Die berühmtesten Anatomen und Pathologen des ausgehenden Jahrhunderts fahndeten nach Spuren von syphilitischen Knochen. Sollten sie nur ein paar Knochen oder Schädel mit unbestreitbaren syphilitischen Veränderungen aus der Zeit vor Kolumbus finden, dann könnte ein ausschlaggebendes Urteil im Streit zwischen Amerikanisten und Anhängern der Altertumssyphilis gesprochen werden. Gelänge es jedoch, derartige Funde aus der Zeit vor der Entdeckung Amerikas ausschließlich jenseits des Ozeans zu machen, dann mußte das den Sieg der anderen Partei sichern.
Der bedeutendste Arzt, Anthropologe und Pathologe des neunzehnten Jahrhunderts nahm sich persönlich der Frage an: Rudolf Virchow inspizierte die meisten anatomischen Sammlungen und Museen Europas, untersuchte Knochen aus dem Mittelalter, dem Altertum und der Vorzeit. Im Jahre 1890 fällte er seinen Richtspruch: kein einziger sicherer Fall sei ihm zu Augen gekommen, aus dem sich das Auftreten einer Knochensyphilis in präkolumbianischer Zeit konstatieren lasse.
Aber nicht einmal Virchows Urteil vermochte die Debatte zu beenden, zumal im Museum von Saint-Germain-en-Laye aufbewahrte Knochen, die schon 1872 gefunden wurden und offensichtlich aus der Steinzeit herrührten, bei der histologischen Untersuchung an Schliffen als syphilitisch anerkannt wurden. Vor allem Leonor Michaelis, Mitarbeiter von Aschoff und einer der besten Kenner der Knochenerkrankungen, sowie

Christian Georg Schmorl erhärteten durch ihre Untersuchungen diese Ansicht.
Seltsam bleibt allerdings, daß nur die Marneknochen eindeutig syphilitische Kennzeichen aufweisen. Deshalb verstummen die Zweifel nicht, ob diese Knochenreste nicht unter Umständen aus einer wesentlich jüngeren Epoche stammen. »Da in den letzten Jahren eine ganze Menge fossile Bestandteile gefunden worden sind, ist es auffallend, daß keine syphilitischen Merkmale dabei entdeckt wurden«, schreibt Ludwig Aschoff. »Man kann einwenden, daß die Syphilis zur Zeit des Neandertalers noch nicht in Europa existiert hat . . . Da ich nirgend sonst bei neolithischen oder historisch präkolumbischen Knochen Europas etwas Ähnliches gefunden habe, so bleibt schließlich die Frage, ob die französischen Funde aus dem Jahre 1872 sicher in das Neolithikum gehören. Nach den Überraschungen, die wir bezüglich der Alterserklärungen der Erdschichten oder der Grabstätten aus alter Zeit erlebt haben, ist diese Frage wohl berechtigt.«
Aschoff zitiert Herbert U. Williams, Professor für Pathologie an der Universität von Buffalo, der sogar eine Bierflasche in einem, allerdings amerikanischen, neolithischen Grab gefunden hat. »Ich selbst«, so beschreibt Williams dieses Ereignis, »holte aus einem Grab eine intakte Bierflasche hervor, von dem ich vermutet hatte, daß es aus der Mitte der Eiszeit stammte. Ganz offensichtlich unterlaufen dem Amateur-Archäologen leicht Irrtümer, aber selbst die Meinungen von professionellen Archäologen gehen manchmal weit auseinander.« Williams gehört zu den Gelehrten, die sich Ende der zwanziger und während der dreißiger Jahre am intensivsten mit Untersuchungen von Knochen auf Syphilis beschäftigt haben. Er zieht daraus den Schluß: Alle Nachforschungen, die seit Virchow angestellt wurden, können nicht zeigen, daß Syphilis in Europa vor der Rückkehr von Kolumbus existiert hätte. Auch der holländische Professor Boldt in Amsterdam konnte nach Examination von mehreren tausend Schädeln, die aus unterschiedlichsten Beerdigungsstätten und verschiedensten Zeiten stammten, keine Bestätigung für eine vorkolumbianische Syphilis auf unserem Kontinent geben.
Ein ähnliches Urteil fällte in Paris Professor Louis Pierre Manouvrier, auch er ein Experte auf diesem Gebiet. Nachforschungen in Ägypten brachten ein ebenso negatives Ergebnis. Der Australier Elliot Smith hat dort mehr als 25 000 Schädel der entsprechenden Zeiten examiniert. Er fand keinen einzigen mit syphilitischen Merkmalen.
Selbst die Knochen der Neandertaler sind in den Streit einbezogen worden. Virchow hatte einst angesichts dieser Skelettreste lediglich die Auf-

fassung vertreten, der Neandertaler müsse unter Rachitis gelitten haben. Die gleiche Meinung äußerte 1970 F. Ivanhoe. Ein Jahr später kam D. J. Wright bei Untersuchungen der Neandertal-Sammlung im Britischen Museum in London noch zu einem anderen Urteil. Die Überreste, so Wright, wiesen auch Eigenheiten auf, die für Treponematosen, darunter die angeborene Syphilis, charakteristisch seien. Da sich aber die rachitischen und syphilitischen Veränderungen an Knochen ohnehin sehr ähnlich sehen, dürfte hier kaum mehr eine zweifelsfreie Klärung möglich sein.

Auf der anderen Seite konnte Williams von sechs wichtigen Funden aus der westlichen Hemisphäre berichten, bei denen sich syphilitische Anzeichen an Knochen nachweisen ließen. Die Knochen, gefunden in weit auseinanderliegenden Gebieten, nämlich in Neu-Mexiko, Tennessee und Ohio, in Peru und Argentinien, stammten alle aus der Zeit vor dem Eintreffen des Kolumbus.

Williams folgert daraus: »Im Gegensatz zu der kleinen Zahl von Gebeinen aus der östlichen Hemisphäre, die syphilisverdächtig sind, ist die Fülle des Materials in Amerika beinahe erdrückend. Mir scheint, daß der Beweis, den diese Knochen liefern, klar zu dem Schluß führt, daß die Indianer in einigen Teilen Amerikas mit Syphilis behaftet waren, ehe die weißen Männer erschienen.«

Ein Kollege von Williams, Professor Means, kommt nach einer umfassenden röntgenologischen Untersuchung von indianischen Skelettfunden in Ohio zu dem gleichen Schluß. Und Pusey schreibt: »Die Fülle von Beweisen für den amerikanischen Ursprung der Syphilis ist überwältigend.«

Diese Auffassung hat jedoch noch immer ihre entschiedenen Gegner. Zu den prominentesten unter ihnen zählt der Amerikaner Ellis Herndon Hudson, emeritierter Professor für Hygiene und Direktor des Gesundheitsdienstes des Staates Ohio. Hudson führt in diesem Zusammenhang an, daß schon Ende des vergangenen Jahrhunderts einige Forscher auf den verdächtigen Umstand hingewiesen hätten, daß die Kolumbus-Theorie erst dreißig bis vierzig Jahre nach dessen Entdeckungsreisen aufgetaucht sei, zu einer Zeit also, da Kolumbus und seine Gefährten bereits verstorben waren. Niemand von ihnen habe jedoch irgend etwas über eine besonders gefährliche Krankheit aufgezeichnet.

H. N. Cole behauptete 1951 ebenfalls, die Syphilis sei in den Ländern des Mittelmeeres schon lange vor den Abenteuern des Kolumbus bekannt gewesen und dort mit Quecksilber behandelt worden.

Diesem und anderen Zweiflern schließt Hudson sich an. Er führt dafür vor allem zwei Gründe ins Feld: einmal verweist er auf die in vielen Gegenden, besonders »in unhygienischen Ortschaften der temperierten Zone« beheimatete »endemische« Syphilis, die nicht durch Geschlechtsverkehr, sondern durch Kontakte spielender Kinder übertragen wird. Der Erreger, Treponema pallidum, ist der gleiche wie bei der venerischen Lues.

Zum andern macht Hudson geltend, daß Treponema pallidum, der Erreger der Syphilis, und Treponema pertenue, das in tropischen Gegenden die Lues-ähnliche Hautkrankheit Frambösie hervorruft, einander verblüffend gleichen und unter dem Mikroskop nicht voneinander unterschieden werden können.

Hudson schließt daraus: die beiden Treponemen, die allgemein als verschiedene Arten gelten, sind in Wirklichkeit der gleiche Krankheitskeim. Nur paßt er sich verschiedenen Umweltbedingungen an und ruft unterschiedliche Krankheitsbilder hervor. Tritt er – so Hudson – in den Tropen auf, dann führt er zur Frambösie. In trockeneren und kühleren Gebieten verursacht er die endemische Syphilis, deren Erscheinungsformen sich in der Umgebung städtischer Zivilisation schließlich zur venerischen Syphilis wandelt.

Eine Sippe von Doppelgängern?

Schon kurz vor Ausbruch des Zweiten Weltkrieges, im Juni 1939, hatte Erich Hoffmann eine ähnliche These vorgelegt: Danach hätten die Westindienfahrer gar nicht die Syphilis-Spirochäte nach Europa gebracht, sondern eben das Treponema pertenue.

Im ungewohnten Klima, in der ganz anderen Umwelt, so vermutet Hoffmann, könnte sich eine tiefgreifende biologische Veränderung dieses Erregers abgespielt haben: aus der Treponema pertenue wurde die pallida. Hoffmann interpretierte dieses Ereignis weniger als regelrechte Mutation, sondern vielmehr als eine »Dauermodifikation«. Die ursprüngliche Frambösie-Spirochäte, die im Tropenklima auf den feuchten Hautschichten vegetierte, habe sich in Europa in einen neuen Erregertyp verwandelt und tiefere Gewebe und Bezirke der Haut aufgesucht.

So originell diese Erklärung war, sie blieb natürlich ebensowenig beweisbar wie etwa die Theorie, daß die Syphilis-Spirochäte schon immer in Europa heimisch war, aber erst durch Mutation zum gefährlichen Er-

reger der Geschlechtsseuche geworden sei. Erst recht war die noch kühnere Erklärung nicht zu belegen, daß die Mannschaft des Kolumbus eine harmlose Spirochäte mit nach Amerika gebracht hatte, die sich dort erst durch Übertragung auf eine andere Rasse zu ihrer ganzen Bösartigkeit wandelte. Auf dem Wege des Re-Imports sei der veränderte Erreger wieder nach Europa gebracht worden. Und hier offenbarte er eine ganz neue Gefährlichkeit. So sei man dann in Europa zu der Auffassung gekommen, daß es sich auch um eine ganz neue Krankheit handelte.
Zu den überzeugtesten Streitern gegen die »Kolumbus-Theorie« gehört neuerdings der amerikanische Professor Aidan Cockburn, der innerhalb eines Werkes über die Verbreitung von Infektionskrankheiten auch die Treponematosen und damit die Syphilis eingehend abhandelt. Dabei entwickelt er eine faszinierende Gedankenkette.
Ausgangspunkt ist die Grundthese von Cockburn: alle Parasiten haben sich ursprünglich aus freilebenden Formen entwickelt. Diese Theorie ist inzwischen im Falle der Treponemen durch den Holländer Veldkamp gestützt worden, der vor einigen Jahren in der Tat eine im Morast freilebende, anaerobische (also ohne Sauerstoff existierende) Spirochäte der Gattung Treponema entdeckte, das Treponema ulcerae.
Eine Symbiose zwischen ähnlichen freilebenden Formen und größeren Tieren muß sich nach Cockburn schon vor vielen Millionen Jahren herausgebildet haben. Die Treponemen hätten sich dann wohl zunächst auf der Haut in den Leibesöffnungen der Tiere angesiedelt, die ständig mit infiziertem Boden oder Wasser in Berührung gekommen seien. Im Laufe der Jahrmillionen hätten sich dann parasitisch lebende Varianten ausgeformt, die sich schließlich in verschiedenen Tieren und an diversen Körperstellen zu den heutigen Treponemafamilien und -arten entwikkelten. Auf den Menschen wurden die Parasiten entweder von seinen affenähnlichen Vorfahren vererbt oder von anderen Tieren, vor allem Haustieren, übertragen.
Nun fanden sich aber, wie Cockburn betont, Treponemen in verschiedenen Formen bereits vor Kolumbus als menschliche Parasiten in allen Teilen der Welt. Sie verursachten zwar keine Syphilis, aber in der »alten Welt«, in Afrika und Asien, die Frambösie und in Zentralamerika die dort und weiter südlich auch noch heute verbreitete Pinta, ebenfalls eine Tropenkrankheit, die sich in weißlichen und bläulich-roten, schwach juckenden Hautveränderungen manifestiert.
Da jedoch den Vererbungsgesetzen entsprechend alle Treponema-Arten von einer Urform abstammen müssen, folgert Cockburn, die Treponemen als menschliche Parasiten müßten schon lange vor Kolumbus in

der ganzen Welt anzutreffen gewesen sein. Diese weltweite Verbreitung könnte nach seiner Meinung aus einer Epoche stammen, in der zwischen den einzelnen Kontinenten, zwischen Asien und Amerika zum Beispiel über die heutige Bering-Straße hinweg, noch Landverbindungen existierten.

Als die Ozeane anstiegen und solche Landbrücken überschwemmten, wurden ganze Menschengruppen, besonders die Bewohner von Amerika, isoliert. In der geographischen Isolation entwickelten sich sowohl eine spezielle Treponemen-Art als auch eine für den Parasiten besonders anfällige Menschenrasse. So erklärt Cockburn, daß die Pinta auch in der heutigen Zeit der internationalen Reisen praktisch auf ihr ursprüngliches Verbreitungsgebiet beschränkt bleibt. Denn nur dort findet sie eben den ihr adäquaten menschlichen Wirt.

Cockburn erwähnt aber nicht nur die geographische, sondern auch die ökologische Trennung von Bevölkerungen und Bevölkerungsteilen aufgrund von Umwelt und Lebensweise. Da die den Menschen befallenden Treponemen-Arten sehr empfindlich geworden sind und außerhalb des menschlichen Körpers nur für relativ kurze Zeit existieren können, seien sie auf möglichst direkte Übertragungswege angewiesen. Diese Übertragungsart müsse nun, um wirkungsvoll zu bleiben, je nach der Lebensweise der menschlichen Wirte unterschiedlich sein.

So erklärt Cockburn die Existenz der Treponemen-Erkrankungen Frambösie und Syphilis. In einem mehr tropischen Klima, in dem die Eingeborenen zunächst ganz oder fast unbekleidet lebten, förderte die direkte Haut-zu-Haut-Übertragung die Frambösie. In den kälteren Gegenden aber, in denen der direkte Kontakt durch Kleidungsstücke eingeschränkt wird, seien die Verhältnisse der geschlechtlichen Übertragung der Treponema-Erkrankung, also der Syphilis, günstig.

Wo stärkere Bekleidung üblich ist, nämlich in Europa oder unter Europäern in den Tropen, würde daher das Frambösie-Treponema sich nicht verbreiten können und aussterben. Eine größere Bevölkerung wiederum, die endemisch mit Frambösie durchseucht ist, wie zum Beispiel in Westafrika, wäre gegen Treponemen schon in früher Kindheit relativ immun und somit gegen die Erreger der Syphilis weitgehend gefeit.

Die Haut-zu-Haut-Übertragung könne allerdings für Treponemen auch in kälteren Regionen an Bedeutung gewinnen, wenn besonders schlechte hygienische Bedingungen vorherrschen. Cockburn erinnert in diesem Zusammenhang daran, daß vor etwa hundert Jahren eine nicht geschlechtlich übertragene, der Frambösie ähnliche Form der Syphilis in abgelegeneren Gegenden Großbritanniens üblich war. Diese Krankheit

wurde »sibbens« genannt und trat dort auf, wo die Menschen in Gruppen dicht aneinander gedrängt schliefen.
Cockburn präsentiert aber noch eine weitere Theorie. Danach ist die Gefährlichkeit von Infektionskrankheiten vom Umfang der jeweiligen Bevölkerung abhängig. In kleineren, nomadisierenden Gruppen können nur Erreger geringgradiger Pathogenität überdauern. In seßhaften, zahlenmäßig größeren Populationen hingegen ergibt sich ein gutes »Betätigungsfeld« für gefährlichere Erreger. Die entsprechende Formel würde lauten: kleinere Bevölkerungsgruppen = chronische Infektionen; größere Bevölkerungen = akute Infektionen.
Wenn er jedoch das plötzliche und verheerende Auftreten der Lues in Europa zur Zeit des Kolumbus erklären soll, gerät auch Cockburn, so verlockend seine Thesen sein mögen, in einige Schwierigkeiten. Versuchen wir, seiner – für uns nicht überzeugenden – Gedankenkette zu folgen.
Ungefähr um das Jahr 1000, meint Cockburn, waren Treponemen unter den Menschen aller Erdteile zu finden. Da die Bevölkerung in den meisten Regionen aber noch recht spärlich war, zählten die Treponema-Erkrankungen zum milden chronischen Typ. Das Bevölkerungswachstum in Europa führte dann zur Selektion von akuteren Infektionen, die sich zudem dank der unhygienischen Verhältnisse zunächst leicht durch direkten Körperkontakt ausbreiten konnten. Vor allem in Kriegszeiten, in denen die Menschen sich in den befestigten Städten dicht zusammendrängten, konnte von Hygiene kaum noch die Rede sein.
Die Erfindung des Schießpulvers änderte aber schlagartig auch die Situation bei den Treponema-Infektionen. Wälle und Mauern boten vor Angriffen keinen Schutz mehr. Folglich dehnten sich die Städte über ihre bisherigen Begrenzungen hinweg aus, die »Überbelegung« wurde geringer. Ferner wurden die Europäer durch die Kreuzzüge mit einem höheren Standard persönlichen Komforts konfrontiert, und Renaissance und Reformation führten ebenfalls zu neuen Denk- und Lebensweisen.
»Um 1492 herrschten unhygienische Umweltverhältnisse noch vor, aber die Lebensbedingungen hatten gegenüber früheren Zeiten große Fortschritte gemacht, und das muß die Übertragung der Treponemen beeinflußt haben«, schreibt Cockburn. War zuvor Nacktheit in den Badehäusern kein Grund zu Scham, legten sich Gesinde und Herrschaft jeweils in gemeinschaftlichen Schlafräumen zur Ruhe nieder, war es auf Reisen auch für Standespersonen gang und gäbe, das Bett mit anderen zu teilen, so änderte sich all dies nun langsam.
Dieser Wechsel war in den temperierten Klimata für jene Treponemen,

die auf Haut-zu-Haut-Kontakt angewiesen blieben, von biologischem Nachteil. Sie starben mehr und mehr aus. Überleben konnten nur die Treponemen, die auf venerische Weise, also durch Geschlechtsverkehr, übertragen wurden. Die Gleichzeitigkeit der Reisen des Kolumbus nach Amerika und des epidemischen Auftretens der Syphilis in Europa wäre aus dieser Sicht ein reiner Zufall. Einziger Zusammenhang bliebe die Tatsache, daß auch die Entdeckung der Neuen Welt Ausdruck des geänderten Lebensgefühls und -stils der Renaissance gewesen ist.

Eine ähnliche Entwicklungskette ist in einem Beitrag dargestellt, den C. J. Hackett 1963 im Bulletin der Weltgesundheitsorganisation (WHO) unter dem Titel ›Über den Ursprung der menschlichen Treponematosen‹ veröffentlichte. Auch er nimmt an, daß die ersten Infektionen des Menschen durch Treponematosen sogar noch vor dem Jahr 20 000 vor Christus auf dem Weg über Tiere stattgefunden hatten.

Als erste Ausprägung dieser »humanisierten« Form nennt Hackett die Pinta. Etwa zehntausend Jahre vor der Zeitenwende hätten dann irgendwo auf der afro-asiatischen Landmasse vielleicht Umweltbedingungen zu einer Mutation der Pinta-Treponemen geführt. Daraus habe sich, wiederum dreitausend Jahre später, möglicherweise die endemische Syphilis entwickelt. Danach, etwa im Jahre 3000 vor Christi Geburt, sei in den städtischen Zentren, die sich in jener Periode in Südwestasien herausformierten, die venerische Form der Syphilis aufgetreten.

Auch Hackett führt verschiedene Wandlungen in den Sitten an, die zu Anpassungs-Mutationen bei den Treponemen geführt haben mögen: dichtere Besiedlung, vollständigere Bekleidung, veränderte sexuelle Gewohnheiten und schließlich klimatische Umstellungen. Andererseits gibt Hackett zu bedenken, daß vor, während und nach dem fünfzehnten Jahrhundert viele Krankheiten, darunter Lepra oder andere Hautaffektionen, vielleicht fälschlich als Syphilis diagnostiziert worden seien.

Eine weitere, ganz andere Theorie nimmt sich wie ein spannender Roman aus. Danach soll eine portugiesische Expedition unter Heinrich dem Seefahrer 1442 gelegentlich einer Erkundung der afrikanischen Atlantikküste in die Bucht von Benin gekommen sein. Einer der Kapitäne, Autam Gonçalves, nahm einige anscheinend von ihrem Stamm als besonders vornehm angesehene Schwarze als Gefangene an Bord. Prinz Heinrich aber hieß ihn, sie wieder zurückzuschicken. Die Eingeborenen waren darüber so erfreut, daß sie dem Kapitän zum Dank Goldstaub und zehn wahrscheinlich weniger »prominente« Neger schenkten. Der Verkauf dieser Neger als Sklaven in Portugal brachte einen guten Verdienst.

Aber er barg auch eine tragische Entwicklung in sich: es war der Anfang eines umfangreichen Sklavenhandels zwischen Afrika und Portugal bzw. Spanien. Diesen Ländern sollten sich noch viele andere mit ähnlichen »Geschäften« anschließen . . .

Zehn Jahre danach, 1502, befahl König Ferdinand, christliche Sklaven, besonders aus der Gegend um Sevilla, sollten nach Westindien verschifft werden. Es müssen ihrer nach und nach dann ziemlich viele gewesen sein, denn der Gouverneur von Haiti schlug bald Alarm und forderte ein Ende dieser Einwanderung.

Nach dieser Theorie nimmt man nun an, die »zugereisten« Negersklaven hätten über Spanien ihre schon als afrikanisches Erbe herumgetragene Frambösie nach Westindien mitgebracht. Durch den Umgang mit den Frauen in Portugal und Spanien aber, wo man ja bekleidet sei, habe sich diese Frambösie in Syphilis gewandelt – nach der erwähnten Auffassung, daß die Treponemen sich veränderten klimatischen und hygienischen Verhältnissen anpassen und sich einmal in argloserer, das andere Mal in gefährlicherer Form »niederlassen«. Theoretisch hätten sich dann also auf diesem Umweg die Portugiesen aus Westindien doch noch die Syphilis geholt . . .

Wenn künftigen Forschungen nicht unerwartetes Glück beschieden ist, wird man sich damit abfinden müssen, daß der »Ahnenpaß« der Syphilis einige nicht mehr zu schließende Lücken aufweist. Ihre Herkunft läßt sich nur durch – allerdings eindrucksvolle – Indizienbeweise auf Amerika zurückführen.

Die Menschen, die zu den ersten Opfern der »Teufelsspirale« gehörten, wie Peter Bamm in seinen medizinischen Essays »Ex ovo« die Pallida nennt, mögen solche theoretischen Erwägungen ohnehin nur wenig interessiert haben. Für sie ging es verständlicherweise nur um eines: Wie war den heimtückischen Erregern der Garaus zu machen, wie war die Krankheit der Venus zu bannen?

2 Fünf Minuten mit Venus – ein Leben mit Merkur

Über vierhundert Jahre lang gab es gegen die »Krankheit der Venus« nur ein Mittel: Quecksilber. Zwar hatten in der Vergangenheit mehrere Ärzte das »flüssige Silber« ausdrücklich aus dem Arzneimittelschatz zu verbannen versucht. »Das Quecksilber«, so dekretierte zum Beispiel im Jahre 77 nach Christus der große Pharmakologe des Altertums, Pedanios Dioskurides, »ist ein Gift, das durch seine Schwere das Innere zerfrißt.«

Über die arabischen Ärzte aber war das Metall dann doch im Mittelalter in Europa heimisch geworden. Der »Magister occidentis«, wie man den Mönch Constantinus Africanus genannt hat, dem die damals maßgebende Ärzteschule von Salerno in Italien wesentliche Erkenntnisse der arabischen Medizin verdankt, schrieb über das Quecksilber: »Es ist warm im vierten Grade. Daher tötet es Läuse und alle kriechenden Tiere. Mit Bleiglätte, Öl und Essig vermischt, gibt es eine gute Salbe zur Heilung von Krätze und Pusteln.«

Sowohl die Araber als auch die Salernitaner wußten freilich, wie gefährlich das Quecksilber war. »Es macht Kehle und Rachen aufschwellen, woher einige ersticken«, warnte der Salernitaner Meister Bartholomaeus im zwölften Jahrhundert. Nicht zuletzt deshalb zögerten die Ärzte zunächst, das Mittel auch gegen die neue, von Italien sich ausbreitende Krankheit zu verwenden. Dazu kam vermutlich noch, daß dieser »Morbus gallicus« so überaus abstoßend wirkte. Die Krankheit habe ein so »fremd und grausam Angesicht gehabt, daß sich kein gelehrter Arzt wollt und durfft ihrer annehmen«, berichtet der Berner Stadtarzt Valerius Arnshelm.

So blieb es den Badern, Barbieren, Kurpfuschern und Scharlatanen vorbehalten, das bei Krätze und Ausschlag bewährte Mittel auch gegen die Syphilis zu versuchen. Schon bald aber begannen vorwiegend spanische Ärzte wie etwa Gaspar Torella, der Leibarzt Papst Alexanders VI.,

Quecksilberpräparate herzustellen und anzuwenden. Auch der bereits erwähnte spanische Arzt Diaz de Isla gehörte zu den frühen Praktikern des Merkuriums im Kampf gegen die Liebeskrankheit.
Diaz hat seine Erfahrungen mit dieser Therapie in einem dicken Folianten niedergelegt, den er dem König von Portugal widmete. Darin beschreibt er detailliert die vielfältigen Einreibe- und Schmierkuren. Besonderen Wert legt Diaz de Isla darauf, daß die Menge der verriebenen Salbe genau der physischen Kraft und dem körperlichen Zustand des Kranken angepaßt werde.
Gerade in diesem Punkt aber wird um jene Zeit schwer gesündigt. Nicht nur die Bader und ungelernten Wundärzte, auch die Ärzte selbst muten ihren Patienten unglaubliche Gewaltkuren zu – sie wollen die Syphilis im Körper durch das Quecksilber förmlich vergiften. Bei vielen Kranken weiß man bald nicht mehr, ob der schnelle physische Verfall auf das Konto der »Frantzosen« oder des Quecksilbers zu setzen ist. Neben einer Quecksilbermenge von fünf und mehr Gramm verordnen die Ärzte ihren Patienten dann noch langwierige Schwitzkuren, Abführmittel und vor allem die um jene Zeit so beliebten Aderlässe.
Ulrich von Hutten, Streiter für Reformation, Freiheit des Geistes und Reichsreform, der einst das neue, das bessere Jahrhundert mit dem Jubelruf: »O saeculum, o literae! Juvat vivere!« begrüßt hatte, gehört zu den frühesten Opfern der Syphilis. Nicht einmal zwölf Schmierkuren konnten ihn von der Krankheit befreien.
In einem 1519 in Mainz erschienenen Buch schildert Hutten eindringlich die Prozeduren, die er und andere Kranke über sich ergehen lassen mußten: »Aus drei- und viererlei oder mehr von diesen Medikamenten verfertigten sie (die Chirurgen) eine Salbe und schmierten damit Arm- und Beingelenke ein; einige auch das Rückgrat und den Nacken, auch die Schläfen, ja sogar den Nabel, andere hinwiederum den ganzen Körper, und zwar bei den einen einmal täglich, bei anderen zweimal und bei einigen wieder nur den dritten oder vierten Tag. Die Kranken wurden in eine Hitzstube eingeschlossen, die ununterbrochen und sehr stark geheizt wurde, die einen zwanzig, die anderen dreißig Tage hindurch, einige auch noch länger . . .
Kaum lag der Kranke in der Schmiere, so begann er sich in einer seltsamen Weise matt zu fühlen. Von solcher Kraft war die Salbe, daß sie aus dem entferntesten Teil des Körpers das Krankhafte in den Mund zusammentrieb und von da aufwärts zum Hirn. Daher floß durch Rachen und Mund die Krankheit ab mit einem so großen und gewaltigen Schaden, daß die Zähne herausfielen, welche nicht ganz fest im Munde saßen.

Allen schwärten Rachen, Zunge und Gaumen, das Zahnfleisch schwoll an, die Zähne wackelten, der Speichel floß ohne Unterlaß aus dem Mund, gleich von Anfang an furchtbar stinkend und so ansteckend, daß er alles sofort verunreinigte und besudelte. Daher wurden auch die damit benetzten Lippen geschwürig und die Innenseite der Wangen wund. Es stank die ganze Wohnung, und diese Art der Kur war so hart, daß die meisten lieber sterben als auf solche Weise kuriert sein wollten ... Vielen wurde das Gehirn so angegriffen, daß sie Schwindel bekamen, andere wurden tobsüchtig. Es zitterten dann nicht nur die Hände, sondern auch die Füße und der ganze Körper, die Sprache wurde stammelnd, bei einigen nicht mehr heilbar. Viele habe ich mitten in der Kur sterben gesehen. Einen kenne ich, der mit dieser Behandlung an einem Tage drei Bauern elendiglich umgebracht hat. Andere sah ich sterben, denen der Rachen zugeschwollen war ..., wieder andere, weil sie nicht harnen konnten. Nur wenige sind überhaupt genesen und auch diese nur durch dieses Wagnis, diese Bitternis und diese Leiden.«
Es sind die Symptome der schweren Quecksilbervergiftung, die von dem medizinischen Laien Hutten präzis beschrieben werden: Entzündung der Mundschleimhaut, fehlende Harnabsonderung, gesteigerte Erregbarkeit, stammelnde Sprache, Muskelzittern.
Ulrich von Hutten hatte sich entweder auf seinen Wanderjahren in Italien oder sogar schon vorher in Leipzig infiziert. Obwohl das Gift in seinen Eingeweiden und Knochen wütete, fand er noch die Kraft, leidenschaftliche Streitschriften gegen Papst und Mönchstum zu schreiben und den Zusammenschluß von Ritterschaft und Städten gegen die Fürsten zu fordern.
Eine neue Kur, die plötzlich in aller Munde ist, scheint Hutten dann endlich von seinem Leiden zu befreien. Sie war entwickelt worden aufgrund von Berichten aus Westindien heimgekehrter Seefahrer. Diese hatten beobachtet, daß die Indianer gegen alle möglichen Hautaffektionen, Geschwüre und Geschwülste und auch gegen die Lustkrankheit – oder was man dafür ansah – das Holz des sogenannten Guajakbaumes verwandten; es wurde geraspelt und aus dem Pulver ein Tee gekocht. Manche Kranke wollten nach dem wiederholten Trinken dieses scharfen, bitteren Suds eine erstaunliche Besserung beobachtet haben. Vom spanischen Hof wurde deshalb verordnet, jedes von der Neuen Welt nach Europa zurücksegelnde Schiff habe ein bestimmtes Quantum von dem wundertätigen Holz mitzubringen. Hutten ist von dem »Pockenholz« so angetan, daß er ein Buch über dessen Gebrauch schreibt: ›De Guajaci medicina sive morbo Gallico‹. Der große Satiriker Thomas

Murner hat den ›Tractat von der Genesung der Venusseuche durch den Gebrauch des Guajaci oder Pockenholzes‹ ins Deutsche übertragen.
Bevor Hutten sein Loblied auf das Pockenholz singt, gibt er einen ausführlichen Bericht über Ursprung und Namen der Franzosen-Krankheit: »Es hat dem großen Gott gefallen, denen Menschen in unsern Zeiten solche Kranckheiten zuzuschicken, die den Alten, wie man wohl glauben mag, gantz unbekandt gewesen sind. Im tausend vier hundert drey und neuntzigstem Jahre nach Christi Geburt, hat sich eine Pest mäßige Seuche, zwar nicht in Frankreich, sondern zuerst bey Neapolis spüren lassen; sie hat aber daher den Nahmen bekommen, weil sie sich im Frantzösischen Lager, welches zu der Zeit unter Anführung ihres Königs Caroli, gedachte Stadt belagerte, eher als an einem Orte eingefunden: welches die Ursache ist, daß die Frantzosen, den verdächtigen Nahmen von sich abzulehnen, sie nicht die Frantzösische, sondern die Neapolitanische Kranckheit nennen, und es für schimpfflich halten, daß diese Pest mit ihnen einerley Nahmen führe. Sie sind aber darin durch die Übereinstimmung vieler Völcker überwunden worden: Ich will sie demnach auch in diesem Werckchen die Frantzosen nennen: Nicht zwar diese berühmte Nation die heutiges Tages in Höfflichkeit und Gastfreyheit kaum ihres gleichen hat, zu beschimpffen, sondern weil ich befürchte, ich möchte nicht gnugsam verstanden werden, wann ich ihr einen andern Nahmen beylegte.«
Hutten ist noch heute einer der wichtigsten Zeugen für die Tatsache, daß die Syphilis schon wenige Jahre nach ihrem Erscheinen ihren bösartigen Charakter etwas abschwächte: »Die sich nachhero gezeiget hat, und noch hin und wieder im Schwange gehet, ist nicht so garstig, indem ihre Geschwüre bisweilen nicht weit hervor ragen, einiger massen hart sind, das Fleisch auch wohl mit trocknen Schuppen überziehen: Sie sind aber auch schwerer zu genesen, indem ihr Gifft, weil es tieffer eindringet, dadurch mit mehrern Kranckheiten begleitet wird. Von dieser ist wohl zu glauben, daß niemand davon angestecket werde, als wer sich mit ihrem Gifft beflecket hat, welches im Beyschlaff am meisten zu geschehen pfleget: Daher werden allte Leute und Knaben viel seltener davon angesteckket, als andere die des Beyschlaffens gewohnt sind. Je mehr einer der Geilheit ergeben und je geneigter er zum Venuswerck ist, desto leichter wird er davon angegriffen: wann sie auch jemand angestecket hat, verläßt sie ihn entweder bald, oder hält lange bey ihm an, oder er kommt gar darinnen um, nachdem er sein Leben anstellet: Alle die in Italien und Spanien davon angegriffen werden, wie auch andere, die sich einer mäßigen Diaet befleisen, werden am gelindesten davon geplaget: Aber uns

Teutsche quälet sie in unserer unordentlichen Lebens-Art und Unmäßigkeit am längsten und hefftigsten.«
Daß die Ärzte seiner Zeit über den Ursprung der Krankheit noch immer im dunkeln tappen und in den ersten beiden Jahren unmittelbar nach ihrem Auftreten vollkommen schwiegen, wird in seinem weiteren Bericht betont: »Die Frage wegen der verborgenen Ursachen dieser Kranckheit, ist von den Medicis noch nicht ausgemachet, obgleich schon sehr lange daran gearbeitet worden, und ihre Meynungen unter einander streitig sind . . . wie sich auch noch heutiges Tages die Medici wegen dieser Kranckheit bemühen, ist offenbar: wie sich dieselbe erst in Teutschland zeigete, schwiegen die Medici 2 gantzer Jahre davon.«
Nachdem er ausführlich die Schmierkuren geschildert hat, kommt Hutten auf das Pocken-Holz zu sprechen, nicht ohne zu vermerken, daß die Ärzte es zunächst nicht hätten rühmen wollen, »weil sie sahen, daß ihrem Gewinn ein grosses dadurch abgieng; Biß sie sich endlich aus freyen Stücken in dessen Gebrauch eindrangen, so gar, daß sie diejenige für ungeneßlich hielten, die das Pockenholtz nicht nach ihrer Vorschrifft gebrauchten; Es wundert mich aber, wie sie dis noch jemand im Kopff bringen können, indem bekandt ist, daß in gedachter Insul niemahls Medici, hingegen das Pockenholtz jederzeit im Gebrauch gewesen.«
Hutten hat sein Buch dem Kardinal-Erzbischof von Mainz, dem Kurfürsten Albrecht II. gewidmet, an dessen Hof er einige Zeit leben durfte. Nicht zum Gebrauch des Hohen Herrn selbst, wie Hutten vermerkt, »da sei Gott vor, sondern damit sich in der Hofbibliothek ein Werk zum allgemeinen Gebrauch der Kranken befinde«.
Ganz auszuschließen ist freilich nicht, daß ein so den weltlichen Freuden zugetaner Mann wie Kurfürst Albrecht des Guajak-Holzes nicht doch eines Tages hätte bedürftig sein können. Die Zahl seiner Mätressen war recht erheblich. Seine Wahl in Mainz – er war gleichzeitig Erzbischof von Magdeburg und Administrator des Bistums Halberstadt – war im übrigen vom Hause Fugger unterstützt worden. Albrecht selbst war im Ablaß-Handel eifrig tätig: der berüchtigte Dominikaner-Mönch Tetzel gehörte zu seinen Agenten.
Manche Autoren deuten an, Hutten hätte die Schrift über das Guajak-Holz auch verfaßt, um den mächtigen und mit seinem Herrn geschäftlich so eng verbundenen Fuggern einen Gefallen zu tun. Fest steht, daß die geschäftstüchtigen Fugger einen schwunghaften Handel mit dem Pokken-Holz trieben und sich darauf ein Monopol gesichert hatten. Da das Holz sehr teuer war, konnten nur vermögende Kranke sich den aus ihm gewonnenen Tee zur Syphiliskur leisten. Für die anderen blieben die ge-

fährlichen Quecksilber-Schmierkuren mit all ihren unerwünschten Nebenerscheinungen.
Ob das Guajak-Holz wenigstens einen kleinen therapeutischen Effekt erzielte, darüber gehen noch heute die Meinungen der Medizinhistoriker auseinander. Vielleicht besaß es eine vorübergehende Wirkung auf die Krankheit, Heilungen waren damit aber ganz sicher nicht zu erzielen. Auch Ulrich von Hutten behielt seine Syphilis, von der einer der frühen Biographen des »poeta laureatus« meint, er habe sie sich in Italien zugezogen, »weil er allda vielleicht aus einem unreinen Brunnen getruncken«.
Von der Krankheit gezeichnet – sie hat sein linkes Bein fast bewegungsunfähig gemacht –, in Reichsacht und vom Bannfluch des Papstes bedroht, schleppt Hutten sich nach Basel. Dort wohnt sein Freund und alter Förderer, der große Erasmus. Von ihm, dem Oberhaupt der Humanisten, dem Arbiter literae Europas, hofft der Flüchtling Zuspruch und Herberge. Aber Erasmus läßt Hutten nicht ins Haus. »Nie hat sich die bedauerliche Ängstlichkeit seiner Seele nackter enthüllt als in dieser Probe«, schreibt Stefan Zweig in seinem Buch über Erasmus von Rotterdam.
»Zwei Monate wohnt Hutten in der Herberge ›Zur Blume‹ in Basel. Beinahe jeden Tag hinkt er zu dem Haus in der Nähe des Marktplatzes, blickt hinauf zu den Fenstern, hinter denen der große Mann sitzt und schreibt. Doch Erasmus tritt nicht einmal ans Fenster.«
Huttens Leben nähert sich dem Ende. Doch noch einmal greift er zur Feder, um eine lateinische Herausforderung gegen Erasmus zu Papier zu bringen. Er zeiht ihn, dessen Intellekt seinen Charakter weit überragte, des Kleinmuts, der Feigheit. Obwohl einer ihrer geistigen Wegbereiter, habe Erasmus die Sache Luthers und der Reformation durch seine Halbherzigkeit im Stich gelassen. Doch: »Die Partei der Lutheraner, die Du von der Erde verjagen möchtest, wartet auf den Kampf und wird ihn Dir nicht verweigern.«
Letzte Zuflucht des Ritters ist die Insel Ufenau im oberen Zürichsee. Sie gehört dem Kloster Einsiedeln. Huttens Freund Ulrich Zwingli, der Schweizer Reformator und Humanist, war dort einst Prediger gewesen. Selbst diese letzten Tage kann Hutten jedoch nicht in Ruhe verbringen. Erasmus versucht sich recht abgefeimt zu rächen. In einem Schreiben an Bürgermeister und Rat der Stadt Zürich warnt er vor Hutten. Dieser könne nur allzu leicht die Güte des Rats mißbrauchen und auf ein »gailes und mutwilliges Schreiben verfallen, das da trefflich schadet dem evangelischen Handeln«. Aus einer anderen Attacke des Erasmus gegen

Hutten wurde schon im vorigen Kapitel zitiert.
Am 28. August 1523 stirbt der Ritter. Er ist nur 36 Jahre alt geworden. Kein geringerer als Conrad Ferdinand Meyer hat ›Huttens letzte Tage‹ besungen.
Da Hutten mittellos starb, bekam er zunächst kein Grabmal. In ein Tuch gehüllt, wurde sein Körper auf dem Kirchhof der Ufenau beigesetzt. Erst 1545 sorgte ein unbekannter fränkischer Ritter – wahrscheinlich ein Verwandter von ihm – für einen Gedenkstein.
Jahrhunderte später – nämlich 1958, als der Gedenkstein längst verschwunden und der genaue Beerdigungsplatz vergessen war – glaubte man, das Grab des Ritters wiedergefunden zu haben. Am 23. Juli 1959 wurden die Gebeine feierlich aufs neue beigesetzt. Die Knochen des ehemaligen Reichsritters wiesen keinerlei Veränderungen auf, die für Syphilis charakteristisch gewesen wären. Hatte Hutten, hatten seine Ärzte sich einst geirrt? Hat er überhaupt nicht an der Venuskrankheit gelitten?
Das Rätsel war gelöst, als 1968 zwischen Kirchen- und Friedhofsmauer ein weiteres Skelett entdeckt wurde. Diesmal stimmten die Befunde mit den überlieferten Fakten überein. Die Statur entsprach der Huttens, am Gaumen fanden sich syphilitische Knochenschädigungen, und auch andere Knochenteile wiesen in Röntgenaufnahmen Veränderungen auf, wie sie von der Lues hervorgerufen werden.
Auch das Sterbealter des Verstorbenen, das die Wissenschaftler ins vierte Lebensjahrzehnt legen, entsprach dem Huttens. Es besteht also kaum mehr ein Zweifel, daß nun wirklich die Überreste des Ritters gefunden worden sind. Wie so viele andere zu jener Zeit wurde er von einer Krankheit zerstört, die heute schnell und sicher heilbar ist. Vielleicht hätte Deutschlands Schicksal sich anders gestaltet, wäre Ulrich von Hutten nicht mit 36 Jahren das Opfer dieser Seuche geworden.

Paracelsus meldet sich zu Wort

1530, sieben Jahre nach Huttens Tod, erscheint ein aufsehenerregendes Werk: ›Drei Bücher von der französischen Krankheit‹. Es räumt mit vielen veralteten Vorstellungen auf. Der noch verhältnismäßig junge Arzt Theophrast von Hohenheim, der sich Paracelsus nennt, hat es verfaßt. Ein stämmiger, fast glatzköpfiger Mann, einem dickschädeligen Bauern ähnlicher als einem Gelehrten, hat er zwar nicht als erster das Quecksilber gegen die Lues verwandt – wie noch heute oft behauptet wird –, aber

er will die Ärzte zu einer neuen und besseren Therapie der Krankheit mit diesem Mittel bekehren.
Zunächst erwächst Paracelsus, der 1493 in Einsiedeln in der Schweiz als Sohn eines Arztes geboren ist und in Ferrara Medizin studiert hat, aus diesen Schriften erheblicher Ärger. Es ist der alte, ewig aktuelle Fall: ein Arzt ohne berühmten Namen maßt sich an, seinen älteren gelehrten Kollegen Ratschläge zu erteilen. Er tut das überdies in einem polternden, rechthaberischen Ton, der selbst für eine Zeit, in der – denkt man nur an Martin Luther und andere – »Grobianismus« an der Tagesordnung ist, recht ungewöhnlich klingt. Was beinahe noch schlimmer ist: die Schriften des jungen Autoritätsverächters sind nicht in lateinischer Sprache, wie üblich, sondern in deutsch abgefaßt, mithin sogar dem gemeinen Volk verständlich.
Die Leipziger Fakultät zeigt sich über diesen »dahergelaufenen« Kollegen heftig indigniert. Sie verlangt vom Rat der Stadt Nürnberg, wo die Syphilis-Schriften gedruckt worden waren, er möge den Weiterdruck des Werkes verbieten und es nicht mehr vertreiben. Erstaunlicherweise geben die Nürnberger Ratsherren dem Ersuchen der Leipziger statt, obwohl gerade Nürnberg sich sehr früh zu den entschiedensten Maßnahmen gegen die Syphilis entschlossen hatte. Hier war ja schon 1496, um das Volk vor den »bösen Frantzosen« zu warnen, das berühmte Flugblatt von Theodoricus Ulsenius erschienen. Die Illustrationen stammten vermutlich von der Hand Albrecht Dürers, der später in Italien angesichts der Verbreitung der Seuche den Ausspruch tat: »Schier jedermann hat sie.«
Der Nürnberger Stadtarzt, Humanist und Geschichtsschreiber Hartmann Schedel hatte sich 1496 die in Italien gegen die Krankheit erprobten Rezepte und Kurpläne schicken lassen. In einem dieser Rezepte, die der Medizinhistoriker Sudhoff veröffentlichte, heißt es über das Quecksilber: »Tem mach die Salb in ainen stainen oder hiltzin geschir mit baumol an, als vil not ist, bis ain salb darauß wird und darnach tot dos Quecksilber mit einem Speichel wol und tueß under die salb. Das ist die Salb in dutsch. Weiß hartz von einer dann untz iij, pleyweiß ijj vntz, mastix j vntz, weiß weirach j vntz, Silber glet y vntz, gebrent alaun j vntz, pomerantzen safft, paum öll.«
Paracelsus argwöhnte hinter dem Verbot seiner Schriften eine geheime Intervention der Fugger. Ihnen war weniger an dem Quecksilber, für dessen modifizierte Anwendung Paracelsus eintrat, als vielmehr an dem Guajak-Holz gelegen, dessen Import das Haus Fugger sich gesichert hatte. Zwar hatte Paracelsus 1529 ein Buch auch über das Guajak-Holz

veröffentlicht (›Vom Holz Guaiaco gründlicher heylung‹). Dieses Schriftchen aber war kaum bekannt geworden.
Gewiß, auch Paracelsus sah im Quecksilber die Hauptwaffe gegen die Syphilis: »nun wisset hierin, das in den französischen Krankheiten die Hauptstuck sind mercurius, margasita und die metall, durch die und nit on dieselbigen die franzosen mögen geheilet werden.«
Ihm kommt es aber auf die Entwicklung genau dosierter Einheitsrezepturen an, um die so häufigen Vergiftungen zu vermeiden. Er beschreibt die Zubereitung von Salben für größere luetische Geschwüre, ein »wasser« zur Behandlung kleinerer Geschwüre und ein Bad aus Salz, Alaun und Essig, das nach bestimmter Vorschrift gekocht werden soll. Milde Abführmittel sollen die Schmierkuren einleiten, bestimmte Mundspülwasser den Patienten vor Zahnfleischschädigungen bewahren. Stärkere Abführkuren, Hungern und Dürsten brächten hingegen für die Therapie keine Vorteile.
Wie andere Gelehrte und Ärzte vor ihm sieht Paracelsus in der Lues eine neue Krankheit. Durch den Einfluß des Sterns Venus sei sie zuerst bei den Franzosen ausgebrochen und durch Blut und Befleckung, zum Beispiel beim Coitus, weiterverbreitet worden. Daß das Gift der Krankheit sich bereits im Mutterleib auf die Nachkommen übertragen könne, hat Paracelsus in seinen Syphilisschriften ebenfalls schon klar erkannt.
Fehl geht der Medizinreformer, der wenig von Doktrinen und Lehrsätzen, dafür um so mehr von der Praxis und Beobachtung der Kranken hält, mit der Vermutung, daß sich die Lues nur im Verein mit anderen Krankheiten im Organismus einniste. Dieser Irrtum ist freilich verständlich. Wie in späteren Jahrhunderten bewiesen, kann die Lues in den fortgeschrittenen Stadien ein diagnostisch verwirrendes Bild bieten, sie vermag fast jede andere Krankheit nachzuahmen.
Noch Hutten hatte die Wandlung der Lues registriert. Etwa um die Jahre 1515 und 1520 sahen die Ärzte zumindest äußerlich wenig schwere Krankheitsbilder. Die Geschwüre verbreiteten sich seltener über den ganzen Körper, die Patienten litten unter weniger Schmerzen, sie überlebten länger.
Viele Ärzte glaubten, das Quecksilber habe die Seuche gezähmt. Andere sahen einen überirdischen Einfluß: Gott habe die Seuche wieder stärker an die Zügel genommen. Sein heftigster Zorn sei verraucht, nachdem die Menschen zu sittlicherem Verhalten zurückgekehrt waren.
Heute vermuten wir, daß der mildere Verlauf der Krankheit einfach auf einen immunisierenden Effekt zurückzuführen ist. Als die erste große

Welle der Seuche durch Europa ging, hat sie eine Bevölkerung befallen, die von dem Gift noch unberührt war. Im Lauf der Zeit büßten die Keime jedoch an ihrer Virulenz ein. Zwischen Krankheitserreger und dem von ihm befallenen Wirtsorganismus bahnte sich eine Art von biologischem Gleichgewicht an. Zumindest die ersten Reaktionen offenbarten sich nun weniger heftig und bösartig: ein kleines, hartes Geschwür, angeschwollene Drüsen und einige Wochen später ein masernähnlicher Hautausschlag, das war bei vielen Neuinfizierten alles. Daß übrigens die oft erst nach Jahrzehnten an inneren Organen auftretenden gummiartigen Knoten, die schweren Veränderungen an der Hauptschlagader, Degeneration von Hirn- und Rückenmarksgewebe mit jenem ersten, längst abgeheilten Geschwür zusammenhängen könnten, ahnte um 1520 natürlich niemand.
Die Syphilis hatte sich gleichsam nur ein weniger abstoßendes Gewand zugelegt. Damit war sie allerdings nicht ungefährlicher geworden. Im Gegenteil: in ihrer ersten und wildesten Form hatte sie überall Entsetzen hervorgerufen. Eine Heidenangst packte die Menschen noch in der Renaissance. Die freien Lebensformen des Mittelalters wurden weggefegt. Bade- und Frauenhäuser als »Stätten der Unzucht« und des »unreinen Beischlafs« wurden gemieden oder geschlossen.
Als der Alpdruck nachließ, minderte sich die Furcht vor Ansteckung. Das Liebesleben wurde wieder freier. Dadurch vergrößerte sich selbstverständlich wieder die Zahl der Ansteckungen.

Das »Hausleiden« der Borgias

Von ihrem Anbeginn hatte die Lustseuche sich als überaus »demokratisch« erwiesen. In den ersten Jahren hatte sie sich, wenn man so will, noch auf »Außenseiter der Gesellschaft« beschränkt: Matrosen, Soldaten, Vaganten und Dirnen. Danach suchte sie sich ihre Opfer ebenso im Bürgertum, unter Geistlichen, im hohen und niederen Adel. Sie verschonte weder Bettler noch Könige oder Päpste. Rodrigo de Borgia, 1431 geboren und 1492 zum Papst Alexander VI. gewählt, einer der größten Frauenjäger der Geschichte und einer der lasterhaftesten Menschen der Renaissance, hat zum Beispiel mit hoher Wahrscheinlichkeit an Syphilis gelitten.
Einige Kardinäle teilten sein Schicksal. So starb am 26. Oktober 1497 in Rom der Bischof von Nicastro, Kastellan der Engelsburg, »ex infirmitate gallica«, also an der gallischen Krankheit. Einem anderen Kardinal war

während der Ostermesse 1499 erlaubt worden, »krankheitshalber« auf seinem Stuhl sitzen zu bleiben. Obwohl einige katholische Historiker bei dem Kardinal Giuliano della Rovere eine Syphilis bestreiten, gibt es dafür doch gewichtige Zeugen. So schreibt der Diplomat Francesco Malatesta in einem Brief vom 23. August 1500: »Der Kardinal San Pietro in Vincula ist bös von der französischen Krankheit heimgesucht, ein hiesiger Arzt ist bei ihm und man zweifelt an seinem Aufkommen.« Der Kardinal erholte sich freilich wieder.
Drei Jahre später, 1503, wurde er als Julius II. zum Papst gewählt. Er war einer der kriegerischsten in der Geschichte und führte Feldzüge gegen die Republik Venedig und gegen Frankreich, um die Macht des Kirchenstaates zu stärken. In der Kunstgeschichte hat er sich seinen Platz durch den Neubau der Peterskirche und die Förderung von Bramante und Michelangelo gesichert.
Daß auch diesem Papst die Syphilis viel zu schaffen gemacht hat, ist durch den päpstlichen »Magister ceremonarium«, Paris de Grassis, überliefert. Julius II. habe sich, so schrieb er, häufig zur Anbetung des Kreuzes nicht erheben können, weil sein Fuß »totus ex morbo gallico ulcerosus«, also völlig von den Schwären der Franzosenkrankheit bedeckt gewesen sei.
Der Nachfolger von Julius, Papst Leo X., litt nach vielen Berichten ebenfalls an der Venus-Krankheit. Er war ein Sohn Lorenzos des Prächtigen aus dem Hause Medici. Obzwar schon Kardinal, mußte er nun als Papst erst einmal die Priesterweihen empfangen. Anschließend baut er zunächst seine Hausmacht in Rom aus. Dies geschieht im bewährten Stil. Er sorgt dafür, daß möglichst viele Medicis den Kardinalspurpur erhalten oder in andere einflußreiche Positionen gelangen. Ein Vetter von ihm, Giulio, der spätere Papst Klemens VII., unehelicher Sohn des Bruders von Lorenzo de' Medici, wird zum Kardinal erhoben, nachdem eine willfährige Kommission festgestellt hat, daß seine Eltern angeblich »im geheimen« die Eheschließung vollzogen hatten.
Auch Leo X. führt Kriege. Sein bevorzugter Gegner ist Franz I. von Frankreich. Doch das Hauptinteresse dieses ebenfalls der Welt und den Frauen zugewandten Papstes gilt der Kunst und einer Sammlung alter Handschriften. Michelangelo und vor allem Raffael werden von ihm mit allen Mitteln gefördert. Um den Bau der Peterskirche zu vollenden, der ungeheure Summen verschlingt, verkauft Leo Ämter, Rittertitel und schließlich auch Ablässe.
Neben anderen Gründen ist es dieser verhängnisvolle Ablaßhandel, der später in Deutschland Luthers Reformationsbewegung auslöst. Leo be-

wundert dann zwar das schöne Latein der Lutherischen Episteln, im übrigen aber unterschätzt er den Augustinermönch aus Wittenberg gewaltig. 1521, mit 46 Jahren, stirbt Leo. Er litt an einer Darmfistel und wahrscheinlich an einer Syphilis der inneren Organe. Da sein Leichnam bereits unmittelbar nach seinem Tod schwarz zu werden beginnt, kommt außerdem das Gerücht auf, er sei vergiftet worden. Sofort wird gemunkelt, Franz I. von Frankreich habe dabei seine Hand im Spiel gehabt. Doch ist dies nicht zu beweisen, da Leos Vetter, der Kardinal Giulio, eine Untersuchung verbietet. Die bemerkenswerte Begründung: »Es könnte sich dabei die Verwicklung eines großen Fürsten herausstellen«.

Nicht nur Papst Alexander VI., auch zwei seiner Kinder, Cesare und Lucrezia Borgia, hatten vermutlich Syphilis. Cesare, Herzog der Romagna, den sein Vater ohne Priesterweihe zum Kardinal machte, war im Gesicht von syphilitischen Pusteln gezeichnet, als er sich in Frankreich mit Charlotte d'Albret von Navarra verlobte. Er hat das Leiden bei einer seiner zahlreichen Liebesaffären erworben.

Lucrezia, der man alle nur denkbaren Ausschweifungen bis zur Blutschande mit ihrem Vater und ihrem Bruder nachsagte, wurde möglicherweise von ihrem dritten Mann angesteckt, dem Herzog Alfons I. von Ferrara. Als Hauptindiz für ihre Syphilis gilt, daß sie unter neun Schwangerschaften zwei Totgeburten erlitt, sowie drei kranke Kinder zur Welt brachte, von denen zwei sehr bald starben. Auch die Krankheitserscheinungen der am Leben gebliebenen Sprößlinge Lucrezias weisen auf angeborene Syphilis hin.

Sollte Lucrezia in Rom wirklich als »Sünderin« gelebt haben – am Hof von Ferrara jedenfalls wurde ihre Gatten- und Mutterliebe hoch gerühmt. Dichter wie Ludovico Ariosto und andere Höflinge schrieben poetische Hymnen auf ihre so tugendhafte Herzogin, wobei der Wahrheitsgehalt dieser Elogen zweifelhaft sein mag.

Immerhin scheint Lucrezia mindestens einmal nachhaltig vom Pfad der ehelichen Treue abgewichen zu sein, als nämlich 1502 der venezianische Kavalier und Dichter Pietro Bembo in Ferrara auftauchte. Er hat – wie viele Liebesbriefe in der Ambrosianischen Bibliothek in Mailand beweisen – das Herz der Borgia-Tochter im Sturm erobert. Bembo brachte es später zum Sekretär von Papst Leo X., schließlich sogar zum Kardinal. Ihm hat ja Fracastoro sein berühmtes Gedicht über den Schäfer Syphilos gewidmet, den »Taufpaten« der Syphilis.

Lucrezia ist 1519 im Alter von 39 Jahren an den Folgen einer Fehlgeburt in Ferrara gestorben. In ihren letzten Jahren soll sie täglich gebeichtet

und kommuniziert haben. Selbst bei Tisch ließ sie Andachtsbücher vorlesen.
Ob Karl VIII., bei dessen italienischem Feldzug – wie ausführlich geschildert – die Syphilis ausbrach, ebenfalls an der Krankheit litt, ist nicht geklärt. Jedenfalls ist er nicht daran gestorben. Er hat sein italienisches Kriegsabenteuer nur um drei Jahre überlebt. In seinem Schloß Amboise prallte er 1498 mit der Stirn gegen einen Türbalken und starb wenige Stunden später an einer Hirnblutung. Karl war nur 28 Jahre alt geworden.

Franz I. und die Rache des Monsieur Ferron

Die recht zweifelhafte Ehre, als erster König Frankreichs die Franzosenkrankheit erworben zu haben, kommt nach Meinung der meisten Medizinhistoriker dem Grafen von Angoulême zu, der am Neujahrstag 1515 im Alter von zwanzig Jahren als Franz I. die Herrschaft über das Land übernahm. Seine Syphilis wurde durch den königlichen Chirurgen, Maître Antoine Le Cora, aktenkundig, der seinem Herrn die Quecksilber-Schmierkur verordnet hatte.
Die Lues, aus der er offensichtlich wenig Hehl machte, hat Franz angeblich auf eine äußerst tückische Weise bekommen. In seiner berühmten ›Histoire de France‹ berichtet François Endes de Mézeray, der König habe die schöne Frau des Pariser Rechtsgelehrten Ferron mit Gunstbeweisen überhäuft und schließlich zu seiner Geliebten gemacht – ein Vorgang, der sich nicht allzu selten ereignete und im allgemeinen von den betreffenden Ehemännern eher als Auszeichnung denn als Entwürdigung betrachtet wurde.
Ferron aber fühlte sich zutiefst getroffen und sann auf Rache. Aus dem ehedem zurückhaltenden Juristen wurde der eifrigste Bordellbesucher von Paris. Wenigstens so lange, bis er sicher war, sich mit der »Venerie« infiziert zu haben. Dann steckte Ferron seine Frau an. Über sie wanderte das Gift zum König von Frankreich. Die nächste in dieser seltsamen »Ronde d'amour« war dann des Königs »Maîtresse en titre«, Anne de Pisseleu, die Franz I. zur Herzogin von Étampes machte.
Neben der »Mona Lisa« findet sich im Pariser Louvre noch ein anderes weniger berühmtes Gemälde, »La belle Ferronière«. Vielleicht hat diese schöne und unnahbar wirkende Frau tatsächlich die Gesundheit eines französischen Monarchen ruiniert – mit all den Folgen, die sich daraus auch für die Politik ergaben. Nach dem Tagebuch der Mutter des Königs

hatte Franz sich freilich schon viel früher ein Leiden »an einer geheimen Stelle seines Körpers« geholt. Das Gemälde der schönen Rechtsanwaltsgattin stammt im übrigen ebenso wie jenes der »Mona Lisa« von Leonardo da Vinci. Franz I., ein großer Verehrer italienischer Architektur, Bildhauerei und Malerei, hatte 1517 Leonardo an seinen Hof geholt.
Noch ein anderer der berühmtesten Künstler seiner Zeit wirkte am Hofe von Franz I.: Benvenuto Cellini, Bildhauer und Goldschmied, ein genialer, sprunghafter und etwas prahlerischer Mann. Er schrieb über sein abenteuerliches Leben, seine Freundschaften und Feindschaften mit Königen und Päpsten eine Autobiographie, die Goethe ins Deutsche übertragen hat. Darin berichtet Cellini, eines seiner Modelle habe ihn mit der Venuskrankheit infiziert. Er sei davon aber wieder geheilt worden.

Schachpartie um die Vorherrschaft

Franz I. hatte mächtige Mitspieler auf dem Schachbrett der europäischen Politik. Sechs Jahre, bevor er Frankreichs Thron bestieg, war ein anderer mit achtzehn Jahren König geworden: Heinrich VIII., der in Englands Geschichte eine so makabre Spur hinterließ. Da war außerdem noch der Enkel Kaiser Maximilians, Karl. Als Sohn Philipps des Schönen und Johannas der Wahnsinnigen im Jahr 1500 in Gent geboren, hatte er nicht die robuste Kraft eines Heinrich oder Franz, war aber kühl und von kluger Berechnung und besaß ein Anrecht auf Spanien, die Niederlande, das Erzherzogtum Österreich und das Königreich von Neapel.
Jetzt bewarb Karl sich auch noch um die Kaiserkrone des deutschen Reiches. So würde Frankreich – dies die politische »Idee« – vollkommen eingekreist und Karl der Herr Europas werden. Franz I. und auch Heinrich VIII., dem eine solche Machtfülle des Hauses Habsburg ebensowenig gefiel, wollten dies unter allen Umständen verhindern. Sie bewarben sich deshalb gleichfalls um die Kaiserkrone, die von sieben Kurfürsten, drei Erzbischöfen, dem König von Böhmen, dem Herzog von Sachsen sowie dem Pfalzgrafen und dem Markgrafen von Brandenburg vergeben wurde.
Franz ließ es dabei nicht an kräftigen Bestechungsgeldern fehlen. Doch Kaiser Maximilian, der die Krone seinem Enkel zugedacht hatte – die Wahl fand schon zu Lebzeiten des jeweils regierenden Kaisers statt, um ein Interregnum zu vermeiden –, erwies sich dank der Unterstützung des Hauses Fugger als stärker. Mit mehr als einer halben Million Gulden si-

cherte er die Kaiserkrone für seinen Kandidaten, der 1519 als Karl V. zum Kaiser gewählt wurde.
Franz I. vermochte sich mit dieser Entscheidung nie abzufinden. Kaiserliche Truppen an seinem Einfallstor in den Niederlanden, kaiserliche Truppen an der Grenze zu Spanien! Langjährige Auseinandersetzungen und Kriege waren die Folge. Als Franz vergeblich Pavia belagerte, fielen ihm deutsche Entsatztruppen in den Rücken, er wurde verwundet und gefangengenommen. Karl V. ließ ihn in sicherem Gewahrsam nach Madrid bringen. Dort mußte er alle Ansprüche auf Italien aufgeben.
Von Madrid aus schrieb er seiner Mutter jenen berühmten Brief, in dem es heißt: »Madame, das einzige, was mir geblieben ist, sind meine Ehre und mein Leben, das in Sicherheit ist.« Erst nachdem er einen entwürdigenden Vertrag unterzeichnet und als Sicherheit für dessen Erfüllung seine beiden Söhne als Geiseln ausgeliefert hatte, entließ ihn Karl V. aus der Gefangenschaft. Freilich hat Franz keinen Augenblick daran gedacht, diesen Vertrag zu halten. Der Papst selbst erklärte das erzwungene Abkommen dazu noch für ungültig.
Auch bei weiteren Kraftproben blieb Karl meist Sieger über Franz I. Manche Historiker vermuten, Karl müsse ein glänzendes Nachrichtennetz unterhalten haben. Über zahlreiche geheime Kanäle sei er über den labilen Gesundheitszustand seines Widersachers jeweils genau orientiert gewesen. Perfiderweise habe er viele Aktionen eben dann ausgeführt, wenn Franz gerade wieder einmal krank war. So lag der König von Frankreich zum Beispiel 1538 mit einer lebensgefährlichen Leistenbeule in seinem Schloß zu Compiègne. Diese Zeit nützte Karl, um die Provence zu besetzen und sich in Aix zum König krönen zu lassen.
In diesen fortgesetzten Reibereien mit Karl, bei denen Franz sich zeitweilig der Unterstützung von Heinrich VIII. und sogar des türkischen Sultans Suleiman II. des »Prächtigen« versichern konnte, gab es gleichwohl so etwas wie Erholungspausen, ja sogar freundschaftlichen Umgang miteinander und familiäre Bindungen. Nach dem Frieden von Cambrai heiratete Franz die zweiunddreißigjährige Schwester des Kaisers, Eleonore von Österreich, Witwe des Königs von Portugal, und war damit Schwager Karls geworden. Um auch den Papst günstig zu stimmen, verheiratete Franz den Dauphin dann mit einer Verwandten Leos X., Katharina von Medici.
Im Jahr 1547 starb Franz im Alter von 53 Jahren. Ob die Syphilis bei seinem Tod eine Rolle spielte, läßt sich nicht mit Bestimmtheit sagen. Der unmittelbare Anlaß war wohl eine tuberkulöse Fistel. Doch steht fest, daß Franz in den Jahren zuvor fleißig Guajak-Tee trank und 1543 eigens

ein Schiff nach Brasilien geschickt hatte, um eine große Ladung des Pokkenholzes nach Frankreich zu holen. Auch die sogenannten Pillulae Barbarossae schluckte er. Sie bestanden aus rohem Quecksilber, vermischt mit Mehl und Abführstoffen. Franz erhielt sie von einem Leidensgenossen, dem Herrscher in Algier, Cheireddin, der im Abendland den Beinamen Barbarossa führte. Unter Suleiman brachte er es immerhin zum Mittelmeer-Admiral.
Die Bilanz der Regierungszeit Franz I. ist – von heutiger Warte aus betrachtet – nicht einmal so übel. Mailand, Neapel und Burgund waren allerdings verloren, doch Frankreich hatte im großen und ganzen seine Stellung behauptet. Karl V. hatte schließlich auch nicht alles erreicht. Er hatte zwar die Hausmacht der Habsburger in Spanien gestärkt und Suleimans Türkenschar vor Wien zum Stehen gebracht. Doch das Heilige Römische Reich glich in seinen letzten Jahren, wie ein Historiker schreibt, einem »dahinsiechenden Organismus«. Vor allem verfehlte Karl V. sein wichtigstes Ziel: die Einheit des Glaubens im Abendland wiederherzustellen. Als er – magenkrank und an der Gicht leidend – 1556 die Kaiserwürde ablegte und sich in das Kloster San Geronimo de Yuste in Spanien zurückzog, war die Reformation in vollem Vormarsch.
Auch bei Karl V. selbst hat sich der Verdacht der Syphilis an seinen Tod geknüpft. Walther Tritsch schreibt in seiner Biographie über den Kaiser:
»Woran ist Karl V. gestorben? Die einen sagen, an Entkräftung (mit 58 Jahren?), andere behaupten, an den seelischen Aufregungen, die ihm ein mystisch für sich selbst abgehaltenes Totenamt verursacht habe; noch andere, an den Fiebern jenes ganz besonders heißen Sommers von 1558, vielleicht gar am Typhus, und die ganz Weisen schwanken zwischen Sklerose, Geisteskrankheit, Syphilis hin und her. Oder vielleicht an einer nicht erkannten Stoffwechselkrankheit? Denn es ist ein ganz eigenes Ding mit den Ärzten von damals. Auch da wirkte der Umbruch der Zeit: die frommen Weisheiten der uralten Naturheilkunde und die Kräfte der wildwachsenden Kräuter waren vergessen, und die neuen Kenntnisse der Organfunktionen hatte man noch nicht errungen. Schneiden, Brennen, Aderlassen und allenfalls Teufelaustreiben – das war alles, was sie vermochten. Und bei einem so eigenwilligen Patienten wie Karl konnten sie nicht einmal eine angemessene Diät durchführen, obwohl sie wenigstens in diesem einen Punkt nicht unweise gewesen wären. Aber Karl schlang bis zuletzt Allzuschwerverdauliches gierig in wilden Mengen durcheinander.

Ich glaube, die erwähnten Vermutungen sind alle abwegig. Geisteskrankheit als Ursache ist inzwischen widerlegt worden. Die aufgefundene Korrespondenz beweist die äußerste Schärfe und Helligkeit seines Hirns bis zuletzt. Ebenso Syphilis: die gewisse Holzkur, die den Anlaß zu dem Gemurmel gab, war ihm – wie damals häufig – gegen seine Gicht verordnet worden. Aber Gicht und Sklerose lassen bei so vorzeitigem Auftreten wie hier immer auf einen mehr oder weniger versagenden allgemeinen Lebensdrang schließen: ein heißer Wille würde kräftiger und glücklicher gegen die Schlacken im Blut angekämpft haben als ein gleichgültig erkaltendes Herz . . .« Karl vermochte nicht einmal seinem Sohn, Philipp II. von Spanien, die deutsche Kaiserkrone zu sichern. Vielmehr übernahm Karls Bruder Ferdinand, Herr über die Erblande Habsburgs in Österreich sowie König von Böhmen und Ungarn, in Deutschland das Zepter. 1555 hatte Karl V. übrigens noch den Augsburger Religionsfrieden geschlossen. Dieses Abkommen gewährte den Landesherren und freien Städten das Recht, für die Untertanen und Bürger auf ihrem Gebiet die Konfession zu bestimmen nach der Formel: »Cuius regio, eius religio«. Andersgläubige durften nur auswandern.

Luther und die Bigamie

Vorher hatte es wieder einmal Krieg gegeben, und zwar den Schmalkaldischen. Dabei kämpften die evangelischen Landesfürsten gegen den Kaiser. Neben Kurfürst Johann Friedrich von Sachsen spielte im Schmalkaldischen Bund der Landgraf Philipp von Hessen eine hervorragende Rolle. Vermutlich von Luthers Freund Melanchthon für die Sache der Reformation gewonnen, war Philipp 1526 zum evangelischen Glauben übergetreten und einer der wichtigsten fürstlichen Protektoren Luthers geworden.

Bald danach brachte Philipp das Oberhaupt der Reformation in arge Bedrängnis. Er begehrte von Luther die Erlaubnis, die Jungfrau Margarethe von der Saale zu heiraten. Die Sache hatte nur einen Haken: Philipp war bereits verheiratet. Er verlangte von Luther also nicht weniger als die Zustimmung zu einer Doppelehe.

Wurde Philipp, den die Nachwelt den »Großmütigen« genannt hat, dabei von reiner Liebe zu dem jungen Mädchen getrieben oder waren noch dunkle Nebenabsichten im Spiel? Philipp, ein durchaus sinnenfroher Fürst, der die Sache der Reformation recht glücklich mit der Erweiterung seiner politischen Macht zu verknüpfen verstand, litt nämlich, wie manche seiner fürstlichen Kollegen, an Syphilis.

Nun herrschte jedoch der Aberglaube, daß die Liebeskrankheit nur von einer Jungfrau hinweggenommen werden könne. Joachim Fernau, der Philipp in seiner kleinen Sittengeschichte böse Therapieabsichten unterstellt, schreibt dazu: »Die abergläubische Vorstellung von der Erlösung durch eine reine Jungfrau klang dem Menschen des 16. Jahrhunderts wunderbar und einleuchtend. Sie erinnerte an die Jungfrau Maria, und zugleich knüpfte sie wieder an die Sinnlichkeit an. Mit einem Wort: Es war eine Medizin, die nicht nur homöopathisch, sondern sympathisch war.«

Da Philipps Frau sich nicht scheiden ließ, die Mutter seiner Zukünftigen aber auf der Ehe beharrte, blieb Luther als letzter Ausweg. Der verfaßte schließlich – zusammen mit Melanchthon und dem Reformator Bucer – ein langes Schreiben, einen »geheimen Beichtrat«, der ihm sicherlich sehr schwergefallen ist.

Das Schreiben lautet:

»Gottes Gnad durch unsereen Herrn Jesum Christum.

Durchlauchtigster Fürst und Herr!

. . . Gott hat also die Ehe eingesetzt, daß es allein zweyer Personen Gesellschaft seyn soll. Das will der Spruch: Es sollen zwey ein Fleisch seyn . . . Aber hernach hat Larnech das Exempel eingeführt, mehr Weiber sämptlich zu halten und ist war, daß hernach solches im Gesetz Moses nachgelassen, wie der Text sagt.

Dieweil nun ein ander Ding ist, ein Gesetz einzuführen, ein anderes, eine Dispensation zu brauchen, so bitten wir unterthänigst, Euer Fürstliche Gnaden wollen bedenken: erstlich, daß in alle Wege zu verhüten, daß diese Sach nicht in die Welt zu bringen sey, etwa als ein Gesetz, dem jeglicher zu folgen Macht habe, . . . dieweil es kein Gesetz seyn soll, sondern allein eine Dispensation . . . Wir haben große Bekümmerniss deshalben lange Zeit gehabt, daß wir vernommen, daß Euer Fürstliche Gnaden also mit Hurerey und Ehebruch beladen, daraus dann Gottes Straff und große Fährlichkeit folgen möchte . . . Wir haben auch gern vernommen, daß Euer Fürstliche Gnaden so ernstlich darüber klaget und solcher Sünden halber Schmerzen und Reue haben . . . So Euer Fürstliche Gnaden darauf beschließen, noch ein Eheweib zu haben: so bedenken wir, daß solches heimlich zu halten sey, wie von der Dispensation droben gesagt . . .«

Philipp heiratete daraufhin 1540 Margarethe von der Saale – ebenso zum Schaden der Reformation wie seines eigenen Hauses. Als er nämlich im Schmalkaldischen Krieg unterlag und in die Hände kaiserlicher Truppen geriet, mußte er, der »Großmütige«, sich unterwerfen und sei-

nerseits mit der Großmut des Kaisers rechnen, um den rechtlichen Folgen der Doppelehe zu entgehen. Karl setzte ihn prompt gefangen und gab ihn erst Jahre später auf Drängen der evangelischen Fürsten wieder frei.
Bevor Philipp von Hessen 1567 mit 63 Jahren starb, war er auch noch zu einer recht unglücklichen Erbteilung genötigt. Um seine legitimen Söhne aus erster Ehe und seine illegitimen aus zweiter gleichermaßen zufriedenzustellen, ließ er vier Erblinien zu, darunter Kassel und Darmstadt. Ansehen und Macht der Landgrafschaft Hessen waren somit arg lädiert.

Verteidiger des Glaubens – Oberhaupt der Ketzer

Auch in England hatte die Syphilis bei der Reformation möglicherweise einen untergründigen Einfluß. Heinrich VIII., seit 1509 König dieser Seemacht, war eines der gekrönten Häupter, die wahrscheinlich an ihr litten. Der allmächtige Kardinal Wolsey wurde nach seinem Sturz unter anderem auch angeklagt, er hätte den Herrscher infiziert, während er ihm einen seiner verderblichen Ratschläge ins Ohr flüsterte.
Viel wahrscheinlicher dürfte Heinrich die Infektion bereits als Dreizehn- oder Vierzehnjähriger erworben haben, »dem frühesten Alter, in dem ein fröhlicher und unternehmender Jungmann der Renaissance sie wohl aufschnappen konnte«, wie der englische Medizinhistoriker S. McLaurin vermutet. McLaurin hat in seinen Büchern ›Post Mortem‹ und ›Mere Mortals‹ die Krankheitsgeschichte historischer Persönlichkeiten untersucht. Heinrich VIII. hat er ein besonders umfangreiches Kapitel eingeräumt. »Das erste Geschwür«, so meint McLaurin, »unschuldig und harmlos erscheinend, heilte wahrscheinlich unter dem Einfluß irgendeiner Quecksilbersalbe sehr rasch wieder ab ... und Heinrich ging durch sein weiteres Leben, ohne sich dieses geringfügigen Ereignisses noch je zu erinnern.«
Heinrich VIII. stammte aus dem Hause Tudor. Hans Holbein der Jüngere hat uns sein Porträt überliefert. Die Geschichtsbücher schildern ihn als einen der größten Bösewichte der Menschheit. In der ›Kulturgeschichte der Neuzeit‹ nennt ihn Egon Friedell einen »brillantengeschmückten Fleischermeister«, einen Mann von »bestialischer Energie« und »unersättlicher Vitalität«.
Dabei hat er seine königliche Laufbahn keineswegs als grausamer Despot begonnen. Der junge, hochgebildete und gutaussehende König

präsentierte sich als überzeugter und – wie es schien – aufrechter Katholik. Auf Luthers Lehre von den Sakramenten antwortend, verfaßte er 1521 eine geschickte und emphatische Verteidigung des Papsttums. Dafür bedachte Luther ihn mit den gewohnten Kraftausdrücken wie »Narr«, »Esel« oder »Gotteslästerer«. Der Papst aber revanchierte sich und verlieh ihm den Titel: »Verteidiger des Glaubens«.

Schon bald nach seiner Krönung als kaum Achtzehnjähriger heiratete Heinrich die Witwe seines Bruders Arthur. Katharina von Aragonien, Tochter König Ferdinands und Isabellas von Spanien, war sechs Jahre älter als Heinrich. Ihre Ehe mit Arthur hatte nur vom 14. November 1501 bis zum 2. April 1502 gedauert. Obwohl der Hof nicht an deren Vollzug zweifelte – der spanische Gesandte hatte sogar, wie es der Sitte der Zeit entsprach, »Beweise« darüber an König Ferdinand gesandt –, behauptete Katharina, zwischen Arthur und ihr habe niemals eine physische Verbindung stattgefunden.

Das war sehr wichtig, denn nur so konnte ein päpstlicher Dispens für eine neue Ehe erreicht werden, die an sich nach dem Kirchenrecht verboten gewesen wäre. Nach einer Reihe von theologischen Streitereien über die Gültigkeit der Bibelstelle »Wenn jemand seines Bruders Weib nimmt, das ist eine schändliche Tat; sie sollen ohne Kinder sein«, entsprach der Papst tatsächlich dem englischen Wunsch.

Heinrich verlobte sich also mit Katharina. Besser gesagt: er wurde verlobt. Er war nämlich erst 12 Jahre alt. In Anbetracht seiner Jugend verschob man die formelle Hochzeit und die Hochzeitsnacht bis zu seiner Thronbesteigung im Jahre 1509. Vorher, 1505, hatte der Prinz vergeblich eine Annullierung dieser Ehe verlangt, da sie ihm vom Vater aufgezwungen worden sei.

Sieben Monate nach der tatsächlichen Eheschließung, am 31. Januar 1510, bekam Katharina ihr erstes Kind; es starb jedoch schon bei der Geburt. Fast zwölf Monate später, am 15. Januar 1511, gebar sie Heinrich einen Thronfolger, der aber ebenfalls nur wenige Tage überlebte. Den Untertanen wurde dies als Folge einer Erkältung dargestellt, die sich der Thronfolger angeblich bei der sehr langwierigen Taufzeremonie zugezogen haben sollte.

Im Dezember 1513 wird wieder ein Sohn tot geboren. Ein weiterer Knabe, im Juni 1514 geboren, überlebt ebenfalls die Taufe nicht. Am 18. Februar 1516 erblickt eine Prinzessin das Licht der Welt. Sie erhält den Namen Maria (Mary) und geht später als die »Blutige« in die Geschichte ein. Auf Maria folgen bei Katharina noch verschiedene Fehlgeburten und ein totgeborener Sohn.

Heinrich war nun erst vierunddreißig Jahre alt, Katharina hingegen schon vierzig. Krankheiten und die Fehlgeburten hatten ihr arg zugesetzt; sie wirkte alt und verbraucht. Offensichtlich konnte sie keine weiteren Kinder mehr bekommen. »Sie hatte ihr bestes gegeben«, bemerkt McLaurin, »die arme Lady, doch die Spirochäten ihres Gemahls waren zu viel für sie.«

Schon vor Marias Geburt trug Heinrich sich mit Scheidungsabsichten. Der offizielle und wohl auch entscheidende Grund war Katharinas Unfähigkeit, den ersehnten Thronfolger zu gebären. Überdies war Heinrichs Gunst einer Hofdame Katharinas zugeflogen: Anna Boleyn – keine atemberaubende Schönheit, aber reizend und lebenslustig.

Jetzt verlangte Heinrich vom Papst die Scheidung, oder genauer, die Aufhebung jenes Dispenses, der seine Ehe mit Katharina überhaupt erst ermöglicht hatte. Sein oberster Berater, Kardinal Wolsey, stellte dies dem Herrscher als durchaus erreichbar hin. War nicht auch die Ehe Ludwigs XII. von Frankreich von einem der früheren Päpste geschieden worden? Zum Chef der Delegation, die nun mit dem Papst verhandeln sollte, bestellte der König ausgerechnet den angesehenen Sir Thomas Boleyn, den Vater seiner Zukünftigen.

Papst Klemens VII. war ursprünglich wohl geneigt, die Ehe Heinrichs für ungültig zu erklären. Doch hinter dem Papst stand ein noch Mächtigerer: Kaiser Karl V., Neffe Katharinas von Aragonien. Aus politischen Gründen war er Heinrich nicht sonderlich gewogen. So wies der Papst nach den ersten Verhandlungen seinen Beauftragten, Kardinal Lorenzo Campeggio, zunächst an, »die Entscheidung zu verschieben, bis ausdrückliche Genehmigung dazu eintrifft . . . Wenn sich der Kaiser so verletzt fühlt, ist die Hoffnung auf einen universellen Frieden verloren und die Kirche zum völligen Untergang verurteilt, da sie sich gänzlich in der Gewalt der kaiserlichen Organe befindet . . . Zögern Sie solange als möglich.«

Es war klar: der vom Kaiser abhängige Papst konnte es sich nicht leisten, den Grimm Karls V. zu erregen. So geht aus Rom schließlich ein kategorisches Nein an die Themse. Heinrich aber denkt offensichtlich nur noch an Anna Boleyn. »Diese Leidenschaft ist außergewöhnlich«, meldet Kardinal Campeggio im Februar 1529 nach Rom. »Der König sieht und denkt nichts außer seiner Anna; er kann keine Stunde ohne sie sein. Es erfüllt mich mit Mitleid zu beobachten, wie das Leben des Königs und Stabilität oder Sturz eines ganzen Landes von einer einzigen Frage abhängen.« Um das Drama noch zu steigern, wirft sich Katharina vor Heinrich auf die Knie und beschwört ihre Liebe und eheliche Treue.

Heinrich ist jetzt weder Emotionen noch kühler Vernunft zugänglich. Kardinal Wolsey, der gescheiterte Ratgeber, stirbt gerade rechtzeitig, um des Königs Rache zu entgehen. Die anderen Kirchenfürsten aber bekommen die antiklerikale Welle zu spüren, die Heinrich in Gang setzt. Endlich entschließt er sich gar zur ärgsten Provokation. Er veranlaßt den ihm ergebenen Erzbischof von Canterbury, Thomas Cranmer, 1533 die Ehe mit Katharina für nichtig und die schwangere Anna zur rechtmäßigen Gemahlin Heinrichs zu erklären.
Darauf konnte der Papst nur mit dem äußersten Mittel reagieren, das ihm zur Verfügung stand. Er verhängte den Kirchenbann über den König, erklärte die Ehe mit Anna Boleyn für nichtig und sprach ihm den Titel »Verteidiger des Glaubens« ab.
Des Königs Reaktion ließ nicht lange auf sich warten. Da er auf Legalität achtete, mußte das Parlament ein Thronfolgegesetz verabschieden, das Heinrichs erste Ehe aufhob und seine Tochter Maria zum Bastard stempelte. Würde aus Heinrichs neuer Ehe kein männlicher Nachkomme hervorgehen, sollte seine Tochter Elisabeth Thronfolgerin sein. Sich selbst erhob der ehemalige »Verteidiger des Glaubens« zum Oberhaupt einer neuen, von Rom und dem Papst unabhängigen Staatskirche. Wer dem König den Treueid verweigerte, war mit dem Tode zu bestrafen. Kardinal John Fisher, der den ebenfalls vom Parlament gebilligten Suprematsakt nicht anerkannte, wurde zusammen mit Heinrichs ehemaligem Kanzler Thomas More in den Tower geworfen und später hingerichtet. Bald war der gesamte Apparat der römisch-katholischen Kirche zerschlagen, die Klöster und das reiche Kirchengut wurden dem Staatsschatz einverleibt.
1536 starb Katharina, des Königs erste Frau, in der Verbannung. Alsbald raunten sich die Höflinge zu, die einstige Gemahlin des Königs sei von Heinrich vergiftet worden. In Wahrheit dürfte Katharina eines natürlichen Todes gestorben sein, möglicherweise an einem syphilitischen Aneurysma. Als Aneurysma bezeichnet man hierbei eine Erweiterung der Herzschlagader, wie sie zu den gefürchteten Spätfolgen der Lues gehört.
Heinrich hatte einen ungeheuren Preis für seine Ehe mit Anna Boleyn entrichtet. Doch zumindest in einer Hinsicht war alles vergeblich: Auch Anna gebar ihm fast nur tote Kinder – lediglich seine 1558 geborene Tochter Elisabeth, die spätere Königin, blieb am Leben. Der Sohn und Thronfolger, den Heinrich so sehr gewünscht hatte, blieb weiterhin aus. Wahrscheinlich waren auch die Fehl- und Totgeburten der Anna Boleyn eine Folge der Syphilis, mit der Heinrich auch sie infiziert hatte.

Überdies stellte sich Anna mehr und mehr als ziemlich herrschsüchtig und launisch heraus. Heinrich wurde ihrer müde. Schon wenige Monate nach Katharinas Tod ließ er ihr den Prozeß wegen ehelicher Untreue machen. Sein bewährtes Werkzeug, Kardinal Cranmer, funktionierte wie immer. Er erklärte nach dem Schuldspruch die Ehe für nichtig und Elisabeth zum Bastard. Am 15. Mai 1536 kam Anna aufs Schafott.
»Es war offensichtlich, daß während der Zeit seiner Ehe mit Anna Boleyn die ersten Erscheinungen eines schrecklichen physischen Verfalls bei dem König einsetzten, die seine Zeitgenossen so sehr beeindruckten«, schreibt McLaurin. »Vermutlich war es dieser Umstand, der Anna so sehr in Mißkredit brachte, weil man sie für die Hauptursache seiner Degeneration ansah. Es war nicht fair von P. C. York, in der Encyclopaedia Britannica zu sagen, daß sie nur an seine niederen Instinkte appellierte. Irgendeine Frau hatte dies höchst effektvoll bewirkt, als Heinrich etwa vierzehn Jahre alt war, und viele Jahre später hatte Anna darunter zu leiden.«
Noch am Tage des Todes von Anna Boleyn hatte Cranmer dem König einen Dispens für eine neuerliche Heirat ausgestellt; einen Tag später verlobte dieser sich mit der sanften Johanna (Jane) Seymour. Sie hatte ohne Zweifel einen günstigen Einfluß auf Heinrich. Sie erreichte sogar, daß sich der König mit seiner Tochter Maria versöhnte, die ja nach seiner Hochzeit mit Anna Boleyn zum Bastard erklärt worden war. Maria mußte allerdings vorher ein Dokument unterschreiben, wonach sie Heinrich als Oberhaupt der neuen Kirche anerkannte und dessen Ehe mit ihrer Mutter Katharina als blutschänderisch und ungesetzlich betrachtete.
Johanna schenkte Heinrich am 12. Oktober 1537 schließlich auch einen Sohn, den stets kränkelnden, späteren König Eduard VI. Sie selbst starb wenige Tage später am Kindbettfieber.
Nach ihrem Tod heiratete Heinrich noch dreimal. Die Wahl seiner nächsten Frau war offensichtlich von politischen Erwägungen bestimmt. Lordkanzler Thomas Cromwell, Englands meistgehaßter Mann, hatte für den König Anna von Cleve erkoren, Tochter des Herzogs Johann von Cleve und Schwägerin des protestantischen Kurfürsten von Sachsen. Heinrich, der Anna zunächst nur von einem Bild her kannte, das Holbein der Jüngere für ihn gemalt hatte, heiratete sie zwar, ließ aber bald darauf die Ehe wieder für ungültig erklären. Anna sei zu häßlich gewesen, verkündete er, deshalb habe er die Ehe auch nie vollzogen. Cromwell wanderte für seinen Mißgriff aufs Schafott.
Am Tag der Hinrichtung des Lordkanzlers, am 28. Juli 1540, heiratete

Heinrich die zwanzigjährige Katharina Howard. Doch bald wähnte er sich von ihr getäuscht und betrogen. Katharina wurde in den Tower geworfen und schließlich, ebenso wie ihre Vorgängerin Anna Boleyn, der Hand des Scharfrichters übergeben.
Heinrichs sechste Frau wurde am 12. Juli 1543 die zweimalige Witwe Katharina Parr. Offensichtlich nicht nur eine kultivierte, sondern auch sehr mutige Person, denn Ehepartnerinnen des Königs führten in diesen Tagen ein gefährliches Dasein. Katharina Parr gelang es nicht nur, selbst am Leben zu bleiben, sondern sie konnte auch mehrere andere Menschen retten, die der von politischem und religiösem Verfolgungswahn beherrschte König töten lassen wollte. Da Heinrich sich niemals endgültig auf Katholizismus oder Protestantismus festlegte, waren übrigens Anhänger beider Bekenntnisse gleichermaßen vom Schafott oder Scheiterhaufen bedroht.
Nach 37jähriger Regierung geht es mit dem Mann, der so viele Menschen in den Tod geschickt hat, im Alter von 55 Jahren selbst zu Ende. Im ›British Medical Journal‹ von 1910 findet sich eine Beschreibung seines Zustandes während der letzten Tage: »Aus einem fähigen und athletischen Mann war eine kraftlose Masse geworden. Er war aufgeblasen im Gesicht und so unförmig, daß er sich kaum durch eine normale Tür zwängen konnte. Seine Beine waren geschwollen und mit eiternden Geschwüren bedeckt. Sie verursachten einen beinahe unerträglichen Geruch. Daß es zu Ende ging und der Tod herannahte, sahen alle in seiner Umgebung, obwohl er es niemand erlaubt hätte, diese Tatsache in seiner Gegenwart zu erwähnen. Könige scheinen es nie gemocht zu haben, daß man sie als gewöhnliche Sterbliche betrachtete, eine Abneigung, den Dingen ins Auge zu sehen, die sie mit normalen Leuten teilen.«

Eduard VI. und Maria »die Blutige«

Am 28. Januar 1547 starb Heinrich »der Schreckliche«. Nachfolger wurde Eduard, sein Sohn aus der Ehe mit Johanna Seymour. Er war zehn Jahre alt beim Tod seines Vaters und erst fünfzehn, als er am 6. Juli 1553 starb. So kann ihm wohl auch nicht die grausame Ketzerverfolgung angelastet werden, die in seinem Namen an den immer noch zahlreichen Katholiken begangen wurde. Er starb an einer Lungentuberkulose; möglicherweise gehörte eine angeborene Syphilis mit zum Krankheitsbild.
Seine Schwester Maria, Tochter Heinrichs aus erster Ehe mit Katharina

von Aragonien, hat eine kaum weniger blutige Spur in der Historie Englands hinterlassen. Dabei hatte sie, deren Jugend von der Scheidung der Eltern umschattet war, keineswegs ihre Regierung als die »Blutige« begonnen. Von ständigen Verschwörungen bedroht und vom Ziel besessen, das Land in den Schoß der katholischen Kirche zurückzuführen, verwandelte die zunächst so milde Maria sich erst allmählich in eine Tyrannin, der Menschenleben nichts bedeuteten.
Marias Liebe galt Prinz Philipp von Spanien, dem späteren Philipp II., Sohn Kaiser Karls V. Gegen den Willen von Staatsrat und Parlament, die einen Engländer als ihren Gemahl sehen wollten, heiratete sie 1554 Philipp. An Kaiser Karl, der, wie vermutlich auch Philipp selbst, vor allem den politischen Vorteil dieser Verbindung in Rechnung setzte, schrieb sie: »Ich bin glücklicher, als ich sagen kann, weil ich in dem König, meinem Gemahl, täglich so große Tugend und Vollkommenheit entdecke, daß ich nicht aufhöre, von Gott die Gnade zu erbitten, ihm zu gefallen.«
Was viele Engländer befürchtet hatten, traf ein: die verliebte Maria ließ sich von der neuen Verwandtschaft in einen Krieg gegen Frankreich verwickeln, der unglücklich endete und die Königin den alten englischen Stützpunkt auf dem europäischen Festland kostete: Calais.
Auch Kinder konnte die alternde Maria nicht gebären. So war Philipp wohl nicht allzu traurig, daß ihn nach dreizehn Monaten Aufenthalt in England dringende Familiengeschäfte wieder auf den Kontinent riefen. Von dort kehrte er nicht mehr zurück. Am 17. November 1558 starb seine Frau. Ihrer Nachfolgerin Elisabeth, die sie vorher wegen Verdachts des Hochverrats mehrmals hatte einsperren lassen, schickte Maria vor dem Tod noch die Kronjuwelen.
Die Todesursache Königin Marias wurde – wie so häufig in jenen Jahrhunderten – nur ungenau angegeben. Die Ärzte sprachen damals von einem unerklärlichen Fieber, von Wassersucht und einem »Zuviel an schwarzer Galle«. McLaurin sieht es in seinen ›Post-Mortem‹-Studien anders: »Jeder Arzt«, so schreibt er, »der ihr Porträt mit dem runzligen, gefurchten und frühzeitig gealterten Antlitz sieht, würde wahrscheinlich sagen: eine Frau mit angeborener Syphilis, besonders, wenn er die Geschichte Heinrichs VIII. kennt.« Auch die starke Kurzsichtigkeit von Maria Tudor, die möglicherweise, wie Sir Clifford Albutt vermutet, auf eine sogenannte interstitielle Keratitis zurückzuführen ist, deutet nach McLaurin auf das verhängnisvolle Krankheitserbe. Eine solche Schädigung der Hornhaut des Auges gehört zu den häufig beobachteten Symptomen einer angeborenen Syphilis.

Litt auch Philipp, Marias Gemahl, der es insgesamt auf vier Ehen brachte, an Lues? Es gibt Medizinhistoriker, die dies für wahrscheinlich halten. Allerdings spricht Philipps hohes Alter dagegen: er wurde immerhin 71. Andererseits deutet manches darauf hin, daß Philipp in den letzten Jahrzehnten, ebenso wie dann sein Sohn Don Carlos, geisteskrank war. Eine Gehirnsyphilis würde viele seiner Handlungen verständlicher machen, vor allem die von ihm befohlene grausame Unterdrückung der Niederlande durch Herzog Alba. Sie führte 1581 schließlich zum Abfall dieser Gebiete von der Habsburger Krone.
Bei Elisabeth I., der Tochter Heinrichs VIII. und Anna Boleyns, Philipps großer Gegenspielerin, ist die Diagnose Syphilis kaum zu begründen, wenngleich ihr Verzicht auf eine Heirat manchmal darauf zurückgeführt wurde. Ob sie sich zu Recht als »jungfräuliche« Königin feiern ließ, ist freilich eine andere Frage. Egon Friedell vertritt in seiner Kulturgeschichte die Meinung, Elisabeth hätte es auf eine stattliche Zahl von Liebhabern gebracht. »Ihre vielen Geliebten«, meint er, »wird ihr kein vernünftiger Mensch zum Vorwurf machen, wohl aber die unverfrorene Tartüfferie, mit der sie sich während ihrer ganzen Regierung als jungfräuliche Königin« feiern ließ und zum Beispiel gestattete, daß die erste englische Kolonie von Sir Walter Raleigh, der es besser wissen mußte, nach ihr »Virginien« genannt wurde. In diesem Punkt stand sie tief unter ihrer unglückseligen Rivalin Maria Stuart. Diese hat vielleicht ebenso viele Verbrechen verübt, doch keines davon aus kalter Berechnung. Sicherlich hat Maria Stuart weniger »Fehltritte« begangen, sich zu diesen aber ganz offen bekannt.

Ganz sicher waren es nicht die Masern

McLaurin hat durch seine gnadenlosen ›Post-Mortem-Examinationen‹ viele seiner Landsleute schockiert. »Es ist ungewöhnlich«, sagt er in einem späteren Buch, »welch öffentliche Aversion gegen die Annahme besteht, daß dieser Mann (gemeint ist Heinrich VIII.) an Syphilis litt und daß viele seiner Handlungen auf diese Krankheit zurückzuführen sind. Wenn man nach der Zahl der Briefe urteilen wollte, so könnte man meinen, dieser Mann habe an Masern gelitten.« McLaurin konnte sich die heftige Reaktion nur damit erklären, »daß erstens viele Leute noch immer an der Vorstellung hängen, daß es sich bei Syphilis um eine widerliche Krankheit handelt und daß sie es ablehnen, ihr ›Lieblings-Schreckgespenst‹ durch rationale medizinische Begriffe erklärt zu bekommen«.

Übrigens waren es nicht einmal S. McLaurin oder Ralph H. Major, die als erste die Krankheit und Ehepolitik Heinrichs VIII. unter dem Gesichtspunkt der syphilitischen Infektion betrachteten. Das tat vielmehr lange zuvor schon der schottische Arzt Andrew S. Currie, der 1888 in einer Veröffentlichung der Gesellschaft für Geburtshilfe in Edinburgh die These vertrat, Heinrich habe an einer latenten sekundären Syphilis gelitten.
Currie schloß dies einerseits aus den vielen Früh- und Fehlgeburten Katharinas von Aragonien und Anna Boleyns sowie aus den Krankheitssymptomen des Herrschers. Andererseits meint auch Currie, daß Heinrichs Tochter Maria und deren Halbbruder Eduard Anzeichen einer angeborenen Lues aufwiesen.
Professor Ludwig Kleinwächter, der Curries Theorien wenig später, nämlich 1891, in der Wiener Medizinischen Presse diskutierte, konzediert gleichfalls, daß die Leiden Heinrichs VIII. als Erscheinungsformen einer sekundären Syphilis gedeutet werden können. Gegen diese These spricht nach Kleinwächter jedoch, daß Heinrichs Tochter Elisabeth ganz offensichtlich in dieser Richtung nicht erblich belastet gewesen sei. Dieser Widerspruch ließe sich nur auflösen unter der Annahme, Elisabeth stelle das Resultat eines Seitensprungs Anna Boleyns dar.
Insgesamt aber überwiegen weitaus die Hinweise auf eine syphilitische Infektion des englischen Königs. Dazu bemerkte schon Currie, daß Heinrichs verhältnismäßig frühzeitiger Tod in einem medizinisch fortgeschritteneren Zeitalter sicher durch eine antiluetische Behandlung – Currie erwähnt dabei die Jodkalitherapie – beträchtlich hätte hinausgeschoben werden können.
Wie aber wäre nun die englische Geschichte ohne Heinrichs VIII. Franzosenkrankheit oder nach einer rechtzeitigen und erfolgreichen Kur verlaufen? Diese etwas müßige Frage sollte noch Jahrhunderte später Mediziner und Historiker gleichermaßen bewegen. Der schon zitierte amerikanische Professor Major von der Universität Arkansas hat dazu einige Spekulationen angestellt. »Hätte sich Heinrich das Leiden nicht zugezogen, wären Katharinas Söhne wahrscheinlich lebend zur Welt gekommen, der König mit Erben versorgt gewesen und die Scheidung wie der Bruch mit Rom niemals erfolgt. Anna Boleyn und Katharina Howard wären ihrem Schicksal auf dem Schafott entgangen, Sir Thomas More eines natürlichen Todes gestorben und Erzbischof Cranmer nicht auf dem Scheiterhaufen verbrannt worden. Ja, die ganze anglikanische Ketzerei, um die römische Terminologie zu gebrauchen, hätte nie das Licht der Welt erblickt, die Geschichte Irlands sich abweichend gestaltet und

auch der Lauf der Dinge in Amerika sich völlig gewandelt. Das Schicksal von Völkern wäre andere Wege gegangen, hätte Heinrich VIII. die Krankheit nicht besessen.«
Sicher kann Heinrichs Verhalten nicht ausschließlich mit der Krankheit und der dadurch bei seinen Frauen verursachten Unfruchtbarkeit erklärt werden. Selbst McLaurin räumt ein, daß sich auch für die schrecklichsten Handlungen Heinrichs noch logische Gründe anführen lassen. Niemand vermag mit letzter Klarheit zu entscheiden, welche Überlegungen den kranken König trieben und welche letztlich den Ausschlag gaben. Ging es Heinrich wirklich nur um den langersehnten Erben und Thronfolger und nicht doch auch um die Befriedigung seiner Blaubart-Neigungen, als er sich eine Frau nach der anderen nahm? Wieweit spielte bei dem Bruch mit Rom die verlockende Enteignung der Kirchengüter eine Rolle? Wie hätten sich schließlich die Dinge entwickelt, wenn Karl V. den Papst nicht gezwungen hätte, eine Annullierung der ersten Ehe Heinrichs abzulehnen?

Böser Geist als Väterchen Zar

Allen Einschränkungen der Historiker zum Trotz bleibt die Hypothese, die Syphilis hätte im Fall Heinrichs VIII. Weltgeschichte gemacht, unter vielen Aspekten faszinierend. Wer weiß im übrigen, wie oft dies tatsächlich der Fall war, ohne daß ihr verhängnisvoller Einfluß auf gekrönte und nicht gekrönte Häupter bekannt geworden wäre. Drei weitere Monarchen bieten sich dabei als interessante Studienobjekte an: Iwan der Schreckliche, Peter der Große und Christian VII. von Dänemark.
Iwan IV. von Rußland, der bald der »Schreckliche« heißen sollte, lebte von 1530 bis 1584. Er stammte aus dem Herrscherhaus der Rurikiden, die zugleich Großfürsten von Moskau waren. Sein Vater, Wasilij III. Iwanowitsch, starb, als Iwan gerade drei Jahre alt war. Deshalb fand die offizielle Krönung des jungen Zaren erst dreizehn Jahre später, nämlich im Januar 1547, statt.
Bis dahin waren Wein, Weib und Jagd der Inhalt seines Lebens. Zwei Wochen nach der Krönung heiratete Iwan jedoch die fromme Anastasia Zacharina Koschkina, die offenbar einen mäßigenden Einfluß auf ihn ausübte. Außerdem legte im gleichen Jahr ein Brand fast ganz Moskau in Schutt und Asche. Dieses Ereignis soll der russisch-orthodoxe Metropolit Makarij zum Anlaß genommen haben, Iwan gehörig ins Gewissen zu reden.

Immerhin scheint der junge Zar danach bis etwa 1560 ein beinahe fortschrittliches Regiment geführt zu haben: eine Art Gesetzbuch, eine Teilreform der Kirche, die Verbannung Adliger, die ihre Untertanen besonders hart unterdrückt hatten, die Gründung von Schulen in Moskau – solche Maßnahmen waren um diese Zeit schon viel. Iwan forderte seine Untertanen sogar auf, ihm ihre Nöte frei herauszusagen. »Zum ersten und letzten Mal in der Geschichte Rußlands konnte auch der ärmste Mann des Landes Zugang zu seinem Herrscher finden«, schreibt der britische Medizinhistoriker Frederick F. Cartwright.

Der zunächst also noch keineswegs »schreckliche« Iwan aber hatte möglicherweise bereits die Syphilis. Dies jedenfalls schließen medizinisch versierte Geschichtswissenschaftler aus der Tatsache, daß sein erster Sohn, der im Jahr 1553 geboren wurde, schon im Alter von sechs Monaten starb; vermutlich hatte er die Syphilis geerbt. Ein zweiter Sohn kam neun Monate später zur Welt, ein dritter 1557; wohl ebenfalls aufgrund ererbter Syphilis ist aus diesem jüngsten Nachkommen ein geistesschwacher Mann geworden.

Anastasia starb 1560. Ihr Tod stürzte Iwan in tiefe Trauer. Zugleich kam erstmals seine Grausamkeit zum Ausbruch. Da er glaubte, Anastasia sei durch Hexerei getötet worden, ließ er kurzerhand einige seiner Freunde und Berater hinrichten. Diesem ersten Massaker fielen auch sechs kleine Kinder zum Opfer.

1561 heiratete Iwan eine tscherkessische Prinzessin. Sie schenkte ihm später zwar einen Sohn, der jedoch schon nach fünf Wochen starb. Obgleich noch verheiratet, machte dieser Zar dann 1563 Königin Elisabeth I. von England einen Heiratsantrag.

Ende 1564, so vermutet Cartwright, habe sich bei Iwan die Hirn-Syphilis gezeigt. Eine abstruse Szene könnte darauf hinweisen: Iwan ließ einige Schlitten auf dem Hof des Kreml auffahren und sie mit Gold, Silber und Juwelen aus dem Palast beladen. Dann fuhr er in Begleitung der Zarin und der beiden Söhne aus der Stadt, ohne auch nur anzudeuten, was dies alles bezwecke und wohin die Reise gehe.

Adlige und Kirchenfürsten stöberten den seltsamen Troß schließlich in der Ortschaft Alexandrow auf, etwa hundert Meilen nordwestlich von Moskau. Nach beschwörenden Bitten willigte Iwan in die Rückkehr ein, stellte jedoch harte Bedingungen. Man müsse ihm einräumen, daß er jeden von ihm als »Verräter« bezeichneten Menschen hinrichten lasse; auch wolle er außerhalb des Kremls wohnen und sich eine Leibwache von tausend Mann halten.

Iwan, nun wieder in Moskau, wurde jetzt der »Schreckliche«. Schon zwei Tage nach seiner Ankunft begannen die Exekutionen. Die Leibwache war bald auf sechstausend Mann gebracht. Nach einer angeblichen Verschwörung in Nowgorod ließ er fünf Wochen lang Tausende zu Tode geißeln, langsam über Feuer rösten oder im gefrorenen Fluß unter die Eisdecke stoßen. Am 25. Juli 1570 rollte eine Hinrichtungswelle über Moskau. Am 19. November 1581 erstach der Zar in einem seiner Wahnsinnsanfälle sogar den eigenen Sohn. Bis zu seinem Tod 1584 sollten noch Tausende von Untertanen aufs grausamste niedergemacht werden.

Peter der Große

Ein zweites Mal spielte vielleicht die Lues bei den Zaren aller Reussen mit, nämlich bei Peter I., dem »Großen«. Geboren 1672, übernahm er mit zehn Jahren sein Amt, stand damals jedoch noch unter Vormundschaft. Die Regierung trat er erst 1689, also mit siebzehn an. Das Regierungsgeschäft freilich überließ Peter anderen Familienmitgliedern, vor allem seiner Mutter. Er selbst widmete sich lieber seinen Steckenpferden.

Peter der Große hat über dreißig Jahre den Thron innegehabt und sein Land als erster für westliche Einflüsse geöffnet. Daß er ebenfalls an Syphilis litt, vermuten die Historiker vor allem deswegen, weil er 1706 und noch einmal in den beiden folgenden Jahren mit Quecksilberkuren behandelt worden ist.

Der amerikanische Arzt Philip M. Dale äußert in seiner Sammlung von dreiunddreißig medizinischen Biographien berühmter Persönlichkeiten die Überzeugung, daß Peter an Syphilis litt, die in den letzten beiden Lebensjahrzehnten zur Tabes dorsalis geführt habe. Es werde berichtet, so Dale, Zar Peter sei in jener Lebensperiode sehr starken rheumatischen Schmerzen ausgesetzt gewesen; unerfahrene Diagnostiker könnten jedoch die von der Tabes etwa in den Beinen hervorgerufenen ungewöhnlichen Schmerzen leicht mit rheumatischen Beschwerden verwechseln.

Sicher scheint ferner, daß Peter nicht nur an Syphilis litt. Bereits für seine Jugendzeit diagnostiziert Dale mehrere Erkrankungen der Psyche. Peter sei von einem hysterischen Furchtkomplex besessen gewesen – ausgelöst vielleicht durch einen grausamen Mord, der vor den Augen des Zehnjährigen an einem Freund seiner Mutter verübt wurde. Er sei überdies bereits im Alter von vierzehn Jahren dem chronischen Al-

koholismus verfallen und habe zudem eine spezifische Art von Epilepsie gehabt. Möglicherweise sei zumindest eine epileptische Veranlagung Familienerbe gewesen, schreibt Dale, denn bei Peters Halbbruder Iwan habe es sich zweifellos um einen Epileptiker gehandelt. Sein anderer Halbbruder Fjodor habe hochgradigen Schwachsinn gezeigt.
So ist nachträglich schwer zu entscheiden, welche Symptome auf welche Krankheiten zurückzuführen sind. Peter hat auf einer Europareise einmal als Schiffszimmermann in dem holländischen Städtchen Zaandam gearbeitet; auf dieser Episode basiert übrigens Lortzings Oper ›Zar und Zimmermann‹. Einer der Arbeiter dort in Zaandam schildert den jungen Zaren so: »Er ist großgewachsen, mit einem schüttelnden Kopf und einem rechten Arm, der niemals ruhig ist.« Es gibt auch Berichte, nach denen dieser Arm anfallsweise »wie der Flügel eines verkrüppelten Vogels flatterte«. Dale deutet dies ebenso wie das dauernde Kopfschütteln als Anzeichen einer Epilepsia partialis continua, die jedoch nichts mit Syphilis zu tun hätte. Bisweilen, so heißt es ferner, seien diese Anfälle auch in allgemeine Krämpfe und Körperzuckungen übergegangen. Ganze Serien solcher Vorfälle hätten zuweilen bis zu zwei Wochen angehalten.
Welche Krankheiten auch immer Peters Geisteszustände verursacht haben mögen: eine Mitwirkung der Syphilis ist durchaus möglich. Dies um so eher, als dieser Zar in der Wahl seiner Bettpartnerinnen ganz und gar nicht penibel war und häufigen Wechsel schätzte.
Möglicherweise war die Syphilis sogar ein drittes Mal im russischen Herrscherhaus zu Gast, nämlich im Hause Romanow-Holstein-Gottorp, genauer bei Katharina II. der Großen.
Ob Katharina wirklich die Lues gehabt hat, bleibt zweifelhaft. Sicher hingegen ist, daß sie die berühmteste »Syphilis-Phobikerin« der Weltgeschichte war. Die panische Angst vor dieser Krankheit führte zu einem bemerkenswerten Kuriosum, das sich nur eine unumschränkte Herrscherin leisten konnte. Katharina ließ die von ihr auserwählten Liebhaber erst einmal von einem »Komitee« von sechs Hofdamen, genannt »Les épreuves« (Prüferinnen), ein halbes Jahr lang ausprobieren, um sicher zu sein, daß jene nicht die Lustseuche oder ein anderes venerisches Übel hatten. Doch nicht genug damit. Bevor die Tür zu Katharinas Schlafgemach sich endgültig öffnete, mußten sich die »Kandidaten« auch noch einer genauen Untersuchung durch den schottischen Hofarzt Dr. Rogerson unterziehen.
Katharinas Syphilidophobie hat übrigens durchaus erfreuliche Nebeneffekte hervorgebracht. Sie ließ in Petersburg das erste Spezialhospital der Welt zur Behandlung von Geschlechtskrankheiten errichten. Au-

ßerdem ließ sie ein Waisenhaus bauen, um auf diese Weise Abtreibungen und Kindestötungen vorzubeugen. Das aber entsprach wiederum keineswegs den Vorstellungen besonders »moralbewußter« Untertanen. So schrieb ihr ein Bürger, das Waisenhaus könne nur die Unmoral fördern, indem immer mehr illegitime Kinder gezeugt würden.
Katharina ist 1796 im Alter von siebenundsechzig Jahren in Zarskoje Selo gestorben. Todesursache war eine Gehirnblutung, vermutlich als Folge hohen Blutdrucks und einer Arteriosklerose.

Der Königsthron war ihm zu hart

Auch einem ihrer königlichen Zeitgenossen, König Christian VII. von Dänemark, hat man Syphilis und ein dadurch verursachtes Gehirnleiden nachgesagt.
Christian VII. von Dänemark – geboren am 29. Januar 1749 zu Kopenhagen – war der Sohn Friedrichs V. Dieser Vater war den Lebensgenüssen und damit auch den Damen mit allen Sinnen und im häufigen Wechsel zugetan, ein Zug, der sich dann auch bei dem Sohn ausprägen sollte. Die Mutter starb, als Christian drei Jahre alt war. Bald darauf erhielt der Kronprinz in der Person von Juliane Marie von Braunschweig eine Stiefmutter, die einen eigenen Sohn gebar, dem sie naturgemäß den Vorzug gab. Der Vater war mit seinen amourösen Abenteuern beschäftigt, für die Stiefmutter war der Knabe aus erster Ehe mehr Ärgernis denn Herzenssache. Strengen Erziehern überlassen, verbündete Christian sich mit ihm schmeichelnden höfischen Kameraden, die ihn schon früh mit allen möglichen Ausschweifungen vertraut machten.
Die Stiefmutter hintertrieb jede Vorbereitung des jungen Mannes auf Regierungsgeschäfte. Als der Vater 1766 gestorben war und Christian mit siebzehn Jahren die Krone von Dänemark und Norwegen aufgesetzt bekam, zeigte er denn auch ebensowenig Eignung wie Interesse für die neue Aufgabe. Von der Zuchtrute unversehens befreit, gab er sich nur um so intensiver seinen Vergnügungen hin. Er sammelte um sich eine Schar gleichgesinnter Genossen, überließ aber die Staatsgeschäfte diesen oder jenen Günstlingen, denen es gerade gelungen war, sich bei ihm lieb Kind zu machen. Nach einer Arbeit des Psychiaters Albert Moll scheint es verbürgt zu sein, daß sich Christian bereits in ganz jungen Jahren homosexuell betätigte.
Es waren nicht zuletzt diese Neigungen, deretwegen man den jungen König bald zur Heirat drängte. Die für ihn längst bestimmte Gemahlin war die Schwester König Georgs III. von England, die erst sechzehnjäh-

rige Prinzessin Karoline Mathilde. Die Hochzeit fand im Herbst 1766 statt. Christian sorgte dafür, daß seine Gemahlin im Januar 1768 einen Sohn gebar, den späteren Friedrich VI. Dann interessierte ihn die Ehe nicht mehr. Er hielt sich weiter an seine Kumpanei, zu der beiläufig auch leichtblütige Mädchen gehörten.
Bereits aus dieser Zeit gibt es Berichte, nach denen der junge König an einer Geisteskrankheit litt. Und sein Benehmen war in der Tat seltsam genug. Im Dunkel der Nacht packte ihn Furcht, sogar die Soldaten der Wache vor seiner Tür flößten ihm Angst ein.
Wenige Monate nach der Geburt seines Sohnes langweilten Christian erneut die Staatsgeschäfte. Er machte sich auf eine große Reise nach Deutschland, Holland, England und Frankreich. Diese Reise war zugleich der Auftakt zu einer zwar kurzen, aber wohl recht pikanten und oft geschilderten Episode dänischer Geschichte: der Ära Struensee.
Struensee war 1737 als Sohn eines deutschen Geistlichen geboren. Der Vater, streng evangelischen Glaubens, war Hofprediger der Reichsgräfin von Sayn-Wittgenstein in Berleburg gewesen, hatte bei der Geburt seines Sohnes die Stelle des Pfarrers an der Moritzkirche zu Halle inne und ging später als Kirchenpropst und erster Pfarrer der Hauptkirche nach Altona.
Zu dieser Zeit hatte Struensee junior bereits ein Medizinstudium an der Universität Halle abgeschlossen, begleitete seinen Vater nach Norden und ließ sich als Arzt in Altona nieder. Dort brachte er es bis zum Stadtphysikus und schließlich noch zum Landphysikus in der Grafschaft Rantzau und der Herrschaft Pinneberg.
Altona war zu jener Zeit dänisch. So kam es, daß der geschäftige Arzt über den lokalen Landadel hinaus auch durchreisende Persönlichkeiten des dänischen Hofes kennenlernte, die sich für ihn und seine medizinischen Fähigkeiten in Kopenhagen einsetzten. Solcher Fürsprache verdankte es Struensee dann auch, als Königlicher Leibarzt Christians VII. für dessen Europareise ausgewählt zu werden.
Struensee scheint in der Behandlung des Königs zunächst Glück zu haben. Es heißt zwar, Christian habe zuweilen ziemlich wirr geredet oder sei völlig geistesabwesend gewesen. Insgesamt aber habe er auf jener Reise gesundheitlich einen gebesserten Eindruck gemacht. Dieser Erfolg beflügelte Struensee, über seine rein medizinische Aufgabe mehr und mehr hinauszustreben. Je enger sich das Verhältnis zu seinem königlichen Patienten gestaltete und je vorbehaltloser der ohnehin leicht beeinflußbare Christian dem Leibphysikus vertraute, desto stärker wuchs auch Struensees politischer Einfluß.

Die erste Stufe auf der Karriereleiter erreichte Struensee gleich nach der Rückkehr des Hofs in die Hauptstadt. Er wurde im Mai 1769 zum »wirklichen Etatsrat« ernannt. Wer aber schließlich den Ausschlag für den überraschenden weiteren Aufstieg des Neuankömmlings gab, war nicht der König, sondern die Königin.
Struensee hatte schon bald erkannt, daß Christians Geisteszustand sich mit der Zeit verschlimmern würde. Doch was diesem progressiven Schwachsinn tatsächlich zugrunde lag, ist – wie so oft bei historischen Persönlichkeiten – bis heute nicht geklärt worden. Es mag sein, daß es sich um eine angeborene Geistesschwäche handelte, es spricht aber auch einiges dafür, daß Christian ein Opfer der Syphilis war.
Was die Theorie einer Syphilis betrifft, so stehen sich auch hier zwei Meinungen gegenüber. Da schon Christians Vater, Friedrich V., dem Venusdienst gern und nicht sehr wählerisch huldigte, könnten dem Sohn die Spirochäten durchaus schon in die Wiege gelegt worden sein. Sollte an Friedrich der bittere Kelch aber vorübergegangen sein – von syphilitischen Symptomen weiß die Historie bei ihm nichts zu berichten –, dann hatte Christian selbst ja schon von recht früher Jugend an das Seine dazu getan, sich zahlreichen Infektionsmöglichkeiten auszusetzen.
Die Auffassung einer selbständigen syphilitischen Infektion vertritt zum Beispiel der britische Autor James Cleugh in seinem 1954 erschienenen Buch ›Secret Enemy – The Story of a Disease‹. Cleugh setzt als Zeitpunkt der luetischen Ansteckung Christians VII. den Aufenthalt in Paris im Spätherbst 1768 an, also jene Reise, auf der ihn Struensee begleitete. Allerdings ließe sich damit nicht das schon vor dieser Zeit auffällige Benehmen Christians erklären, das nach übereinstimmendem Zeugnis vieler Zeitgenossen bereits abnorm gewesen sein soll.
Jedenfalls war Struensee wohl schon bei der Rückkehr nach Kopenhagen klar, daß Christian nicht fähig sein würde, die Regierungsmacht auszuüben. Hier lockte also eine Trophäe, die dem zufallen würde, der sich ihrer beherzt und vor allem mit Glück bemächtigen konnte.
Diese Chance ergab sich, als Christian Struensee beauftragte, auch die Königin zu behandeln. Zunächst dachte Mathilde jedoch nicht daran, sich in die Hände des Deutschen zu begeben, dem sie mißtraute. Der König zwang sie aber, sich seinem Wunsch zu fügen.
Ob die Königin tatsächlich an einer physischen oder aber einer psychischen Krankheit litt, zumal ihr die Gleichgültigkeit und das Benehmen ihres Gatten gewiß sehr zusetzten, bleibt offen. Wichtig war hingegen, daß Struensee das probate Mittel gegen die Beschwerden seiner Schutzbefohlenen wußte: sich selbst. Er war nicht nur, wie er seinerzeit schon in

Altona bewiesen hatte, ein erfolgreicher Arzt, ein geschickter Psychologe, sondern auch ein attraktiver Mann. Und er wußte genau, was eine vernachlässigte Ehefrau – nicht nur des achtzehnten Jahrhunderts – brauchte: Trost, Zuspruch, Verständnis, neue Lebensfreude. Der ihr aufgezwungene Arzt wurde der Königin schnell unentbehrlich. Bald schon ging in ihr eine überraschende Wandlung vor. Sie wandte sich wieder den Tagesangelegenheiten zu, blühte auf, wurde fröhlicher. Vor allem wurde ihr Selbstbewußtsein gestärkt. Dank ihrer neugewonnenen Energie gelang es ihr auch, wenigstens einen gewissen Einfluß auf den König zu gewinnen.

Dieser Einfluß kam in erster Linie Struensee zugute, nun schon nicht nur Arzt und Tröster, sondern auch Geliebter der Königin. Auf Kosten der Position anderer Höflinge, die bisher den geistig immer mehr verfallenden Christian beherrschten, wurde die Position Struensees immer stärker. Reihenweise wurden Minister, die dem Arzt nicht genehm waren, ruhmlos entlassen. Schließlich mußte auch der mächtigste von ihnen, Graf Bernstorff, den Abschied nehmen. Von da an, nämlich ab 1770, hatte Struensee keinen ernsthaften Konkurrenten mehr, der ihn irgendwo in den Staatsgeschäften behindert hätte. 1771 schließlich erreichte der Geliebte der Königin den Höhepunkt seiner Laufbahn. Er wurde leitender Kabinettsminister.

Struensee regierte nun nahezu unumschränkt; der König – mehr und mehr in Wahnsinn versinkend – unterschrieb unbesehen alles, was ihm von Struensee, jetzt Dänemarks eigentlichem Herrscher, vorgelegt wurde.

Der begabte Emporkömmling ahnte allerdings nicht, daß seine Glanzzeit nur kurz bemessen sein würde. Daß er sich durch seinen Aufstieg genügend Feinde geschaffen hatte, verstand sich auch für ihn von selbst. Hinzu kam aber, daß Struensee sich in seinem Machtrausch in ein Übermaß radikaler Reformen stürzte. Zweifellos war einiges »faul im Staate Dänemark« gewesen, waren viele seiner Maßnahmen, aus dem Geist der Aufklärung geboren, wohlgemeint, manche sogar segensreich. Der zum Grafen avancierte Arzt hielt die Verwaltung zu äußerster Sparsamkeit an, reformierte die Finanzen, schaffte die Folter ab, hob die Zensur auf, beschränkte die Macht des Adels, drängte den wuchernden Verwaltungsapparat zurück. Doch was immer er tat, es geschah überstürzt. Darüber hinaus kränkte es den Dänenstolz, daß Struensee die dänische Sprache, deren er nicht mächtig war, zurückdrängte und Deutsch zur Amtssprache erhoben wurde.

Dies – aber auch die disziplinierte Sparsamkeit, die noch dazu mit einer

in ganz Europa verbreiteten Teuerung und Knappheit an Lebensmitteln einherging – entfachte in der Bevölkerung wachsenden Unmut gegenüber dem Regime Struensees. Das Volk fand jetzt naturgemäß seine Verbündeten im Adel, der seinen Einfluß verloren hatte, und in den vielen, die bei Hofe von ihren Posten verdrängt oder in ihren Befugnissen eingeschränkt worden waren.
Solche Höflinge, assistiert von unzufriedenen Offizieren, waren es denn auch, die Struensees Sturz herbeiführten. Es gelang ihnen, dafür zwei allerhöchste Verbündete zu gewinnen: Christians Mutter, die Königinwitwe Juliane, und des Königs Stiefbruder, den Prinzen Friedrich. Die Verschwörer legten den beiden gefälschte Dokumente vor, nach denen die Königin und ihr Liebhaber Struensee planten, König Christian VII. zur Abdankung zu zwingen und selbst die Regierung zu übernehmen. Endziel dieses Komplotts könne nur sein, so wurde der nur zu bereitwillig lauschenden Königinmutter erläutert, nach einem eventuellen Tod des Königs auch den Kronprinzen zu beseitigen, so daß dann die Erbfolge auf eine inzwischen geborene Tochter der Königin überginge, von der jedermann wußte, daß es sich dabei um das Ergebnis der Liaison zwischen der Königin und Struensee handelte.
Der Sturz Struensees wurde beschlossene Sache. In der Nacht vom 15. zum 16. Januar 1772 schlugen die Verschwörer zu. Der König wurde aus dem Schlaf geweckt. Man erklärte dem Zitternden, er müsse gegen ein Komplott seitens der Königin und Struensees verteidigt werden. Christian VII. war schließlich mit allem einverstanden. Er unterschrieb die Haftbefehle gegen das Liebespaar. Struensee wanderte unverzüglich in den Kerker, die Königin wurde auf die Festung Kronborg gebracht, wo einst Hamlet den Geist seines Vaters gesehen haben soll.
Struensee wurde alsbald in einer Art Schauprozeß zum Tode verurteilt und am 28. April 1772 hingerichtet. Seine Karriere hatte ihn also in knapp vier Jahren zur unumschränkten Herrschaft und dann zur öffentlichen Hinrichtung auf dem Schafott vor dreißigtausend Schaulustigen geführt.
Karoline Mathilde sollte für immer in die Verbannung. Als Schwester des englischen Königs blieb ihr dieses Schicksal freilich erspart. Georg forderte die Freilassung seiner Schwester und drohte, seinen Wunsch nötigenfalls mit Waffengewalt durchzusetzen. So durfte sie die Festung Kronborg verlassen und nach dem unter englischer Herrschaft stehenden Celle reisen, dessen Schloß ihr von ihrem Bruder als Wohnsitz zugewiesen worden war. Dort starb sie schon wenige Jahre später: am 10. Mai 1775. Cleugh stellt in diesem Zusammenhang die nicht näher

begründete Behauptung auf, die von ihrem Ehegatten auf sie übertragene Syphilis sei die Todesursache gewesen, doch ist diese Deutung mit mancherlei Fragezeichen zu versehen.
Christian VII. selbst, der königliche Wahnsinnige, wurde immerhin 59 Jahre alt. Er starb 1808 in Rendsburg. Schon zur Zeit des Sturzes Struensees war seine geistige Verwirrung weit fortgeschritten. Bei Tisch beteiligte er sich an keiner Unterhaltung, sondern stierte gewöhnlich selbstvergessen vor sich hin und murmelte Unverständliches. Zuweilen packte ihn auch Raserei. Ein zeitgenössischer Historiker etwa berichtete, der König habe einmal in Schloß Christiansborg Holzklötze, Kamingeräte, Akten, Bücher und Schubladen auf den Schloßplatz geworfen und sogar einen Burschen und seinen Lieblingshund hinabstürzen wollen. Auch kam es vor, daß Seine Majestät zusammen mit etlichen Spießgesellen Fenster, Spiegel und Porzellanvasen, Stühle, Tische und andere kostbare Möbel zerstörte.
In den weiteren Jahren schritt die Verblödung fort bis zur völligen Idiotie. Bereits 1784 übernahm sein Sohn in einem Staatsstreich die Mitregentschaft. Er folgte nach dem Tode seines Vaters diesem als Friedrich VI. auf den Thron.
Christians Krankheitsgeschichte enthält zweifellos eine Reihe von Besonderheiten. Cleugh weist zum Beispiel auf zwei Punkte hin. Zum einen hält er es für ungewöhnlich, daß der geistige Abbau schon so früh nach der angenommenen Infektion begann, während doch nach alter Regel zehn bis fünfzehn Jahre vergehen, bevor sich die Lues auf diese Weise manifestiert. Zum anderen fällt es nach Cleugh aus dem Rahmen, daß ein Paralytiker noch ein so hohes Alter erreicht wie Christian. Der Tod hätte bei ihm eigentlich schon vor dem dreißigsten Lebensjahr eintreten müssen.
Bei dieser Deutung wird aber nicht berücksichtigt, daß die Syphilis seit jeher die Krankheit mit den tausend Gesichtern ist. Es gibt bei ihr keinen vorhersehbaren Verlauf, der mit zwingender Notwendigkeit so und nicht anders eintreten müßte. Hatte man früher etwa angenommen, daß eine Lues, die nicht durch Therapiemaßnahmen beeinflußt wird, unweigerlich zur Paralyse oder Tabes und damit zum Tode führen muß, so brachte die in Kapitel 10 ausführlicher erwähnte Osloer Studie die Erkenntnis, daß auch eine unbehandelte Syphilis in erstaunlich vielen Fällen keine schweren Spätfolgen nach sich zieht, sondern von sich aus zum Stillstand kommt.
Darüber hinaus spricht bei Christian VII. von Dänemark ohnehin vieles dafür, daß hier die Lues zumindest nicht allein als Krankheitsursache an-

zusehen ist, vielmehr eher ein gemeinsames Auftreten mit Erbanlagen in Frage kommt. Diese Annahme würde sich auch mit den erwähnten Berichten decken, nach denen Christian schon vor seinem Besuch in Paris ein recht abnormes Verhalten zeigte.

Die galante Zeit verbarg die Krankheit

Die Syphilis hat aber nicht nur den Lauf der Geschichte mitbestimmt. Sie beeinflußte nahezu alle Lebensbereiche, ob Mode oder Literatur. Das gilt vor allem für das Ende des siebzehnten Jahrhunderts und die damals beginnende »galante Zeit«. Die Herren und Damen am Hofe Ludwigs XIV. von Frankreich gefallen sich in amouröser Tändelei, im ungenierten Reigen endloser Liebesspiele, in dem selbst die Syphilis verharmlost wird. Die für Versailler Verhältnisse so biedere Liselotte von der Pfalz, die Schwägerin des Königs, entrüstete sich darüber in einem ihrer Briefe, die manchmal ebenso derb wie voll gesunden Menschenverstandes sind: »Von neun Leuten von Qualität, so vor etlichen Tagen mit meinem Enkel, dem Herzog von Chartres, zu Mittag assen, waren sieben, so die Franzosen hatten. Ist das nicht abscheulich?«
Angeblich soll sogar Ludwig XIV. selbst in seiner Jugend an Syphilis gelitten haben. Das ist jedoch nicht sehr glaubwürdig. Aus dem ›Journal de la Santé du Roi Louis XIV‹ wissen wir selbst über die geringfügigsten Krankheiten des Königs Bescheid. Von 1647 bis 1711 haben die drei Leibärzte Ludwigs, die Doctores Vallot, Daquin und Fagon, nacheinander gewissenhaft über die Gesundheit ihres Souveräns Tagebuch geführt. Keine Unstimmigkeiten des Magens oder Darms, ganz zu schweigen von ernsteren Erkrankungen wie Pocken oder Masern, entgingen ihrer Aufmerksamkeit.
1655 erkrankte der König, wie das Tagebuch etwas verlegen berichtet, an einem Leiden, das geheimgehalten wurde. Die Ärzte verschrieben Aderlaß, Abführmittel, eisenhaltige Tabletten und eine Kur mit natron- und schwefelhaltigem Wasser. Vermutlich handelte es sich aber um eine Gonorrhoe, nicht um Syphilis. Trotz seiner vielen anderen Krankheiten – 1686 hielt die Operation einer Magenfistel alle europäischen Höfe in Aufregung – wurde der König fast 77 Jahre alt. Er starb am 1. September 1715.
Auch bei seinem Nachfolger, Ludwig XV., mit dessen Regierungszeit das frivole Rokoko begann, ist eine syphilitische Erkrankung zumindest nicht offiziell bekannt geworden. Ohne Zweifel aber war die seit Franz I.

am französischen Hof etablierte Krankheit in den Herrschaftstagen Ludwigs XV. besonders verbreitet.
Es fällt heutigen Betrachtern sicher schwer, sich auszumalen, welche oft mehr als heiklen Situationen durch die Syphilis in die Geselligkeit gerade jenes galanten Jahrhunderts hineingetragen wurde. Heinrich Häser ist es, der an ein paar pikante Details erinnert. So nennt er die besonders in Frankreich heimische Sitte des Bruderkusses auch unter solchen, die einander nicht eben sehr nahestanden. Dieser Brauch wurde durch die Syphilis zwar eingeschränkt, unter Verwandten und Freunden jedoch schon deshalb eifriger geübt, weil man sich gegenseitig zeigen wollte, daß man gesund sei. Wenn man weiter bedenkt, daß die Syphilis den Körper nicht nur verunziert, sondern auch durch die Quecksilberbehandlung nicht gerade mit einem angenehmen Odeur umgibt, dann wird auch die damals überragende Bedeutung des Parfums verständlich.
Eher amüsant ist dagegen, daß der Vollbart – gleichsam als »Siegestrophäe« – bei jenen Männern mehr in Mode kam, die nicht krank waren. Syphilis führt ja auch zu rapidem Ausfall des Kopf- und Barthaares. Wer also einen wallenden Bart trug, den hatte Amors vergifteter Pfeil – wenigstens noch nicht – getroffen.
Die Geschwüre und Narben, welche die Syphilis hinterließ, der Haarausfall und viele andere Verunzierungen paßten freilich nicht zu dem Schönheitsideal dieses Zeitalters. Doch wozu gab es die Perücke, die den Haarausfall verbarg? Auch das Spitzenjabot war trefflich dazu geeignet, lästige Geschwüre und die charakteristischen Flecken zu tarnen, die sich bei manchen Kranken rund um den Hals zogen und zu dem Ausdruck »Halsband der Venus« führten.
Selbst der Handschuh diente nicht allein modischer Extravaganz. Er verdeckte vielmehr die Schwären an den Händen und sollte vor Ansteckung bei der Berührung schützen. Der Puder schließlich, mit dem sich die erlesene Gesellschaft so freigebig bestäubte, sollte nicht nur ein ewig junges Aussehen verleihen, sondern auch die Pusteln der Krankheit kaschieren. »Das junge oder jung geschminkte Gesicht mit dem weißen Kopf ist ein erschütterndes Sinnbild der Rokokoseele, die tragische Maske jener Zeit«, bemerkt Egon Friedell. Sie war eine Maske, hinter der sich in vielen Fällen die »Krankheit der Venus« verbarg, die man so leichtfertig die »galante« nannte.

Die Dichter und die Seuche

Es ist nicht verwunderlich, daß sich die Invasion der Syphilis in die menschliche Geschichte schon bald auch in der Literatur widerspiegelt. Neben den bereits erwähnten Werken von Hutten, des Erasmus von Rotterdam, Lemaire de Belges und anderen sollen hier Shakespeare, Rabelais, Voltaire, Goethe und Lessing als Beispiele erwähnt werden.
Es versteht sich von selbst, daß Shakespeare, der Dichter des großen Welttheaters – der in seinen Stücken den Höhen und Tiefen menschlichen Lebens folgte –, die neue Seuche nicht ausklammerte. Shakespeare, geboren 1564, war gerade Mitte Vierzig, als die erste Welle der Syphilis über Europa und England hinwegging. Der »Stoff« für ihn lag also buchstäblich auf der Straße.
Daß in Deutschland nur wenige von den »Syphilis-Stellen« in Shakespeares Dramen wissen, hängt mit seinen möglicherweise etwas »prüden« deutschen Übersetzern zusammen. Sie haben offensichtlich derlei unschickliche Passagen »entschärfen« wollen. Der Ausdruck »pox« – wir folgen jetzt einer sehr gründlichen Arbeit von Johannes Heinrich Rille, ›Die Syphilis in der Dichtkunst‹ – gilt in der englischen Umgangssprache für Syphilis. Er kommt in Shakespeares Stücken rund fünfundzwanzigmal vor. Die deutschen Übersetzer – wie Schlegel – haben daraus allenfalls »Pest« gemacht, wenn sie nicht schlichtweg – etwa wo bei Shakespeare mit der Syphilis rauh geflucht wird – »Hol dich der Teufel« sagen.
Der Dichter hatte anscheinend schon umfassende Beobachtungen gemacht. Er wußte offensichtlich auch, wie verheerend die neue Seuche sein konnte. Da er in ›Timon von Athen‹ den Haß dieses Mannes besonders scharf charakterisieren will, läßt er ihn zu Alkibiades sagen:

»Hier deine Dirne
trägt mehr Zerstörung in sich als dein Schwert,
trotz ihrem Engelblick.
Bleib Hure stets! Dich liebt nicht wer dich braucht;
gib Krankheit dem, der seine Lust dir läßt.
Nütz deine üppigen Stunden aus. Die Wichte
verkrüpple für das Bad; zur Hungerkur
den rosenwangigen Jüngling.«

In Shakespeares ›Perikles, Fürst von Tyrus‹ wird die tugendhafte Tochter des Fürsten, Marina, von Seeräubern verschleppt, die sie darauf an ein Freudenhaus verkaufen. Da das Mädchen sich gegen derlei Dienste wehrt, schimpft der Bordellwirt drauflos: »Die Syphilis auf ihre bleichsüchtige Sprödigkeit.« Worauf die Bordellmutter prompt meint: »Du hast recht, um ihre Ziererei loszuwerden, gibt es keinen anderen Weg als den Weg über die Pox.«

Bei Shakespeare erfährt man auch, daß selbst Falstaff von der »Franzosenkrankheit« heimgesucht war. Aber die Heiterkeit hat diesen köstlichen Saufbruder gleichwohl nicht verlassen: »Der Mensch kann ebensowenig das Greisenalter von Geiz und Filzigkeit als junge Gliedmaßen von Lüsternheit trennen; und dafür plagt die Alten das Podagra und die Franzosen zwicken die Jungen. Daß doch die Franzosen in mein Podagra führen und das Podagra in die Franzosen, denn eines von beiden macht sich mit meiner großen Zehe lustig.«

Auch im ›Hamlet‹ findet sich der Hinweis auf die Syphilis. So antwortet der Totengräber auf die Frage des Dänenprinzen, wie lange einer in der Erde liege, bis er verfaule: »Meiner Treu, wenn er nicht schon vor dem Tode verfault ist – wie heutzutage die vielen lustsiechen (»pocky corpses«) Leichen, die kaum bis zum hinlegen halten –, so dauert es acht Jahre, bei einem Lohgerber neun Jahre.«

Im ›Heinrich V.‹, wo Shakespeare das einzige Mal den Ausdruck »französische Krankheit« (»Malady of france«) verwendet, sagt Pistol: »Kund war mir, daß mein Lenchen im Spital an der französischen Krankheit starb.« Öfters wird von Shakespeare auch der Ausdruck »Neapoleon boneache« (neapolitanischer Knochenschmerz) verwendet.

Vor Shakespeare beschäftigt sich einer der bedeutendsten Dichter Frankreichs mit der Syphilis: François Rabelais (1494–1553). Er ist einer der ersten und sicher einer der größten Satiriker der europäischen Literatur. Rabelais widmet sich dem neuen Thema, indem er – bei aller Tragik – auch die komischen Seiten offenlegt, die durch die Syphilis ins gesellschaftliche Leben eingebracht wurden.

Rabelais war Arzt. Vermutlich hat er das neue medizinische Phänomen unmittelbar, sozusagen direkt an der »Front« studieren können. Schon in seinem ersten großen Hauptwerk, dem ›Pantagruel‹, das 1532 erscheint, erzählt er eine hübsche Legende, mit der er die beängstigende Verbreitung der neuen Krankheit demonstrieren will. Epistemon, der Erzieher des jungen Pantagruel, erzählt von einem Traum. Er habe einen Besuch in der Unterwelt gemacht und mitten unter den Verdammten und Teufeln habe er auch den Papst Sixtus getroffen. Dem Papst sei es schlimm ergangen. Zur Strafe nämlich für seine irdischen Laster, bei denen er sich die Syphilis geholt, müßte er nun dort unten in der Hölle alle Syphilitiker mit Quecksilbersalbe einreiben. »Denn glaubt nur«, so

beendet Epistemon seinen Bericht, »wer in dieser Welt die Blattern nicht gehabt hat, der bekommt sie in der anderen.«
Wie schon den ›Pantagruel‹, so widmet Rabelais auch den ›Gargantua‹ ausdrücklich den »Gichtischen und Syphilitikern«; bei aller Satire dauern die Kranken den Arzt Rabelais doch sehr, und er will ihnen mit seinen Büchern Freude bereiten. Er schreibt es sogar als Motto über seine Texte: »Seh ich den Kummer, der euch nagt und frißt, hand'l ich vom Lachen lieber denn vom Weinen, dieweil des Menschen Fürrecht Lachen ist.«
Besonders der ›Gargantua‹ aber macht deutlich, daß dem Arzt Rabelais die Symptomatologie der Syphilis – soweit das damals möglich war – sehr gut vertraut war. Er hat den nach der Infektion auftretenden Primäraffekt in allen Details geschildert und bedient sich dabei durchaus auch saftiger Ausdrücke aus der Sprache des Volkes. Überdies wußte Rabelais schon damals von einigen Spätfolgen der Syphilis.
In solchem Zusammenhang darf keinesfalls Hans Jacob Christoph von Grimmelshausen vergessen werden, dessen ›Landstörzerin Courasche‹ aus dem Jahr 1670 Bert Brecht zu seinem Theaterstück anregte. Grimmelshausen hat eine fingierte Selbstbiographie dieses weiblichen Haudegens geschrieben, einer mit allen Wassern gewaschenen Soldatendirne aus den Feldlagern des Dreißigjährigen Krieges.
Bereits mit vierzehn Jahren ein hübsches Wesen, war ihr für ihr Pudendum einmal der Name »Courasche« entschlüpft. Von nun an nannte sie jeder so. Obgleich sie – tapfer und unermüdlich – rund zwei Jahrzehnte bei der Truppe ihren »Dienst« tat, erwarb sie sich erst mit vierzig die Syphilis. Sie berichtet darüber ohne falsche Scham: »Siehe, da bekam ich dasjenige, was mir bereits vor zwölf oder fünfzehn Jahren rechtmässigerweise gebührt hätte, nämlich die lieben Frantzosen, mit wohlgeneigter Gunst. Diese schlugen aus und begannen mich mit Rubinen zu zieren, als der lustige und fröhliche Frühling den ganzen Erdboden mit allerhand schönen wohlgezierten Blumen besetzte.«
Natürlich beschäftigten sich auch die französischen Enzyklopädisten und Aufklärer ausgiebig mit der Syphilis. Diderot nennt die Syphilis eine Sache, über die die Lüstlinge zwar nur lächelten; ihn aber überlaufe es kalt bei dem Gedanken an die Krankheit. Vor allem in den philosophischen Romanen von Voltaire sollte sie eine große Rolle spielen. In dem berühmtesten, ›Candide oder der Optimismus‹, schuf Voltaire die Figur des Dr. Pangloss, eines Philosphen, der als Schüler von Leibniz fest davon überzeugt ist, diese unsere Welt sei die beste aller denkbaren Welten. Er impft diese Doktrin dem jungen Candide fest ein. Dieser erlebt

zwar bald in fast allen Erdteilen heftigste Beweise des Gegenteils: von dem Schloß, auf dem er lebt, wird er wegen seiner Liebe zu Kunigunde, dem Töchterchen eines westfälischen Barons, verjagt, das Schloß selbst wird bald darauf verbrannt. Seine Insassen werden von bulgarischen Truppen massakriert, und die schöne Kunigunde wird geschändet. Obwohl Candide somit menschliche Bosheit und Niedertracht größten Ausmaßes erfährt und schließlich das Erdbeben von Lissabon im Jahre 1755, bei dem Tausende umkamen, erdulden muß, findet er – Augenblicke nach der erlebten Gefahr und dem Entsetzen – sofort wieder zu dem ihm eingepflanzten Glauben an die beste der Welten zurück.
Nachdem Candide glücklich dem bulgarischen Militärdienst entronnen ist, in den man ihn gepreßt hatte, begegnet er, bettelnd auf der Flucht durch Holland, einem anderen Bettler. Der Mann war voll eitriger Ausschläge; »seine Augen waren erloschen, die Nasenspitze angefressen, der Mund schief gezogen, die Zähne schwarz. Er sprach nur in Kehllauten, war von heftigem Husten gefoltert und spie bei jedem Anfall einen Zahn aus«.
Der gutmütige Candide gibt dieser Elendsgestalt zwei Gulden, die er sich selbst gerade erbettelt hatte. Da starrt das Gespenst ihn an und springt ihm plötzlich an den Hals. Erschrocken weicht Candide zurück. »Ach«, sagt der Bettler zu Candide, »erkennst Du deinen lieben Pangloss nicht mehr.« Pangloss berichtet über die Geschehnisse auf dem Schloß und das schlimme Schicksal von Kunigunde, daß Candide zweimal ohnmächtig wird. Als er wieder zu sich kommt, fragt Candide den ehemaligen Lehrer »nach der Ursache, der Wirkung und dem zureichenden Grund, die Pangloss in einen solchen bejammernswerten Zustand versetzt hatten«. »Ach«, erwidert Pangloss, »es ist die Liebe. Die Liebe, die Trösterin der Menschen, die Erhalterin des Weltalls, die Seele aller fühlenden Wesen, die zärtliche Liebe.« Pangloss berichtet von Paquette, der schönen Zofe der Baronin: »Ich habe in ihren Armen die Freuden des Paradieses genossen, die mir die Höllenqualen eingebracht haben, von denen du mich verzehrt siehst, sie war davon angesteckt und ist vielleicht daran gestorben.«
Pangloss berichtet weiter: »Paquette erhielt dieses Geschenk von einem sehr gelehrten Franziskaner, der auf die Quelle zurückgegangen war, denn er hatte es von einer alten Gräfin, die es von einem Kavalleriehauptmann bekommen hatte, der es einer Marquise verdankte, die es von einem Pagen besaß, der es von einem Jesuiten empfangen hatte, der es als Novize in gerader Linie von einem Gefährten des Christoph Kolumbus erhalten hat. Was mich betrifft«, schließt der unglückselige Phi-

losoph seine Lues-Genealogie, »werde ich es an niemand weitergeben, denn ich sterbe.« Voltaire, der grandiose Skeptiker, der mit diesem Roman sein Mütchen kühlte an den Mächtigen der Welt, glaubte fest an den amerikanischen Ursprung der Syphilis. Er ist davon wohl hauptsächlich durch das berühmte Buch von Jean Astruc beeinflußt worden, wovon im ersten Kapitel die Rede war.

Candide will es freilich von Pangloss noch genauer wissen. War nicht – so fragte er – der Teufel selbst der »Urahn« der Krankheit? »Keineswegs«, antwortet Pangloss. »Diese Krankheit war etwas Unentbehrliches in der besten aller Welten, ein notwendiger Bestandteil: denn hätte nicht Kolumbus von einer amerikanischen Insel diese Krankheit sich geholt, welche die Quelle der Zeugung vergiftet, oft sogar die Zeugung selber verhindert, und welche offenbar das Gegenteil des großen Zieles der Natur ist, so würden wir weder Schokolade noch Cochenille haben. Auch muß man bedenken, daß bis heute diese Krankheit eine Eigenheit unseres Kontinentes ist wie die gelehrten Streitigkeiten. Die Türken, Inder, Perser, Chinesen, Siamesen und Japaner kennen sie noch nicht; aber es ist zureichender Grund vorhanden, daß sie sie in ein paar Jahrhunderten kennenlernen werden. Inzwischen hat sie bei uns wunderbare Fortschritte gemacht; besonders in jenen großen Heeren, die aus biederen, guterzogenen Söldnern zusammengesetzt sind und das Schicksal der Staaten entscheiden. Man kann sicher sein, daß unter dreißigtausend Mann, die in Schlachtordnung gegen ein gleich großes Heer stehen, ungefähr zwanzigtausend Verseuchte sind.«

Auch in einem weniger bekannten Roman ›Der Mann mit den vierzig Talern‹ beschäftigt sich der Dichter und Philosoph mit der Syphilis. Er macht sogar – durch den Mund einer der Figuren des Romans, eines Regimentsarztes – den Vorschlag, alle Fürsten Europas sollten sich verbünden wie zur Zeit Gottfrieds von Bouillon, um einen Kreuzzug gegen die Seuche zu führen.

»Ganz gewiß wäre ein Kreuzzug gegen die Syphilis weit vernünftiger als die, die man früher bedauerlicherweise gegen Saladin und Meleksala und die Albigenser unternommen hat. Es wäre weit besser, sich zusammenzutun, um den gemeinsamen Feind des Menschengeschlechts zurückzudrängen, als nur immer den günstigen Moment abpassen zu wollen, um den Erdball zu verwüsten, die Felder mit Toten zu bedecken und einem Nachbarvolk zwei oder drei Städte und einige Dörfer zu entreißen. Ich spreche gegen mein persönliches Interesse, denn Krieg und Syphilis bringen mir viel ein. Aber man muß vor allem Mensch sein und erst in zweiter Linie Arzt.«

Im Gegensatz zu dem französischen Aufklärungsphilosophen glaubte in Deutschland ein ihm eng verwandter Geist fest an den Ursprung aller venerischen Infektionen in der Alten Welt: Gotthold Ephraim Lessing, 1729 als Sohn eines Pfarrers in Kamenz (Sachsen) geboren, einst Student der Theologie, Philosophie, aber auch eifriger Hörer medizinischer Kollegs in Leipzig. Während seiner Zeit als Bibliothekar in Wolfenbüttel war Lessing ein zu jener Zeit recht bekanntes Werk des Heidelberger Arztes Konrad Schelling über die Syphilis in die Hände gefallen. Lessing plante darauf selbst ein Buch über den Ursprung der venerischen Seuche zu schreiben. Als er jedoch hörte, daß Ph. Hensler in Altona bereits mit einem derartigen Buch begonnen hatte, verzichtete er auf seine eigenen Pläne und stellte Hensler sein Material zur Verfügung. Ein erster Entwurf zur Geschichte der venerischen Krankheit wurde in Lessings Nachlaß gefunden.

Johann Wolfgang von Goethe wiederum war davon überzeugt, daß es dieses Leiden im Altertum noch nicht gegeben habe. Davon zeugt eine seiner ›Römischen Elegien‹, die Goethe freilich zunächst nicht veröffentlichen lassen wollte:

»Zwei gefährliche Schlangen, vom Chore der Dichter gescholten,
Grausend nennt sie die Welt Jahre die tausende schon,
Python, dich, und dich, Lernäischer Drache! Doch seid ihr
Durch die rüstige Hand tätiger Götter gefällt.
Ihr zerstöret nicht mehr mit feurigem Atem und Geifer
Herde, Wiesen und Wald, goldene Saaten nicht mehr.
Doch welch ein feindlicher Gott hat uns im Zorne die neue
Ungeheure Geburt giftigen Schlammes gesandt?
Überall schleicht er sich ein, und in den lieblichsten Gärtchen
Lauert tückisch der Wurm, packt den Genießenden an.
Sei mir, hesperischer Drache, gegrüßt, du zeigtest dich mutig,
Du verteidigtest kühn goldener Äpfel Besitz!
Aber dieser verteidiget nichts – und wo er sich findet,
Sind die Gärten, die Frucht keiner Verteidigung wert.
Heimlich krümmet er sich im Busche, besudelt die Quellen,
Geifert, wandelt in Gift Amors belebenden Tau.
O! Wie glücklich warst du, Lukrez! du konntest der Liebe
Ganz entsagen und dich jeglichem Körper vertraun.
Selig warst du, Properz! dir holte der Sklave die Dirnen
Vom Aventinus herab, aus dem Tarpeischen Hain.
Und wenn Cynthia dich aus jenen Umarmungen schreckte,
Untreu fand sie dich zwar, aber sie fand dich gesund.

Jetzt wer hütet sich nicht, langweilige Treue zu brechen!
Wen die Liebe nicht hält, hält die Besorglichkeit auf.
Und auch da, wer weiß! gewagt ist jegliche Freude,
Nirgend legt man das Haupt ruhig dem Weib in den Schoß.
Sicher ist nicht das Ehbett mehr, nicht sicher der Ehbruch;
Gatte, Gattin und Freund, eins ist im andern verletzt.
O! der goldenen Zeit! da Jupiter noch, vom Olympus,
Sich zu Semele bald, bald zu Kallisto begab.
Ihm lag selber daran, die Schwelle des heiligen Tempels
Rein zu finden, den er liebend und mächtig betrat.
O! wie hätte Juno getobt, wenn im Streite der Liebe
Gegen sie der Gemahl giftige Waffen gekehrt.
...
Eins nur fleh ich im stillen, an euch, ihr Grazien, wend ich
Dieses heiße Gebet tief aus dem Busen herauf:
Schützet immer mein kleines, mein artiges Gärtchen, entfernet
Jegliches Übel von mir; reichet mir Amor die Hand,
O! so gebet mir stets, sobald ich dem Schelmen vertraue,
Ohne Sorgen und Furcht, ohne Gefahr den Genuß.«

Auch im ›Faust‹ gibt es einen Hinweis auf die Syphilis, den freilich nur versteht, wer die Geschichte ihres Auftretens in Neapel kennt:

»Ein schönes Fräulein nahm sich seiner an,
als er in Neapel fremd umherspazierte.
Sie hat an ihm viel Liebs und Treus getan,
daß er's bis an sein selig Ende spürte.«

Im ›Wilhelm Meister‹ schließlich widerfährt dem jungen Schauspieler Laertes ähnliches Geschick: er holt sich die Krankheit von einer Kollegin, die eben vierzehn Lenze zählt. Immerhin, er kommt »mit schwarzen Zähnen und triefenden Augen« aus diesem Abenteuer davon.

Viele Pfuscher und das Quecksilber

Goethe kannte das Quecksilber sehr genau und sah in ihm ein hervorragendes Mittel:

»Doch wir sind nicht so ganz, wir alte Heiden, verlassen,
Immer schwebet ein Gott über der Erde noch hin,
Eilig und geschäftig, ihr kennt ihn alle, verehrt ihn!
Ihn, den Boten des Zeus, Hermes, den heilenden Gott.
Fielen des Vaters Tempel zu Grund, bezeichnen die Säulen
Paarweis kaum noch den Platz alter verehrender Pracht,

Wird des Sohnes Tempel doch stehn, und ewige Zeiten
Wechselt der Bittende stets dort mit dem Dankenden ab.«

Zu Goethes Zeit sah es mit der Quecksilber-Therapie tatsächlich schon ein wenig besser aus. Während des ganzen sechzehnten und eines Großteils des siebzehnten Jahrhunderts wurde das von Paracelsus gerügte »schmirens, reuchens und weschen« der Kranken mit Quecksilber noch eifrig betrieben. Selbst so große Ärzte wie Thomas Sydenham in England und Herman Boerhaave in den Niederlanden verharrten in veralteten Therapie-Vorstellungen. Für Sydenham war eine Quecksilber-Schmierkur erst dann erfolgreich, wenn der bedauernswerte Patient etwa vier Pfund Speichel täglich von sich gab. Er glaubte wie so viele andere Ärzte, das syphilitische Gift könne am besten durch Speichel und Durchfall beseitigt werden. Boerhaave unterwarf die Kranken schweren Abmagerungskuren. Ging er doch davon aus, das venerische Gift befände sich im Fettgewebe und würde nur durch Hunger-, Abführ-, Schwitz- und Speichelkuren herausgetrieben.

Die innerliche Darreichung von Quecksilber, die in verschiedensten Zubereitungen immer wieder versucht worden war, setzte sich erst nach 1750 allmählich durch. Wegbereiter des leichtlöslichen, freilich auch nicht ungiftigen Quecksilberchlorids war Gerard van Swieten, Schüler des berühmten Boerhaave und seit 1745 Leibarzt Maria Theresias. Der hoch in kaiserlicher Gunst stehende Swieten erfand den nach ihm benannten »Liquor mercurialis Swieteniae« gar nicht selbst, sondern sein Studienkollege Antonio Nuñez Ribeiro Sanchez hat das Rezept aus Rußland importiert. Doch unter Swietens Namen wurde der Trank nicht nur in Wien, sondern in allen Syphilis-Spitälern Europas bald zu einem Standardmedikament. Beigetragen zur Popularität dieses speziellen »Liquors« hat sicherlich auch ein besonderer Umstand: er enthielt nämlich außer 0,036 g Quecksilber-Sublimat auch 35 g Kornbranntwein.

Andere berühmte Ärzte der Zeit propagierten spezielle Quecksilber-Mischungen eigener Komposition, so auch Samuel Hahnemann (1755–1843), der Begründer der Homöopathie. Die Zahl der Quecksilberpräparate wuchs im 18. Jahrhundert so stark an, daß Franz Xaver Schwediauer in seinem 1801 erschienenen Werk ›Traité complet sur les symptomes . . . des maladies syphilitiques‹ mehr als einen Druckbogen lediglich zur Aufzählung ihrer verschiedenen Namen benötigte. Schwediauer registrierte 34 verschiedene Quecksilbersalze, darunter jeweils eine milchsaure, fettsaure, milchzuckersaure, blasensteinsaure, ameisensaure, seidenwurmsaure und blausaure Quecksilberarznei.

Quecksilber-Pillen wie das Calomel wurden immer begehrter. Angeb-

lich war dieses Präparat schon im 17. Jahrhundert in Montpellier als »Panacea mercurialis« verbreitet und schließlich von Ludwig XIV. als »Geheimrezept« angekauft worden. Nach ersten, anscheinend geglückten Kuren wurde seine Zubereitung dann von vielen Ärzten variiert.
Den Namen Calomel erhielt das Mittel durch den französischen Arzt Turquet de Mayerne, der bei seinen chemischen Arbeiten besonders geschickt von einem Negergehilfen unterstützt wurde. Er nannte das Präparat deshalb Calomelas, das heißt »der schöne Schwarze«.
Im 19. Jahrhundert gewannen neben dem Calomel auch die löslichen Quecksilbersalze immer stärker an Bedeutung. Sie wurden unter die Haut oder in die Muskulatur injiziert. Besonders häufig wurde dabei Hydrargyrum salycil verwendet, und zwar pro Kur etwa 30 bis 40 Injektionen. Sie entsprachen in ihrer Wirkung etwa 200 Pillen.
Neben dem »Mercurium« versuchten manche Ärzte damals auch immer wieder andere Metalle wie Arsen, Silber und vor allem Gold. Schon Paracelsus hatte Gold als höchsten Balsam gepriesen, »der mehr tuth, dann eim Menschen zu gedenken ist«. Besonders französische Ärzte behaupten, zu feinstem Pulver verriebenes Gold heile eine Syphilis viel sicherer als Quecksilber. Jean André Chrestien propagierte geradezu mit Begeisterung ein »dreifach salzsaures Salz von Gold und Natrium« und glaubte fest an dessen Heilkraft. Er konnte es nicht verwinden, daß die medizinische Fakultät der Pariser Universität sein Rezept nicht in den Codex gallicus aufgenommen hatte. Deshalb drohte er, alles zu tun, um »ganz Europa von den Mitteln in Kenntnis zu setzen, die man anwandte, eine herrliche Methode zu stürzen oder deren wohltätige Wirkungen zu schmälern«.

Die Anti-Merkurialisten

An Starrsinn und Fanatismus hat es in der Geschichte der Syphilistherapie ohnehin nie gefehlt. Schon sehr früh stand den Anhängern der Quecksilberbehandlung das Lager der unerbittlichen »Anti-Merkurialisten« gegenüber. Viele von ihnen hatten eines gemeinsam: sie erblickten in der Syphilis keine chronische, den ganzen Organismus erfassende und verwüstende Krankheit.
›Es gibt keine constitutionelle Syphilis‹ und ›Ein Trostwort für die gesamte Menschheit‹ – unter diesen beiden Titeln veröffentlichte noch Ende des vergangenen Jahrhunderts der Wiener Primararzt Dr. Josef Hermann eine Streitschrift gegen die Quecksilberbehandlung. Darin

hieß es: »Die Syphilis ist eine einfache, örtliche Krankheit, welche nie ins Blut des Menschen übergeht, vollkommen heilbar ist, nie bleibende Folgen zurückläßt und nie durch Zeugung und Vererbung sich fortpflanzt; die Syphilis gefährdet nicht die allgemeine Gesundheit und das Leben der Menschen und geht über die primitiven und unmittelbaren Folgeformen nie und nimmer in andersartige Erkrankungen über.« Die für konstitutionelle Syphilis gehaltenen Krankheiten seien nichts anderes als eben von diesem verderblichen Mittel erzeugte Leiden, die unter dem Begriff Hydrargyrose (Quecksilberkrankheiten) zusammengefaßt werden müßten. »Eine solche Entdeckung ist allerdings nicht im Sinne der bisherigen Schule, deren Irrlehre hierdurch aufgedeckt wird, und nicht im Interesse der großen Masse der Ärzte, denen ein reiches Material für die Praxis entfällt.«

In einem 1901 erschienenen Buch ›Neue Lehre über das Wesen und die Heilbarkeit der Syphilis‹ wendet Hermann sich nicht allein an seine ärztlichen Kollegen, sondern im Vorwort unmittelbar an das »Deutsche Volk«. Er verlangt von ihm: »Lehre schon in der Schule die Kinder das Quecksilber als das gefährlichste Gift kennen; sorge für die Verfassung von Schriften über die unheilvollen Quecksilberkuren; halte hierauf Vorträge für die Massen; bilde Vereine zum Schutze gegen die Quecksilbervergiftung; verfasse Resolutionen, Petitionen, insbesondere um ein gesetzliches Verbot des Quecksilbers als Heilmittel – wende überhaupt alle gesetzlichen Mittel zur Verbannung des Quecksilbers an und lasse vom Kampfe nicht eher ab, bis der Tempel des Götzen Merkur zerstört ist und auf den Ruinen meine Lehre als ein lichtvolles Heim für Wahrheit und Humanität steht. Das walte Gott!«

Wer nach solchen Sätzen glauben möchte, hier handele es sich um die Stimme eines krassen Außenseiters ohne jedwede klinische Erfahrung, der irrt. Hermann war Vorstand der Abteilung für Syphilis am k.u.k. Krankenhaus Wieden in Wien. Er hebt selbst hervor, in seiner mehr als dreißigjährigen klinischen Praxis ungefähr dreißigtausend Patienten behandelt zu haben. Seine Therapie bestand vorwiegend in Reinigungen und Anwendung entzündungshemmender Mittel, da Hermann als Ursache der Syphilis einen Gärungsstoff vermutete, ein »Ferment«, welches sich selbst »unter gewissen Umständen durch Zersetzung normaler Ausscheidungen und organischer Stoffe erzeugt. Die näheren Verhältnisse, unter denen eine Zersetzung dieser Stoffe geschieht, lassen sich zwar mit unwiderlegbarer Gewißheit keineswegs bestimmen: gleichwohl scheint die wiederholte Vermengung natürlicher Sekrete von beiden Geschlechtern oder die Beimengung organischer Produkte in Folge vernachlässig-

ter Reinhaltung der Geschlechtsteile vorzugsweise die Grundlage für die Gährung, und somit zur Entwicklung eines Ansteckungsstoffes zu sein. Dieses bestimmte Ferment ist das eigentliche Contagium, welches aber nicht flüchtig, sondern mit dem in Gärung getretenen Sekret innig verbunden ist.« Leider, so bemerkt der Syphilis-Historiker Johann Karl Proksch voller Bitterkeit, seien die Ärzte niemals angehalten worden, die Geschichte ihrer Wissenschaft zu kennen. Sonst hätten die längst widerlegten Thesen Hermanns nicht eine solche Sensation und eine entsprechende Flut von Gegenschriften der »Merkurialisten« ausgelöst. Denkwürdig aber bleibt es für Proksch, »wie Hermann, der gewiß niemals Quecksilber anwandte, durch mehr als 30 Jahre einer ziemlich großen Abteilung für Syphilitische vorstehen, den Direktor des Spitals, Fried. Wilh. Lorinser, 40 Jahre lang als leidenschaftlichen Verteidiger seiner Thesen gewinnen konnte, ohne von den Inhabern der Wiener Lehrkanzeln und den Vorstehern anderer Abteilungen für Syphilitische jemals eines schädlichen Einflusses auf die Kranken überführt zu werden«. Denkwürdig für den Historiker, tief zu bedauern für viele Patienten Hermanns, denen im Gegensatz zu den einschneidenden Quecksilberkuren sicher eine sehr milde, dafür auf jeden Fall aber unspezifische und weitgehend wirkungslose Behandlung zuteil geworden ist.
Zwar sollten sich erst in den nächsten Jahren, vom Beginn der Jahrhundertwende an, die großen Erkenntnisse und Entdeckungen auf dem Syphilisgebiet vollziehen, zwar sollte dank dem Salvarsan und dem Wismut das Quecksilber dann seine Rolle wirklich ausgespielt haben, doch insgesamt hatte die Syphilidologie auch schon zu Lebzeiten Hermanns einen bemerkenswerten Stand erreicht. Schließlich waren mehr als dreihundert Jahre vergangen, seit die ersten Ärzte vor der neuen, so »fremd und greulich» anmutenden Krankheit standen.

3 »Lernt die Syphilis erforschen ...«

Es entbehrt nicht der Pikanterie, daß es päpstliche Leibärzte waren, denen wir die ersten ausführlichen Darstellungen über die Krankheit der Liebesgöttin verdanken. Der Spanier Gaspar Torella hat sich 1497 über die neue Krankheit geäußert und sie Pudendagra genannt. Einschlägige Erfahrungen hatte er als Leibarzt und Hausprälat der Päpste Alexander VI. und Julius II. gesammelt; die hohen Herren waren offenbar seine Patienten. Torella war sich auch über den gewöhnlichen Ansteckungsweg dieser Krankheit klar, obwohl er sie für eine Art von Krätze hielt. Gelegentlich, so notierte er, entstehe sie allerdings auch durch scharfe, salzige oder bittere Speisen und Getränke, durch versäumte Reinlichkeit oder verdorbene Säftemischung.

Pedro Pintor, Landsmann und Kollege von Torella, später auch Leibarzt von Papst Alexander VI., zählt gleichfalls zu den frühen Autoren dieses delikaten Themas. Nach J. K. Proksch praktizierte Pintor seit 1493 in Rom, »wo er den Papst und einige Borgias, sowie noch andere hohe Geistliche an Syphilis behandelte«. Von ärztlicher Schweigepflicht scheint Pintor nicht viel gehalten zu haben. Er führte seine Patienten mit vollem Namen und Titel in einer bereits 1500 erschienenen Schrift an. Ihre Verbreitung war freilich sehr gering. Einige Mächtige der Zeit, die diese Art von Publizität nicht sehr schätzten, sorgten für nachhaltige Unterdrückung der Chronique scandaleuse.

Schließlich meldete sich im Jahre 1514 ein weiterer Leibarzt von Papst Julius II., Giovanni de Vigo, mit einer ausführlichen Abhandlung ›De Morbo Gallico‹ zu Wort. Obwohl auch er eine Reihe von Symptomen verschiedener Leiden den Franzosenblattern zuschrieb, hat er immerhin klar erkannt, daß es sich hier um eine Krankheit eigener Art handelte, die als durchaus verschieden von den in der antiken Welt bereits bekannten venerischen Übeln, Gonorrhoe oder dem weichen Schanker (Ulcus molle), zu betrachten war.

Diese Erkenntnis, daß es verschiedene venerische Krankheiten gibt, wird im Lauf der Zeit immer mehr verschüttet. Der Wiener Dermatologe Isidor Neumann vermutet in seinem 1899 erschienenen Werk ›Syphilis‹, der Irrtum, daß alle venerischen Krankheiten von ein und demselben Gift verursacht würden, sei bereits durch den Physikus Giorgio Vella (1506) aus Brescia heraufbeschworen worden. Ihn nennt Proksch einen »viel citierten, wortreichen, aber gedankenarmen Schriftsteller«. Dieser Vella erwähnt in seinem ›Consilium‹ sogar, ausgedehnte körperliche Bewegung könnte die von ihm nur sehr ungenau geschilderten Beschwerden des Morbus gallicus heilen.
In den folgenden Jahrhunderten wurde die Lehre von der »Unität« der venerischen Krankheiten ein Glaubenssatz, den nur noch wenige Ärzte anzweifelten. Das ist verständlich, ist doch das erste Erkennungsmerkmal der Lues, der harte Schanker, von dem weichen nicht immer eindeutig zu trennen. Außerdem trat der eine oder andere Schanker nicht selten zusammen mit einer Gonorrhoe auf. Sogar ein so erfahrener und kritischer Arzt wie Leonardo Botallo, der den vermutlich syphilitischen Heinrich III. von Frankreich behandelt hat, scheint den wesentlichen Unterschied zwischen hartem und weichem Schanker nicht klar erkannt zu haben. Immerhin empfiehlt Botallo für beide Geschwüre eine durchaus unterschiedliche Behandlung. Das einfache Geschwür (Ulcus simplex) will Botallo sogar mit bloßer Behandlung durch Wasser geheilt haben.
Auch der Pariser Arzt Jean Astruc (1684–1766) hielt in seinem berühmten Werk ›De morbis venereis‹ die Gonorrhoe für das Anfangsstadium der Syphilis. Allerdings findet er es doch höchst auffällig, daß der gleiche Erreger nach seinem Eindringen in die Genitalien so verschiedenartige Krankheitserscheinungen wie Gonorrhoe, Leistenbeulen (Bubonen) und Schanker erzeugen könne. Astrucs Werk, in fast alle europäischen Sprachen übersetzt, bildete über ein halbes Jahrhundert das wichtigste literarische Rüstzeug aller Syphilidologen. Astruc glaubte im übrigen fest an den amerikanischen Ursprung der Krankheit.

Die Zeit der Selbstversuche

Einer der bedeutendsten englischen Chirurgen, John Hunter (1728–1793), hat seinen Namen auf bewundernswerte Weise in die Medizingeschichte der Syphilis eingebracht. Seinem älteren Bruder William Hunter, einem zu seiner Zeit sehr geschätzten Anatomen, verdankte er seine Ausbildung.

John Hunter hing sehr an Tieren – jedoch mußten sie sozusagen eine bestimmte Mindestgröße und auch so etwas wie ein Minimum an Gefährlichkeit haben. So hielt Hunter zum Beispiel einige Bullen, die er sich aus verschiedenen Winkeln der Erde besorgt hatte. Einer davon, ein besonderes Prachtstück, war sogar ein Geschenk Ihrer Majestät der Königin. Dazu kamen zwei Leoparden, die Hunter im rückwärtigen Teil seines Hauses einquartiert und dort an Ketten gelegt hatte.
Ein so robuster Arzt hat vermutlich auch nicht viel Federlesens gemacht, als er sich – um die »Unität« zu beweisen – selber mit dem eitrigen Sekret eines an Gonorrhoe erkrankten Mannes ansteckte. Leider war ihm dabei offenbar entgangen, daß dieser Patient auch die Syphilis hatte. Deshalb bekam Hunter bald nicht nur »seinen« Tripper, sondern auch die Lues.
In einer berühmten Abhandlung über die venerischen Krankheiten, 1787 in Leipzig auch in deutscher Sprache erschienen, verkündet Hunter seinen Kardinalsatz: »Die venerische Materie muß in allen Fällen die nehmliche sein; es kann eine gewisse Menge von dieser Materie nicht einen größeren Grad von giftiger Eigenschaft besitzen, als wie eine andere: und gibt es ja hier einigen Unterschied, so besteht solcher bloß in einer größeren oder geringeren Verdünnung des Giftes, welche jedoch keine Verschiedenheit in der Wirkung hervorbringt.«
Materie, so lehrte Hunter, die mit venerischem Gift verunreinigt ist, rufe eine Reizung hervor. Darauf folge wiederum die Entzündung. Ob dann Gonorrhoe oder ein Schanker entstehe, das hänge von der »Abänderung der Zufälle bei verschiedenen Personen, von der Leibesbeschaffenheit und dem Zustande ab, in welchem der Patient sich zu derselben Zeit befindet«.
Daß Tripper und Schanker einen völlig verschiedenen Verlauf nehmen und verschiedene Arten von Behandlung erfordern, hat Hunter freilich klar ausgesprochen. In der so heftig umstrittenen Frage, »ob dieses Gift in Europa entstanden, oder ob es aus Amerika zu uns herübergebracht worden ist«, will er sich allerdings nicht festlegen. Er hält den ganzen Streit über das Geburtsland der Syphilis für reichlich überflüssig: »Überdies ist es auch gar nichts wesentliches, ob man weiß, zu was für einer Zeit und in was für einem Land diese Krankheit ihren Ursprung genommen hat.«
Hunter hatte für sein Experiment am eigenen Leibe einen hohen Preis zu zahlen. Die syphilitischen Erscheinungen zwangen ihn zunächst, seine Heirat jahrelang zu verschieben; schließlich erlag er einer von den Spirochäten verursachten Herzkrankheit. »Er starb in dem Glauben, daß

die zwei Krankheiten nur eine einzige seien«, bemerkte der englische Arzt John Baron. »In Erinnerung an ihn wurde die syphilitische Primäraffektion ›Hunterscher Schanker‹ benannt.«
Trotz seines so folgenschweren Irrtums hat Hunter damals die Syphilis-Forschung wesentlich vorangebracht: er hat nämlich die Überzeugung vieler Ärzte bestätigt, wonach die Syphilis von einem Gift übertragen werde und nicht, wie immer noch viele glaubten, von »inneren Krankheitsstoffen« oder übertriebenem Geschlechtsverkehr.
An heftigen wissenschaftlichen Widersachern fehlte es danach natürlich immer noch nicht. Zum Beispiel bemühte sich der Syphilidologe François Joseph Broussais (1772–1838), die durch Hunter so dramatisch belegte Lehre von der Ansteckungsfähigkeit des syphilitischen Giftes zu widerlegen. Der Militärarzt am Hospital »Val de Grace« in Paris vertrat ganz entschieden die sogenannte »Physiologische Schule«. Er lehrte, alle Krankheiten, also auch die Syphilis, kämen durch eine einfache Reizung zustande. Sie führe dann zu mehr oder minder schweren Entzündungen. Maliziös deutete er an, daß sich Hunter unter Umständen seine Syphilis bei einer ganz anderen Gelegenheit als einem Experiment »acquiriert« haben könnte.
Broussais wollte für die Nachprüfung seiner Thesen freilich nicht die eigene Gesundheit riskieren. Er überredete vielmehr einen seiner Studenten, sich mit Material aus einem syphilitischen Geschwür zu impfen – man werde sehen, daß auf solche Weise niemals eine Syphilis zustande käme. Zum Unglück des armen Studenten hatte er unrecht. Der junge Mann erkrankte an einer besonders bösartigen Form der Lues und nahm sich daraufhin das Leben.
Hunters Landsmann Benjamin Bell (1749–1806), einer der bekanntesten Chirurgen Englands, machte den umgekehrten Versuch. Er wollte ermitteln, ob sich aus einem harten Schanker, einem syphilitischen Primäraffekt, eine Gonorrhoe entwickeln kann. Er brachte deshalb winzige Teile eines harten Schankers in die Harnröhre. Die Gonorrhoe blieb aus, aber wenige Wochen später mußte Bell an sich einen syphilitischen Primäraffekt diagnostizieren.
Ungezählte andere derartige Impfversuche verrieten erstaunlichen Heroismus. Völlige Klarheit über die verschiedenen Gifte konnten sie jedoch nicht bringen. Im Gegenteil, sie stifteten nicht selten weitere Verwirrung. Selbst einer der bedeutendsten Männer in der Geschichte der Venerologie, der französische Wissenschaftler Philippe Ricord (1800–1889), schloß aus vielen eigenen Impfversuchen zunächst auf ein einheitliches Gift. Erst einer seiner bedeutendsten Schüler, Léon Basse-

reau, bewies durch seine Arbeiten den grundsätzlichen Unterschied zwischen Syphilis und Ulcus molle.
Philippe Ricord war nicht nur ein großer Wissenschaftler seiner Zeit, sondern auch ein Mann von Charme und Witz. Die Medizingeschichte ist reich an Anekdoten über ihn. In Baltimore geboren, ging Ricord mit zwanzig Jahren in die französische Heimat seiner Väter. Bereits mit einunddreißig Chefchirurg am »Hospital du Midi« für Syphilitische in Paris, war er bald auch schon eine Autorität in der Behandlung der Syphilis.
Ricord hat sehr viel – und mit sehr leichter Hand – geschrieben. Gallischer Esprit war seine zweite Natur. Er liebte es, zum Gesellschaftsanzug die vielen Orden zu tragen, die er von mannigfachen Potentaten unter seinen Patienten bekommen hatte. Ein Kollege sprach ihn ein bißchen boshaft darauf an: »Du mußt ja schier alle Souveräne der Welt behandelt haben.« Ricord tat das ab: »Nicht einmal, ich habe in meinem ganzen Leben noch nie ein gekröntes Haupt behandelt!«
Im Jahr 1838, ein halbes Jahrhundert nach Hunters Selbstversuch, verkündete Ricord aufs neue die Erkenntnis, daß es sich bei Syphilis und Gonorrhoe um zwei völlig verschiedene Krankheiten handle. Er wurde der Begründer der sogenannten dualistischen Lehre; gleichwohl wurde der Streit zwischen »Unitaristen« und »Dualisten« noch viele Jahrzehnte mit heute kaum noch verständlicher Heftigkeit weitergeführt.
Ricord schuf ferner die erste medizinische Monographie der Lues, mit der er die Lehre von ihren drei verschiedenen Stadien begründete. »Die Syphilis«, so lehrte er, »macht ihren Verlauf mit einer Regelmäßigkeit durch, die wahrhaft überraschend ist. Jeder Zufall, jede Phase, jede Gruppe hat ihre bestimmte Epoche und ihre fast unwandelbare, im voraus festgesetzte Stunde. Ich kenne nur einige Ausnahmen davon, nämlich einige sehr seltene Fälle der galoppierenden Lues.«
Ricord unterteilte das Drama der Syphilis in drei große Akte oder Perioden. »Die erste Periode zeigt den Schanker und den Bubo (die syphilitische Leistenschwellung, d. V.), die zweite Periode sekundäre Zufälle, womit die allgemeine Syphilis in die Sinne tritt und die in den ersten Monaten auf den Schanker folgen; diese Zufälle betreffen die peripherischen oder oberflächlichen Texturen, die kutanen oder mukösen Gebilde. Dritte Periode: Tertiäre Zufälle, die sich erst später, selten vor Ende eines halben Jahres nach dem Auftreten des ersten Symptoms zeigen, aber auch lange Zeit nachher in fast unbestimmbaren Zeiträumen zutage treten; Zufälle, welche die tiefer gelegenen Gebilde betreffen.«
Das, so vermerkt Ricord, seien die drei großen Perioden, »welche die Natur, keineswegs aber meine Willkür oder meine Einbildung, in der

Entwicklung der Syphilis vorgezeichnet hat. Sie ist eine allgemeine Krankheit im weitesten Sinne des Wortes, da sie alle Texturen erreicht und alle Organe trifft.«

Dieses großartige Porträt der Syphilis als konstitutioneller Krankheit besitzt im Prinzip auch heute noch Gültigkeit, wenngleich die Syphilis sich häufig jeder schematischen Einteilung entzieht. So gibt es zwischen den einzelnen Stadien durchaus fließende Übergänge, und zwar vor allem deshalb, weil die Abwehrkraft des Körpers, die Intensität, mit der sich der Organismus gegen die eingedrungenen Spirochäten wehrt, von Fall zu Fall sehr unterschiedlich sein kann. »Jeder Infizierte erlebt gewissermaßen seine eigene Syphilis«, meint Professor Hans-Joachim Heite, Freiburg, der Präsident der Deutschen Gesellschaft zur Bekämpfung der Geschlechtskrankheiten. »Manchmal läßt die Art der ersten Hauterscheinungen allerdings schon den Verlauf der Krankheit vorhersagen.«

Heite – und das soll schon hier erwähnt werden – hält die Syphilis für eine heute verhältnismäßig leicht zu heilende Krankheit. »Man kann sie beinahe spielend beherrschen, vorausgesetzt, daß man sie ernst nimmt, also so früh und so intensiv wie notwendig behandelt.« Professor Heite ist deshalb auch für eine Reform des Gesetzes zur Bekämpfung der Geschlechtskrankheiten. »Dieses Gesetz stammt aus einer Zeit, in der die Syphilis noch eine wirkliche Volksseuche war, wo sich endlose Infektionsketten ausbreiten konnten. Das Gesetz berücksichtigt nicht den gewaltigen epidemiologischen, therapeutischen und diagnostisch-serologischen Fortschritt der letzten Jahre«, erklärte er dem Verfasser.

Doch von Heite zurück zu jener weniger glücklichen Zeit Ricords, wo die Syphilis zu den gefährlichsten chronischen Krankheiten überhaupt gerechnet werden mußte. Ricord unterlief bei seiner Beschreibung der drei Stadien ein folgenschwerer Irrtum. Aufgrund seiner Impfversuche und der oft so harmlos scheinenden äußeren Zeichen hielt er das sekundäre Stadium der Krankheit nicht für ansteckend.

Ein deutscher Arzt namens Lindemann bezweifelte heftig Ricords Meinung, daß das zweite Stadium nicht infektiös sein sollte. Er unternahm deshalb einen kühnen Versuch. Im Juli 1851 entnahm er einem Kranken mit sekundärer Syphilis etwas Material und verimpfte es in eine oberflächliche Wunde, die er sich selbst vorher am linken Oberarm beigebracht hatte. In der Folgezeit breiteten sich über seinen ganzen Körper die Merkmale einer schweren konstitutionellen Syphilis aus. Lindemann hatte Ricord widerlegt – der Preis war die Syphilis am eigenen Körper.

Der Würzburger Kliniker Franz von Rinecker (1811–1883), der

Münchner Arzt Joseph von Lindwurm (1824–1874) und der Österreicher Hermann Edler von Zeissl (1817–1884) trugen in der Folge wesentlich dazu bei, endlich den Tripper als eine von der Syphilis völlig verschiedene Krankheit zu erkennen. Von Zeissl und sein Sohn Maximilian (1853–1925) wurden in ihrem Forschungsdrang ebenfalls Opfer der Syphilis.
Der eigentliche Begründer der deutschen Dualitätslehre – so stellt Professor Walter Schönfeld in seiner ›Kurzen Geschichte der Dermatologie und Venerologie‹ fest – ist Friedrich von Bärensprung (1822–1864), Professor für Syphilis und Hautkrankheiten in Berlin. Diese Lehre gipfelte in dem Satz: »Weder der Tripper noch der weiche Schanker gehören zur Syphilis.«
»Wie Ricord zu dem Fehlschluß bei der Syphilis gelangte, ist mit unserem heutigen Wissen auch leicht zu erklären«, meint Schönfeld. »Er impfte die Absonderungen eben nur dem gleichen Kranken oder anderen latenten Syphilitikern ein. Diese hatten eine relative Immunität durch ihre noch bestehende Krankheit neuer Giftzufuhr gegenüber, das heißt, sie waren als klinisch latente Kranke relativ unempfindlich gegen Neuzufuhr des Krankheitsgiftes. Es bildete sich bei ihnen kein neuer Primäraffekt, der auch heute noch das Kriterium für eine Neuansteckung ist . . . Das konnte damals in dem Sinne der Nichtansteckungsfähigkeit ihrer Absonderungen ausgelegt werden. Der Fehler Ricords war es, bei seinem Standpunkt der Nichtansteckungsfähigkeit der sekundären syphilitischen Absonderungen zu verharren, als schon von verschiedenen Seiten klinische Beobachtungen angestellt und positive Impfergebnisse, die das Gegenteil bewiesen, an gesunden Menschen von Ärzten erzielt waren, die nicht dem Glauben an Ricords Autorität unterlagen.«

Wie die Erreger sich ausbreiten

Ob Syphiliserreger die schützende Schicht einer völlig intakten Haut durchdringen können, ist selbst heute noch nicht völlig geklärt. Feinste, mit bloßem Auge unsichtbare Verletzungen genügen aber als Eingangspforte. Von dort aus geht die weitere Invasion in tiefere Hautschichten und in die Blut- und Lymphbahnen vor sich.
Die Infektion ist zunächst nicht zu bemerken. Die Inkubation bis zum Auftreten der ersten äußeren Anzeichen dauert gewöhnlich zwei bis vier Wochen. In Ausnahmefällen kann sie aber auf zehn Tage verkürzt sein oder sich bis zu drei Monaten ausdehnen. Die verhältnismäßig lange Zeit

der Inkubation rührt daher, daß die Erreger sich nur langsam vermehren. Während sich die meisten anderen Bakterien alle zwanzig bis dreißig Minuten teilen und damit ihre Zahl verdoppeln, geschieht dies bei ihnen nur etwa alle dreißig Stunden.

Bei der Ansteckung werden gewöhnlich nur einige hunderte oder tausende Keime übertragen. Es müssen aber etwa hundert Millionen von ihnen vorhanden sein, bevor sich die ersten Symptome am Infektionsort zeigen, bevor dort also ein Primäraffekt erscheint. Ein einfaches Rechenexempel zeigt, daß bis dahin eben über zwanzig Tage vergehen. Dann entwickelt sich ein derber Knoten von der Größe eines kleinen Hirsekorns bis zu der einer Linse. Er besteht aus gewucherten Bindegewebszellen, verhärteten Geweben und einer Erosion der obersten Hautschicht. Die Papel verbreitert sich dann meist und kann – was allerdings sehr selten ist – die Ausmaße eines Fünfmarkstücks erreichen. Hingegen ist die Ausdehnung des Primäraffektes in die Tiefe nur gering. Er ist oft von einem wallartigen Rand scharf abgesetzt, und häufig bildet sich in der Mitte eine plattenartige Verdickung, die dann als eine Art Knopf innerhalb des Knotens tastbar ist. Der Herd sieht leuchtend oder dunkelrot aus. Es wird im allgemeinen nur wenig Sekret abgegeben, das aber manchmal zu einer dünnen Kruste eintrocknet. Dann ist die Verdickung im Zentrum weniger ausgeprägt und fühlt sich eher wie ein in die Haut eingeschobenes Pergamentblättchen an, weshalb man dieses Symptom früher auch als »Pergamentschanker« bezeichnete.

Der Primäraffekt, auch Initialsklerose oder harter Schanker genannt, tritt im allgemeinen nur einzeln auf, und zwar an der direkten Infektionsstelle. Das verführte noch bis in das letzte Jahrhundert hinein manche Dermatologen und Chirurgen zu der Annahme, man könne die Krankheit kupieren durch vollständige Entfernung dieses Schankers. Heute weiß man, daß diese Methode völlig untauglich ist. Die Spirochäten »treten nicht auf der Stelle«. Bereits wenige Stunden nach der Infektion sind sie in das Blut, die Lymphdrüsen und bald auch ins Nervensystem eingedrungen.

Eine Untersuchung des Blutserums zeigt zu diesem Zeitpunkt – mit Ausnahme von später ausführlich zu beschreibenden neuen Testsystemen – noch keine positive Reaktion. Das gilt vor allem für die klassische Lues-Reaktion, die nach dem Bamberger Serologen August von Wassermann benannte Wassermann-Reaktion. Man spricht deshalb von einer Lues seronegativa, Stadium I. Erst ab der sechsten Woche nach der Infektion werden die Serumreaktionen »positiv«, zeigen also das Vorhandensein der Erkrankung an. Dieses Stadium wird im allgemeinen als

Lues seropositiva bezeichnet. Vorher ist der Arzt bei seiner Diagnose allein auf das klinische Bild angewiesen, das der Primäraffekt zeigt, und den Nachweis von Spirochaeta pallidum aus dem Sekret des Primäraffekts.
Natürlich ist keineswegs jedes Genitalgeschwür syphilitischen Ursprungs. Ähnlichkeit mit einem syphilitischen Primäraffekt können Geschwüre zeigen, die von anderen – pathogenen oder harmlosen – Mikroorganismen verursacht werden. Zu diesen nichtsyphilitischen Erscheinungen gehören beispielsweise die sogenannten Candida-Mykosen (Infektion durch bestimmte Pilze) und ein durch gewisse Herpes-Viren verursachtes Geschwür (Herpes genitalis). Als Sonderfall gilt noch das sogenannte Ulcus phagedaenicum, ein »fressendes« Geschwür, das von normalerweise harmlosen Keimen verursacht wird und nur bei stark herabgesetzten Abwehrkräften eines Patienten vorkommt.
Übrigens ist der vereinzelte syphilitische Primäraffekt durchaus keine Regel ohne Ausnahme. Es kommt auch vor, daß derartige Affekte gleichzeitig an mehreren Stellen auftreten. Der Primärschanker verursacht entweder nur geringe oder – und das ist das Normale – gar keine Schmerzen, falls sich nicht eine zusätzliche Entzündung entwickelt. Dies führt dazu, daß der Patient die Erkrankung manchmal überhaupt nicht bemerkt. Vor allem dann nicht, wenn der Affekt sich an wenig offensichtlichen Stellen manifestiert oder an Orten, wo man geneigt ist, ihn mit irgendeiner harmloseren Hauterscheinung zu verwechseln.
Von extragenitalen Primäraffekten finden sich, wie Professor Hans-Joachim Heite berichtet, 75 Prozent am Kopf und dort vornehmlich am Mund. Ferner können Rachen, Bauch, Aftergegend oder Finger befallen sein. Prinzipiell gibt es eigentlich keine Hautregion, die von syphilitischen Primäraffekten stets verschont bleibt. Selbst in Augenwinkeln und an den Zehen hat es sie schon gegeben. An solchen ausgefallenen Stellen werden sie dann um so leichter sorglos übergangen oder gar falsch diagnostiziert.
Tückisch ist ferner, daß der Schanker, auch wenn die Krankheit überhaupt nicht behandelt wird, nach etwa drei bis acht Wochen unversehens wieder verschwindet und entweder keine oder nur ganz kleine und zarte Narben hinterläßt. Der Betroffene mag also meinen, eine unbedeutende Hautaffektion sei abgeheilt.
Neben dem harten Schanker gehören zum ersten Stadium der Lues Schwellungen der lokalen Lymphdrüsen, die jenes Gebiet versorgen, in dem die Hauterscheinung zutage tritt. Im Genitalbereich sind das die Lymphknoten in den Leisten, für den Finger sind die Drüsen in der Ell-

bogengegend verantwortlich, für die Lippen diejenigen unter dem Kinn, für das übrige Gesicht die am Ohr. Die Schwellungen, die meist ebensowenig schmerzhaft sind wie der Schanker selbst, entwickeln sich allmählich, entweder mit diesem zusammen oder – was häufiger der Fall ist – kurz danach. Ihr Umfang ist außerordentlich unterschiedlich und reicht von dem einer Erbse oder Bohne bis über die Größe eines Taubeneis hinaus. Es schwellen vorwiegend jene Lymphdrüsen an, die auf der gleichen Körperseite liegen wie der Primäraffekt selbst. Beidseitige Schwellungen werden im Primärstadium weit seltener verzeichnet.
Gehen diese regionalen Schwellungen in Verdickungen auch der anderen Lymphdrüsen des Körpers über, so hat sich aus dem Primärstadium der Lues das Sekundärstadium entwickelt, das etwa neun Wochen nach dem Primäraffekt beginnt. Und zwar zeigen sich solche generalisierten Vergrößerungen der Lymphdrüsen bei etwa der Hälfte aller Patienten im zweiten Stadium. Erfahrene Dermatologen wandten früher als diagnostisches Hilfsmittel gern den sogenannten »Schwiegervatergriff« an, mit dem sie unauffällig bei der Begrüßung mit beiden Händen mögliche Lymphknotenschwellungen in der Ellenbogengegend abtasteten. Der Ausdruck kam wohl von der Art, wie so mancher Vater seinen zukünftigen Schwiegersohn herzlich zu begrüßen pflegte. Bei Frauen und schwächlicheren Männern kündigt sich dieser Krankheitsabschnitt auch zuweilen durch bestimmte Allgemeinerscheinungen an: Müdigkeit, Schlaflosigkeit, mangelnder Appetit, Kopfschmerzen, Schmerzen an Gelenken, Knochen und Muskeln, sogar Fieber bis zu 38 oder 39 Grad Celsius.
Drei Viertel aller Patienten im sekundären Stadium der Syphilis zeigen an vielen Stellen Hautausschläge. Diese sogenannten Syphilide, deren differenzierte Bilder ehedem für den angehenden Hautarzt monatelanges Studium von dermatologischen Atlanten bedeutete, treten in verschiedenen Formen auf. Zunächst handelt es sich bei Patienten mit sonst gesunder Haut vorwiegend um ein Exanthem, das aus masernähnlichen Flecken von hell- bis mittelroter Farbe besteht. Die vielfach nicht allzu deutlich sichtbaren Flecken können auch an der Mundschleimhaut auftreten. Es kann zeitweilig zu Haarausfall an kleinen Stellen kommen, wo die Flecken des Ausschlags die Haarpapillen geschädigt haben. Dieser »Mottenfraß« an den Haaren bildet sich aber wieder zurück. Juckreiz besteht bei diesem Exanthem nicht.
Die Hautausschläge im Sekundärstadium sind durch rundliche Exantheme, die sogenannte Roseola syphilitica, gekennzeichnet. Weitaus seltener ist zu Beginn des zweiten Stadiums ein papulöses Exanthem:

abgeflachte Knötchen bis zu Linsengröße von rotbräunlicher Farbe. Im übrigen treten die Krankheitserscheinungen der sekundären Syphilis nicht selten schubweise auf, bilden sich also zurück und kommen dann nach einiger Zeit wieder. Dabei sind deutliche Veränderungen im äußeren Bild charakteristisch. Ist das »Erstlingsexanthem« über große Teile des Körpers ausgebreitet, so konzentrieren sich die Rezidive auf zunehmend kleinere Flächen. Statt der Roseolen herrschen nun die Papeln vor, die zu ausgesprochenen Knotengebilden werden können. Die Exantheme gruppieren sich und fließen sogar ineinander.
Eine der bekanntesten Erscheinungsformen der syphilitischen Papeln war in der Vergangenheit das »Stirnband der Venus«. So nannte man die münzgroßen Papeln, die bei manchen Syphilitikern an der Stirnhaargrenze zu beobachten waren. Angeblich trug Caesare Borgia, der Sohn Papst Alexanders VI., dieses makabre Stirnband und enthüllte somit das Geheimnis seines Leidens.
Früher sah man in den sekundären Hauterkrankungen das entscheidende Zeichen dafür, daß nun die Krankheit von der lokalen Form in eine allgemeine, den ganzen Blut- und Säftestrom erfassende übergegangen sei. Heute weiß man, daß die Allgemeininfektion bereits kurz nach der Invasion der Erreger ausbricht. Die Hauterscheinungen sind lediglich eine erneute Reaktion des Körpers. Wie man sich im einzelnen diese Antwort des Organismus auf die eingedrungenen Erreger vorzustellen hat, wird in einem späteren Kapitel noch erklärt werden.
Auch ohne jede Behandlung heilen die Hauterscheinungen normalerweise nach wenigen Wochen ab. Äußerst selten bleiben äußere Spuren der Krankheit zurück. Es beginnt aber die sogenannte Latenzzeit. Kranke und oft Ärzte gaben sich in diesem Stadium gelegentlich der Hoffnung hin, eine völlige Heilung sei erzielt. Doch: »Die Syphilis ist nicht tot, sie schläft nur«, mit diesen warnenden Worten hat ein berühmter Dermatologe im vergangenen Jahrhundert dieses »In-den-Untergrund-gehen« der Treponemen umschrieben.
Dieser »Schlaf« der Pallida – wissenschaftlicher ausgedrückt: die Latenzzeit – kann freilich viele Jahrzehnte, ja das ganze weitere Leben des Patienten andauern. Noch sind die immunologischen Verhältnisse bei der Syphilis keineswegs geklärt. Fest steht jedoch heute, daß die Abwehrkräfte den Erreger nach dem II. Stadium für immer in Schach halten oder völlig vernichten können. Seit einigen Jahrzehnten weiß man, daß auch bei unbehandelten Syphilitikern »Selbstheilungen« oder zumindest eine lebenslange Latenz möglich sind. Je nach dem Ausfall der serologischen Reaktionen nennt man das Stadium, das der Sekundärperiode

folgt, Lues latens seropositiva oder Lues latens seronegativa.
Bei keinem unbehandelten Kranken läßt sich indes vorhersagen, ob er zu den Glücklichen gehört, den die Syphilis wieder losläßt. Nach fünf bis zehn Jahren oder noch später kann das – heute dank dem Penicillin selten gewordene – dritte Stadium der Lues beginnen. »Während für die Länge des zweiten Stadiums und für die Dauer der Latenzzeit keine Regel zu gelten scheint, ist der Einfluß von Konstitution und allgemeiner Abwehrkraft des Organismus von Bedeutung«, schreibt Frau Professor Frowine Leyh, Lübeck. »In Kriegs- und Hungerszeiten, bei schweren körperlichen Strapazen können die Stadien einander schnell folgen, ja sich überstürzen. Symptome der Lues III sind zum Teil schon nach vier, fünf Jahren beobachtet worden. Es ist der Organismus, der das entscheidende Wort über Art und Verlauf der Krankheit spricht«.
Das dritte Stadium ist im allgemeinen nicht mehr infektiös. Es zeigt sich an der Haut in Form von Knötchen oder Knoten. Am meisten verbreitet sind das hochliegende Knotensyphilom (Lues tuberosa) und das tiefer unter der Haut sitzende Knotensyphilom (Syphilis gummosa). Bei der Lues tuberosa gibt es Unterformen wie das sogenannte tubero-

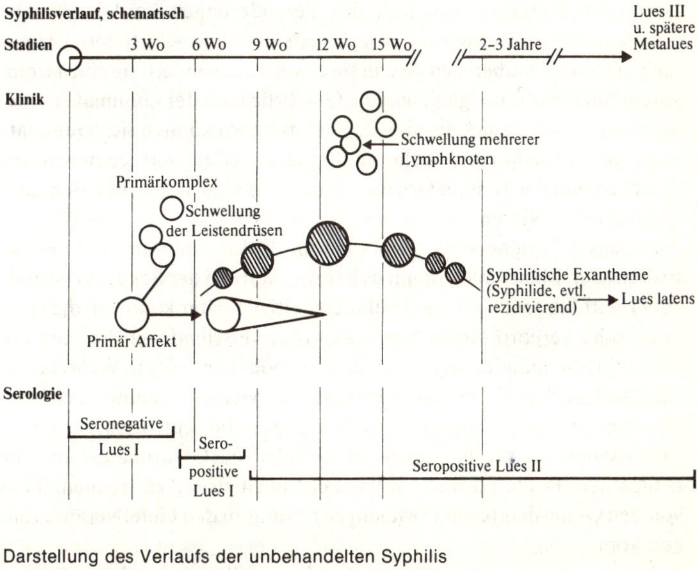

Darstellung des Verlaufs der unbehandelten Syphilis
Quelle: Nasemann, Theodor/Sauerbrey, Wolfhard: Lehrbuch der Hautkrankheiten und venerischen Infektionen. Berlin: 1974

serpiginöse oder das ulzeröse Syphilom, die hier nicht näher beschrieben zu werden brauchen. Beide Phänomene sind wohl eine erneute, allergische Reaktion des Gewebes auf noch vorhandene Treponemen-Nester in Gewebe oder Gefäßen. Es handelt sich bei diesen Neubildungen um Granulationsgewebe – jenem der Tuberkulose und der Lepra ähnlich. Aus diesem Grund ist bei bestimmten Erscheinungen der Syphilis III auch immer an Lepra oder Tuberkulose als Differentialdiagnose zu denken.

Lues latens seronegativa	Lues III (Allergie)
Späte Lues II	permanente Latenz (geheilt)
Lues latens seropositiva	Metalues (Anergie)

Dieses Schema nach Braun-Falco und Keining zeigt die möglichen Entwicklungen der spätlatenten Lues.
Im Gegensatz zu den generalisierten Hauterscheinungen des zweiten Stadiums, den Syphiliden, sind die Syphilome meist nur an einzelnen Körperstellen lokalisiert. Bevorzugte Manifestationen des tuburösen Knotensyphiloms sind im Gesicht die Augenbrauen, das Kinn und die Nase. Am Rumpf zeigen sich die Veränderungen herdförmig. Die Gummageschwülste liegen – wie bereits erwähnt – in tieferen Hautschichten als die tuberösen. Wenn sie erweichen, sondern sie eine farblose, gummiartige Flüssigkeit ab. Die Gefährlichkeit der Gummata richtet sich danach, wo sie sich ausbilden. Grundsätzlich können sich Gummata in jedem Gewebe entwickeln. Häufig anzutreffen sind sie neben den Knochen und der Haut in Organen wie den Hoden, der Leber, den Lungen oder den Nieren.
Auch das Zentralnervensystem kann im dritten Stadium der Lues betroffen sein. Manchmal kommt es bereits während der Sekundärperiode zur Gehirnhautentzündung (Frühmeningitis). Später kann sich die zerebrale oder zerebrospinale Syphilis in drei verschiedenen Formen äußern: einer meningitischen, arteriitischen oder gummösen. Während bei der Paralyse oder Tabes, heute am besten als viertes Stadium bezeichnet, unmittelbar das Parenchym, das Nervengewebe, betroffen wird, sind Lokalisationspunkte der tertiären Syphilis die Gehirnhäute und die Blutgefäße. Beide Formen sind zumeist nicht streng zu trennen, da es von den Gehirnhäuten her (Meningen) häufig zu den Gefäßveränderungen kommt.
Bei einer solchen »Endarteriitis« der Hirngefäße werden deren Außenwand, die Adventitia, und später die Innenwand, die Intima, betroffen.

Die eingedrungenen Treponemen bewirken eine starke Wucherung der Endothelzellen. Die Gefäße werden – ähnlich wie bei der Arteriosklerose – immer stärker eingeengt und unter Umständen völlig verschlossen. Da die entsprechenden Bezirke des Gehirns auf diese Weise nur wenig oder überhaupt nicht mehr mit Blut versorgt werden, entstehen ischämische Erweichungsherde. Die Folge: der Patient kann einen Schlaganfall erleiden mit anschließender Halbseitenlähmung und Sprachstörungen (Aphasie). Im Fall Lenins beispielsweise, über dessen Krankengeschichte in Kapitel 7 ausführlich berichtet wird, deuteten eben diese Symptome zunächst auf eine solche »Endarteriitis luica«. Otto Heubner, Professor in Leipzig, hat 1874 zum ersten Mal die verschiedenen Erkrankungen der Hirngefäße infolge von Lues beschrieben.

Bei der gummösen Form der zerebrospinalen Syphilis bilden sich Gummata im Gehirn und Rückenmark. Von Erbsen- bis Walnußgröße reichend, können sie ähnliche Symptome wie Hirntumoren produzieren: Kopfschmerzen, Schwindel und Erbrechen.

Bei dieser zerebralen Syphilis werden die in der Schädelhöhle verlaufenden zwölf Gehirnnerven häufig in Mitleidenschaft gezogen. Es kann zur Atrophie und Degeneration von bestimmten Nervenfasern kommen. Besonders häufig sind Augen- und Augenmuskelnerv betroffen. Es können auch bei allen Formen der Hirnlues epileptische Anfälle auftreten. Auch rein spinale Krankheitsbilder werden beobachtet, bei denen also die Schädigung des Rückenmarks im Vordergrund steht.

Über Erscheinungen von Hirnsyphilis haben schon sehr früh der Leibarzt Karls IX. von Frankreich, Leonardo Botallo (geboren um 1530), und der berühmte Anatom Battista Morgagni (1682–1771) geschrieben. Mit dem Ausdruck »Hirnsyphilis« ist heute übrigens allein die zerebrospinale Syphilis mit ihren verschiedenen Formen zu verstehen.

Manche Neurologen bezeichnen diese Form der Neurosyphilis – sie ist im übrigen die häufigste – lieber als meningovaskuläre, wie etwa Professor Dr. Hans-Georg Bauer, Direktor der Neurologischen Klinik und Poliklinik der Universität Göttingen.

In Wirklichkeit handelt es sich bei Paralyse und Tabes natürlich auch um eine Hirnsyphilis – der Zusammenhang zwischen diesen beiden Erkrankungen und der Syphilis ist freilich erst in diesem Jahrhundert klar erkannt worden.

Nicht nur die Hirngefäße, auch die Gefäße anderer Organe, vor allem die große Körperschlagader, werden von den Treponemen angegriffen.

Von ihr gehen die großen Arterien im Körper aus. Der Angriffspunkt der Treponemen liegt nun meist im Aortenbogen, der sich von der Vorderseite des Brustraumes nach hinten bis zur Wirbelsäule dehnt; von dort führt die Schlagader abwärts ins Becken.

Die syphilitische Infektion findet gemeinhin im ersten Stück des Aortenbogens statt: die Treponemen nisten sich im inneren Bindegewebe der Aderwand, der Intima, ein und beginnen mit ihrem Zerstörungswerk. Während das Gewebe der Aderwand beim gesunden Menschen elastisch ist und sich im Rhythmus des Herzschlags bläht und wieder zusammenzieht, macht die syphilitische Infektion dieses Gewebe spröde und narbig, es gibt nicht mehr nach. Die Herzarbeit findet an dieser Stelle keine Entsprechung mehr, der fortgesetzte Druck wird nicht mehr ausgeglichen, die Aorta »beutelt« aus, d. h. es entsteht eine sackartige Ausbuchtung. Eine solche krankhafte Erweiterung – hervorgerufen durch eine Aortitis, eine Entzündung dieser Arterie – ist dann das gefürchtete Aneurysma.

Dann ähnelt die Aorta, so schreibt der englische Arzt Dr. R. S. Morton, »fast einem alten, schlecht behandelten Riemenpaar oder einem überstrapazierten Gürtel, dessen elastisches Gewebe stellenweise durch übermäßige Benutzung und zu starkes Auseinanderziehen zerstört wurde«.

Nicht selten greift die Aortitis auf die Herzklappe zwischen Aorta und linker Kammer über. Diese Klappe schließt sich normalerweise nach jedem Herzschlag. So kann das Blut, das dabei aus dem Herzen herausgepumpt wird, nicht mehr zurückfließen und nimmt seinen Weg durch die Arterien in den Körper. Nach einer syphilitischen Infektion in diesem Abschnitt aber funktioniert diese Herzklappe nur noch unzulänglich, mehr und mehr Blut wird wieder ins Herz zurückgeworfen, statt in den Kreislauf gepumpt zu werden. Das hält das Herz auf die Dauer so wenig aus wie der Kreislauf. Herztod des Kranken ist die Folge.

In anderen Fällen gefährdet die Aortitis die Eingänge der Herzkranzarterien. Die Entzündung verengt die Öffnungen der Kranzgefäße, so daß die Blutzufuhr im überanstrengten Herzmuskel immer weiter nachläßt. Dies bedeutet empfindlichen Sauerstoffmangel, es kommt zu Anfällen von Angina pectoris, die mit jeder körperlichen Anstrengung wiederkehren. Diese Symptome werden unter dem Begriff »Cardiovasculäre Syphilis« zusammengefaßt.

Im Anfangsstadium verursachen Infektionen der Aorta und Herzkranzgefäße oft nur geringe Störungen und sind klinisch überdies außerordentlich schwer nachzuweisen. Deshalb wurden in der Vergangenheit

Fälle syphilitischer Aortitis (Endarteriitis) in frühen Stadien nur selten entdeckt. Röntgenuntersuchungen trugen in letzter Zeit sehr zur Frühdiagnostik solcher Krankheitsbilder bei. Vorher registrierten zumeist erst die Pathologen auf dem Sektionstisch diese Krankheitserscheinungen.

Eine Reihe von Dermatologen ordnet die cardiovaskuläre Syphilis und eine gelegentlich gleichzeitig auftretende zerebrale Syphilis nicht dem dritten Stadium der Erkrankung zu. Sie unterscheiden – nicht zuletzt der fließenden Übergänge wegen – nur zwischen Früh- und Spätsyphilis. Zur Frühsyphilis zählen nur das erste und zweite Stadium; der Komplex der Spätsyphilis umfaßt sämtliche Erscheinungen, die sich an die zweite Phase anschließen.

Statistiken haben ergeben, daß ungefähr dreißig Prozent aller syphilitischen Herzpatienten gleichzeitig auch im Gehirn und Rückenmark Erscheinungen zeigen. Bei zwei Drittel von ihnen kommt es zu Spätkomplikationen innerhalb von zwanzig Jahren nach der Ansteckung. Dieser Zeitraum ist freilich individuell verschieden. Manchmal beträgt er nur zehn Jahre, gelegentlich bis zu vierzig.

Wie schon erwähnt, läßt sich die Lues mit ihren schillernden Symptomen in kein enges Schema pressen. Bei dem einen Kranken verläuft sie geradezu nach Lehrbuchschema, andererseits sind genügend Fälle bekannt, in denen die latenten Phasen über Jahrzehnte oder für immer dauern. Die Syphilis vermag aber nicht allein von Fall zu Fall eine andere Maske aufzusetzen. Viele Medizinhistoriker sind auch der Meinung, sie habe im Laufe der Jahrhunderte einen mehr oder weniger deutlichen Gestaltswandel durchgemacht. In diesem Zusammenhang wird dann darauf hingewiesen, daß die Lues sich zu Anfang und bis in das sechzehnte Jahrhundert hinein vor allem in schweren Hauterscheinungen äußerte. Im dritten Stadium wurden die Kranken schließlich gewissermaßen »an Haut und Knochen zerfressen«.

Hingegen scheinen offensichtlich, den überlieferten Berichten und Krankheitsbildern zufolge, Fälle von Neurosyphilis, Paralyse oder Tabes seinerzeit überhaupt nicht oder nur selten vorgekommen zu sein. So betrifft zum Beispiel die erste Beschreibung einer progressiven Paralyse den einstigen Erzbischof von Lyon, François Paul de Neuville. Sein Leiden, so heißt es in zeitgenössischen Quellen, sei ihm zuteil geworden, weil er »die Frauen viel geliebt« habe. Mit fünfzig Jahren begann bei ihm eine Geisteskrankheit, und er starb dann acht Jahre später, nämlich 1731, nach fortgeschrittener Verblödung.

Mit dem Auftreten etwa von Paralyse oder Tabes, zu denen es ja selbst

bei unbehandelter Syphilis nur in relativ seltenen Fällen kommt, scheinen sich aber auf der anderen Seite die übrigen Syphilisformen milder zu gestalten. Mitarbeiter des Pathologischen Instituts der Freien Universität Berlin vermerkten daher 1957, die Lues hätte sich »von einer ›Geißel Gottes‹ zu einer vom Laien heute oftmals als harmlos hingestellten ›Kavalierskrankheit‹« gewandelt. Diese Auffassung ließe sich wie folgt zusammenfassen: die Lues hat im Laufe der Jahrhunderte nicht an Heftigkeit verloren, sondern auch die ehedem im Vordergrund stehende Haut- und Knochensyphilis ist milder und seltener geworden.
Aus diesem Grunde betonte der Dermatologe Ernest Finger schon 1927: »Die Syphilis hat ihren Charakter als Hautkrankheit abgestreift, die Berechtigung, in einer Hautklinik behandelt zu werden, eingebüßt.« Eine Auffassung übrigens, die gerade heute in internationalen Fachkreisen erneut vertreten wird.
Ein solcher Gestaltwandel macht die Diagnose der Syphilis zuweilen schwierig. Nicht nur in der Vergangenheit hatten nicht alle Ärzte Ricords Mahnung »Cherchez la vériole« im Kopf, wenn sie einem Krankheitsbild gegenüberstanden, das die Syphilis nicht sofort erkennen läßt.
Ganz besonders gilt dies für die Syphilis bei Kindern. Im Prinzip ist sie schon seit der Zeit des Paracelsus bekannt. Er äußerte sich sehr eindeutig: »Fit morbus hereditarius et transit a patre ad filium« (Es handelt sich um eine Erbkrankheit, die vom Vater auf den Sohn übertragen wird). So glaubte man auch noch im vergangenen Jahrhundert, daß die Krankheit bereits durch den männlichen Samen oder das weibliche Ei übertragen werden könne. Man unterschied zwischen einer Infektion des Sperma und des Ovum. »Der germinative Übergang der Krankheit auf die Descendenz ist erfahrungsgemäß der häufigste und in seiner Wirkung auf diese der verderblichste«, konstatierte Professor Isidor Neumann um die Jahrhundertwende. »Da erwiesenermaßen die Syphilis bei dem männlichen Geschlechte viel häufiger ist als beim weiblichen, bildet in bezug auf Frequenz die paterne Syphilis den ausschlaggebenden Faktor.«

Der Irrtum von der »Erbsyphilis«

Ein syphilitischer Vater könnte danach ein syphilitisches Kind zeugen, ohne daß die Mutter infiziert sein müßte. Ob es zu einer solchen syphilitischen Übertragung durch das männliche Sperma kommt, lehrte Neumann, hänge freilich von zwei Faktoren ab: wie virulent die Erreger seien und wie lange die Krankheit bei dem Vater schon bestehe. Die Wahrscheinlichkeit, daß die Krankheit durch das Sperma übertragen werde, stehe »im umgekehrten Verhältnis zum Alter der Syphilis des Erzeugers. Je rezenter also die Syphilis des Erzeugers ist, desto wahrscheinlicher ist ihr spermatischer Übergang auf die Frucht.«

Vor allem Alfred Fournier (1832–1914), Dermatologe und Professor an der Medizinischen Fakultät in Paris, äußert sich dazu in einem berühmt gewordenen Werk ›Die Vererbung der Syphilis‹, das 1892 auch in deutscher Sprache erschien. Sein Kernsatz lautet: »Die Syphilis kann vererbt werden, wenn beide Erzeuger syphilitisch sind.« Die Vererbung könne aber auch durch die Mutter oder den Vater allein geschehen.

Ein damit zusammenhängendes Thema behandelte ein Vortrag Fourniers, den er im Oktober 1906 in der Pariser Akademie der Medizin gehalten hat und der den bezeichnenden Titel ›Die Syphilis der ehrbaren Frauen‹ trägt. Diese Formulierung weist schon darauf hin, daß es dem Autor damals darum ging, jene Frauen in Schutz zu nehmen, die – entweder in der Ehe oder während der Verlobungszeit – von ihren Männern angesteckt wurden.

Fournier fordert von den Syphilitikern, keine Ehe zu schließen, solange noch eine Ansteckungsgefahr besteht. Er meint zugleich, daß nach einer »Heilung« eine Wartezeit von vier bis fünf Jahren »durchschnittlich bessere und vollere Garantien gibt«.

Fournier quält über dies die allgemeine Ahnungslosigkeit, selbst der gebildeten Stände, auf dem Gebiet der Geschlechtskrankheiten. Und er beklagt den totalen Mangel an Aufklärung. Sarkastisch erinnert er daran, daß man die Zeitgenossen zwar etwa darüber belehre, nicht auf den Fußboden zu spucken, daß sie von den schrecklichen Gefahren der Geschlechtskrankheiten jedoch nichts wüßten.

Noch Iwan Bloch, bedeutender Dermatologe im Berlin der Jahrhundertwende, zitiert Fourniers Schrift ›Wird man geheilt?‹. Sie gehörte in eine große Reihe von Aufklärungsschriften, die der Franzose zu schreiben nicht müde wurde. Fournier glaubte, diese Titelfrage schon zu seiner Zeit bejahen zu können mit dem Hinweis auf »das Wunder des Quecksilbers«, wie Bloch dieses Spezifikum genannt hat.

Auch Bloch ist der Ansicht, daß die Syphilis ihre besonders schlimmen Formen über die Jahrhunderte hinweg verloren zu haben scheint, was nach Meinung vieler Forscher auf »eine relative Immunisierung der europäischen Menschheit gegen das syphilitische Gift« zurückzuführen ist. Bloch erinnert an eine interessante Rechnung, die Albert Reibmayr aufgestellt hat: »Es gibt in Europa sicher keinen Menschen, von dessen viertausend Ahnen, die er innerhalb der letzten vierhundert Jahre gehabt hat, nicht zahlreiche mit dieser Krankheit zu kämpfen gehabt haben, so sehr sich auch das Gefühl manches gegen diese ihm unangenehme, aber ganz zweifellose Tatsache sträuben mag.« Bloch folgert daraus: »Aber diese unzweifelhafte Tatsache, daß wir alle von unseren Vorfahren her ein wenig ›syphilisiert‹ sind, kommt dem Kampf gegen die Syphilis zugute . . .«

Um nun auf Fourniers Auffassung von der Vererbbarkeit der Syphilis zurückzukommen, noch ein Zitat aus seinem Vortrag: »Es ist leichter, einen Syphilitiker zu einem ungefährlichen Ehemann als zu einem ungefährlichen Vater zu machen.« Als sichersten Beweis rein väterlicher Vererbung betrachtet Fournier vor allem jene Fälle, »in denen die Mutter eines von einem syphilitischen Vater gezeugten, hereditär-syphilitischen Kindes sich nach der Geburt desselben von dem Kinde oder in anderer Weise syphilitisch infiziert, denn damit ist der sicherste Beweis erbracht, daß die Mutter zur Zeit der Geburt ihres hereditär-syphilitischen Kindes gesund war, also dessen Syphilis nur vom Vater herstammen könne«.

Sir William Osler sagte das berühmte Wort: »Lernt die Syphilis erforschen, dann kennt ihr alle übrigen Krankheiten.« Er vertritt in seinem 1909 erschienenen Buch ›The Principles and Practice of Medicine‹ die Theorie, die Syphilis werde durch das männliche Sperma vererbt. »Unser Wissen über die Geschichte der Syphilis macht es wahrscheinlich, daß alle Zellen des Sperma infektiös sind.«

Eine Vererbung durch die Mutter allein hält Osler allerdings für sehr viel schwerwiegender als eine Vererbung durch den Vater. Das glaubte auch Fournier, als er schrieb: »Die mütterliche Vererbung ist weitaus schädlicher als die väterliche.«

Wäre diese Ansicht richtig, dann müßte eigentlich auch der umgekehrte Weg möglich sein, daß ein durch infizierten Samen entstandener Embryo die gesunde Mutter infiziert. Wahrhaftig wurde die Frage im vergangenen Jahrhundert schon vor Fournier eifrig diskutiert. Ricord war von dieser Hypothese fest überzeugt.

Der Engländer Jonathan Hutchinson (1828–1913), ein sehr bedeutender Chirurg, schränkte dieses Dogma allerdings erheblich ein. Er vermutete, Mütter erkrankten dann nach und nach an Syphilis, wenn sie mehrmals von syphilitischen Vätern infizierte Kinder austrügen. Man könne primäre und sekundäre Symptome dabei allerdings nicht beobachten. Es handle sich um eine besondere latente Form der Krankheit. Den gleichen Standpunkt vertrat Fournier.

Die größten Syphiliskenner der Zeit hatten sich indessen gründlich geirrt. Es gibt keine Erb-, oder wie man sie damals nannte, hereditäre Syphilis. Die Syphilis von Neugeborenen entsteht nicht durch infektiösen Samen oder mütterliches Ei, sondern dadurch, daß es den Erregern auf dem Wege über die Plazenta möglich ist, in das Ungeborene einzudringen. Und der Fötus wird fast immer erst am Ende der ersten Schwangerschaftshälfte angesteckt, also nach dem vierten Monat.
Vermutlich ist die Frucht am stärksten gefährdet, wenn sich die Mutter bereits bei der Empfängnis ansteckte. Fünf Monate später – jetzt ist den Treponemen der Durchbruch durch die Plazenta möglich – befindet sie sich im sekundären Stadium der Syphilis. Zu diesem Zeitpunkt haben sich die Erreger im ganzen Organismus ausgebreitet. Auch das Ungeborene im Mutterleib wird einem solchen Massenansturm der Treponemen ausgesetzt. Es geht häufig zugrunde und wird von dem mütterlichen Organismus ausgestoßen. Fehlgeburten in der zweiten Hälfte der Schwangerschaft erweckten deshalb in der Vergangenheit den Verdacht auf Syphilis der Mutter. Im weiteren Verlauf einer solchen Syphilis, bei der schließlich die Zahl und Virulenz der Erreger nachließ, kam es dann bei den betreffenden Frauen meist nicht mehr zu Fehl- oder Totgeburten. Die Kinder waren jedoch schwächlich und häufig nicht lebensfähig. Im späteren Stadium der Syphilis konnte eine Frau dann auch gesunde Kinder zur Welt bringen. Hatte sie sich erst wenige Wochen vor der Geburt infiziert, war es ohnehin wahrscheinlich, daß die Treponemen nicht mehr durch die Plazenta bis in die Frucht eingedrungen waren. Das Neugeborene blieb frei von Syphilis.
Die Syphilis connata – die Ausdrücke wie Syphilis hereditaria oder congenitalis deuten auf eine Vererbung und werden deshalb kaum mehr benutzt – wird zumeist in drei Abschnitte gegliedert: in die Syphilis des Föten, des Neugeborenen und Säuglings, ferner in die connatale Rezidiv-Syphilis und in die Syphilis connatalis tarda.
Syphilitische Neugeborene brauchen keineswegs sofort Anzeichen der Krankheit zu zeigen. Dies wird zumeist in der vierten bis zehnten Woche beobachtet. Hervorstechendes Merkmal ist die sogenannte Koryza syphilitica, ein chronischer Schnupfen. Nach einer Zusammenfassung von Professor Johannes Oehme, Chefarzt des Kinderkrankenhauses in Braunschweig und Verfasser eines Standardwerkes zum Thema ›Konnatale Syphilis‹, ist diese »Schniefnase« bei 60 Prozent der Fälle von Lues connata zu beobachten. Der Schnupfen ist anfangs trocken. Später wird er oft blutig. Er ist stets doppelseitig. »Anhaltendes Schniefen seit Geburt oder in den ersten Lebenswochen muß daher stets Verdacht auf

Lues connata erwecken und Anlaß sein, die Seroreaktionen zu überprüfen«, schreibt Professor Oehme. Hauterscheinungen, Blässe, Lähmungen sind ebenfalls bei syphilitischen Säuglingen zu beobachten. In etwa 70 Prozent der Fälle sah Oehme auch eine Leberschwellung, bei 42 Prozent eine Milzschwellung und in über der Hälfte der Fälle wurden im Röntgenbild Knochenveränderungen nachgewiesen. Die Blutsenkung – ein freilich unspezifisches Symptom – ist bei Syphilis connata fast stets erhöht (84 Prozent).

Neben der »Schniefnase« ist das luetische Pemphigoid ein markantes Sympton, das früher in jedem Lehrbuch der Haut- und Geschlechtskrankheiten ausführlich beschrieben wurde. Es handelt sich dabei um einen bläschenförmigen, sehr infektiösen Ausschlag an den Handtellern und Fußsohlen. Auch makulo-papulöse Exantheme an Haut- und Schleimhäuten gehören zu den Erscheinungen der Syphilis connata. Erwähnenswert sind auch die sogenannten Rhagaden, kleine Furchen oder Kerben an den Lippen – Stigmata für eine durchgemachte Lues connata. Sie werden Parrot'sche Furchen genannt. Marie Jules Parrot (1839–1883), ein berühmter französischer Kinderarzt, hat dieses Phänomen beschrieben.

Die Treponemen führen oft auch zu einer Entzündung des Knochengerüsts, und zwar gerade der besonders wachstumintensiven Bezirke. Es kommt zur Knochen- und Knorpelentzündung (Osteochondritis) oder zur Knochenmarkentzündung (Osteomyelitis). Erfaßt der syphilitische Prozeß die knorpligen Anteile der Nase und ihre Scheidewand, dann entsteht die berühmte »Sattelnase«, wie man sie von Sokrates her kennt. Sokrates' Sattelnase diente – wie erwähnt – den Verfechtern der Altertumssyphilis als eines der »Beweisstücke« dafür, daß die Syphilis schon im Altertum existierte.

Bei unbehandelten oder nicht genügend behandelten Kindern kann es zwischen dem zweiten und vierten Lebensjahr zur Rezidiv-Syphilis connata kommen. Wesentliche Kennzeichen sind Hauterscheinungen, ähnlich wie sie auch im zweiten Stadium der Lues der Erwachsenen zu beobachten sind: breite, nässende Papeln (Kondylome). Bevorzugte Stellen der hochinfektiösen Kondylome sind der After und das Genitale.

Die Spätphase der Lues connata tritt erst im Schulalter auf. Jetzt dominieren die Knoten der Haut, die Gummata. Sie entstehen allerdings auch im Skelett und an den inneren Organen. Am bekanntesten ist die Hutchinsonsche Trias: eine Entzündung der Hornhaut (Keratitis parenchymatosa), die früher eine der Hauptursachen der Erblindung war, halbmondförmig ausgebuchtete mittlere obere Schneidezähne und überdies

eine Innenohrtaubheit. Die Taubheit Beethovens, über die im Kapitel 8 ausführlich referiert wird, führen manchen Historiker auf eine konnatale Lues zurück. Bei 104 Fällen von Lues connata wurden bei 40 Prozent der Kinder, die an Rezidiv oder Spätsyphilis litten, Erkrankungen der Augen konstatiert, bei 20 Prozent solche der inneren Organe, bei 17 Prozent des Zentralnervensystems, bei zwölf Prozent Haut- und Schleimhauterkrankungen und bei 8 Prozent Knochenerkrankungen – um nur die wichtigsten zu nennen.
Neben der Spätsyphilis mit Schäden des Herzens und des zentralen Nervensystems, bezeichnet Professor Joseph G. Caldwell von der Washington University in einem 1974 erschienenen Artikel die angeborene Lues als die Krankheit, die unbehandelt zu den höchsten Sterblichkeitsziffern führt. Im Jahre 1970 starben nach diesem Bericht Caldwells in einigen Indianerreservaten im Südwesten der Vereinigten Staaten zwölf Neugeborene an dieser Krankheit. In der Bundesrepublik ist die Syphilis der Neugeborenen sehr selten geworden. Professor Oehme sah 1975 nur einen einzigen Fall in seiner Klinik. »Auch dieser hätte vermieden werden können, wenn die Mutter rechtzeitig untersucht und behandelt worden wäre«, meinte Oehme zu dem Verfasser. Wenn jede schwangere Frau zusammen mit den üblichen Schwangerschaftsuntersuchungen auch einem Syphilis-Test unterzogen würde – Kosten zwischen fünf und zehn Mark –, würde es kein einziges syphilitisches Neugeborenes mehr geben. »Die Syphilis connata ist ein absolut vermeidbares Ereignis«, unterstreicht Oehme. Leider wird aus Kostengründen heute der Syphilis-Test bei schwangeren Frauen nicht selten unterlassen. Überdies scheuen manche Ärzte die Auseinandersetzungen mit Patientinnen oder deren Ehemännern, wenn diese erfahren, daß ein solcher Test – völlig routinemäßig – gemacht wurde. »Sie ahnen nicht, welche Szenen ich da schon erlebt habe«, berichtet ein Münchner Frauenarzt. »Manche Frauen empfinden dies als Diskriminierung. Sie glauben, man unterstelle ihnen ein unmoralisches Leben. Nur der Hinweis, daß es ja auch extragenitale Infektionen gibt, kann sie schließlich beruhigen.«
Glücklicherweise dringen nicht nur die Erreger durch die Plazenta, die den Fötus birgt, sondern auch die modernen Heilmittel. So kann auch ein bereits infizierter Fötus während der Schwangerschaft zusammen mit der Mutter geheilt werden.
Neben der konnatalen Syphilis spielte früher auch die Syphilis acquisita intra partum eine größere Rolle. Darunter versteht man die Infektion des Kindes durch die syphilitische Mutter während der Geburt. Dabei entwickelt sich – im Gegensatz zur Syphilis connata – an der Stelle der

Infektion ein Primäraffekt; es können später – ohne Behandlung – alle Stadien der Krankheit auftreten.
Kann die Syphilis auch bis ins zweite oder gar dritte Glied fortwirken? Diese Frage hat in der Vergangenheit Ärzte und Laien beschäftigt. Heute zweifeln die meisten Fachleute an der Übertragung der angeborenen Syphilis auf die zweite, zu schweigen von der dritten Generation. »Solche Fälle«, sagt Frau Professor Leyh, »wurden alle in jener Zeit publiziert, wo es noch nicht die spezifischen Treponemen-Tests gab. Heute nimmt man an, daß es sich um eine Superinfektion der konnatal-syphilitischen Patientin kurz oder vor Eintritt in die Schwangerschaft handelt. Dies wird als Syphilis binaria bezeichnet. So oder so handelt es sich um eine Rarität.«
Die konnatale Lues ist strenggenommen keine Geschlechtskrankheit, denn die Infektion wird ja nicht durch den Sexualverkehr übertragen. In früherer Zeit bezeichnete man deshalb die Krankheit bei der Nachkommenschaft als »Syphilis insontium« – die Syphilis der Unschuldigen. Wobei natürlich schon unterstellt wurde, daß der gewöhnliche Übertragungsweg eine moralische »Schuld« bedeutete. Tatsächlich wurde auch häufig von einer »Syphilis pravorum«, der »Syphilis der Verworfenen«, gesprochen.
Doch sind auch bei Erwachsenen extragenitale Ansteckungen möglich, wenn auch selten. Da »extragenital« wörtlich genommen nichts anderes bedeutet als »außerhalb der Geschlechtsteile«, müßten hierzu schon einmal all jene Übertragungen gerechnet werden, die an anderen Körperstellen – obwohl im Verlauf von sexuellen Handlungen – geschehen. Das kann bei Berührungen mit der Hand oder dem Mund vorkommen, wobei es dann, wie ein Dermatologe einmal treffend bemerkte, »beispielsweise bei der Infektion durch den Kuß gleichgültig ist, ob dieser im Augenblicke sexueller Erregung oder mit dem Gefühle der Verehrung, Bruderliebe etc. gegeben wird«.
Diese Bemerkung zeigt bereits, daß es auch bei Erwachsenen nicht nur zu einer extragenitalen Lues, sondern durchaus zu einer echten Syphilis insontium kommen kann. Freilich wurde eine solche Möglichkeit nicht selten lediglich als Schutzbehauptung in Anspruch genommen, wenn beispielsweise ein Ehemann davor zurückschreckte, seiner Frau einen Seitensprung zu beichten. In wenigen Fällen hat eine sorgfältige Anamnese jedoch tatsächlich ergeben, daß eine Lues auf einen nach »moralischen« Maßstäben völlig »unschuldigen« Patienten übertragen worden war.
Da gibt es zunächst einmal die Infektionen in Zusammenhang mit bestimmten beruflichen Tätigkeiten. Hier ist nicht an Prostitution gedacht,

vielmehr etwa an Hebammen, Geburtshelfer, Chirurgen, selbst Zahnärzte und anderes medizinisches Personal. Dabei erfolgt die Übertragung entweder an Hautwunden oder durch Versprühen erregerhaltiger Speicheltröpfchen in die Augen. Wie Professor Reiner Müller, früherer Direktor des Hygiene-Instituts der Universität Köln, in seinem 1946 erschienenen Lehrbuch ›Medizinische Mikrobiologie‹ berichtet, wurden in dem Jahrzehnt von 1926 bis 1936 allein in Deutschland 39 derartige Syphilis-Erkrankungen von Heilpersonal gemeldet. Sicher sei, so meint Müller, diese Art von »Berufskrankheit« auch oft verschwiegen worden, so daß die wirkliche Zahl noch beträchtlich höher liegen dürfte.
Die Angehörigen solcher Berufe sind nicht nur zuweilen selbst einem erhöhten Infektionsrisiko ausgesetzt, manchmal werden sie ihrerseits zur Ansteckungsquelle. So löste eine Hebamme 1772 in dem französischen Dorf Saint Euphemie im Department Drôme eine regelrechte kleine Epidemie aus. Sie hatte sich, wahrscheinlich durch ihren Beruf, am Zeigefinger der rechten Hand infiziert. An dieser Stelle entwickelte sich dann ein Primäraffekt, dem später der für das Sekundärstadium typische Hautausschlag am ganzen Körper folgte. Dennoch arbeitete die Frau weiterhin als Hebamme und übertrug dadurch ihre Krankheit auf über fünfzig Frauen des Ortes. Einen gleich gelagerten Fall erwähnt 1874 der französische Arzt Bardinet, wobei es über die durch eine Hebamme angesteckten Frauen in deren Familien zu insgesamt rund hundert Lues-Erkrankungen kam.
Oft haben auch Ammen die Syphilis verbreitet. So mancher Säugling hat einst die Krankheit auf diese Weise erworben. Aus dem Jahre 1646 beschreibt der Gouverneur John Winthrop der damals noch englischen Kolonie Massachusetts in Nordamerika einen Vorfall aus der Landeshauptstadt Boston. Dort hatte ein Ehemann, der eine Zeitlang zur See fuhr, nach der Rückkehr seine Frau angesteckt. Als sie ein Kind bekam, fühlte sie nach der Geburt Schmerzen in der Brust. In der Annahme, es handle sich um eine Verstopfung der Milchkanäle oder um eine Überproduktion von Muttermilch, kamen Nachbarn bereitwillig zu Hilfe. Einige sogen selbst an der Brust, andere ließen ihre eigenen Kinder dort säugen. Nichtsahnend bekamen dadurch sechzehn Personen eine Syphilis.
In einigen ländlichen Gegenden Dänemarks bestand noch im achtzehnten Jahrhundert bei Bauersfrauen die Sitte, Kuhmilch im eigenen Mund anzuwärmen und die Kinder dann von den Lippen trinken zu lassen. Ein Brauch, der seinerzeit zweifellos zur Übertragung der Syphilis beigetragen hat.

In Rußland war es auf dem Land wiederum oft üblich, sich irgendwelche Fremdkörper, die in das Auge geraten waren, von anderen Personen mit der Zunge entfernen zu lassen. Eine Frau, die auf diese Art selbst infiziert worden war, gab die Krankheit ihrerseits an 34 Kinder weiter, von denen sieben den Primäraffekt am Auge zeigten.
Von einer wohl einmaligen Verbreitungsweise der Syphilis berichtet der Arzt Johann Nepomuk Rust. Danach wurde 1805 im jüdischen Viertel von Krakau bei fast jedem neugeborenen Knaben alsbald eine Syphilis festgestellt. Rust bat daraufhin, einmal bei einer Beschneidungszeremonie anwesend sein zu dürfen. »Dort sah ich, wie ein Mann, der ausdrücklich dazu bestimmt war, das nach dem Eingriff hervortretende Blut mit den Lippen aufsaugte.« Es stellte sich heraus, daß bei diesem Mann die gesamte Mundhöhle syphilitische Geschwüre aufwies.
Eine weitere Verbreitungsart ist zum Glück schon seit langer Zeit verschwunden: die Impfsyphilis. Sie trat auf, als der Pockenschutz noch durch die Übertragung der Lymphe eines bereits geimpften Kindes auf andere Kinder vermittelt wurde. So impfte ein italienischer Arzt namens Marcolini 1814 in Udine vierzig Kinder mit der Lymphe eines syphilitischen Mädchens. Bei den meisten von ihnen zeigte sich dann an der Vakzinationsstelle nicht nur eine Impfpustel, sondern zugleich ein Primäraffekt, und mehrere der Kinder mußten den Zwischenfall schließlich mit dem Tod bezahlen.
Es gab noch zahlreiche mehr oder weniger epidemische Fälle von Impfsyphilis; einmal wurden z. B. etwa achtzig Personen durch den gleichen Lymphspender infiziert. Berichte über Vakzinationslues liegen unter anderem vor aus den Jahren 1860 im Gebiet von Ragusa in Dalmatien, 1862 in Bergamo in der Lombardei, 1876 in Lebus im Kreis Frankfurt an der Oder und 1885 in Tauberbischofsheim.
Im gleichen Jahre 1885 beschloß der Bundesrat des Deutschen Reiches am 18. Juni, daß für alle öffentlichen Impfungen nicht mehr menschliche, sondern nur noch tierische Lymphe verwendet werden durfte. Damit wurde eine Syphilisverbreitung durch Vakzination praktisch ausgeschlossen. Inzwischen wird auf der ganzen Welt einzig und allein mit tierischer Lymphe gearbeitet, so daß die Vakzinationssyphilis zu einem abgeschlossenen Kapitel der Medizinhistorie geworden ist. Theoretisch wäre sie lediglich noch möglich durch eine nach Gebrauch nicht sterilisierte Impfnadel. Es ist aber noch kein solcher Fall bekannt geworden.
Eine weitere Möglichkeit einer Syphilis insontium ist die Infektion über Gegenstände, die von Syphilitikern benutzt worden sind. Zwar gehören die Treponemen zu den empfindlichsten Erregern, die außerhalb des

Organismus meist sehr schnell austrocknen, absterben und ihre Virulenz verlieren. In Ausnahmesituationen jedoch, in denen Treponemen außerhalb des menschlichen Körpers zunächst in ein feuchtes Milieu geraten, kann sich ihre Überlebenszeit sehr verlängern.
Sogar einige Luesepidemien hatten einen extragenitalen Ursprung, und zwar durch alltägliche Gebrauchsgegenstände. So berichtet Harald Fries vom Hygienischen Institut der Universität Frankfurt am Main in einem 1948 geschriebenen Artikel von einer dänischen Epidemieserie, die sich ab 1757 zunächst auf den Inseln, ab 1777 dann auch auf dem Festland ereignete. Zu diesem »jütländischen Syphiloid«, wie es auf dem dänischen Festland bezeichnet wurde, gibt Fries an: »Die Verbreitung wurde angeblich durch den bei der dänischen Landbevölkerung zu der Zeit üblichen gemeinsamen Gebrauch von Eß- und Trinkgeschirren hervorgerufen. Man aß nicht selten mit den Dienstboten gemeinsam aus einer Schüssel, und die Reinlichkeit ließ namentlich bei der Bevölkerung auf dem Lande sehr zu wünschen übrig.« Ein Fall kleineren Ausmaßes ist aus unserem Jahrhundert von holsteinischen Landarbeitern bekannt geworden, bei denen ein Mitglied der Bedienungsmannschaft einer Maschine ausgedehnte Erscheinungen von Sekundärsyphilis am Mund zeigte. Durch gemeinsame Benutzung des Eßgeschirrs wurden weitere elf Männer und zwei Kinder von dieser Quelle infiziert.
In der zweiten Hälfte des achtzehnten Jahrhunderts grassierte die Syphilis in besonderem Maße in Holstein, und zwar vorwiegend in Dithmarschen, so daß sie dort geradezu als »Marschkrankheit« bezeichnet wurde. In einem 1787 erschienenen Buch des Jenaer Professors Christian Gottfried Gruner meint der Verfasser ebenfalls, daß die Marschkrankheit zum Teil auch durch die Lebensgewohnheiten der dortigen Bevölkerung weitergegeben worden sei. So sei zum Beispiel beim kirchlichen Abendmahl, bei dem nach protestantischem Ritus ja allen Teilnehmern nacheinander der gleiche Weinkelch dargeboten wird, das Leiden übertragen worden.
In den einschlägigen Lehrbüchern wird eine stattliche Reihe von Dingen aufgezählt, durch die eine Syphilis bereits verbreitet wurde. Der Katalog reicht von Trinkgefäßen, Pfeifen, Blasinstrumenten und Zahnbürsten über Taschentücher, Bade- und Bett-Tücher bis zu orientalischen Wasserpfeifen oder Rasiermessern.
Eine besonders gefährliche Rolle bei der »Weitergabe« der Lues spielten schon in der Renaissance die Bader, die mit ihren Schröpfköpfen als angeblich wirksame Therapie der verschiedensten eingebildeten oder wirklichen Beschwerden und Leiden Aderlässe vornahmen. Berühmt

oder eher berüchtigt geworden ist die auf diese Art entstandene Epidemie von Brünn aus dem Jahr 1577, die unter der Bezeichnung »Morbus Brunnogallicus« in die Literatur eingegangen ist. Damals schröpfte der Bader eines der frequentiertesten Badehäuser der Stadt einen Syphilitiker und benützte danach die dabei verwendeten Geräte ohne gründliche Reinigung bei einer beträchtlichen Zahl anderer Kunden. Das führte zu einer Katastrophe ungeahnten Ausmaßes. Innerhalb von drei Monaten erkrankten achtzig Einwohner von Brünn, über hundert Menschen in der Vorstadt und viele mehr in der näheren Umgebung an der »Lustseuche«. Ein begrenzter Vorfall derselben Art wird von 1615 aus Sommerach am Main in Franken überliefert, wo Bernhard Holzheuer, einziger Bader am Ort, durch seinen Schröpfkopf 28 Besucher der Badestube mit Lues infizierte. Ein Mißgeschick, nach dem er durch ein Urteil des Fürstbischofs von Würzburg gezwungen wurde, Kur und Bad von Sommerach, die eine florierende und einträgliche Einnahmequelle darstellten, zu verkaufen und selbst außer Landes zu gehen.
Zu den in Patientenberichten bis heute beliebten und immer wieder genannten Ansteckungsquellen zählt natürlich die in dieser Hinsicht schon »klassische« Toilettenbrille. Gerade bei solchen Angaben haben viele Mediziner allerdings meist sehr starke Zweifel. Die englische Armee hatte zu Anerkennung oder Ablehnung dieser Behauptung eine Patentskala, die sich leicht anwenden ließ. Nach einem Bericht im ›British Medical Journal‹ von 1948 konnte die berüchtigte Toilettenbrille als Infektionsgegenstand nur geltend gemacht werden von Offizieren »im Rang eines Obersten oder höher«.

Der Hautarzt als Detektiv

Um bei einer Syphilis insontium die Ansteckungsquelle aufzudecken, bedarf es häufig eingehender Nachforschungen. So berichtet der Wiener Dermatologe Dr. Oskar Scheuer 1910 von einer Patientin aus seiner eigenen Praxis. Es war eine seit achtzehn Jahren verheiratete Frau eines Fabrikanten, die überall einen sehr guten Ruf genoß. Wegen einer offenen Stelle an den Schamlippen ging sie zum Arzt, der prompt einen syphilitischen Primäraffekt feststellte.
Die Betroffene meinte kategorisch, dieses Untersuchungsergebnis müsse ein Irrtum sein, denn eine derartige Infektion sei bei ihr völlig ausgeschlossen. »Da mir die Frau nicht den Eindruck einer schlechten, lügnerischen Person machte«, schreibt Scheuer, »und mir auch der

Hausarzt von dem glücklichen Eheleben der beiden Eheleute erzählte, kam ich auf den Gedanken einer zufälligen Infektion.« Tatsächlich wurde daraufhin festgestellt, daß ein bei der Familie beschäftigtes Stubenmädchen eine Lues aufwies. Es konnte dann auch zweifelsfrei aufgeklärt werden, wie die Krankheit auf die Ehefrau übertragen worden war. Das Mädchen hatte den Badeschwamm der »Gnädigen« in deren Abwesenheit für sich selbst benutzt. Dabei wurde es gestört und warf den Schwamm, »ohne ihn auszudrücken oder zu reinigen, wieder in die Schale«. Anderthalb Stunden später verwendete die heimgekehrte Ehefrau das gleiche Badeutensil, was dann auch bei ihr eine Syphilis zur Folge hatte.
Viele Versuche haben seither ergeben, daß Feuchtigkeit das Dasein der Syphilis-Treponemen wesentlich fördert. Sie überleben länger und bleiben länger virulent. An feuchtem Glas vermögen sie, nach einer Untersuchung von Milian aus dem Jahr 1925, eine Dreiviertelstunde lang zu überdauern. In nassen Schwämmen verlängert sich diese Zeit manchmal auf mehr als zwei Stunden.
Eine besonders tragische Art einer »Lues der Unschuldigen« ist die Transfusionssyphilis. Ihre Opfer werden durch eine medizinische Maßnahme infiziert, die ja im Grunde eine Hilfeleistung darstellen soll.
Die deutschen Professoren Dr. Aloys Greither, jetzt Direktor der Universitäts-Hautklinik Düsseldorf, und Hans Klein vom Pathologischen Institut der Universität Heidelberg zählten 1948 rund siebzig Fälle aus der Medizingeschichte, bei denen eine Lues mit Sicherheit durch Bluttransfusion übertragen worden war. Sie schrieben damals: »Die Gefahren einer Syphilisübertragung durch Bluttransfusion sind heute trotz unserer relativ guten Kenntnisse über die Möglichkeiten syphilitischer Ansteckung besonders groß.« Daran seien vor allem die – in jeder Kriegs- und unmittelbaren Nachkriegszeit stets zu verzeichnende – starke Verbreitung der Krankheit, die mangelhafte oder auch überhaupt nicht vorgenommene Untersuchung der Blutspender schuld sowie die ungerechtfertigt häufige Vornahme von derartigen Transfusionen, etwa zu so unsinnigen Zwecken wie einer »Verjüngung«.
Greither und Klein nehmen übrigens an, daß die tatsächliche Zahl syphilitischer Infektionen durch Bluttransfusion weit über siebzig liegt. Einerseits habe trotz Blutübertragung die ursprüngliche Krankheit des Patienten oft vor Ausbruch oder Diagnose der Lues zum Tode geführt, andererseits sei in vielen Fällen, in denen dann später eine Syphilis festgestellt wurde, die Transfusion als mögliche Ursache sicher längst vergessen worden.

Als ältester bekannter Fall einer Syphilis durch Blutübertragung gilt ein Bericht des berühmten Münchner Arztes Lindwurm aus dem Jahre 1862, bei dem einer Krebskranken das Blut eines Frühsyphilitikers in die Muskeln injiziert worden war. Bemerkenswert ist, daß bei einer durch Transfusion vermittelten Syphilis das Primärstadium fehlt. Da die Treponemen ja hier nicht erst durch eine lokale Infektionsstelle in den Organismus eindringen, sondern sich sogleich in der Blutbahn befinden. Es gibt hier – ebenso wie bei der angeborenen Syphilis – keinen Primäraffekt und auch keine Schwellungen der lokalen Lymphdrüsen.
Es tritt vielmehr eine echte »Syphilis d'emblée« auf, die unvermittelt mit dem Sekundärstadium anhebt. Bis zum Ausbruch dieses hier eben an erster Stelle stehenden »zweiten« Stadiums vergehen etwa vier bis vierzehn Wochen. Das ist die Zeitspanne, die auch eine »normale« Lues bis zur Sekundärstufe braucht. In einem Einzelfall dauerte es von der Transfusion bis zum Auftreten des generellen Exanthems sogar nur achtzehn Tage. Gelegentlich kann eine Transfusions-Syphilis aber auch einige Jahre »stumm« bleiben, bevor sie mehr oder weniger zufällig durch einen positiven »Wassermann« oder eine andere Serodiagnostik aufgedeckt wird. In der Regel hingegen nimmt sie einen besonders schweren Verlauf.
Lues-Übertragungen bei Bluttransfusionen kamen bis vor wenigen Jahrzehnten vor allem durch Spender vor, die eine frische Syphilis hatten. Dabei hätten hier in vielen Fällen eine klinische Untersuchung wie auch ein Serumtest klar zeigen können, ob ein Spender infiziert war. Wer sich in jener Phase des Primärstadiums befand, in dem die klassischen Serumreaktionen zwar noch negativ sind, der primäre harte Schanker sich aber schon ausgebildet hat, der konnte nur durch eine genaue körperliche Examination als Spender ausgeschlossen werden. Machtlos gegen die Gefahr einer Transfusionssyphilis sind die Ärzte selbst heute noch im frühesten Stadium, in dem noch kein Schanker zu erkennen ist und die Serumreaktionen noch negativ sind.
Heute freilich ist die Transfusionssyphilis sehr selten geworden. Wird Frischblut verwendet oder Blut direkt vom Spender zum Empfänger übertragen, könnte sie zwar immer noch nicht ganz ausgeschlossen werden. Doch greift man bei Transfusionen fast stets zu Blutkonserven. Bei diesen aber sind ursprünglich eventuell vorhandene Spirochäten durch die Behandlung des Blutes mit Sicherheit abgetötet.

Quecksilber und Jod zur Behandlung

Als nur Quecksilber und das in den zwanziger und dreißiger Jahren des vergangenen Jahrhunderts in die syphilitische Therapie aufgenommene Jod als alleinige Waffen gegen die Krankheit zur Verfügung standen, wurden auch syphilitische Kinder damit behandelt. Besonders häufig wurden damals Sublimatbäder verordnet. Sie konnten jedoch die späteren schweren Erkrankungen von Haut, Nase, Knochen, inneren Organen oder des Gehirns häufig nicht verhindern. »Der Tod ist manchmal noch nicht der schlimmste Ausgang«, stellte deshalb Professor Edmund Lesser, Direktor der Hautklinik der Berliner Charité, noch 1904 in seinen Vorlesungen resignierend fest.

Bei den Erwachsenen wurde in jenen Jahren Quecksilber meist in Form der Inunktionskur, also als Schmierkur, angewandt. Seit den Tagen des Paracelsus war sie allerdings wesentlich weiter entwickelt worden. Vor allem ließen sich die so gefürchteten Nebenwirkungen auf den Verdauungstrakt häufiger verhindern. In genau abgestimmtem Turnus wurde die graue Quecksilbersalbe an verschiedenen Tagen auf wechselnde Stellen des Körpers, also Schenkel, Arme, Brust, Rücken usw., eingerieben. Erst am Schluß dieser Prozedur – sie dauerte meist sechs oder sieben Tage – durfte der »Delinquent« ein Bad nehmen. Dann wiederholten sich die Einreibungen nach dem gleichen Schema.

Abhängig von Stadium und Krankheitsbild forderten manche Dermatologen zwischen zwanzig und fünfzig solcher Gewaltkuren. Einige empfahlen sogar auch in den darauffolgenden Jahren weitere drastische Einreibungen, selbst wenn keine neuen Krankheitserscheinungen auftraten. Schließlich blieb stets die Unsicherheit, ob die Krankheit wirklich besiegt oder nur zu einem vorübergehenden Rückzug gezwungen worden war. Auch physiologische Fragen wie jene, ob das Quecksilber, nachdem es vom Organismus aufgenommen worden war, eine unmittelbare zerstörende Wirkung auf das syphilitische Gift ausübte oder nur ganz allgemein die Abwehrkräfte des Körpers unterstützte, mußten unbeantwortet bleiben.

Neben den Ärzten, die zum Quecksilber erst bei neu auftretenden Symptomen greifen wollten, gab es eine andere ebenso starke Gruppe, die unter allen Umständen für eine längerwährende intermittierende Behandlung plädierte. Nur so könnten eventuell im Körper noch vorhandene ruhende Keime getroffen und das Aufflackern neuer Krankheitserscheinungen verhindert werden.

Von Fournier zu Neisser

Zwei große Namen strahlten damals am Firmament der Dermatologie. In Frankreich war es Alfred Fournier (1832–1915), in Deutschland Albert Neisser (1855–1916).

Fournier war sicherlich der bedeutendste Venerologe seiner Zeit. Er war Schüler des berühmten Ricord, dessen Tochter er heiratete und dessen Privatpraxis er schließlich übernahm. Er hat den Geschlechtskrankheiten seine außerordentliche Arbeitskraft gewidmet. Die Nationalbibliothek in Paris führte 1913, zwei Jahre vor Fourniers Tod, nicht weniger als 92 Publikationen von ihm allein in Frankreich auf, wobei die Veröffentlichungen in ausländischen Fachzeitschriften noch nicht einmal mitgerechnet waren.

Fournier hatte sich neben der Syphilis selbstverständlich auch intensiv mit der Gonorrhoe beschäftigt. 1866 erklärte er nämlich definitiv, es handle sich bei der Gonorrhoe um eine Krankheit, die sich von einer »gewöhnlichen« Entzündung der Harnröhre grundsätzlich unterscheide. Sie werde vielmehr von einem spezifischen Krankheitskeim hervorgerufen. Das war eine um so bedeutendere Feststellung, als der von ihm postulierte Erreger noch lange nicht aufgespürt war. Dies geschah erst über ein Jahrzehnt später, und zwar 1879.

Der Entdecker war Albert Neisser, Sohn des Geheimen Sanitätsrates Moritz Neisser, damals gerade 24 Jahre alt. Neisser begann 1872 sein Medizinstudium an der Universität Breslau, wo er auch bis zum Studienabschluß und zur Approbation 1877 blieb. Daß er sich dann der Dermatologie zuwandte, erklärte Neisser später selbst einmal als Zufall. Er hatte sich zunächst um eine Assistentenstelle bei einem Internisten beworben, der ihn aber für zu jung hielt. Hingegen bot sich ein Arbeitsplatz an der damals neuen Dermatologischen Klinik des Allerheiligen-Hospitals in Breslau unter Professor Oscar Simon, einem der damals berühmtesten Dermatologen. Damit war Neissers medizinischer Lebensweg vorgezeichnet.

Noch gegen Ende der zwei Jahre, die Neisser an dieser Klinik als Assistent verbrachte, glückte es ihm, die Gonokokken zu entdecken, die den Tripper hervorrufen. In seiner grundlegenden Arbeit ›Über eine der Gonorrhoe eigentümliche Micrococcusform‹ im ›Centralblatt für die medizinischen Wissenschaften‹ des Jahres 1879 schildert Neisser den Anblick, der sich ihm unter dem Mikroskop bot: »Die einzelnen Individuen sind kreisrund und auffallend groß . . .; fast immer sieht man zwei Micrococcen dicht aneinander gelagert, so dicht, daß sie dem Beschauer

den Eindruck eines Organismus hervorrufen, der einer 8 ähnlich, semmel- oder biscuitförmig ist.«
Mit der ihm eigenen Vorsicht setzt Neisser hinzu: »Leider bin ich momentan durch Krankheit verhindert worden, diese Untersuchung zu vervollständigen; sie dürfte indes genügen, den pathologischen Wert der beschriebenen Micrococcen festzustellen. Über ihre pathologische Bedeutung will ich zur Zeit ein Urteil noch zurückhalten, bis ich mit den bereits begonnenen Züchtungs- und Impfversuchen zu einem Abschluß gekommen bin.
Es scheinen demnach die vorstehend charakterisierten Micrococcen für alle gonorrhoischen Affectionen der Harnröhre, wie des Auges ein constantes Merkmal zu sein, welches in der Tat in wiederholten Fällen mir gestattet hat, die Diagnose auf den spezifisch-gonorrhoischen Charakter des Eiters zu stellen.«
Wie so viele Entdeckungen in der Bakteriologie begegnete auch Neissers zunächst beträchtlichem Zweifel. Nicht einmal Oscar Simon war davon überzeugt, daß seinem Schüler der große Wurf gelungen war. Es fehlte vor allem die wissenschaftliche »Gegenprobe«. Ließ sich durch die neu aufgefundenen Gonokokken die Gonorrhoe experimentell übertragen?
Daß dies möglich war, bewies ein Jahr später Arpad Bokai. Die üblichen Versuchstiere, nämlich Hunde, Kaninchen und Meerschweinchen, waren gegenüber den Erregern unempfindlich. Deshalb übertrug Bokai die Gonorrhoe-Gonokokken auf sechs Männer – die meisten von ihnen Studenten –, die sich für dieses Experiment freiwillig zur Verfügung gestellt hatten. Prompt entwickelte sich bei allen sechs ein Tripper.
Im gleichen Jahr 1880 wurde der erfolgreiche Neisser Privatdozent an der Universität Leipzig. 1882, also im Alter von erst 27 Jahren, wurde er als Nachfolger seines plötzlich gestorbenen Lehrers Simon auf den Lehrstuhl für Dermatologie an der Universität Breslau berufen.
Neisser wandte sich nun mit größter Energie dem Hauptproblem seines Fachs zu, der Syphilis. Auch hier war es seine große Hoffnung, den Erreger zu entdecken.
Bei der damals angewandten Syphilis-Therapie setzte er die Bemühungen Fourniers fort. Fournier hatte in Frankreich das Prinzip der chronisch-intermittierenden Behandlung vertreten, bei der die Therapie nicht nur in den Perioden angewendet wurde, in denen sich deutliche klinische Symptome zeigten, sondern ebenso in den latenten Stadien. Neisser führte die gleiche Methode in Deutschland ein. Er hoffte auf diese Weise vielleicht auch die Spätfolgen vermeiden zu können, die sei-

ner Meinung nach auf eine mangelhafte Frühbehandlung zurückzuführen waren.
Darüber hinaus versuchte er eine Immunisierung gegen die Syphilis zu entwickeln. Erst 1906 ist es gelungen, die Lues auf Kaninchen zu übertragen und mit diesen Tieren zu experimentieren. Vor der Jahrhundertwende aber war eine Luesinfektion weder bei Affen noch bei Kaninchen möglich. So wagte Neisser Versuche an Menschen. Er war überzeugt – übrigens zusammen mit vielen anderen Ärzten –, daß man Menschen vor einer echten Infektion bewahren könne, wenn man ihnen zellfreies Serum von Syphilitikern injiziert.
Neisser führte solche Übertragungen vornehmlich bei jungen Prostituierten aus, die er so vor einer Ansteckung zu schützen hoffte, aber auch bei Mädchen im Alter von zehn und vierzehn Jahren. Einige dieser Patientinnen entwickelten nach der Serumgabe eine Syphilis. Neisser meinte zwar, die geimpften Prostituierten hätten die Krankheit wahrscheinlich bei ihrem Gewerbe erworben. Er konnte jedoch nicht ausschließen, daß die Krankheit auch eine Folge der Injektionen sein könnte. Zumindest aber stand nun auch für ihn fest, daß ein Schutz durch seine »Impfung« nicht vermittelt wurde.
Als Neissers Experimente in der Öffentlichkeit bekannt wurden, gab es einen Skandal. Neisser wurde 1900 im Preußischen Abgeordnetenhaus und im Herrenhaus gerügt. Man forderte sogar seine Entfernung aus dem Amt. Schließlich erhielt er nur einen Verweis, weil er die Versuche ohne ausdrückliche Genehmigung der vorgesetzten Dienststellen unternommen hatte. Dieser Rückschlag konnte Neisser nicht entmutigen. Er wird in den nächsten Jahren mit einem Stab von Mitarbeitern und seiner Frau zwei ausgedehnte Forschungsreisen nach Batavia unternehmen, um – was 1903 gelungen war – die Syphilis auf Affen zu übertragen und sie an diesem Modell zu studieren. Während er dort reiches wissenschaftliches Material erarbeitet, kommt ihm allerdings ein anderer in der Erfüllung seines eigenen Traumes zuvor. Nicht im tropischen Batavia, sondern in Berlin vollzieht sich eine folgenschwere Entdeckung.

4 Die blasse Spirochäte

In den frühen Vormittagsstunden des 3. März 1905 verläßt ein junger Mann das schmucklose Gebäude des Reichsgesundheitsamtes in der Berliner Luisenstraße und geht zum weitläufigen Krankenhauskomplex der alten Charité, die 1710 von König Friedrich I. gegründet worden ist. Dieser junge Mann heißt Fritz Schaudinn; er ist groß, kräftig, hat hellblaue Augen und volle blonde Haare. Sein Bart schimmert leicht rötlich. In seinen Ausweispapieren steht als Beruf Zoologe. Doch das ist eigentlich viel zu allgemein. Schaudinn hatte sich seit einigen Jahren einem Teilgebiet seines Faches verschrieben: der Protozoenforschung.
Protozoen – das sind sogenannte Urtierchen, wie etwa Amöben. Einige von ihnen sind als Erreger sowohl menschlicher als auch tierischer Erkrankungen bekannt. Sie rufen zum Beispiel Malaria, Schlafkrankheit und viele andere tropische Infektionen hervor.
Schon als Assistent an der Berliner Universität hatte Schaudinn sich mit solchen Parasiten beschäftigt. Später, als wissenschaftlicher Mitarbeiter einer deutsch-österreichischen zoologischen Station in der Nähe des dalmatinischen Städtchens Rovigno, hatte er wichtige Beobachtungen über den Zyklus der Malariaparasiten gemacht und Amöben als Erreger der parasitären Ruhr identifiziert. Schon bald aber war er sich darüber klar, daß entscheidende Fortschritte in der Bekämpfung derartiger Erkrankungen nur in enger Zusammenarbeit mit den Medizinern zu erreichen waren. Durch solche Kooperation waren englische und italienische Forscher bei der Malaria erfolgreich gewesen. Schaudinn hatte deshalb vorgeschlagen, eine medizinisch-zoologische Forschungsstätte im Reichsgesundheitsamt zu errichten. Er hoffte, auch Emil von Behring, den Begründer der Immunologie und Serumtherapie, für einen solchen Plan zu gewinnen.
All seine Bemühungen waren jedoch vergeblich gewesen. Noch hatte man in Deutschland nicht erkannt, wie notwendig und fruchtbar sich

eine Zusammenarbeit zwischen Zoologen, Medizinern, Pathologen und Bakteriologen auf längere Sicht erweisen müßte. »Wie kann ich nun die mir fehlenden Beziehungen zur Medizin erreichen?«, hatte Schaudinn an Emil von Behring geschrieben.
Der Auftrag, der Fritz Schaudinn an diesem 3. März 1905 in die Charité führt, scheint auf den ersten Blick durchaus geeignet, die von ihm erstrebte Zusammenarbeit wenigstens einmal zu demonstrieren. Trotzdem ist er schlechter Laune. Er ist da – wie ihm dünkt – mit einer aussichtslosen Untersuchung beauftragt. Überdies befürchtet er, daß ihm der in der Charité zu erwartende Fehlschlag den Unmut seines verehrten Lehrers eintragen wird, des Direktors des Zoologischen Instituts der Berliner Universität, Professor Franz Eilhardt Schulze.
Und doch soll dieser Tag den Höhepunkt der wissenschaftlichen Laufbahn Schaudinns bringen. Sein Name wird von nun an mit einem der großen Siege im Kampf gegen Mikroben, im Kampf gegen Krankheit und Tod verbunden sein. Wenn er jemals von einem solchen Sieg geträumt haben sollte, dann bestimmt nicht an diesem Vormittag. Auch seine beiden Mitarbeiter in der Charité, Fritz Neufeld und Gonder, sind voller Skepsis.
In der Hautklinik der Charité, im Untersuchungszimmer der Frauenabteilung, wartete bereits Oberstabsarzt Dr. Erich Hoffmann auf Schaudinn. Hoffmann ist ebenfalls Mitte Dreißig, im Gegensatz zu dem bedächtigen Ostpreußen Schaudinn jedoch lebhaft und von nervöser Ungeduld. Trotz der ungleichen Temperamente herrscht zwischen beiden ein gutes Verhältnis. So jung sie sind, so hat doch nicht nur Schaudinn als Spezialist auf dem Gebiet der Protozoen, sondern auch Hoffmann in der Fachwelt bereits einen guten Namen, nämlich als Kenner und Bekämpfer der Syphilis, der »Krankheit mit dem schlechten Ruf«.

Die verschwiegene Krankheit

Weder Tuberkulose noch Typhus oder Krebs sind von einem gesellschaftlichen Tabu umgeben. Doch über die Syphilis tuschelt man nur hinter vorgehaltener Hand, und die Betroffenen wagen höchstens mit Ärzten und Leidensgenossen zu sprechen. Französische Krankheit, Lustseuche, Leiden der Venus, Lues oder Syphilis – jede dieser Bezeichnungen genügt, eine Atmosphäre von Furcht und Abscheu oder mindestens gruselige Neugier zu erwecken. Alle Aufklärung vermochte ihr bisher nicht das Stigma der Unsittlichkeit, der Ausschweifung zu

nehmen. Moralbegriffe, deren Brüchigkeit sich bald genug offenbaren sollte, verleiteten »die Leute« jahrhundertelang dazu, die Krankheit und ihre Kranken zu ächten. Der Medizinhistoriker Henry Ernest Sigerist schreibt dazu: »Die Geschlechtskrankheiten werden gewöhnlich im außerehelichen Verkehr erworben; ihre Opfer brandmarkte man deswegen zu ausschweifenden Individuen, die das Gesetz gebrochen hatten. Sie fielen gesellschaftlich in Ungnade, und ihre Familie bekam die Brandmarkung hart zu spüren. Syphilis und Gonorrhoe waren keine gewöhnlichen Krankheiten mehr, man mußte sich ihrer schämen und durfte sie nicht laut erwähnen, besonders nicht in guter Gesellschaft. Der junge Mann, der nach einem Zechgelage feststellen mußte, daß er sich angesteckt hatte, bemühte sich, seine Krankheit zu verbergen. Wenn er nicht über genügend Geld verfügte, um ordentliche ärztliche Behandlung aufzusuchen, wandte er sich lieber an einen Quacksalber, als seinen Vater um Hilfe zu bitten. Die Konvention verbot es, vor der Eheschließung nach der Gesundheit eines jungen Mannes zu fragen; so kam es, daß manche junge Frau von ihrem Ehemann angesteckt wurde, dessen Tripper in den Flitterwochen aufflackerte.«
Vor allem kirchliche Kreise vertraten die Meinung, daß Geschlechtskrankheiten eine gerechte Strafe seien. 1826 hatte Papst Leo XII. sogar den Gebrauch des Kondoms verboten, das einst angeblich auf Wunsch des englischen Königs Karl II. von dem Arzt C. Conton erfunden wurde. Da es gegen Infektionen schützte, wirkte es – nach Meinung des Papstes – den Absichten der göttlichen Vorsehung entgegen. Es verhinderte nämlich die Bestrafung der Sünder an dem Körperteil, mit dem sie gesündigt hatten. Auch die Entdeckung des Salvarsans durch Paul Ehrlich wurde deshalb von manchen Kreisen durchaus nicht mit Begeisterung begrüßt.
Die Geschlechtskrankheiten galten eben als Strafe für ein selbstverschuldetes Leiden und Beweis eines unsittlichen Lebenswandels. Aus diesem Grund weigerten sich auch bis zu Beginn dieses Jahrhunderts die Krankenkassen, für ihre Behandlung aufzukommen. »Die Folgen waren«, so vermerkt Professor Walter Schönfeld in seiner ›Kurzen Geschichte der Dermatologie und Venerologie‹, »daß ein Teil der Ergriffenen ihre Krankheit zu verheimlichen suchte und sich in die Hände von Kurpfuschern begab.«
Welche oft nicht mehr aufzuhaltende Folgen eine solche Haltung haben mußte, war zumindest den Ärzten klar, wenn auch manche von ihnen im Innern ebenfalls den allgemeinen Moralanschauungen huldigten. Daß ein solches Verhalten andererseits unter der Decke bürgerlichen An-

stands weit verbreitet war, konnte keinem auch nur halbwegs aufmerksamen Beobachter verborgen bleiben. Diese doppelte Moral, die in der Öffentlichkeit entrüstet verurteilte, was im Geheimen augenzwinkernd geduldet wurde, war es dann auch, die schließlich die liberalen und fortschrittlichen Geister – vor allem unter den Literaten – auf den Plan rief.

Der wohl rücksichtsloseste Entlarver »bürgerlicher Lebenslüge« war der norwegische Dramatiker Henrik Ibsen. Nachdem er bereits in dem Schauspiel ›Nora oder Ein Puppenhaus‹ gegen die Behandlung der Frau als Spielzeug und bloßes Luxusgeschöpf bei den »gehobeneren Ständen« zu Felde gezogen war, brachte er in dem 1881 geschriebenen Stück ›Gespenster‹ sogar die Thematik der Syphilis auf die Bühne. Die Krankheit mit Namen zu nennen, das allerdings wagte nicht einmal Ibsen. Die Schilderung war aber immerhin so deutlich, daß dem Zuhörer keine Zweifel mehr bleiben konnten.

War bei Ibsen die Syphilis auf der Bühne nur eine Art »Requisit«, um den morschen Kern der herrschenden Moralansichten erkennbar werden zu lassen, so wählte sie zwanzig Jahre später der Franzose Eugène Brieux als wirklich zentrales Thema. Angeregt von dem Meister der französischen Venerologie und Dermatologie, Alfred Fournier, unternahm es Brieux, ein Aufklärungsstück über die Lues zu schreiben. Unter dem Titel ›Les Avariés‹ (Die Schiffbrüchigen) läßt Brieux das Schicksal eines jungen Syphilitikers abrollen, dem der Arzt wegen der Krankheit von einer Ehe abrät. Der junge Mann schlägt diese Warnung in den Wind und löst die zu erwartende Kettenreaktion aus: die Ehefrau wird angesteckt, das bald auf die Welt kommende Kind leidet unter connataler Lues und stellt schließlich sogar für die Amme eine Infektionsgefahr dar.

Dieser Ablauf entspricht ganz den Thesen Fourniers, der immer wieder sein Mitleid vor allem mit jenen Frauen ausdrückte, die schuldlos der Krankheit ausgeliefert wurden. In Brieux's Theaterstück bricht dann die Ehe auseinander, und der Schwiegervater ist fest entschlossen, das seiner Tochter zugefügte Leid an dem ehemaligen Schwiegersohn zu rächen. Der Arzt aber bekehrt ihn zu der Auffassung, daß Versöhnung statt Rache und offenem Skandal am Platze ist. Er macht ihm klar, daß alle, die von Syphilitikern mit Ekel und Abscheu sprächen, bei dem allgemein üblichen Lebenswandel lediglich durch schieres Glück von dem Leiden verschont geblieben seien. Schließlich plädiert der Doktor dafür, die Jugend offen über sexuelle Dinge aufzuklären, statt in diesem Punkt eine »gigantische Verschwörung des Schweigens« zu organisieren.

Eine derart offene Sprache wollten die Zeitgenossen von Brieux nur schwer hinnehmen. Das Stück wurde zwar 1901 in Paris uraufgeführt, aber dann sofort verboten. 1902 wurde es an zwei aufeinanderfolgenden Tagen in Lüttich und Brüssel auf die Bühne gebracht. Eine deutsche Fassung erschien 1903. Erst im Februar 1905 konnte es dann nochmals in Paris gezeigt werden.

Eine englische Übersetzung durch John Pollock kam 1907 heraus. Sie war mit einem Vorwort von George Bernard Shaw, der als engagierter Gesellschaftskritiker dem Thema äußerst positiv gegenüberstand, seine Begeisterung allerdings auch auf den Autor ausdehnte, den er als »größten Schriftsteller Frankreichs seit Molière« bezeichnete. Hier irrte Shaw ganz sicher, denn in der Literaturgeschichte kann Brieux heute als quantité negligeable angesehen werden.

Daran ändert auch die Tatsache nichts, daß die ›Schiffbrüchigen‹ in den Vereinigten Staaten noch 1937 und 1941 in New York Aufführungen erlebten. Inzwischen wurde das einst so kühne Thema allerdings nicht mehr als Sensation empfunden.

Brieux blieb aber mit seiner geradezu sachlichen, auf alle Fälle unromantischen Behandlung der Syphilis eine Ausnahme. Die wenigen anderen Literaten, die auf die Krankheit anspielten, verliehen ihr eher dämonische Züge. Das gilt zum Beispiel für die ›Venus Pandemos‹ von Richard Dehmel, der die Zeilen schrieb:

»Es wurde immer stiller durch den Raum,
sie blickten alle auf den stummen Mann
und auf das sonderbar geduckte Weib,
. . . während
ihr grauer Blick den Saal belauerte;
das Gaslicht gleißte drin wie giftiges Grün.
. . . Sie ging; er folgte automatisch nach.
. . . mir schauderte.
Ich blieb für mich – ich kannte sie auf einmal:
es war die Wollustseuche und der Tod.«

Eine Armee von Kranken

Fritz Schaudinn und Erich Hoffmann aber sind keine Dichter, sondern nüchterne Wissenschaftler. Für sie ist auch diese Krankheit nur eine der vielen Plagen der Menschheit, bei der nicht der rächende Arm Gottes, sondern irgendein Mikroorganismus im Spiel ist; so wie Robert Koch

Ähnliches durch die Entdeckung des entsprechenden Bazillus beim Milzbrand oder der Tuberkulose bewiesen hat.
Bei der Syphilis aber war bisher die Fahndung nach den Erregern fehlgeschlagen. Zwar hatten verschiedene Wissenschaftler geglaubt, Syphilis-Bakterien oder -Bazillen aufgespürt zu haben, die Überprüfung hatte jedoch immer ein negatives Resultat ergeben.
Währenddessen wuchs die Zahl der Kranken Tag für Tag, infizierten sich Gerechte und Ungerechte, füllten sich Hautkliniken und Irrenanstalten. In manchen Großstädten litten bis zu zehn Prozent der Einwohner an Syphilis, und zwar Angehörige aller gesellschaftlichen Schichten. Ein Schüler von Neisser, Professor Alfred Blaschko, der die Syphilis in einem Buchtitel sogar als »Staatsgefahr« bezeichnet hat, stellte eine weitere Untersuchung an. Aufgrund der seinerzeit naheliegenden Annahme, daß ein junger Kaufmann durchschnittlich zehn Jahre, nämlich vom 18. bis zum 28. Lebensjahr, besonders auf außereheliche Beziehungen angewiesen war, griff Blaschko die Syphiliserkrankungen unter den männlichen Kaufleuten dieser Altersgruppe heraus. An der Spitze liegt Breslau mit 7,7 Prozent, an zweiter Stelle Magdeburg (6,4 Prozent), dann folgen mit Abstand das angeblich so »verruchte« Berlin (4,5), Leipzig (3,4) und Hannover (2,6). Den letzten Platz teilen sich Hamburg und Chemnitz mit je 1,5 Prozent gleichauf.
Mit diesen Zahlen hat Blaschko die für Arbeiter verglichen, die damals früher zu heiraten pflegten als die Kaufleute. Beim Gewerbekrankenverein Berlin, dem allerdings besonders viele verheiratete Männer angehörten, zählte Professor Blaschko 1894 immerhin 6,7 Prozent Geschlechtskrankheiten – nicht nur Lues – von Männern.
In der Arbeiterkrankenkasse war der Anteil der Unverheirateten größer; der jährliche Prozentsatz an venerischen Erkrankungen lag deshalb zwischen acht und zehn Prozent. »Das höchst Perzent«, schrieb 1916 der Medizinprofessor Ernest Finger, »hatte in Berlin die Ortskrankenkasse der Gastwirte wegen der derselben angehörigen Berufsgruppe der Kellnerinnen. Derselbe betrug 13,5 Prozent.« Eine andere Aufstellung, nach Krankenkassen geordnet und gültig nur für männliche Mitglieder, ergibt für das Jahr 1904, daß Schlosser (1,6 Prozent), Drechsler (1,6 Prozent), Gießer (1,9 Prozent) und Tischler (2,4 Prozent) verhältnismäßig selten geschlechtskrank wurden. Besonders hohe Anteile vermelden hingegen die Kassen der Kutscher (5,0 Prozent), Bäcker (5,6 Prozent), Tapezierer (5,7 Prozent), Buchhändler (6,3 Prozent), Friseure (6,4 Prozent), und die Kasse der Kürschner sogar 7,1 Prozent. Als Ursachen wurden das Überwiegen der Jugendlichen und Unverhei-

rateten, ungünstige Lohn- und Arbeitsbedingungen, besonders Nachtarbeit, beengte Wohnverhältnisse, Schlafburschenwesen und Alkohol angenommen.

In Hamburg wurden Geschlechtskrankheiten auch unter männlichen Strafgefangenen ermittelt. Zwischen 1902 und 1906 betrug der Anteil jährlich 3,3 Prozent Geschlechtskranke; jeder vierte von ihnen war Syphilitiker. Weit bedenklicher waren die entsprechenden Zahlen für die Ammen. Von ihnen waren in Hamburg zur selben Zeit, also wieder von 1902 bis 1906, 5,2 Prozent syphilitisch (1,3 Prozent hatten die Gonorrhoe), in Dresden 1,5 Prozent.

1893 gab die Wiener Bäckerinnungskasse ein Gutachten über die Ursachen der Verbreitung von venerischen Krankheiten ab. Darin wird hervorgehoben: »Die mit Syphilis behafteten Personen sind größtenteils körperlich herabgekommene Leute, welche fast durchgehend in sehr anstrengenden Geschäften gearbeitet haben und sehr lange arbeitslos waren. Aus den Aussagen der vernommenen Kranken scheint hervorzugehen, daß diese Krankheit (Syphilis) ein Privilegium jener Bäckereien ist, welche die lange Arbeitszeit haben.« Unter der »langen Arbeitszeit« verstand man in den unteren Arbeiterkategorien und bei den Lehrlingen 16 bis 18 oder sogar 20 Stunden pro Tag.

Über die Wirkung der Nachtarbeit heißt es: »Jeder Bäcker macht die Erfahrung, daß nach durcharbeiteter Nacht der Drang zum geschlechtlichen Verkehr ein sehr großer ist. Infolge der langen Arbeitszeit und der sonstigen Verhältnisse kann aber der Bäckereiarbeiter dem Drang nur bei Prostituierten schlechtester Sorte Genüge leisten. Dazu kommt, daß er weder gehörig ausgerastet, noch ausgeschlafen ist, daß er sich des Nachts nur durch den reichlichen Genuß aller möglicher stimulierender Mittel – schwarzen Kaffee, Schnaps, Tabak – wach erhalten kann. Es ist somit nicht anders denkbar, als daß bei solchen Arbeiten die vorhandene Reizbarkeit die schlimmsten Folgen haben muß.«

Ist ein Arbeiter erst einmal an Syphilis erkrankt, »so sucht nur der kleinste Teil den Kassenarzt auf, Scham und Furcht vor Arbeitslosigkeit halten ihn ab, vom Meister das Krankenbuch zu verlangen. Die Mehrzahl greift zur Selbsthilfe oder geht zum Privatarzt«, was bedeutet, daß die Zahlen der Innungskrankenkassen ungenau, nämlich zu niedrig sein müssen.

Über die Gefahren der syphilitischen Erkrankungen gerade bei Bäckern waren sich die Gutachter völlig im klaren: »Wie gefährlich für die Nebenmenschen und wie ekelerregend für die Erzeugung dies ist, geht aus mehreren Mitteilungen der Vertrauensmänner hervor: in vielen Bäckereien ist gar kein oder nur ein einziges Waschgeschirr vorhanden. Die

Arbeiter müssen sich alle in ein und demselben Gefäß waschen, zuweilen in dem Gefäß, welches zur Erzeugung des Gebäckes verwendet wird. Da ein solcher Arbeiter Ursache hat, seine Krankheit zu verheimlichen, Schlafzimmer, Kasten usw. aber gemeinsam sind, so werden alle möglichen Gegenstände – Ziment, Milchkanne und was ihm der Zufall in die Hand bringt – von ihm verwendet, wodurch die Gesundheit anderer Menschen gefährdet wird.«

Kurz vor der Jahrhundertwende versuchte Dr. H. Hecht in Prag, Zahlen über Infektionen von Abiturienten zu erhalten. Dr. Hecht bat solche Schulabsolventen, ihm Auskunft über Infektionen in ihren eigenen oder in den nächst niedrigeren Jahrgängen zu erteilen. Er äußerte die feste Überzeugung, daß er nicht in einem einzigen Falle angelogen worden sei und seine Erhebung der Wahrheit mindestens sehr nahekomme.

Von 2 709 Schülern aus 148 Jahrgängen verschiedener Mittelschulen in Böhmen waren danach bis zum Abitur 295 infiziert, insgesamt also 7,9 Prozent. Unter 1 843 Schülern der Stadt Prag waren es 142 oder 7,7 Prozent, in der böhmischen Provinz unter 1 866 Schülern 153, das sind 8,1 Prozent. Diese Zahlen betreffen allerdings sämtliche Geschlechtskrankheiten, also nicht allein die Syphilis.

Bei einem Vergleich dieser Angaben mit den zuvor erwähnten Erhebungen der Kaufmännischen Krankenkasse zu Wien zeigt sich, daß die Geschlechtskrankheiten sich zu jener Zeit in den »gutbürgerlichen« Kreisen etwa im gleichen Maße manifestierten wie in den »niederen« Ständen, zumindest was die jungen Männer betraf.

Wenn die Wiener Bäckerinnungskrankenkasse erwähnte, die Bäckereiarbeiter hätten ihre Triebe nur »bei Prostituierten schlechtester Sorte« abreagieren können, sollte damit offenbar angedeutet werden, daß solche Dirnen meistens geschlechtskrank waren. Zahlen, die 1908 in einer Enquete der Österreichischen Gesellschaft zur Bekämpfung der Geschlechtskrankheiten genannt worden sind, bestätigen das.

1906 haben in Wien 2 275 Prostituierte »in Evidenz gestanden«. Das bedeutete: sie unterlagen offizieller Kontrolle. Von ihnen waren 44,52 Prozent Dienstbotinnen, 15,76 Prozent Hilfsarbeiterinnen, 4,79 Prozent Handarbeiterinnen, 4,79 Prozent Kassiererinnen, 1,37 Prozent Kellnerinnen, 0,69 Prozent Sprachlehrerinnen, 4,12 Prozent Verkäuferinnen, 1,37 Prozent Blumenmädchen, 3,40 Prozent Schneiderinnen, 0,69 Prozent bezeichneten sich als Reisebegleiterinnen, 1,37 Prozent als Bonnen, 0,69 Prozent als Sängerinnen und 16 Prozent hatten zuvor noch keine Beschäftigung gehabt.

Die geheimen Prostituierten rekrutierten sich aus demselben Milieu; sie unterschieden sich von den »in Evidenz« stehenden nur dadurch, daß sie nicht bei einer »Kupplerin wohnen, da sie die Prostitution zumeist nicht in ihrer Wohnung, sondern in Hotels und Absteigequartieren ausüben. Je auffälliger und intensiver sie die Prostitution betreiben, um so größer ist die Gefahr, daß sie von behördlichen Organen aufgegriffen und der Bestrafung zugeführt« werden. Denn es ist »eine notorische Tatsache, daß bei dieser Sorte geheimer Prostituierter oft die Syphilis in ihren schwersten Formen sich äußert, da diese Prostituierten ungeachtet ihrer Erkrankung fortgesetzt durch lange Zeit ihr unzüchtiges Gewerbe betreiben«.

Ganz anders die »Kontrolldirne«. Wenn sie trotz Erkrankung ihrem Gewerbe nachgeht, riskiert sie, streng bestraft zu werden. So jedenfalls berichtete in der Enquete der Wiener Polizeioberkommissar Dr. Baumgarten. Die »Inskribierten« mußten sich wöchentlich zweimal von einem ihr von der Polizei zugewiesenen Amtsarzt untersuchen lassen. Waren sie krank, so wurden sie umgehend ins Spital eingeliefert. Die Einzelbehandlung dauerte dort bei Syphilis durchschnittlich 26 Tage. Dr. Baumgarten vermerkt als »besonders interessant und beachtenswert«, daß »in Lemberg die mit Syphilis behafteten Prostituierten auch nach ihrer Entlassung aus dem Spital einer ambulatorischen Behandlung sich unterziehen« mußten.

Die Krankheitstage der Prostituierten der Stadt Wien, allein was Geschlechtskrankheiten betrifft, betrugen 1905 insgesamt 13 141, davon beziehen sich 6 320 Tage auf die Syphilis (2 883 auf Ulcus molle und 2 938 auf Gonorrhoe). Im zehnjährigen Durchschnitt erkrankten 23,7 Prozent aller Prostituierten, also im Laufe eines Jahres beinahe jede vierte. Sicherlich waren die meisten der gegen Syphilis behandelten Freudenmädchen danach keineswegs geheilt.

Nur recht unvollkommen versuchten sich die Ärzte mit Hilfe von Quecksilber und Jod an der Therapie einer Erkrankung, von der niemand mit Sicherheit Ursache und Verlauf kannte.

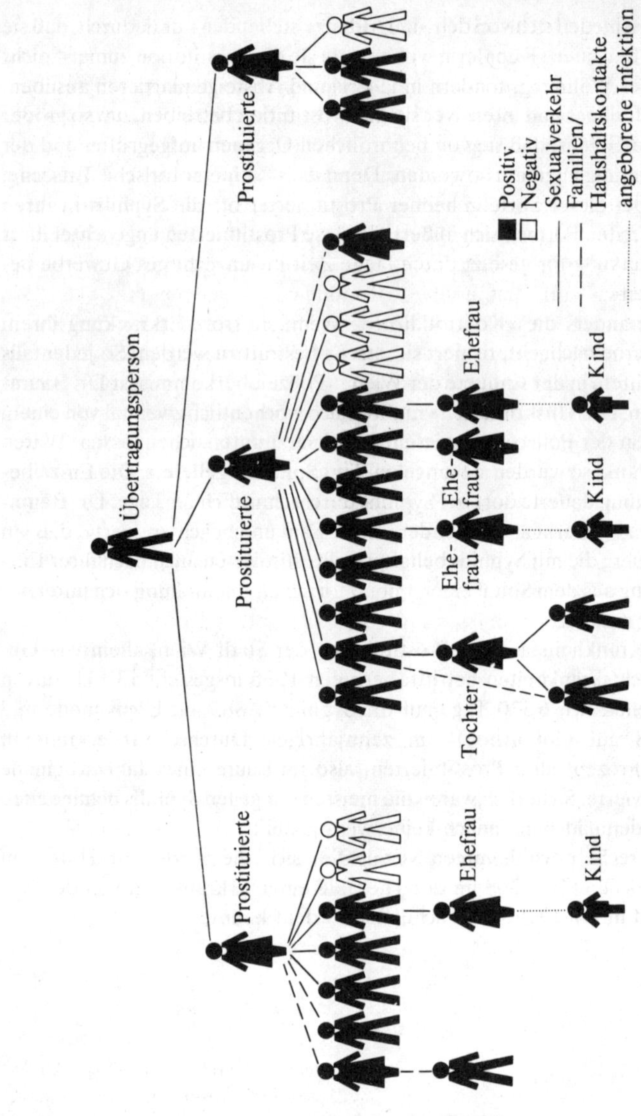

Ausbreitung von Syphilis im Bezirk Monroe, Tennessee, in den 30er Jahren
Quelle: The Medical Clinics of North America. Syphilis and other Veneral Diseases. Vol. 48, No. 3. Philadelphia und London 1964, S. 645.

»Geburt giftigen Schlammes«

Selbst nach Jahren intensivster Behandlung vermochte kein Arzt seinem Patienten zu sagen, ob er nun wirklich geheilt war oder nicht. So spurlos – auch ohne Behandlung – das erste Geschwür und die folgenden Hautexantheme abheilten, so unverhofft traten – Gott sei Dank verhältnismäßig selten – nach zehn oder zwanzig Jahren die Spätfolgen auf: es erkrankten die Herzkranzgefäße, das Rückenmark oder das Gehirn.
Johann Wolfgang von Goethe, dem ebenfalls eine syphilitische Infektion nachgesagt wurde, hat in seinen ›Römischen Elegien‹ über die »Geburt giftigen Schlammes« geklagt, den ein fremder Gott der Menschheit gebracht habe. Schopenhauer, bei dem Syphilis nicht ausgeschlossen werden kann, spricht – das wurde schon erwähnt – von »dem vergifteten Pfeil«, den Amor seit dem Auftreten der Syphilis im Köcher habe. Voll Bitterkeit nennt er die Lues den »Triumph der Medizin«. Nicht wenige junge Menschen vermochten den Schimpf und die Ungewißheit über den Verlauf der Krankheit nicht zu ertragen. Selbstmord schien ihnen der einzige Ausweg.
Der Meister der psychologischen Erzählung, Stefan Zweig, als Jude von den Nationalsozialisten zur Emigration gezwungen, erwähnt ebenfalls das Gespenst der Syphilis, das um die Jahrhundertwende die Menschen ängstigte. In seinem letzten Werk, der Autobiographie ›Die Welt von Gestern‹, schreibt Zweig: um 1900 »überschattete . . . noch . . . ein Element die Seele nach und selbst in den zärtlichsten Augenblicken: die Angst vor der Infektion. Auch hier war die Jugend von damals benachteiligt im Vergleich zu jener von heute, denn es darf nicht vergessen werden, daß vor vierzig Jahren die sexuellen Seuchen hundertfach mehr verbreitet waren als heute und vor allem hundertfach gefährlicher und schrecklicher sich auswirkten, weil die damalige Praxis ihnen klinisch noch nicht beizukommen wußte«. Für eine mit Sicherheit wirkende Behandlung wäre eben zuallererst die Kenntnis der entsprechenden Krankheitskeime notwendig gewesen.
Ihrer Spur war man allerdings einige Male schon recht nahegekommen. Der erste, dem dies wahrscheinlich gelang, war der Pariser Arzt Alfred Donné (1801–1878), der hervorragend mit dem Mikroskop umzugehen wußte. Als junger Dozent war Donné Unterbibliothekar an der medizinischen Fakultät der Universität Paris und hielt damals bereits Kurse in Mikroskopie ab. Später war er zunächst Rektor der Akademie in Straßburg und dann der Universität von Montpellier.
1837 entdeckte Donné im Sekret der Scheide einzellige Lebewesen: Tri-

chomonas vaginalis. Es waren dies mit mehreren Geißeln versehene Protozoen. Sie werden durch Geschlechtsverkehr übertragen und führen zur heute weit verbreiteten Trichomoniasis, die sich bei Frauen meist nur durch Ausfluß bemerkbar macht und beim Mann zu einer entzündeten Harnröhre führen kann.
Im gleichen Jahre 1837 beschrieb Donné in seinen ›Mikroskopischen Untersuchungen über die Natur der Schleimhäute und der Materie verschiedener Ausflüsse der urogenitalen Organe beim Mann und bei der Frau‹ weitere mikroskopisch kleine Gebilde, die er in Geschwüren der Scheide und der Eichel sowie in einem Fall in einem Beingeschwür gefunden hatte. Donné bezeichnete diese Funde als Vibrio lineola. Er glaubte, in ihnen die Erreger der Syphilis gefunden zu haben.
Doch der berühmte Ricord lehnte die These seines Landsmannes scharf ab. Nach dieser Zurückweisung war Donnés Theorie für die Fachwelt gestorben. Trotzdem ist es durchaus möglich, daß er als erster den Erreger der Lues im Mikroskop gesehen hatte.
Die Medizin hat übrigens Donnés brillanter Arbeit mit dem Mikroskop noch einen weiteren Fortschritt zu verdanken. 1842 nämlich beschrieb er als erster die Blutplättchen, die Thrombozyten, von denen sich später herausstellte, daß sie bei der sehr komplizierten Blutgerinnung eine wesentliche Rolle spielen.

»Eigenartige bewegliche Körperchen«

Schon über zwanzigmal hatten angebliche Syphiliserreger die Bakteriologen genarrt. So herrschte denn beträchtliche Skepsis im von Robert Koch geleiteten Reichsgesundheitsamt, der obersten staatlichen Instanz für die Mikrobenjagd, als wieder einmal ein Arzt den Syphilis-Mikroorganismus aufgespürt haben wollte: Dr. John Siegel. Er hatte in Rovigno als Kollege Schaudinns gearbeitet und zählte wie dieser zum Kreis des angesehenen Zoologen Professor Franz Eilhardt Schulze.
Siegel hatte im Mikroskop winzige bewegliche Körperchen gefunden. Sie stammten aus Blut und Gewebe syphilitischer Personen. Vermutlich handelte es sich um einen besonders kleinen Typ von Protozoen. Überimpfte man diese Einzeller in die vordere Augenkammer von Kaninchen, dann riefen sie Krankheitserscheinungen hervor, die Siegel als syphilitisch deutete. Ähnliche Protozoen hatte Siegel vorher schon als Erreger bei Scharlach, den Pocken und der Maul- und Klauenseuche beschrieben.

Wie gesagt, im Reichsgesundheitsamt und in der Hautklinik der Charité legte man diesem Bericht kein großes Gewicht bei. Jedoch – auch nicht die winzigste Spur durfte vernachlässigt werden. Wer wußte, ob sie sich nicht im Kampf gegen die »Venus-Krankheit« als nützlich erwies? Überdies wurde Siegel von Professor Schulze nachdrücklich gefördert.

Da es sich offensichtlich um einzellige Lebewesen, um Protozoen handelte, erhielt Schaudinn den Auftrag, die Beobachtungen Siegels zu überprüfen. Erich Hoffmann, Syphilis-Spezialist in der Charité, sollte ihn dabei unterstützen.

Hoffmann hielt ebensowenig von der Entdeckung Siegels wie das Reichsgesundheitsamt. Auch Schaudinns Assistent Fritz Neufeld war voller Zweifel. »Die Angaben von Siegel flößten uns wenig Vertrauen ein. Die Mitteilungen über die Versuche waren teils dürftig, teils unklar, die zahlreichen Photogramme nicht überzeugend, und die Behauptung, daß die Erreger von allen vier Krankheiten einander so ähnlich seien, daß sie nur durch ihre Lagerung im Gewebe zu unterscheiden seien, erschien von vornherein etwas unwahrscheinlich.«

Siegel hatte an der Regenbogenhaut des Kaninchens eine schnell eintretende, akute und eitrige Entzündung beobachtet. Die Syphilis aber ist eine langsam und nicht eitrig verlaufende Krankheit.

Die Überprüfung der Siegelschen Organismen fördert denn in der Tat auch nichts Wesentliches zutage. Schaudinn hat eigens den besten Zeiß-Apochromaten vom Reichsgesundheitsamt mit in die Charité gebracht und untersucht mit gewohnter Gründlichkeit. Er findet zwar die körnigen Gebilde, von denen Siegel gesprochen hat, in den Präparaten. Aber sie haben ganz offensichtlich nichts mit den gesuchten Erregern der Lues zu tun. Gleichzeitig sieht er winzige spiralförmige Lebewesen, sogenannte Spirochäten, wie sie schon öfter im Mund und an menschlichen Genitalien beobachtet worden waren.

Schaudinn könnte sich nun damit begnügen, seine mikroskopischen Utensilien einzupacken und schließlich ein paar Tage später zusammen mit Hoffmann einen negativen Prüfungsbericht zu erstatten. Niemand vermag zu sagen, warum sich dieser Tag, der 3. März 1905, dann ganz anders als erwartet entwickelt. Ist es Glück, Zufall oder Bestimmung, daß Schaudinn sich noch ein paar weitere Präparate vornimmt? Es handelt sich dabei um ein sogenanntes Reizserum, ein paar Tropfen Blut und Gewebe von einem syphilitischen Geschwür, das Hoffmann von einem der vielen Kranken in der Charité gewonnen hat. Über sein Mikroskop gebeugt untersucht Schaudinn dieses neue Präparat . . .

Minute um Minute verstreicht. Schaudinn starrt in sein Mikroskop, reguliert die Einstellung, hebt den Kopf, gönnt den Augen eine Ruhepause, blickt wieder in den Apparat. Und dann sieht er ein ungemein feines, sehr blasses Schräubchen, das sich lebhaft bewegt. Ohne Zweifel gehört es zur Gattung der Spirochäten, die man bereits seit einigen Jahrzehnten kennt. Doch diese Spirochäte ist von besonderer Art. Sie ist unendlich viel zierlicher als alle bisher bekannten.

Schaudinn und Hoffmann sind viel zu vorsichtig, daraus nun den Schluß abzuleiten, sie hätten als erste wirklich den Syphiliserreger entdeckt. Sie haben keine Lust, sich dem Spott der Kollegen auszusetzen, wie es vor ihnen so vielen passierte. Außerdem: was bedeutet diese Entdeckung der merkwürdigen blassen Spirochäte schon, die man nur beim schärfsten Hinsehen im Mikroskop erkennen kann? Vielleicht ist sie ein harmloser Parasit wie ihre gröberen Geschwister, die absolut nichts mit der Syphilis zu tun haben.

Fritz Neufeld, der an jener Untersuchung beteiligt war, hat dies 25 Jahre später ausdrücklich noch einmal unterstrichen: »Die Spirochaeta pallida ist also an diesem Tag zwar gesehen, aber nicht, wie man gelegentlich gesagt hat, entdeckt worden. Es lag vielmehr nahe, die Spirochäten als Schmarotzer bei verschiedenen Genitalinfektionen anzusehen.« Große Entdeckungen, so Neufeld, geschehen selten »so gradlinig, wie es hinterher erscheint . . .«

Und doch suchen Schaudinn und Hoffmann von jetzt an nach weiteren Exemplaren dieser blassen und feinen Spirochäten. Wo man sie finden mußte, war klar: in den syphilitischen Geschwüren der Kranken.

Hoffmanns wichtigste Aufgabe hieß nun, genug Material herbeizuschaffen. Nach Möglichkeit mußte es von anderen Parasiten frei sein. Er entwickelte eine eigene »Gewebssaftmethode«. Durch einen Abstrich aus den tieferen Schichten der Geschwüre gewann man so die syphilitischen Testpräparate. Mit Hilfe einer bestimmten Rotfärbung vermochte Schaudinn den blassen Erreger besser sichtbar zu machen. Aber viel wichtiger und entscheidender war etwas anderes. Je mehr syphilitische Präparate Schaudinn und Hoffmann auch untersuchten, immer und überall entdeckten sie die bleichen Mikroorganismen. Weil sie sich nur schwer anfärben ließen, wurden sie von Schaudinn Spirochaeta pallida genannt. »Pallida« stammt aus dem Griechischen und bedeutet »bleich« oder »blaß«.

Die Spirochaeta pallida hat die Form einer korkenzieherartigen Spirale und ähnelt einem sehr dünnen Faden. Beide Enden sind spitz und laufen oft in Endfäden aus. In der Ruhestellung behält der Erreger – von den immer vorhandenen Spiralen einmal abgesehen – eine gerade Haltung.

Über die Bewegung dieser »Syphilis-Fäden« schreibt Hoffmann: »Durch Rotation um die Längsachse und eigenartig pendelnde Beugebewegungen, welche sie von den lebhaft sich aalartig schlängelnden groben Spirochäten leicht unterscheiden lassen, kann die Spirochaeta pallida sich vor- und rückwärts bewegen, steht aber, wenn sie mit einem Ende an einer Zelle sich angeheftet hat, oft lange an demselben Orte stille, während sie rotiert und leicht seitliche Bewegungen ausführt.«

Die Zahl der Windungen ist verschieden. Durchschnittlich beträgt sie etwa acht bis zwölf, in Ausnahmefällen schwanken die Angaben aber zwischen einer Spirale und bis zu dreißig und mehr Windungen. Dementsprechend variiert natürlich auch die Länge dieser Organismen. Sie beträgt im Durchschnitt zehn bis fünfzehn Mikrometer (Mikrometer = millionster Teil eines Meters). In Extremfällen schwanken aber auch hier die Beobachtungsberichte zwischen drei Mikrometer als Minimum und bis zu achtzig Mikrometer als Maximum. Für die Dicke der Spirochaeta pallida wird als Norm etwa ein Viertel Mikrometer genannt. Selbstverständlich gibt es dabei ebenfalls Unterschiede, im Prinzip aber ist die Zierlichkeit ein Charakteristikum dieses Erregers.

Über die biochemische Struktur der Pallida ist auch heute noch weniger bekannt als über viele andere Krankheitskeime. Sie besteht wahrscheinlich aus einem Protein, einem Polysaccharid und zwei verschiedenen Lipiden. Untersuchungen unter dem Elektronenmikroskop zeigen, daß der eigentliche »Körper« der Lues-Spirochäte von einer dünnen Hülle umgeben ist, auf der sich wiederum viele ungeheuer feine, an Härchen erinnernde Formen befinden. Die »Härchen« besitzen einen Durchmesser von nur 14 bis 17 Nanometer (Nanometer = der milliardste Teil eines Meters).

Solche Einzelheiten mußten Schaudinn und Hoffmann mit ihren damaligen Instrumenten allerdings noch verborgen bleiben. Sie konnten aber einwandfrei klären, daß sich die Spirochaeta pallida nur in den Gewebeproben von Kranken zeigte, die an der Lustseuche litten. Das entsprach der Forderung, die Altmeister Robert Koch gestellt hatte: »Meiner Meinung nach würde der ursächliche Zusammenhang zwischen Spirochäte und Syphilis schon erwiesen sein, wenn diese besondere Art von Spirochäten nirgendwo anders vorkommt als bei echter Syphilis.«

Am 28. März endlich ist der so vorsichtige Schaudinn überzeugt: die bleiche Spirochäte ist der Erreger der Syphilis. Bei einer Konferenz im Reichsgesundheitsamt am 1. April ist man allerseits der gleichen Mei-

nung. Um unerwünschte Sensationen zu vermeiden, publizieren Schaudinn und Hoffmann – der eine hat entdeckt, der andere das Material geliefert – ihre Befunde in der rein wissenschaftlichen Zeitschrift ›Arbeiten aus dem kaiserlichen Gesundheitsamt‹ unter dem anspruchslosen Titel: ›Vorläufiger Bericht über das Vorkommen von Spirochäten in syphilitischen Krankheitsprodukten und Papillomen‹. Welche Schlüsse daraus gezogen werden konnten, überließen die Autoren ihren Lesern. Am 4. Mai veröffentlichen Schaudinn und Hoffmann in der ›Deutschen Medizinischen Wochenschrift‹ einen weiteren Artikel.
Die Nachricht von der Entlarvung des Syphiliserregers machte schnell die Runde durch die Laboratorien der Welt. Natürlich waren keineswegs alle Fachkollegen auf Anhieb überzeugt. Noch zweifelte man, Einwände und Diskussionen wurden laut. Zwar äußerten sich die größten Autoritäten auf dem Gebiet der Mikrobiologie, darunter Ilja (Elias) Iljitsch Metschnikow vom Pariser Pasteur-Institut, bald schon zustimmend zu den Befunden von Schaudinn und Hoffmann.
Metschnikows Stimme war von besonderem Gewicht. Der 1845 in der Ukraine geborene Wissenschaftler steht auf der Höhe seines Ruhmes. Der hünenhafte Russe war ursprünglich nach seinem Studium nach Deutschland gegangen. Dort zählte zu seinen Lehrern der Zoologe Karl Theodor Ernst von Siebold, der sich vor allem der Erforschung der einzelligen Lebewesen gewidmet hatte. 1867 begann Metschnikow mit einer Lehrtätigkeit an der neu gegründeten Universität von Odessa. Fünfzehn Jahre danach gab er das Amt auf und widmete sich nur noch seiner Forschung. Seinen Platz in den Annalen der Naturwissenschaft und Medizin errang er vor allem durch die Entdeckung der Phagozyten, jener weißen Blutkörperchen im tierischen und menschlichen Blut, die als »Freßzellen« in den Organismus eingedrungene Fremdkörper, besonders Bakterien, bekämpfen.
Der berühmte französische Bakteriologe Louis Pasteur holte den Russen daraufhin an sein Pariser Institut. Nach Pasteurs Tod 1895 wurde Metschnikow dessen Nachfolger als Direktor dieser Forschungsstätte.
Metschnikow hatte sich nicht nur mit der Phagozytose, sondern auch mit wichtigen Aspekten der Lues befaßt, nämlich mit den bislang gescheiterten Versuchen, die Krankheit vom Menschen auf Tiere zu übertragen. Erst damit wäre ja überhaupt eine experimentelle Arbeit auf dem Gebiet dieser Seuche möglich gewesen.
Was noch niemandem trotz vieler Anstrengungen gelungen war, das schafften dann 1903, also vor der Entdeckung des Syphilis-Erregers, Metschnikow und sein französischer Institutskollege Émile Roux: die

syphilitische Infektion von Tieren, nämlich von Menschenaffen, durch Impfung mit luetischem Material, das von erkrankten Menschen stammte. An den Impfstellen zeigten sich, ganz wie beim Menschen, die üblichen Primäraffekte. Später traten dann auch die typischen Sekundärsymptome auf.
1904, also ein Jahr später, hatten Metschnikow und Roux mit dem gleichen Experiment auch bei niederen Affen Erfolg. Sie konnten schließlich mit den Krankheitsprodukten dieser Affen wiederum Schimpansen anstecken.
So war es selbstverständlich, daß sich Schaudinn nach der Entdeckung der Spirochaeta pallida sehr bald mit Metschnikow in Verbindung setzte. Am 1. Mai, also wenige Tage nach der zweiten Publikation über den neu aufgefundenen Mikroorganismus, hatte Schaudinn Untersuchungsproben an Metschnikow geschickt. Der Text des darauf bezugnehmenden Briefes lautete in den Kernpassagen:
»Mein Freund Kraus schrieb mir, daß Sie Interesse hätten an den von mir an syphilitischen Objekten gefundenen Spirochäten, als Sie bisher diese Gebilde bei Affen und Menschen nicht gefunden hätten. Gestern sandte ich Ihnen ein Präparat von der Basis eines zirka sechs Wochen alten Primäraffektes, in welchem Sie die blassen Spirochäten in ungeheuren Mengen finden werden. Nach meinen bisherigen Beobachtungen finde ich die Spirochäten am reichlichsten in beweglichem typischem Zustande, das heißt so wie in dem Ihnen übersandten Präparat, in der sechsten bis achten Woche nach der Infektion, sowohl in den Hautsklerosen als in den Inguinaldrüsen. Ganz vermißt habe ich sie bisher in den sechsundzwanzig untersuchten Fällen (hierunter acht Inguinaldrüsen) überhaupt nicht; zuweilen habe ich erst im dritten Ausstrich nach tagelangem Suchen endlich eine typische Spirochäte gefunden.
Ich wäre Ihnen daher sehr dankbar, wenn Sie mir auch einige Deckglasausstriche von Sklerosen oder Drüsen von Affen zur Untersuchung senden könnten, besonders dankbar wäre ich Ihnen dann aber, wenn genau die Zeit der Infektion angegeben wird. Daß diese blasse Spirochaete spezifisch verschieden ist von den sonst auf den Genitalien vorkommenden Spirochäten, unterliegt heute für mich keinem Zweifel mehr, wenn ich es auch nicht beweisen kann.«
Schon am 8. Mai folgt ein weiterer Brief Schaudinns an Metschnikow, in dem es heißt: »Herzlichen Dank für Ihren Brief und das neue Präparat. Es ist unbedingt die richtige typische Spirochaeta pallida. So schön und kräftig entwickelt finde ich sie auch nur in den frischen Stadien der Sklerosen und Drüsen. Jetzt habe ich sechsundzwanzig Fälle von Lues und

bisher stets, wenn oft auch sehr spärlich, die typische Spirochaete gefunden; oft ist sie nicht so zart und fein, daß es mir Mühe kostet, sie aufzufinden . . . Hier in Berlin glauben manche Leute (speziell Dr. Siegel), daß meine Spirochaeten überall im Farbstoff vorkommen und von mir bei der Färbung hinzugebracht sind. Da wäre es sehr gut, wenn Sie Ihre ersten Menschenbefunde auch bald publizieren würden, um so mehr, als hier Lassar, wie ich höre, auch anfängt, bei Affen danach zu suchen . . . Ich persönlich hege jetzt die feste Zuversicht, daß die Spirochaete etwas mit der Syphilis zu tun hat.«

Viele Wissenschaftler in Deutschland blieben Schaudinns Darstellung gegenüber zurückhaltend. Einer der heftigsten Widersacher wurde, wie Schaudinn befürchtet hatte, sein früherer Lehrer Professor Schulze. Nicht ganz ohne das Hinzutun Schulzes waren in der Zwischenzeit große Berichte erschienen, die John Siegel als Entdecker des Syphiliserregers gefeiert hatten.

Am 24. Mai referiert Schaudinn vor der tonangebenden Medizinischen Gesellschaft auf deren Berliner Kongreß über die Spirochaeta pallida. Auch jetzt noch – einer dienstlichen Weisung entsprechend – vermeidet er, sie ausdrücklich als Erreger der Syphilis zu bezeichnen: »So liegt es uns auch heute noch fern, schon jetzt ein abschließendes Urteil über die ätiologische Bedeutung dieser nicht bekannten Kleinlebewesen abzugeben.«

Doch nicht nur wegen Schaudinns vorsichtiger Formulierung erheben sich Zweifel. Vor allem Siegels Anhänger bestreiten Schaudinns Befunde lebhaft. Das bleibt offensichtlich nicht ohne Wirkung auf das Auditorium. Eine der Koryphäen der damaligen Medizin in Deutschland, der Chirurg Ernst von Bergmann, beschließt seine Ansprache mit der ironischen Bemerkung: »Damit ist die Diskussion geschlossen, bis wiederum ein anderer Syphiliserreger gefunden wird.«

Schaudinns mikroskopische Beobachtungen waren um so bemerkenswerter, als die »blasse« Spirochäte, wie ja schon ihr Name sagt, im gewöhnlichen Mikroskop ohne besondere Techniken kaum sichtbar ist. Schaudinn aber entdeckte die Pallida ohne Färbung des Präparates.

Eine bessere und auch heute noch angewandte Beobachtungsmethode wurde dann in Wien gefunden. Dort entwickelten Karl Landsteiner, der Entdecker der Blutgruppen, der später in Amerika auch den Rhesusfaktor im Blut fand und damit viele Neugeborene vor dem Tod bewahrte, und sein Kollege Viktor Mucha die sogenannte Dunkelfeldmikroskopie. Bei ihr wird dafür gesorgt, daß Licht nur von der Seite auf das Untersuchungsobjekt unter der Mikroskoplinse fällt. So wie Staubkörnchen in

Bündeln aus Sonnenlicht sichtbar werden, wird hier das Objekt »erleuchtet«. Es hebt sich für den Betrachter von einem dunklen Hintergrund ab. Hoffmann meinte in diesem Zusammenhang einmal von den Spirochäten, sie »zögen wie Kometen durch das Blickfeld«.
Die Dunkelfeldmikroskopie bringt nicht nur die Spirochäte »ans Licht«, sondern hat noch den großen Vorzug, daß die Syphilis-Spirochäten in lebendem Zustand beobachtet werden können. Für alle bekannten Färbemethoden hingegen mußten die Erreger abgetötet werden. Endlich konnte nun der Arzt aus verdächtigen Geschwüren winzige Teile entnehmen und im Dunkelfeld auf Spirochäten vom Typ der Pallida untersuchen. Und immer dort, wo die silbrig scheinenden »Teufelsspiralen« auftauchten, konnte guten Gewissens eine energische und gründliche Quecksilberbehandlung eingeleitet werden.

Eine neue Ära beginnt

Bereits im Herbst des gleichen Jahres hatten übrigens über hundert andere Wissenschaftler die Entdeckung Schaudinns bestätigen können. Der »Steckbrief« der Spirochaeta pallida – ein heute veralteter Ausdruck, der in diesem Buch aus historischen Gründen noch öfter benutzt wird – oder des Treponema pallidum, des »Drehfadens«, wie Schaudinn den Erreger noch im gleichen Jahr taufte – wurde immer prägnanter. Eine neue Ära in der Erforschung und Bekämpfung der Krankheit, die beinahe ein halbes Jahrtausend die Menschheit gequält hatte, brach an.
Für die Therapie oder die Diagnose der Syphilis hatte die Entdeckung Schaudinns, so sehr sie zu den Ruhmestaten der sich mächtig entfaltenden Bakteriologie gehörte, freilich zunächst keine unmittelbaren Folgen. Das galt für die Quecksilbertherapie der Syphilis wie auch für die Behandlung der Gonorrhoe und des weichen Schankers.
Bei der Anwendung von Quecksilber gegen Syphilis, wie sie in den letzten Jahrzehnten immer weiter verfeinert worden war, zweifelte niemand an der recht beachtlichen Wirkung in der Mehrzahl der Fälle. Es war aber eine mühsame und umständliche Behandlung. Für die Schmierkuren wurde die berüchtigte »Graue Salbe« verwendet, die zu zwei Dritteln aus Fett und zu einem Drittel aus darin möglichst fein verteiltem metallischem Quecksilber bestand.
Schon längst waren die Ärzte freilich nicht mehr allein auf das unpopuläre Quecksilber angewiesen. Während niemand zu sagen vermag, welcher Arzt – oder viel wahrscheinlicher – Kurpfuscher zum ersten Mal sy-

philitische Geschwüre mit Quecksilber behandelte, kennt die Geschichte der Geschlechtskrankheiten den Mann genau, der das Jod als zusätzliche Waffe gegen »Amors vergifteten Pfeil« einsetzte. Der englische Chirurg am Jervis-Street-Krankenhaus in Dublin, William Wallace, berichtete 1835 in der noch heute existierenden, angesehenen medizinischen Fachzeitschrift ›Lancet‹ über insgesamt 142 Syphilitiker, die er erfolgreich mit seinem Präparat behandelt hat. Der Berliner Arzt Dr. Friedrich Jacob Behrend übersetzte die Schriften von Wallace und machte sie 1842 seinen deutschen Kollegen zugänglich.
Während Wallace die Therapie der primären Syphilis weiterhin als Domäne des Quecksilbers gelten läßt, zieht er das Jod in Form von Jodkalium bei vielen Ausprägungen der sekundären Lues unbedingt vor. Vor allem betont er in sicherlich etwas übertriebenem Optimismus die Geringfügigkeit der Nebenerscheinungen seiner Behandlungsweise. Er schreibt darüber wörtlich: »Mit einem Worte erkläre ich, daß ich fest überzeugt bin, es gebe in der Materia medica kein anderes Mittel, das als therapeutisches Agens so wohlthätig und, vorsichtig angewendet, zugleich so wenig nachtheilig ist, als das Jodkalium.«
Obwohl wesentlich ungiftiger als Quecksilber, ist jedoch auch Jod nicht völlig frei von Nebenwirkungen. Entzündungen an den Schleimhäuten, aber auch an den verschiedensten anderen Organen des Körpers bereiteten den Ärzten als »Jodismus« manche Probleme. Doch waren fast alle bereit, die Nebenwirkungen in Kauf zu nehmen – handelte es sich doch um den Kampf gegen eine der gefährlichsten Erkrankungen, welche die Medizin überhaupt kannte.
Was aber machte man bei den Genitalgeschwüren, die auch sehr erfahrene Dermatologen nicht einwandfrei als syphilitisch zu identifizieren vermochten? Noch 1905 – kurz vor Schaudinns Entdeckung – sah Albert Neisser sich zu dem Stoßseufzer veranlaßt: »Es zweifelt zwar niemand daran, daß die Syphilis durch Mikroorganismen hervorgerufen werde; aber wir kennen dieselben nicht, und so versagt die bei der Gonorrhoe, bei der Tuberkulose, bei der Lepra, bei der Diphtherie und bei so vielen anderen Infektionskrankheiten sicherste und bequemste Methode durch die bakteriologische Untersuchung.«
War bei der Einstufung eines Genitalgeschwürs die Beantwortung der Frage, ob es syphilitischer oder anderer Natur war, schon nicht einfach, bereitete die Diagnose in späteren Stadien der Krankheit gar noch größere Schwierigkeiten. Denn Hauterscheinungen ließen sich dann meist nicht mehr registrieren, sondern nur Erkrankungen innerer Organe oder des Gehirns.

In solchen Fällen standen die Ärzte vor einer beinahe unlösbaren Aufgabe. »Oft genug«, so räumte Neisser freimütig ein, »kommen wir über eine Wahrscheinlichkeitsdiagnose nicht hinaus. Und doch wäre eine richtige Syphilisdiagnose deshalb von so ausschlaggebender Bedeutung, weil durch sie eine meist wirksame Therapie herbeigeführt würde, deren Unterbleiben andererseits die unheilvollsten Folgen für den Erkrankten nach sich ziehen würde.«

Es gab nur einen Ausweg aus diesem diagnostischen Dilemma. Schon beim Verdacht auf Syphilis mußte der Arzt vorsorglich die Behandlung einleiten. »Im Beginn einer schweren Erkrankung also, wenn eine präzise Diagnose noch nicht gestellt ist oder nicht gestellt werden kann, würde ich immer, so oft Syphilis ernsthaft infrage kommt, zu den beiden Heilmitteln (gemeint sind Quecksilber und Jod, d. V.) greifen, um im Interesse des Kranken jede mögliche Schädigung abzuwehren«, meinte Neisser.

Sicherlich sind aufgrund dieser Zwangslage zahlreiche Kranke einer Quecksilberbehandlung ausgesetzt worden, ohne wirklich an Lues zu leiden. Das fast noch größere Problem war aber die Frage, ob bei echten Syphilitikern die Therapie nun wirklich geholfen hatte oder nicht. Zwar ließen sich mit Quecksilber und Jod die äußeren Erscheinungen in den meisten Fällen beseitigen. Wer aber wußte, ob sich die Erreger nicht nur in bestimmte Organe zurückgezogen hatten, um dort zunächst in aller Stille ihr Zerstörungswerk fortzusetzen?

5 Die Reaktion des Herrn von Wassermann

An einem milden Frühjahrsabend Anfang der zwanziger Jahre unseres Jahrhunderts schlenderten zwei seriöse Herren Arm in Arm durch die Berliner Friedrichstraße. Sie haben in der berühmten Weinstube von Borchardt zwei Flaschen Burgunder geleert. Jetzt machen sie sich vergnügt auf den Heimweg.

Da werden sie von ein paar »Damen« angesprochen, die hier zu später Stunde ihren amourösen Geschäften nachgehen. Einer der beiden wendet sich, obgleich Oberfranke, in gekonntem Berliner Dialekt an die dienstbereiten Fräuleins: »Ihr Meechens, wenn ihr wüßtet, det hier een positiver Wassermann vor euch steht, würdet ihr doch jleich abziehen.«

»Positiver Wassermann« – mit diesem Ausdruck hätten frühere Generationen der Mädchen von der Friedrichstraße nicht das geringste anzufangen gewußt. Zu dem Zeitpunkt jedoch, zu dem unsere kleine Anekdote spielt, war die Wassermann-Reaktion zur Diagnose der Syphilis längst in aller Welt bekannt. In Hunderttausenden von Krankenblättern bildete der Vermerk über die Wassermann-Reaktion, meist nur abgekürzt »WaR«, mit der nachfolgenden Bemerkung »negativ« oder »positiv« eine schicksalhafte Bedeutung.

Wozu brauchte man eine solche, sehr komplizierte Reaktion, die volle 24 Stunden benötigte und nur in größeren Laboratorien vorgenommen werden konnte? Genügte es nicht, das Blut von Menschen, die sich möglicherweise infiziert hatten, einfach daraufhin zu untersuchen, ob es Syphilis-Treponemen enthielt oder nicht?

Im Gegensatz zu einer gelegentlich noch heute anzutreffenden Meinung ist die »pallida« aber kein Blut-, sondern ein Gewebeparasit. Im Blut halten sich die Erreger nur vorübergehend und in verhältnismäßig geringer Zahl auf. Deshalb war es in der Vor-Wassermann-Ära außer bei frischen Primäraffekten sehr schwierig, eine richtige Diagnose zu stellen

oder den Behandlungserfolg zu kontrollieren.
Gerade wenn es um die Eheerlaubnis ging, kamen die Ärzte oft in große Schwierigkeiten. Da war zum Beispiel ein Patient, bei dem im Primäraffekt die Krankheit auf Grund eines positiven Treponemen-Nachweises diagnostiziert worden war. Daraufhin war er intensiv mit Quecksilber behandelt worden. Nun waren keinerlei Symptome mehr zu sehen. War er aber wirklich als gesund zu betrachten, oder befanden sich in seinen Geweben noch Erreger, die ihr Zerstörungswerk in aller Stille fortsetzten und gelegentlich neue infektiöse Hauterscheinungen hervorrufen könnten? Von diesen Problemen wurden die Ärzte durch die Wassermann-Reaktion befreit, mit deren Hilfe zwar nicht die Erreger, wohl aber deren Folgeprodukte (Antikörper) aus dem Blut nachgewiesen werden konnten.
Obwohl die Reaktion nach ihm benannt ist, hat August von Wassermann sie keineswegs allein entwickelt. Die Arbeiten einiger der bedeutendsten Forscher ihrer Zeit mußten zusammenkommen, um sie zu ermöglichen. Zur Erläuterung und zum Verständnis der Vorgänge, die sich die Wassermann-Reaktion und spätere Diagnosemethoden zunutze machen, wird es nötig sein, etwas komplizierte Sachverhalte darzustellen.
Zunächst sind Paul Ehrlich und sein belgischer Kollege Jules Bordet zu nennen. Paul Ehrlich, dem einige Jahre später die Entwicklung des Salvarsans gelingen sollte und von dem in diesem Buch noch ausführlicher die Rede sein wird, konnte mit seinem Mitarbeiter Julius Morgenroth Einzelheiten aufklären, die sich bei der sogenannten Hämolyse, der Auflösung der roten Blutkörperchen abspielen.
Der Organismus unterscheidet zwischen körpereigenen und körperfremden Stoffen. Als ein Antigen, korrekter Antisomatogen (anti = gegen, soma = Körper, gennao = erzeugen), empfindet das immunologische Verteidigungssystem des Organismus jede fremde Substanz – eine gewisse molekulare Größe und Konsistenz vorausgesetzt –, die in ihn eindringt. Der Körper setzt sich dagegen zur Wehr, indem er gegen Antigene – oder deren antigene Gruppen an der Oberfläche des Moleküls – sogenannte Antikörper bildet, deren Aufgabe es ist, die Antigene zu neutralisieren oder zu zerstören, auf jeden Fall sie unschädlich zu machen. Die Antikörper richten sich dabei immer ganz spezifisch gegen jeweils ein ganz bestimmtes Antigen.
Zu diesen Erkenntnissen haben die Versuche Paul Ehrlichs entscheidend beigetragen. Er benutzte dafür ein einfaches Modell, das zur Entdeckung einer bestimmten Antikörperart, den Hämolysinen, führte. Spritzt man einem Kaninchen die roten Blutkörperchen eines Hammels

(Antigen) ein, dann entstehen im Kaninchenblut Stoffe (Antikörper), die die roten Blutkörperchen des Hammels auflösen. Diese Stoffe heißen Hämolysine (hämos = Blut, lysein = auflösen). Bei ihrer Zerstörung durch die Hämolysine geben die Blutkörperchen den roten Blutfarbstoff frei. Aus einer Aufschwemmung von Blutzellen im Serum, die zunächst undurchsichtig ist, wird im Verlauf der Hämolyse eine klare, durchscheinend lackartige Blutfarbstofflösung. Bei der Durchführung dieser Versuche wußte Ehrlich allerdings noch nicht, daß die von ihm entdeckten Hämolysine allein die roten Blutkörperchen nicht zerstören, sondern daß es dazu einer weiteren, normalerweise im Serum vorkommenden »komplementären Substanz« bedarf.

Die Kenntnis von der Hämolyse hätte freilich für die Syphilis-Blut-Diagnose keine weitere Bedeutung bekommen können, wäre nicht Jules Bordet gewesen. Der belgische Bakteriologe und Serumforscher, ein Schüler Metschnikows, war ein sehr zurückhaltender Mann. Um die Jahrhundertwende hatte Bordet zusammen mit seinem Mitarbeiter, dem ebenfalls aus Belgien stammenden Hygieniker Octave Gengou, eine interessante Entdeckung gemacht. Bordet beobachtete, daß Antikörper mit den ihnen entsprechenden Antigenen auch dann noch eine Bindung eingingen, wenn das jeweilige Blutserum auf 56 Grad Celsius erhitzt worden war. Trotzdem wurden die Bakterien nicht abgetötet. An der Bakteriolyse mußte also noch ein anderer Stoff beteiligt sein, der durch Hitze zu beeinflussen war. Dieser geheimnisvolle »Dritte im Bunde« war eine Substanz, die von Bordet zunächst »Alexin«, später aber nach dem Vorschlag Ehrlichs »Komplement« genannt wurde. (Heute weiß man, daß das Komplement eine Kombination aus mindestens zehn Serumfaktoren darstellt.)

Bordet und Gengou kamen noch einen wichtigen Schritt weiter. Sie stellten fest: das Komplement ist aus einem Serum verschwunden, in dem Bakterien, also Antigene, mit ihren Antikörpern und Komplement reagiert haben. Es ist während der Reaktion verbraucht worden.

Diese grundlegende Beobachtung machte eine Serumreaktion möglich, mit deren Hilfe außerhalb des Organismus – durch einen Test im Reagenzglas – das Vorhandensein von erregerspezifischen Antikörpern im Blut eines Patienten sicher nachzuweisen war: die Komplementbindungs-Reaktion war geschaffen!

Warum Jules Bordet seine Methode nicht selbst auf die Serum-Diagnostik der Syphilis anwandte, hat später viele Wissenschaftler erstaunt. »Vielleicht war ich zu sehr damit beschäftigt, mit Paul Ehrlich über dessen Theorien zu diskutieren«, erklärte er viele Jahrzehnte später.

Bordet hat möglicherweise auch vor Schaudinn die Syphilis-Erreger in seinem Mikroskop gesehen. Da Metschnikow damals jedoch noch nicht an einen Zusammenhang zwischen Treponemen und Syphilis glaubte, verzichtete Bordet auf weitere Forschungen in dieser Richtung. Seine großen Leistungen wurden gleichwohl gewürdigt. Im Jahre 1919 wurde ihm der Nobelpreis verliehen.
August von Wassermann dachte zunächst ebenfalls nicht daran, aus der Komplementbindungs-Reaktion ein Diagnostikum für die Syphilis zu entwickeln. Der 1866 in Bamberg geborene Sohn eines jüdischen Bankiers, den die Medizin mehr als die Finanzen faszinierte und der volle zehn Jahre lang als unbesoldeter Assistent bei Robert Koch gearbeitet hatte, versuchte die von Bordet geschaffene Methode für die Diagnostik des Typhus bei Genickstarre und vor allem bei Tuberkulose anzuwenden. Diese war damals die Volkskrankheit Nr. 1. Erst danach bemühte er sich zusammen mit Albert Neisser und Carl Bruck, die Komplementbindungs-Reaktion zur Auffindung einer Syphilis auszubauen.
Der Zeitpunkt dafür war günstig. 1903 war es, wie bereits erwähnt, im Pariser Pasteur-Institut endlich gelungen, Syphilis auf Affen zu übertragen, nachdem man beinahe schon überzeugt war, nur Menschen könnten mit der Pallida infiziert werden.
Wassermann, Neisser und Bruck entwarfen einen Versuchsplan für die Anwendung der Reaktion an syphilitisch infizierten Affen. Als Antigen wurden Leberextrakte aus Totgeburten syphilitischer Mütter benutzt. Sie enthielten massenweise Spirochäten. In deutschen Forschungsstätten gab es natürlich nicht genügend luetische Affen. Deshalb reiste 1904 unter Neissers Leitung eine deutsche Wissenschaftler-Expedition nach dem damals holländischen Java, um dort erste großangelegte Affenversuche vorzunehmen.
Der wohlhabende Neisser finanzierte dieses Unternehmen weitgehend aus eigener Tasche. Die Aufwendungen für Ausrüstung, Reise und Aufenthalt müssen beträchtlich gewesen sein, ganz abgesehen von Kauf, Unterbringung und Pflege der Affen. Häufig wurde, wie Neissers Schüler Professor Jean Schaeffer im Nachruf auf seinen Lehrer betonte, gleichzeitig an etwa achthundert Tieren gearbeitet, und zuweilen starben täglich Dutzende von ihnen an Krankheiten und Epidemien, die nichts mit den Syphilis-Experimenten zu tun hatten.
Neisser ging im Jahr darauf wieder nach Breslau zurück, ließ aber die Versuche in Batavia von Assistenten fortführen. 1907 folgte dann ein neuer Aufenthalt auf Java. Jetzt allerdings mußte Neisser die Kosten des Projektes nicht mehr allein tragen, sondern erhielt wesentliche Zu-

schüsse vom Staat und von einem großzügigen Berliner Geschäftsmann namens Eduard Simon.
Die in Java begonnenen Experimente wurden in Neissers Klinik in Breslau, im Institut für Infektionskrankheiten in Berlin und an der Klinik des bekannten Dermatologen Julius Citron fortgesetzt, um sie auf den Syphilisnachweis beim Menschen zu adaptieren. Am 10. Mai 1906 schließlich war es soweit: Wassermann, Neisser und Bruck publizierten in der ›Deutschen Medizinischen Wochenschrift‹ ihren berühmten Artikel: ›Eine serodiagnostische Reaktion bei Syphilis‹.
Die recht komplizierte Reaktion geht in mehreren Stadien vor sich. Zunächst werden dem Patienten etwa 10 Kubikzentimeter Blut aus der Armvene entnommen und das Serum »inaktiviert«: man erwärmt es auf 56° Celsius und zerstört so, wie es Bordet und Gengou gezeigt hatten, das Komplement. Dem auf diese Weise inaktivierten Serum wird nun ein Extrakt aus den als Antigen hinzugesetzt sowie Komplement aus frischem normalem Meerschweinchen-Serum.
Dieses Gemisch wird für 30 Minuten im Wasserbad bei 37° C bebrütet. Stammt in dieser Mischung das Serum von einem gesunden Menschen, das keine Antikörper enthält, so geschieht gar nichts. Das Komplement bleibt funktionstüchtig erhalten. Das Serum eines Syphilitikers hingegen verhält sich anders, denn es enthält ja Antikörper gegen die Syphilis-Erreger. Das Komplement hat unter anderem die Eigenschaft, sich an Antigen-Antikörper-Komplexe anzulagern und verliert dabei seine Aktivität. Das Komplement, das zu Beginn in Form eines Meerschweinchenserums zugefügt worden war, wird verbraucht.
Von diesem im Reagenzglas gelaufenen Prozeß ist nichts zu sehen. Das Ergebnis muß nun nachweisbar, also sichtbar gemacht werden. Dazu bedurfte es einer weiteren Stufe des Versuchs: Einem Kaninchen wurden rote Hammel-Blutkörperchen eingespritzt. Das Kaninchen bildete daraufhin in seinem Blutserum prompt diese Hammel-Erythrozyten Antikörper. Danach wurde dem Tier das die Antikörper gegen Hammelblut enthaltende Serum entnommen und ebenfalls inaktiviert. Anschließend wurden Hammel-Erythrozyten beigefügt. Da das inaktivierte Kaninchenserum zwar die entsprechenden Antikörper, nicht aber das ebenfalls notwendige Komplement enthielt, konnten die Erythrozyten nicht zerstört werden. Die dabei aus dem Antikörper und den Erythrozyten entstehenden Komplexe, im Laborjargon EA genannt, werden als hämolytisches System bezeichnet.
Den letzten Schritt bildete dann die Kombination der beiden beschriebenen Systeme. Der ersten Mischung aus inaktiviertem Patientenserum,

„Positive“ Wassermannreaktion

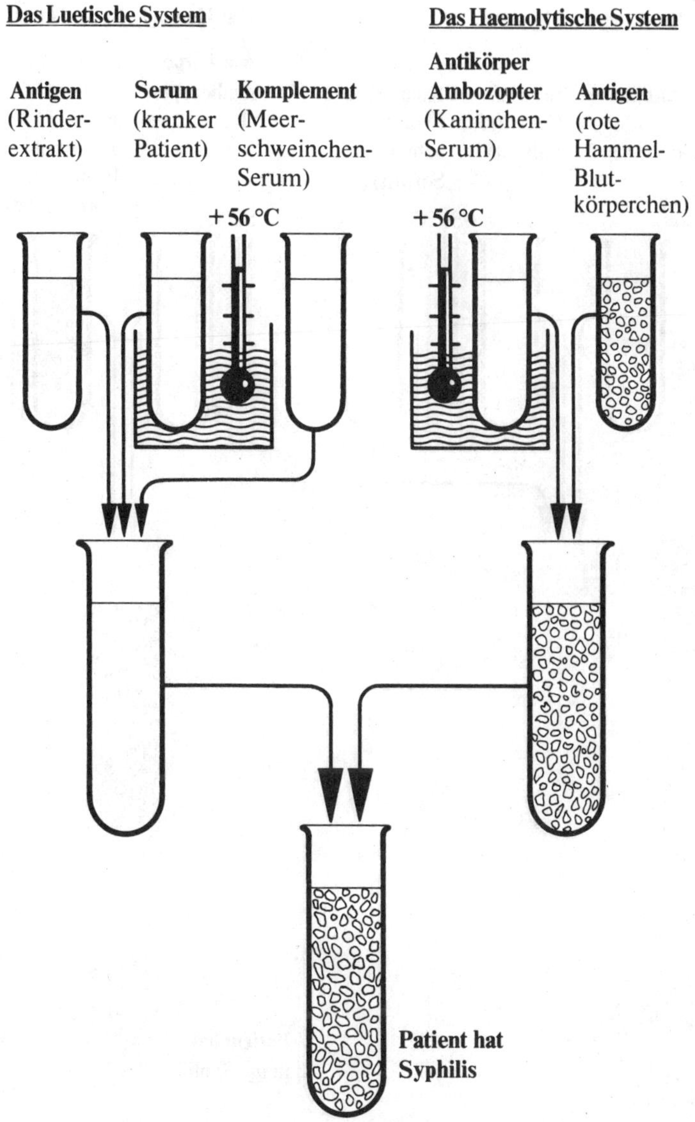

„Negative“ Wassermannreaktion

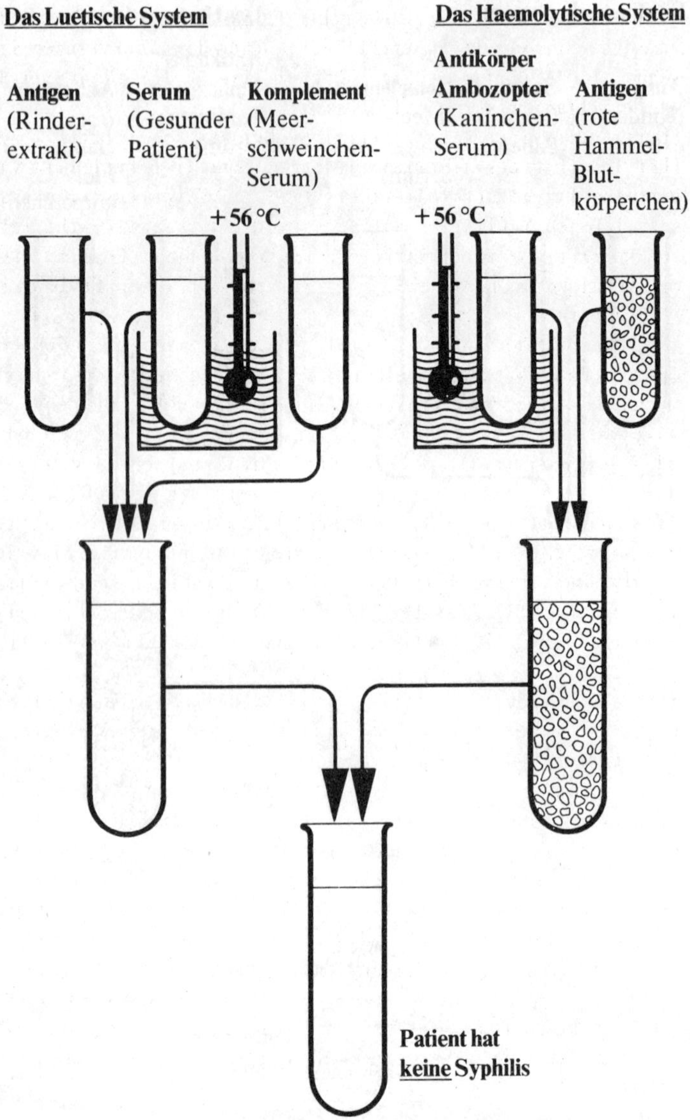

Antigen und Meerschweinchenkomplement wurde das hämolytische System zugesetzt und wiederum für 30 Minuten im Wasserbad bei 37° C bebrütet. War das Humanserum dieser Mixtur von einem gesunden Menschen, wurde das Meerschweinchen-Komplement nicht verbraucht und stand zur Lysis der Hammelblutkörperchen des hämolytischen Systems zur Verfügung. Es trat Hämolyse ein, das Reaktionsgemisch wurde lackfarben, klar und durchsichtig.
Stammte das Serum aber von einem Syphilitiker, so ergab sich keine Hämolyse, denn das ursprüngliche Meerschweinchen-Komplement war bereits vorher bei der Reaktion des Spirochäten-Antigens mit darauf spezialisierten Antikörpern verbraucht worden. Es kam also nicht mehr zur Auflösung der roten Blutkörperchen vom Hammel. Deshalb blieb die Aufschwemmung heiler Erythrozyten erhalten, die undurchsichtig und trübe ist.
Die Hemmung der Hämolyse ist daher der entscheidende Vorgang bei einer positiven Wassermann-Reaktion. »Denn durch das Zusammentreffen des Antikörpers und seines Antigens ist eben Komplement verankert worden, welch letzteres nun zur Komplettierung des hämolytischen Ambozeptors (Anm. des Verf.: Antikörpers) fehlt«, hieß es in dem von Wassermann, Neisser und Bruck verfaßten Artikel.
»Wir können also mitteilen«, resümierten die Autoren, »daß es gelingt, eine spezifische serodiagnostische Reaktion auf syphilitisches Material zu erhalten, wobei als Kontrolle stets festzustellen ist, daß das betreffende Serum mit Körpersubstanzen nichtsyphilitischer Menschen keine Reaktion ergibt. Die praktische Wichtigkeit dieses Befundes liegt auf der Hand.«
Sie lag in der Tat auf der Hand. Der 141 Zeilen lange Artikel erregte deshalb beträchtliches Aufsehen. Natürlich fehlte der bei jeder Entdekkung übliche Chor kritischer Stimmen nicht, aber in kürzester Frist setzte sich die neue Reaktion in den Kliniken der ganzen Welt durch. Für die Diagnostik wurde sie ebenso unentbehrlich wie zur Erfolgskontrolle der Therapie. Der Verdacht auf eine syphilitische Infektion ließ sich nun in fast allen Fällen klären. Durch regelmäßige serodiagnostische Überwachung konnte die Therapie kontrolliert und gegebenenfalls durch verstärkte Quecksilberbehandlung noch verbessert werden. Dadurch wiederum ließen sich Rückfälle und unter Umständen die gefürchteten Spätformen der Lues vermeiden. Auch bei Patienten, die ihre syphilitische Infektion verschwiegen oder die sie tatsächlich nicht bemerkt hatten, sprach nun der »Wassermann« sein unerbittliches »positiv« oder »negativ«.

»Aber es erging Wassermann ähnlich wie Christoph Kolumbus«, schrieb schon 1908 der italienische Serologe Alberto Ascoli. »Kolumbus vermeinte bei der Entdeckung Amerikas Indien gefunden zu haben. Wassermann glaubte einfach, bei der Syphilis die Anwendung einer schon bei anderen Krankheiten bekannten Reaktion versucht zu haben.« Er war vor allem zunächst fest davon überzeugt, daß es sich bei seiner Reaktion um eine streng spezifische Reaktion zwischen den Spirochäten-Antigenen und Antikörpern handelte.
Schon bald aber bewiesen andere Forscher, daß dies nicht der Fall war. Einer von ihnen war der bereits erwähnte Wiener Serologe Karl Landsteiner. Wassermann hatte als Antigen syphilitisches Gewebe verwandt, das zumeist aus der Leber von syphilitischen Föten gewonnen worden war. Aber weder Spirochäten noch Extrakte aus syphilitischen Geweben waren nötig. Denn alkoholische Extrakte aus Rinderherzen von vollkommen gesunden Tieren leisteten die gleichen Dienste.
Es schien zunächst unfaßbar, daß für eine kunstgerechte Wassermann-Reaktion (WaR) kein syphilitisches Antigen vonnöten war. Noch sonderbarer: Die Aussagefähigkeit der WaR wurde dadurch überhaupt nicht beeinträchtigt. Für die serologische Praxis konnte dies nur von Vorteil sein. Denn einfache Extrakte aus gewöhnlichen Rinderherzen ließen sich wesentlich leichter beschaffen als solche aus syphilitischen Lebern. Ins Wanken kamen allerdings die theoretischen Grundlagen, auf denen die ganze Reaktion aufgebaut war. »Man sah sich der frappierenden Tatsache gegenüber«, schrieb Professor Günther Heymann vom Paul-Ehrlich-Institut in Frankfurt in einem Artikel zum 50jährigen Bestehen der Wassermann-Reaktion, »daß Lues-Sera mit Lipoidextrakten aus normalen Organen unter Komplementbindung reagierten wie üblicherweise Immunseren mit ihren spezifischen Antigenen.«
Wassermann vermutete bei seinen weiteren Forschungen, daß eben nicht nur in syphilitischen Organen Lipoide vorhanden seien, sondern auch in verschiedenen nicht-syphilitischen Geweben. Andere Forscher nahmen eine sogenannte Antigen-Gemeinschaft zwischen Treponemen und gewissen Stoffen in Organen syphilisfreier Gewebe an.
Heute weiß man, daß diese Hypothesen falsch waren. Die Lipoid-Antikörper, die im Serum von syphilitischen Patienten beobachtet werden, sind nach den neuesten Theorien nicht gegen Treponema pallidum gerichtet, also keineswegs eine spezifische Antwort auf die Antigenstruktur dieses Erregers. Sie treten überhaupt erst in einer etwas späteren Phase der Infektion auf und richten sich gegen bestimmte Bestandteile der Zellen, die infolge des syphilitischen Prozesses zerstört worden sind.

Ein solcher Zellverfall kommt natürlich nicht nur bei Lues, sondern auch bei vielen anderen chronischen Infektionskrankheiten vor, etwa bei Lepra, Malaria oder Tuberkulose. Dabei werden aus den zugrundegegangenen Zellen die sogenannten Mitochondrien freigesetzt, die im Zellplasma wichtige Aufgaben wie Zellatmung und viele andere Funktionen erfüllen. Diese Mitochondrien enthalten Cardiolipin, und gegen dieses Cardiolipin bildet der Organismus Antikörper, da er diese Substanz nicht mehr als »selbst«, sondern als »nicht-selbst«, mit anderen Worten als fremd empfindet.
Man könnte diese Lipoid-Antikörper auch als Autoantikörper bezeichnen, da sie gegen Zellbestandteile gerichtet sind, die aus dem eigenen Organismus stammen, wenngleich sie durch den Zellverfall vermutlich eine veränderte antigene Markierung erfahren haben. Da Zellzerstörungen auch bei anderen Infektionskrankheiten vorkommen – ebenfalls mit Freisetzung von Mitochondrien und des in ihnen enthaltenen Cardiolipins –, erklärt sich auch, warum die Serologen immer wieder positive Wassermann-Reaktionen beobachten mußten, auch wenn die entsprechenden Patienten – wie sich dann klinisch ergab – gar nicht an Syphilis litten. Schuld an dem positiven Ausfall waren andere Infektionen.
Die Lipoid-Antikörper treten erst in einer späteren Phase der Infektionen auf, dann eben, wenn schon Zellzerstörungen stattgefunden haben. Vor ihrem Erscheinen produziert der Organismus etwa zwei Wochen nach der Infektion verschiedene Gruppen von Antikörpern – der Fachmann spricht von einem Antikörper-Mosaik –, die sich gegen Treponemen richten. Dabei muß man zwischen Antikörpern unterscheiden, die gattungsspezifisch sind, die sich also gegen alle »Familienangehörigen« der Treponemen richten, zu denen ja nicht nur Treponema pallidum gehört, sondern auch so harmlose Familienmitglieder wie etwa Treponema microdentium, das sich gewöhnlich recht zahlreich in der Mundhöhle der meisten Menschen findet.
Natürlich werden auch gegen die Treponema pallidum spezies-spezifische Antikörper produziert. Dabei handelt es sich vor allem um zwei Gruppen von Antikörpern: die sogenannten Immunglobuline Ig-M und Ig-G (Ig = Immunglobulin, M = Makro, G = Gamma). Das Ig-M ist das größte unter den fünf bisher bekanntgewordenen Gruppen von Antikörpern. Vermutlich ist es auch das entwicklungsgeschichtlich älteste Immunglobulin. Es ist ein recht kurzlebiger Typ von Antikörper; der Organismus baut ihn sehr bald wieder ab. Zu einem etwas späteren Zeitpunkt – etwa vier Wochen nach der Ansteckung – erscheint ein anderer Antikörper, der stets bei Infektionen auftritt und überhaupt im Blutse-

run am häufigsten vorhanden ist: das Ig-G.
Im Gegensatz zu seinem »größeren Bruder«, dem Ig-M (Molekulargewicht über 900 000) bleibt das Ig-G (Molekulargewicht 55 000) für viele Jahre im Serum nachweisbar. Dieser Umstand spielt eine besondere Rolle in einem serologischen Test, von dem noch später berichtet wird. Es hat den Anschein, als ob das weit zahlreicher vorhandene Ig-G das Ig-M gewöhnlich von den Antikörper-Bindungsstellen der Treponemen verdrängt und zum »Rückzug« nötigt. Mit anderen Worten: Offensichtlich besitzt dieses Ig-G zu den »Empfängern« (Rezeptoren) auf der Oberfläche von Treponema pallidum eine höhere Affinität als das Ig-M.
Im Gegensatz zu den eben geschilderten humoralen Antikörpern, die von einer besonderen Gruppe von Plasmazellen gebildet werden, kennen die Immunologen noch die sogenannte zelluläre Immunität. Dabei spielen immunologisch aktive Lymphozyten, eine bestimmte Gruppe unter den weißen Blutkörperchen, die Hauptrolle. Es gibt kaum einen Zweifel, daß diese zelluläre Immunität – über die im Abschnitt über die Impfstoffe ausführlich berichtet wird – bei der Auseinandersetzung des Körpers mit der syphilitischen Infektion die größte Bedeutung hat.
Doch nun zurück zu den Erkenntnissen der letzten Jahre zur Darstellung der historischen Entwicklung der Syphilis-Serologie. In den zwanziger und dreißiger Jahren ging es den Serologen bei der Wassermann-Reaktion um die Frage: Wenn es sich dabei schon nicht um eine echte Antigen-Antikörper-Verbindung handelt, wieso funktionierte die Reaktion dann überhaupt in den meisten Fällen? Was war das geheimnisvolle Wassermann-Antigen, wenn es schon nicht von der Spirochaete pallida oder – nach der heute empfohlenen Terminologie – von der Treponema pallidum handelte?
Eine Frau schuf hier im Jahre 1941 Klarheit. Dr. Mary C. Pangborn, Schülerin von Professor Augustus B. Wadsworth aus Albany, gelang es, aus normalen Rinderherzen ein reines, stickstofffreies Phospholipoid zu isolieren, das Cardiolipin. Zusammen mit Lezithin und Cholesterin wirkt dieser Lipoidkomplex als Wassermann-Antigen. Sein Reinheitsgrad ist viel höher als der der »klassischen« Wassermann-Antigene, und der Komplex zeichnet sich durch erhöhte Empfindlichkeit aus.
Damit sinkt die Zahl falsch positiver Reaktionen, wenn auch durch das Cardiolipin-Antigen falsche Sero-Reaktionen nicht völlig auszuschließen sind. Am ehesten kommt es dazu bei chronisch verlaufenden Krankheiten, die mit Gewebeveränderungen und einem vermehrten Gehalt von Fettsäuren im Serum einhergeben. Beispiele dafür sind Tu-

berkulose, Scharlach, Malaria, Lepra oder Pneumokokkenpneumonie. Viele Forscher haben deshalb versucht, die WaR zu verbessern oder durch neue und feinere Reaktionen zu ersetzen und damit die Sicherheit der Diagnostik zu erhöhen. Im Laufe der Zeit wurden so weit über ein Dutzend Verfahren entwickelt.
Cardiolipin läßt sich aber nicht nur für die Komplementbindungs-Reaktion verwenden, die WaR also, sondern auch für die zahlreichen Flokkungs-, Trübungs- und Ballungsteste, die später eingeführt wurden. Vor allem eröffnete die Isolierung des Cardiolipins den Weg zu Mikroflokkungstesten.

Der Meinicke-Test setzt sich durch

Eine der bekanntesten Reaktionen, die in verbesserter Form sehr häufig benutzt wurde, verdankt die Medizin dem deutschen Serologen Ernst Meinicke (1878–1945). Den Anstoß zu seinen Arbeiten hatte 1917 die Salpetersäure-Probe gegeben, über die Wassermanns Mitarbeiter Bruck fünfzehn Jahre vorher berichtet hatte. Meinicke hatte nämlich nachweisen können, daß die Behandlung von Blutserum mit Säure, Wasser oder anderen Fällungsmitteln sich nicht zur Präzipitationsmethode der Syphilis eignet. Denn dabei entsteht zwar in der klaren, farblosen Serumflüssigkeit eine weißliche Ausflockung, ein Präzipitat. Aber diese feinsten Flöckchen bestehen aus allen möglichen Eiweißpartikeln, an denen das Serum mehr oder minder reich ist.
Um luetische Antikörper nachzuweisen, muß man vielmehr Sera mit alkoholischen Organextrakten, ähnlich denen für die WaR, reagieren lassen, um brauchbare Ergebnisse zu bekommen. Im Mai 1917 konnte Meinicke auf dieser Grundlage die erste brauchbare Flockungsreaktion zur Syphilis-Diagnostik präsentieren.
Die Arbeit an dem ersten Präzipitationstest wurde in den folgenden Jahren ständig fortgesetzt. Wie bei der Komplementbindungs-Reaktion, der WaR, ersetzte man auch hier die wäßrigen Extrakte aus syphilitischem durch alkoholische Auszüge aus normalem Gewebe. Durch Cholesterolzusatz zu den Extrakten, wie es der deutsche Immunologe Hans Sachs an Paul Ehrlichs Frankfurter Institut zum ersten Mal praktizierte, ließen sich die antigenen Eigenschaften der Gewebeextrakte deutlich verstärken.
Jahr für Jahr wurden nun neue Präzipitations-Tests zur Feststellung einer Syphilis vorgeschlagen. Nur ein einziger konnte sich jedoch auf brei-

terer Basis durchsetzen: der Meinicke-Test. Er existiert nicht mehr in seiner ursprünglichen Form, sondern wurde in den Jahren 1917–22 von seinem eifrigen Schöpfer ständig modifiziert. Ein Nachteil war die geringere Spezifität gegenüber der Wassermann-Komplementbindung, eine Tatsache, die der internationale Serologenkongreß 1920 in Kopenhagen ausdrücklich hervorhob.
Bis zum internationalen Serologenkongreß 1930 in Montevideo hatte sich das Bild dann schon wesentlich zugunsten der Präzipitations- oder Flockungsreaktionen geändert. Eine erfolgreiche Methode war der neue Meinicke-Klärungstest. Bei ihm entsteht auch ein Präzipitat. Hat es sich nach 16–20 Stunden auf dem Boden des Reagenzglases in bläulicher Färbung abgesetzt und ist damit die darüberliegende Flüssigkeit klar geworden, so bedeutet das eine positive Reaktion: das Serum stammt mit großer Wahrscheinlichkeit von einem Syphilitiker.
Nicht mindere Beachtung fand der sogenannte Kahn-Flockungstest, der seinen Namen von dem amerikanischen Serologen Reuben L. Kahn an der Universität Michigan bekommen hatte. Reuben Kahn schätzte seinen deutschen Kollegen Hans Sachs sehr. Er hatte in seinem Laboratorium neben dem Meinicke-Test vor allem den Sachs-Georgi-Test benutzt, der ebenfalls auf Präzipitationsvorgängen beruht. Wie fast alle Serologen in den frühen zwanziger Jahren kam auch Kahn zu der Ansicht: diese Reaktionen waren nicht nur zu unempfindlich, sondern zu unpraktisch. Wird nämlich nicht peinlich sauber gearbeitet, kommen leicht Bakterien beim Ansetzen des Tests in das Reagenzglas. Sie vermehren sich unter der für sie günstigen Temperatur, mit der das Reaktionsgemisch bebrütet werden muß, zersetzen das Gemisch und erzeugen damit falsche positive Reaktionen. Nicht nur dagegen tat Kahn etwas, sondern er ermittelte auch die Antigenbestandteile, die für die Empfindlichkeit des Testes wesentlich sind. Durch deren Anreicherung verbesserte er seine Methode derart, daß ihre Reaktionsschärfe sowohl den Komplementbindungs-Reaktionen als auch dem Meinicke-Klärungstest I eindeutig überlegen war. Deshalb führten viele amerikanische Bundesstaaten den Kahn-Test als Standardmethode ein.
Vor allem in den Vereinigten Staaten wurden im Laufe der Zeit weitere Flockungstests entwickelt, die fast immer den Namen ihrer Schöpfer tragen: der Kline-Test, der Hinton- und der Eagle-Test. Weite Verbreitung fand der Hinton-Test. Sein besonderer Vorteil, abgesehen von seiner Empfindlichkeit, war die geringe Serummenge, die man benötigt. Ein halber Kubikzentimeter genügt. Schließlich hat der Wiener Serologe Rudolf Müller einen Ballungstest angegeben, der sich dank seiner einfa-

chen Handhabung als zusätzliche Flockungsreaktion nicht nur in europäischen, sondern auch in amerikanischen Laboratorien einführte.

Die WaR wird noch empfindlicher

Natürlich bemühte man sich auch ständig, die Komplementbindungs-Reaktion weiter zu verbessern. Vor allem der amerikanische Bakteriologe John A. Kolmer lieferte dazu wesentliche Beiträge. Kolmer ging von der Überlegung aus, daß die Reaktionsempfindlichkeit gesteigert werden müßte, wenn man das Humanserum-Antigen-Komplement-Gemisch nicht nur 30 Minuten bei 37° C, sondern bis zu 18 Stunden bei 4° C reagieren läßt. Die Kühlschranktemperatur war dabei notwendig, weil – wie schon beschrieben – das Komplement wärmeempfindlich ist. Die Ergebnisse gaben Kolmer recht, und die Kolmer-Technik der Komplementbindungs-Reaktion hat die von Wassermann beschriebene Wärmebindungstechnik weltweit abgelöst. Heute weiß man, daß auch Kolmer unter falschen Voraussetzungen zu einem richtigen Ergebnis kam. Er nahm an, daß die Langzeitbindung in der Kälte eine bessere Anlagerung des Komplements an den Antigen-Antikörper-Komplex ermöglicht. Tatsächlich wird aber die Bindungszeit des Antikörpers an das Antigen verbessert. Die Empfindlichkeitssteigerung kommt dadurch zustande, daß in der längeren Reaktionszeit mehr Antikörpermoleküle die Chance erhalten, auf das Antigen in der Mixtur zu treffen. Eine Langzeitbindung des Komplements ist bei 4° C nämlich nicht möglich, weil die Komplementaktivierung ein enzymatischer Vorgang ist, der der Zufuhr von Wärme bedarf und deshalb bei der genannten Temperatur gar nicht in Gang kommen kann.
All diese Verbesserungen der Flockungstests und der WaR verkürzten die Reaktionszeit nur unwesentlich. Und die lag bei vielen Stunden. Deshalb blieb das Bedürfnis nach ausgesprochenen Schnelltests. Für Reihenuntersuchungen brauchte man ein serologisches »Sieb«, das schnell und umkompliziert angewandt werden kann. Dazu eignet sich nur ein Test, der in wenigen Minuten die Entscheidung erlaubt, ob ein Patient als syphilisverdächtig anzusehen ist oder nicht.

Zwei Tropfen Blut für den Chediak-Test

Dieses Ziel strebte der kubanische Serologe Alexander Chediak 1932 mit seiner Mikroflockungsreaktion an. Bereits ein bis zwei Tropfen Blut aus dem Ohrläppchen oder der Fingerbeere genügen dafür. Ihren Spitznamen »Trockenblutreaktion« bekam sie, weil diese Bluttropfen zunächst auf Filterpapier geträufelt, an der Luft getrocknet und so an entsprechende Untersuchungslabors eingesandt werden. Das gilt natürlich nur für den Transport. Selbstverständlich läuft die Reaktion im Labor nicht »trocken« ab. Der trockene Blutstropfen wird mit physiologischer Kochsalzlösung wieder verflüssigt. Tritt nach Zusatz von Meinicke-Reagenz eine Flockung auf, die man mit einer Lupe oder unter dem Mikroskop beobachten muß, ist der Chediak positiv. Das ganze Verfahren im Labor dauert etwa zwei Stunden.
Auch bei dieser Reaktion stören Verunreinigungen den Reaktionsablauf und -ausfall sehr. Chediak selbst berichtet allerdings, er habe wiederholt gewöhnliche Münzen als Objektträger für die Blutprobe benützt. Sogar bei Bluttropfen, die ihm auf Glasscherben angetrocknet zugeschickt wurden, habe er noch zutreffende Reaktionen erzielen können. Nur in etwa fünf Prozent der untersuchten Fälle brachte die Chediaksche Trockenblutprobe Ergebnisse, die mit anderen Methoden nicht bestätigt werden konnten. Das ist ein erstaunlich geringer Prozentsatz, wenn man sich vergegenwärtigt, wie einfach diese Diagnose ist.
In Deutschland konnte der Kölner Hygieniker Peter Dahr den »Chediak« wesentlich verbessern und den Wert des Tests als unauffälliges und einfaches Hilfsmittel für große Reihenuntersuchungen deutlich steigern. Kurz vor Ausbruch des Zweiten Weltkrieges ermittelte Dahr unter 262 500 Arbeitern in den Regierungsbezirken Köln und Aachen 0,8 Prozent oder 2122 positive Trockenblutreaktionen. Daraus ergab sich bei Umrechnung auf die Gesamtbevölkerung des damaligen Reichsgebietes eine Zahl von ca. 400 000–520 000 Syphilitikern.
Die Chediak-Reaktion bereicherte das beachtliche Arsenal der Dermatologen, mit dessen Hilfe sie eine Lues nachweisen konnten. »Falls es nicht möglich sein sollte, durch Extrakte aus Syphilisspirochäten oder durch Kombination von Spirochäten und Organextrakten noch eine größere Empfindlichkeit der Flockungsreaktionen zu erzielen, ist somit ein gewisser Abschluß auf diesem Gebiet erreicht. Der Praktiker wird sich darauf einstellen können, daß die Schärfe der modernen Reaktionen nicht mehr wesentlich zu überbieten ist«, äußerte zum Beispiel Ernst Meinicke.

Eines war jedoch nicht zu übersehen: weder die Empfindlichkeit der einzelnen Tests noch ihre Spezifität waren hundertprozentig. Die empfindlichsten Reaktionen waren auch bei anderen Krankheiten gelegentlich positiv. Die besonders spezifischen Tests hingegen reagierten meist erst verhältnismäßig spät. Selbst bei ihnen ergaben sich manchmal positive Resultate, obwohl keine Lues vorlag. Das Problem für die Serologen blieb gleich: erhöhten sie die Sensibilität eines Tests, ging das auf Kosten der Spezifität, und umgekehrt.
Noch 1974 veröffentlichten zum Beispiel Forschergruppen des Zentrums für Krankheitskontrolle in Atlanta, Georgia, und des klinischen Forschungszentrums des amerikanischen Nationalinstituts für psychische Hygiene in Lexington, Kentucky, eine Untersuchung, nach der eine bestimmte Flockungsreaktion bei Drogensüchtigen besonders oft fälschlich positive Ergebnisse bringt, und zwar etwa zehnmal häufiger als bei Tests in der übrigen Bevölkerung.
Auch wenn mehrere Reaktionen gleichzeitig angewandt wurden – und das ist vorgeschrieben –, war die Gefahr nicht ganz zu vermeiden, daß ein Mensch zu Unrecht als Syphilitiker behandelt wurde. Umgekehrt wurde vielleicht bei einem anderen eine latente Syphilis aufgrund falscher negativer Ergebnisse nicht erkannt. Serologen und Kliniker konnten noch so eng zusammenarbeiten, in Einzelfällen ließen sich menschliche Tragödien nicht verhindern. Sind doch weder Komplementbindungs- noch Flockungs-Reaktionen wirkliche Treponema-Tests. Der Nachweis echter Treponema-Antikörper aber wäre leichter gewesen, hätte man die Erreger auf künstlichen Nährböden züchten können. Das aber ist bisher nicht gelungen, es sei denn, die Berichte von Dr. Jones (Florida) vom Frühjahr 1976 werden in den nächsten Monaten bestätigt. Jones ist sich sicher, ein Verfahren gefunden zu haben, das die Züchtung von Treponema pallidum auf Nährböden erlaubt. Da in den vergangenen Jahrzehnten alle derartigen Versuche mißlangen, mußte auch die von Professor Walter Gaethgen, Hamburg, entwickelte Reaktion scheitern. Gaethgen hat zwar als erster im Jahr 1929 eine Syphilis-Reaktion entwickelt, die mit echten Treponema-Antigenen arbeitete. Das Antigen war jedoch gattungsspezifisch – es handelte sich um eine Treponema-Art, die zwar mit Treponema pallidum eng verwandt, aber nicht identisch ist.

Der empfindlichste von allen: der Nelson-Test

Eine neue Ära der Syphilis-Serologie begann erst 1949. Dem jungen amerikanischen Bakteriologen Robert Nelson jr. und dem bekannten Immunologen Manfred M. Mayer in Baltimore gelang es, den sogenannten Treponema-Pallidum-Immobilisations-Test zu entwickeln. Auch er beruht auf dem Prinzip der Komplementbindungs-Reaktion.

Nelson und Mayer arbeiteten mit lebenden Pallida-Treponemen, die sie in Kaninchen-Hoden gezüchtet hatten, da sich die Treponemen dort sehr leicht vermehren. Hält man die operativ entfernten und zerkleinerten Hoden in einem kompliziert zusammengesetzten Nährmedium bei 37° Celsius, bleiben die Treponemen für mehrere Tage beweglich. Wird die Treponemen-Suspension mit Komplement und dem Serum eines Syphilitikers zusammengebracht, machen die darin enthaltenen Antikörper die Syphilis-Erreger unbeweglich, sie immobilisieren sie. Enthält das Serum keine Antikörper – oder wie Nelson sie nennt: Immobilisine –, dann kommt es selbstverständlich nicht zur Immobilisierung: die Treponemen bleiben beweglich.

Mit dem Treponema-Pallidum-Immobilisationstest (TPI) oder Nelson-Test haben die Serologen sicher die bisher exakteste diagnostische Methode in der Hand. Aber wie sollte es anders sein, auch er hat gewisse Nachteile. Denn nur Speziallaboratorien verfügen über die große Zahl von Kaninchen, um den ständigen »Nachschub« an lebenden Treponemen sicherzustellen. Außerdem demonstrieren die Krankheitserreger auch bei dieser Gelegenheit ihre außergewöhnliche Empfindlichkeit außerhalb eines lebenden Organismus. Selbst in den nach bisheriger Kenntnis günstigsten Erhaltungsarten sterben sie verhältnismäßig schnell ab oder verlieren zumindest ihre Beweglichkeit.

Ein anderer Nachteil: im Stadium der Lues I läßt sich der Nelson-Test praktisch nicht anwenden, liefert er doch hier fast nur negative Resultate. Selbst zu Beginn einer sekundären Syphilis reagiert er noch etwa in einem Drittel aller Fälle negativ. Der Nelson-Mayer-Test hat außerdem den Nachteil, daß er relativ kostspielig und umständlich ist. Er wird deshalb auch nur in einigen Untersuchungslaboratorien ausgeführt. Befinden sich antibiotische Substanzen in einer Serumprobe, so kann der Test auch bei einem Nicht-Syphilitiker positiv ausfallen, da das Antibiotikum ebenfalls bewegliche Treponemen immobilisiert.

Für die Diagnose späterer Stadien der Syphilis ist er allerdings unübertroffen und bildet deshalb die letzte serologische Instanz in allen Zweifelsfällen. Seine Domäne sind besonders die klinisch schwer erkennbare

latente Lues und viele Spätformen, bei denen Cardiolipin-Tests keine eindeutigen Aussagen zulassen.
Amerikanische Forscher halten den Nelson-Test sogar für so spezifisch, daß er nach ihrer Meinung in allen Fällen von Syphilis positiv bleibt, die später als sechs Monate nach der Infektion behandelt wurden. Bei Menschen, die nicht oder nicht ausreichend behandelt wurden, bleibt der Treponema-Pallidum-Immobilisations-Test das ganze Leben lang positiv. Das gilt ebenso für Infektionen, die vierzig oder gar fünfzig Jahre zurückliegen. Denn all diese Personen besitzen – auch wenn der syphilitische Prozeß nicht mehr aktiv sein sollte – ein gewisses »Inventar« an Antikörpern gegen Treponemen. Auch hier kommt es zur Immobilisierung. Finden sich 0 bis 19 Prozent unbewegliche Treponemen, wird dies im allgemeinen noch als negativ betrachtet, sind 20 bis 49 Prozent immobilisiert, ist das Ergebnis zweifelhaft, bei mehr als 50 Prozent positiv.
Natürlich inspirierte der Nelson-Test vor allem in den Vereinigten Staaten die Entwicklung weiterer Syphilis-Reaktionen. Fast alle benützen lebende oder abgetötete Treponemen, sei es in Form der Komplementbindung oder der Agglutination. Als Reagenz dienen nicht nur ganze Erreger, sondern auch chemische Fraktionen der Treponemen.

Fluoreszenz-Serologie im Vordergrund

Nur wenige dieser nach 1945 angegebenen Reaktionen sind zur breiteren Anwendung geeignet, die meisten haben rein wissenschaftliches Interesse. Einen dauerhaften Platz in der Lues-Serologie hat sich dagegen das Prinzip des 1957 in den USA eingeführten Fluoreszenz-Treponemen-Antikörper-Tests erobert, da er verhältnismäßig leicht zu handhaben ist.
Der Amerikaner W. E. Deacon und seine Mitarbeiter K. H. Falcone und Harris haben diesen Test entwickelt, der im Prinzip die Fluoreszenz-Serologie für die Lues-Erkennung benützt. Ein Patientenserum wird dabei zunächst auf eine Schicht von Treponema pallidum des sogenannten Nichols-Stammes aufgetragen. Dieser Stamm wurde bereits 1911 aus der Rückenmarksflüssigkeit eines Menschen mit Nerven-Syphilis gewonnen und konnte im Gegensatz zu allen anderen menschlichen Pallida-Treponemen seither in ungezählten Tierpassagen weitergezüchtet werden.
Über diese Treponemen kommt nun eine Schicht mit Anti-Human-Gammaglobulin. Es handelt sich dabei um in Tieren gewonnene Antikörper, die sich gegen menschliches Gammaglobulin, zu dem auch die

vom menschlichen Organismus gegen die Treponemen gebildeten Antikörper gehören, richten. Dieses Anti-Human-Gammaglobulin ist mit einer chemischen Verbindung markiert, die bei Anregung durch blaues Licht aufleuchtet, also fluoresziert.
Sind nun im Patientenserum Antikörper gegen Treponema pallidum, so machen diese Antikörper gewissermaßen Jagd auf die Syphiliserreger des Nichols-Stammes und versuchen, sich an diese anzulagern. Es kommt also zur Antigen-Antikörper-Bindung. Da sich aber das fluoreszenzmarkierte Anti-Human-Globulin nun seinerseits mit den menschlichen Antikörpern verbindet, bildet sich ein Dreier-Komplex. Das Ergebnis: die Treponemen leuchten im Mikroskop unter blauem Licht auf. Die ursprüngliche Verbindung zwischen Nichols-Treponemen und Antikörpern im Patientenserum ist auf diese Weise sichtbar gemacht worden, die Reaktion ist positiv.
Enthält das Prüf-Serum keine Antikörper gegen Treponemen, bleibt die Kette des Folgegeschehens aus. Es kommt nicht zur Anlagerung des fluoreszenzmarkierten Antiglobulins, und ohne die Fluoreszenz ist die Reaktion negativ.

Weitere Verbesserungen

Immer noch blieb eine Gefahr falscher positiver Reaktionen bestehen, denn im Serum können sich Antikörper befinden, die mit Treponema pallidum reagieren, obwohl sie gegen andere Mitglieder der Treponemen-Familie und nicht spezifisch gegen diesen Erreger gebildet worden sind.
Schon bei der Beschreibung der Dunkelfelduntersuchungen wurden völlig harmlose Treponemen erwähnt, die sich äußerlich kaum von der Pallida unterscheiden. Sie haben sogar sehr ähnliche antigene Eigenschaften. Um eine solche Kreuzreaktion auszuschalten, muß man einen Trick anwenden. Verdünnt man ein Serum um das Fünffache, wie es bei den ersten Untersuchungen mit dem Fluoreszenz-Treponemen-Antikörper-Test gemacht wurde, ist eine Reihe unspezifisch positiver Testergebnisse Treponemen zuzuschreiben, die in der Mundhöhle in Gestalt des Treponema microdentium häufig vorkommen. Verdünnt man auf das Zweihundertfache, wird die Spezifität des Testes höher – die Sensibilität nimmt jedoch ab.
Aus diesem Dilemma führte die amerikanischen Forscher eine weitere Methode heraus, die den FTA-Test wesentlich verbesserte. Sie konnten

möglicherweise im Serum vorhandene, allgemein gegen Treponemen und nicht speziell gegen Treponema pallidum gerichtete Antikörper ausschalten.
Dazu bedienen sie sich des sogenannten Reiter-Stammes. Für bestimmte Protein-Komplementbindungstests zur Syphilis-Erkennung wird ein Treponemenstamm benutzt, der nach dem deutschen Serologen Hans Reiter benannt wurde und heute als Treponema phagedaena bezeichnet wird. Dieser Treponemenstamm besitzt wie Treponema microdentium teilweise gleiche Antigene wie Pallidum. Ohne Zweifel ist die Reiter-Treponeme dem Syphilis-Erreger nahe verwandt. Identisch mit ihm, wie man einige Zeit glaubte, ist sie keineswegs. Denn im Gegensatz zu ihrer bösartigen, aber sehr empfindlichen Verwandten ist sie nicht pathogen und läßt sich sogar auf künstlichen Nährböden züchten. Fügt man nun, und das ermittelten die Amerikaner, im Fluoreszenztest dem menschlichen Serum noch Reiter-Treponemen zu, saugen sie die gemeinsamen Antikörper gewissermaßen auf und eliminieren sie damit. Nur die ganz spezifischen, ausschließlich gegen Treponema pallidum gerichteten Antikörper bleiben zurück und sind damit nachweisbar.
Ebenso wie die meisten Methoden ermöglicht auch dieser Fluoreszenz-Treponema-Absorptions-Test (FTA-ABS) gewisse quantitative Schlüsse über den Krankheitsprozeß. Die Ergebnisse wiederholter Untersuchungen, als Antikörper-Titer aufgezeichnet, ergeben Kurven mit besonderen Höhepunkten im sekundären Stadium der Lues.
Das jüngste Kind in der Familie der serologischen Reaktionen auf Syphilis ist der Treponema-Pallidum-Hämagglutinationstest, abgekürzt TPHA-Test. Er wurde 1965 bis 1966 unabhängig voneinander durch den dänischen Forscher Tara Rathlev vom Staatens Serum Institut in Kopenhagen und den Japanern T. Tomisawa und S. Kasamatsu ausgearbeitet. Im Laufe weniger Jahre konnte er zu einer sehr spezifischen und auch relativ einfach zu handhabenden Methode entwickelt werden.
Auch dieser Test geht zunächst von den schon bei der WaR erwähnten Erythrozyten von Hammeln aus; das System ist jedoch völlig anders. Beim TPHA werden die vom Hammel stammenden roten Blutkörperchen zunächst chemisch vorbehandelt. Sie kommen 18 Stunden lang in eine dreiprozentige Formalinlösung und werden dann mit Tannin, einer sonst bei der Lederaufbereitung verwendeten Gerbsäure, überzogen. Auf solche Weise wird die Oberfläche der Erythrozyten gleichsam »aufgerauht«, und die Antigene können sich an diese präparierte Oberfläche anlagern. Solche Antigene werden von den Blutkörperchen also absorbiert.

Aus den Hoden mit Treponema pallidum infizierter Kaninchen werden andererseits die Syphilis-Treponemen gewonnen, gereinigt und mit Ultraschall fraktioniert. Dadurch werden die antigenen Teile der Syphilis-Erreger gewonnen. Dieser Treponemen-Lösung werden nun die mit Tannin behandelten Hammel-Erythrozyten zugesetzt. Daraufhin setzen sich die Treponema-Fraktionen an der Oberfläche fest. Diese Kombination ist das grundlegende Diagnostikum für den TPHA-Test. Mit ihr läßt sich feststellen, ob ein Patienten-Serum Antikörper gegen die Syphilis-Treponemen enthält.

Bevor das Patienten-Serum dem Diagnostikum zugefügt wird, behandelt man es mit einer recht kompliziert zusammengesetzten Verdünnungsflüssigkeit, die unspezifische Antigene wie etwa Reiter-Treponemen oder Gewebe von Kaninchenhoden vorab bindet. Als letzter Schritt werden nun Proben des Patienten-Serums dem auf Glasplatten aufgetragenen Diagnostikum zugefügt. Befinden sich in dem Serum Antikörper gegen Syphilis-Treponemen, so binden sich diese an die Hammel-Erythrozyten. Das führt dazu, daß die Erythrozyten agglutinieren, also miteinander verklumpen. In Serumverdünnungen von 1 : 80 und 1 : 160 wird nach solchen Agglutinationen gesucht. Enthält das Untersuchungsserum keine spezifischen Antikörper, bleibt die Agglutination der Erythrozyten aus.

Der TPHA-Test bringt nach drei bis vier Stunden vorläufige, nach 18 Stunden endgültige Ergebnisse. Er ist äußerst spezifisch und sensibel, reagiert aber auch dann noch, wenn es sich um eine viele Jahre zurückliegende und längst erfolgreich behandelte Syphilis handelt, da ja immer noch ein gewisser Anteil an Ig-G-Antikörpern gegen Treponema pallidum im Blutserum vorhanden ist. Vor allem aber reagiert der TPHA-Test meist schon vierzehn Tage oder drei Wochen nach der Infektion, nicht selten bereits vor dem Auftreten des Primäraffekts. Er ist in dieser Frühphase allen anderen Reaktionen – auch dem FTA-Test – eindeutig überlegen.

Professor Anton Luger, Chef der dermatologischen Abteilung im Krankenhaus der Stadt Wien und einer der angesehensten europäischen Dermatologen, nennt schon 1972 in einer ersten umfassenden Arbeit (zusammen mit I. Spendlingwimmer) den TPHA-Test »einen entscheidenden Fortschritt in der Serodiagnostik der Syphilis«. Nach Meinung von Luger, der sich mittlerweile viele Fachärzte angeschlossen haben, muß die konsequente Anwendung des TPHA-Tests als wichtigstem Suchtest »in letzter Konsequenz zu einer grundsätzlichen Umkehr der traditionellen, derzeit üblichen Serodiagnostik der Syphilis« führen. Der

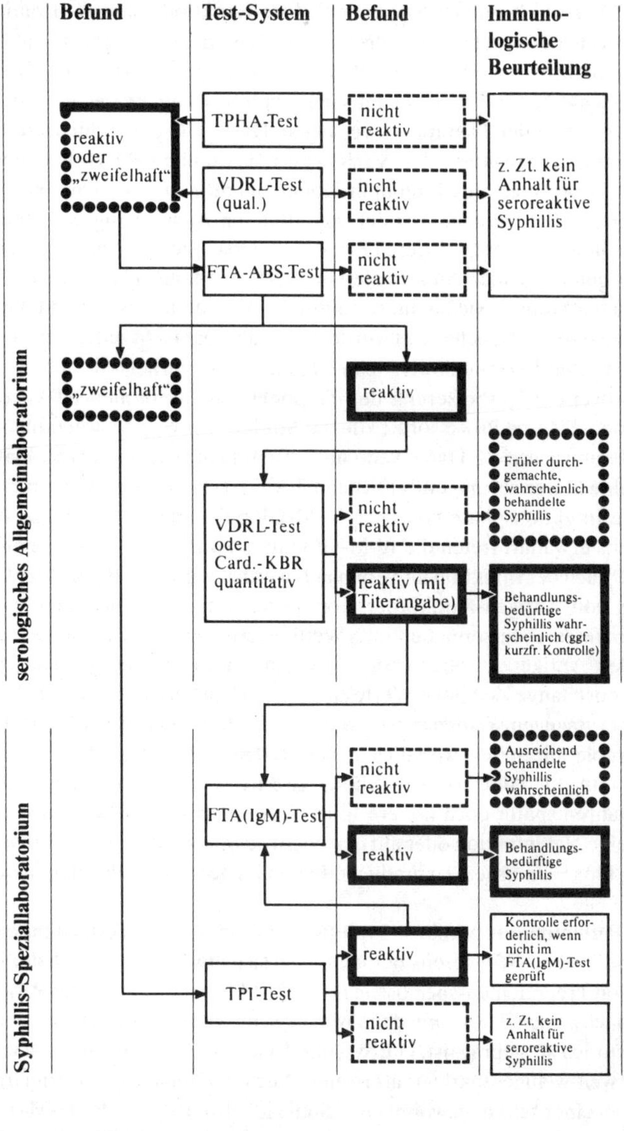

Schema der beschriebenen Labormethoden zum Nachweis einer Syphilis
Quelle: Deutsches Ärzteblatt, H. 1, Jan. 76, S. 11

TPHA-Test als eindeutig empfindlichste Reaktion sollte als Routine-Suchtest verwendet werden, die üblichen Lipoid-Tests dagegen – im Fall eines reaktiven Ausfalls des TPHA – als Überprüfungsreaktionen, um Rückschlüsse auf die Aktivität eines syphilitischen Prozesses und die Wirksamkeit der Therapie zu verfolgen. Die WHO empfiehlt als solche Therapie-Leitreaktion den VDRL-Test (Cardiolipin-Mikroflockungs-Test). Aber auch die Cardiolipin-Komplementbindungs-Reaktion kann dafür benützt werden. Aus der quantitativen Auswertung der Lipoid-Tests in Verbindung mit dem TPHA-Titer lassen sich Diagnose und Therapie gut bestimmen. Steigen die Titer bei Serumkontrollen im Laufe der nächsten Monate wieder an, so deutet dies darauf hin, daß die Infektion nicht ausreichend behandelt wurde, oder daß – gar nicht selten bei einem bestimmten Personenkreis – eine Neuinfektion vorliegt.
Eine weitere Verbesserung des Treponemen-spezifischen FTA-Tests wurde 1974 von Professor Ferdinand Müller vom Hygienischen Institut in Hamburg erzielt. Dabei kann unter Benutzung der Säulenchromatographie klarer als im gewöhnlichen FTA-Test das Verhalten der für die frühe Infektionsphase typischen Ig-M-Globuline verfolgt werden. Wie bereits erwähnt, treten die Ig-M-Globuline zwar bereits etwa vierzehn Tage nach der Infektion im Serum auf, werden jedoch später bei der Bildung von Antigen-Antikörper-Komplexen von den zahlreichen Ig-G-Globulinen gewissermaßen im »Wettbewerb« um die Bindungsstellen an den Antigenen »abgeschoben«. Nach einer erfolgreichen Therapie sind noch lange Zeit hohe Werte an Ig-G nachzuweisen. Die Ig-M-Antikörper dagegen werden meist schon 4–12 Monate nach der Penicillin-Therapie mit dem gewöhnlichen Testsystem nicht mehr erfaßt. Lassen sich nun mit Hilfe des von Müller Ig-M-FTA-ABS-Tests genannten Verfahren später noch höhere Ig-M-Werte nachweisen, so deutet dies auf eine Neuinfektion oder auf eine nicht ausreichende frühere Behandlung hin. Eine erneute gründliche Penicillin-Kur kann eingeleitet werden.
Bei Patienten mit primärer Syphilis erlaubt das Ig-M-Testsystem eine Frühdiagnose. Wie bereits betont, lassen sich etwa 14 Tage nach der Infektion Treponemen-spezifische Ig-M-Antikörper im Serum des Patienten nachweisen. Dies kann dann wichtig sein, wenn der Primäraffekt nur undeutlich ausgeprägt ist. Die Syphilis-Erscheinungen sind heute ja vielfach weit weniger markant als früher. Auch in Fällen, wo der Primäraffekt an einer sehr ungewöhnlichen Stelle lokalisiert ist, ist der Ig-M-Test hilfreich. Vor allem erleichtert er bei Neugeborenen die Diagnose der konnatalen Syphilis. Wie man heute weiß, können die Ig-G-Antikörper

der Mutter durch die Plazenta in die Frucht gelangen. Bei den weitaus größeren Ig-M-Antikörpern ist diese Schranke jedoch in der Regel – also bei einer unverletzten und intakten Plazenta – nicht passierbar. Finden sich also bei Neugeborenen Ig-M-Antikörper, so müssen sie von der Frucht eigenständig gebildet worden sein. Dies deutet auf eine syphilitische Infektion.
Auch Professor Ferdinand Müller, der am Hamburger Hygiene-Institut jährlich Tausende von Prostituierten-Sera zu untersuchen hat, sieht in dem TPHA-Test einen großen Fortschritt. Wie Professor Luger oder Heite plädiert auch er allerdings dafür, sich nicht auf einen einzigen Serotest zu verlassen. In seinen Laboratorien wird seit Januar 1976 die Diagnostik mit dem TPHA-Test, dem FTA-Test und eine quantitative Cardiolipin-Reaktion vorgenommen. »Bei bisher mehr als 42 000 Untersuchungen«, so sagte Müller, »haben wir keine Treponemen-Infektion übersehen. Wie aber erwartet, haben wir eine Vielzahl von behandelten und unbehandelten Syphilis-Patienten gefunden.« Unspezifische Reaktionen beim TPHA-Test fand Müller nur bei 42 Personen unter 20 000 Blutspendern. In einer Serum-Verdünnung von 1 : 160 zeigten sich hier Reaktionen, ohne daß eine gegenwärtige oder frühere Syphilis vorlag.
Es wäre schön, wenn das Bundesgesundheitsamt in seinen Richtlinien zur Serodiagnose sich die neuesten Erkenntnisse der Serologie zunutze machen und den TPHA-Test berücksichtigen würde. In den 1975 veröffentlichten Richtlinien ist von diesem so hoch eingeschätzten Test überhaupt nichts erwähnt. Dermatologen, Laboratoriumsärzte und Ärzte in den Gesundheitsverwaltungen fragen sich deshalb, ob der TPHA-Test in der Syphilis-Grunddiagnostik verwendet werden darf oder ob er nur als Nebenreaktion neben den klassischen Sero-Reaktionen benutzt werden kann. Hoffentlich kann man sich hier in Bonn bald zu einer positiven Antwort durchringen.
Hinsichtlich der Wassermann-Reaktion haben sich die Dermatologen und Serologen endlich von der Bezeichnung »positiv« getrennt. Man spricht jetzt – 70 Jahre nach der Entwicklung der WaR – von »reaktiv« oder »nicht-reaktiv«. Diese Änderung ist nur zu begrüßen, denn so positiv werden es die Patienten gewiß nicht empfunden haben, wenn ihnen der Arzt sagen mußte, sie litten wahrscheinlich an Syphilis, da ihr »Wassermann« positiv sei.
Als Wassermann 1905 mit seiner Reaktion der Serodiagnostik der Syphilis den Weg bahnte, war es mit der Therapie noch schlecht bestellt. Wie seit mehreren hundert Jahren bildete »Merkur« die reichlich un-

vollkommene Waffe gegen die »dritte große Plage«, wie der amerikanische Syphilidologe John H. Stokes das Leiden einmal genannt hat. Doch die Wende zeichnete sich bereits ab. Der Mann, der sie herbeiführte, war ein enger Freund Wassermanns und sein großes Vorbild. Er wurde in diesem Kapitel bereits mehrfach erwähnt: Paul Ehrlich. Schauplatz war das »Institut für experimentelle Therapie« in Frankfurt am Main.

6 Paul Ehrlichs 606. Versuch

Die größte Schlacht gegen die Syphilis wurde in der Frankfurter Sandhofstraße Nr. 42 geschlagen. Dort war kurz vor der Jahrhundertwende, am 8. November 1899, eine neue Forschungsstätte eingeweiht worden, das »Königliche Institut für experimentelle Therapie«. Oberbürgermeister Franz Adickes, der die Einrichtung dieses Instituts in seiner Stadt mit allen Kräften betrieben hatte, durfte auf dessen Direktor mit Recht stolz sein. Denn der Geheime Medizinalrat Professor Paul Ehrlich war schon jetzt neben Robert Koch, dem Altmeister der Bakteriologie, und Emil von Behring, dem Begründer der Serumtherapie, einer der bedeutendsten medizinischen Forscher.

Ehrlich stammte aus dem Städtchen Strehlen in Schlesien; er war dort 1854 als Sohn eines jüdischen Lotterieeinnehmers geboren worden. Sein Medizinstudium hatte er in Breslau, Straßburg und Freiburg absolviert. Zu seinen Lehrern gehörten der berühmte Anatom Heinrich Wilhelm Gottfried von Waldeyer-Hartz, der Pathologe Julius Cohnheim und der Physiologe Rudolf Heidenhain.

Den stärksten Einfluß hat jedoch sein Vetter, der Pathologe Carl Weigert, auf ihn ausgeübt. Einem Kollegen hat Ehrlich später erzählt, daß er in jungen Jahren einmal Weigerts Laboratorium besucht und dort unter einem Mikroskop einen Gewebeschnitt gesehen hätte. Die Zellen waren gefärbt, aber ihre verschiedenen Teile hatten die Farbstoffe durchaus nicht in gleicher Weise aufgenommen: manche Partien erschienen rot, andere blau. Daraus hatte Ehrlich den Schluß gezogen, bestimmte Teile einer Zelle müßten jeweils eine ausgeprägte Verwandtschaft zum sauren roten, andere eine Affinität zu dem basischen blauen Farbstoff besitzen. Die verschiedenen Affinitäten schienen ihm die jeweilige Bindung eines bestimmten Farbstoffs an einzelne Zellbestandteile zu erklären. Wenn dem so ist, habe er damals weiter überlegt, dann müßte es möglich sein, die verschiedenen Teile einer Zelle mit Hilfe mehrerer Farbstoffe auch zu differenzieren.

Mit den Farbstoffen also und ihren vielfältigen Wirkungen auf Zellen und deren Bestandteile hatte Paul Ehrlich das Leitmotiv seiner Lebensarbeit gefunden. 1873, im dritten Semester seines Studiums in Straßburg, fiel ihm überdies noch eine Arbeit von Emil Heubel in die Hand, die sich mit Bleivergiftungen beschäftigte. Heubel hatte herausgefunden, daß Blei im Gewebe bestimmter Organe gespeichert wird – in den gleichen Gewebeteilen nämlich, die im Reagenzglas das Metall aus seinen Lösungen an sich reißen und anreichern.

»Der scharfe Blick Ehrlichs«, so schrieb später August von Wassermann, »sah hier bereits die Grundlage der selektiven Verankerungstheorie auf Grund chemischer Affinität zwischen Gewebszelle und Gift, ein Gedanke, den wir von diesem Moment an bis zu den therapeutischen Arbeiten wenige Tage vor seinem Tode als alle Ehrlichschen Arbeiten einheitlich beherrschend verfolgen können.«

In der Tat: wie ein Ariadnefaden – so Paul Oppenheimer – wird sich in der Folgezeit durch das ganze wissenschaftliche Oeuvre Ehrlichs der Gedanke ziehen, »daß die biologische Wirksamkeit irgendwelcher Stoffe im weitesten Sinne abhängig sein muß von ihrer eigenen chemischen Konstitution und von der chemischen Konstitution der Zelle, auf welche sie einwirken sollen«.

Bei seinen Versuchen, solche Zusammenhänge aufzuspüren, benützt der Student Ehrlich Anilin- bzw. Teerfarbstoffe, wie sie von der jungen aufblühenden chemischen Industrie produziert werden. So heißt Ehrlichs Doktorarbeit dann auch: ›Beiträge zur Theorie und Praxis der histologischen Färbung‹ (1878).

Damit schließt Ehrlich im Alter von 24 Jahren seine Studien ab und tritt als klinischer Assistent bei Professor Friedrich Theodor von Frerichs (1819–1885) in die Erste Medizinische Klinik der Charité in Berlin ein. Frerichs gilt als der bedeutendste deutsche Kliniker; seine Arbeiten über Erkrankungen der Leber werden als grundlegend angesehen. Ehrlich war Frerichs durch die Originalität seiner Arbeitsrichtung aufgefallen; jetzt gewährt er dem jungen Mediziner weitgehende Freiheit für seine farbanalytischen Studien.

Die sieben Jahre in der Charité unter Frerichs sind für Ehrlich überaus fruchtbar. Er schafft in dieser Zeit die Grundlagen für Farbenanalyse und Diagnostik des Blutes, erfindet eine neue Diazoreaktion für Harnuntersuchungen, entdeckt die chemische Affinität des Methylenblaus zum lebenden Nervengewebe und entwickelt für das von Robert Koch aufgespürte Tuberkelbakterium eine spezifische Färbemethode, die dieser Entdeckung erst den unmittelbaren praktischen Wert verleiht.

1885 erscheint Ehrlichs Monographie über ›Das Sauerstoffbedürfnis des Organismus‹, die Wassermann als »biologisches Glaubensbekenntnis« bezeichnet hat. Sie enthält alle Ansätze für Ehrlichs weitere Forschungen. Auch seine später so berühmt gewordene Seitenkettentheorie ist dort bereits konzipiert. Bei ihrer Veröffentlichung begegnet die Schrift freilich keiner besonderen Aufmerksamkeit.
Keine deutsche Universität denkt daran, Paul Ehrlich zu berufen. Noch schlimmer: Frerichs stirbt plötzlich, und dessen Nachfolger in der Charité, Professor Karl Gerhardt (1833–1902), möchte Ehrlich viel lieber als Oberarzt in den Krankensälen als im Laboratorium sehen. Zu beruflicher Widrigkeit kommt ein schweres gesundheitliches Problem: Ehrlich muß feststellen, daß er an Lungentuberkulose leidet. Nur bei einer zufälligen Inspektion seines Sputums entdeckt er die Infektion. Vermutlich hat er sie sich bei seinen Laboratoriumsarbeiten zugezogen. Ehrlich – 1884 war ihm als außerordentliche Auszeichnung der Professorentitel verliehen worden und drei Jahre später hatte er sich habilitiert – reist also mit seiner Frau zu einem längeren Aufenthalt nach Ägypten.
Nach Berlin zurückgekehrt (1889), richtet er sich selbst in einer Mietwohnung ein Labor ein. Obwohl sein »Institut« nicht mehr als ein paar Quadratmeter mißt und nur mit dem notdürftigsten Zubehör ausgestattet ist, entstehen hier wertvolle Arbeiten. Ehrlich erforscht die Immunitätsverhältnisse bei Pflanzengiften und die Vererbung der Immunität.
Ende 1890 beruft ihn Robert Koch, der soeben den Medizinern sein »Tuberkulin« übergeben hat, als Mitarbeiter an das neugegründete Institut für Infektionskrankheiten. Hier beginnt nach den farbanalytischen Arbeiten die zweite große Periode in Ehrlichs Forscherleben: sein Beitrag zur Wissenschaft der Immunologie und Serumtherapie, die durch Kochs Tuberkulin und Emil von Behrings Diphtherieserum höchste Aktualität gewonnen hat. 1896 richtet der preußische Staat dem jungen Wissenschaftler sogar ein eigenes Institut für Serumforschung und Serumprüfung in Steglitz bei Berlin ein.
Ehrlich arbeitet Methoden für die Wirkungssteigerung, die Wertbemessung und Dosierung der Heilsera aus; sie werden von allen Ländern in der Welt übernommen. Das bedeutet die Einführung quantitativer Begriffe in die Immunitätslehre durch Ehrlich. Wenn auch sein Institut auf kleinstem Raum in den ehemaligen beiden Armenhäuschen des Berliner Vororts untergebracht ist, zeigt Ehrlich es seinem Kollegen August von Wassermann voller Stolz. »Klein, aber mein«, heißt sein Kommentar.
Der Ministerialdirektor im preußischen Kultusministerium, Friedrich Althoff, hat die große Begabung des Forschers schon früh erkannt: mit

Althoffs Hilfe übersiedelt Ehrlich 1899 denn auch nach Frankfurt am Main, um die Leitung jenes Instituts zu übernehmen, das für ihn »maßgeschneidert« ist.
Spätestens hier in Frankfurt hat nun der Dritte im »Triumvirat« Koch-Behring-Ehrlich die gleiche hohe Ebene erreicht. Mit beiden Kollegen war Ehrlich persönlich eng verbunden. Koch hatte er die wirksame Methode zur Anfärbung der Tuberkelbazillen geliefert. Behring, der mit seinem Diphtherieserum weltweiten Ruhm erntete, war von Ehrlich bei der Konzentrierung dieses Serums entscheidend unterstützt worden. Ihm verdankte Behring die grundlegenden Methoden der Serumprüfung und damit der Standardisierung. Ohne sie wäre eine allgemeine Anwendung der Behringschen Antisera unmöglich gewesen.
1893 hatten Behring und Ehrlich einen regelrechten Vertrag geschlossen, als dessen Folge zwei Jahre später die Farbwerke Hoechst die Serumproduktion im industriellen Maßstab aufnahmen.
Die Freundschaft und Zusammenarbeit zwischen Ehrlich und Behring sollten freilich immer etwas fragile Züge tragen, sind doch diese zweifellos genialen Männer von Natur aus grundverschieden: Behring ist ein Mann, der klare Dominanz beansprucht. Die Arbeit seines Freundes Ehrlich betrachtet er immer nur in der Zuordnung zu seiner eigenen. Allein sich selbst sieht er als den Schöpfer der neuen Immunseren und billigt Ehrlich nur den Rang einer obersten Prüfinstanz zu. Mittlerweile ordentlicher Professor der Marburger Universität, Direktor des Hygienischen Instituts und Chef eines mit Hilfe der Farbwerke Hoechst in Marburg eingerichteten Forschungslaboratoriums zur Gewinnung neuer Sera, versucht Behring, das neue Frankfurter Institut Paul Ehrlichs allein auf die Prüfung der Seren festzulegen.
Ehrlich, sonst so zurückhaltend, sagt dazu energisch nein und kann sich auch im preußischen Kultusministerium durchsetzen. Deshalb fehlt Emil von Behring bei der Einweihung des Instituts für experimentelle Therapie, zu dem sich die prominenten Repräsentanten von Wissenschaft und Wirtschaft einfinden.
Doch bringt dieser Tag für Ehrlich den Beginn einer anderen Freundschaft, die sich in Zukunft für seine Arbeit als überaus fruchtbar erweisen soll. Neben Geheimrat Heinrich Caro von der Badischen Anilin- & Soda-Fabrik in Ludwigshafen sowie den beiden Mitbegründern der Farbwerke Hoechst, Wilhelm Meister und Adolf Brüning, ist an jenem Abend in der Sandhofstraße auch Arthur von Weinberg anwesend. Er ist Mitinhaber der chemischen Firma Cassella in Frankfurt.
Arthur von Weinberg, ein Grandseigneur aus alter Frankfurter jüdi-

scher Familie, hat zwei ungleiche Passionen, Pferde und Chemie. Er eröffnet Ehrlich wertvolle Verbindungen zum großbürgerlichen Mäzenatentum und – was noch wichtiger ist – verschafft ihm Farbstoffe, so viele er sich wünscht. Über diese Farbstoffe führt nach Ehrlichs Vorstellung der Weg zu neuen Heilmitteln, zur Geburt der Chemotherapie. Sie soll eines Tages gleichberechtigt neben die Serumtherapie treten. Ehrlich hat die Leitidee bereits klar umrissen: »Wir kennen eine Reihe von Infektionskrankheiten, insbesondere von Protozoen verursacht, bei denen der Serumweg gar nicht oder nur unter außerordentlichem Zeitverlust gangbar ist. In diesen Fällen müssen chemische Mittel zur Hilfe kommen! Es muß also an Stelle der Serumtherapie die Chemotherapie treten.«

Es gilt, die Seitenketten zu blockieren

Den Unterbau der chemotherapeutischen und immunologischen Untersuchungen, die in Ehrlichs ersten Frankfurter Jahren noch durchaus parallel laufen, bildet seine berühmte Seitenkettentheorie. Dabei schwebt ihm zunächst wohl der Benzolkern mit den verschiedenen Seitenketten vor. Er kalkuliert, daß bestimmte Molekülverbände an den Zelloberflächen über Atomgruppierungen verfügen, die gleichsam als kettenförmige Anhängsel herausragen. Diese Seitenketten oder Rezeptoren (man könnte vereinfacht auch »Empfänger« sagen) sind es, die gewöhnlich der Verankerung oder Assimilierung von Nahrungsstoffen dienen. Vielleicht ist es aber auch so, daß sie gewisse krankmachende Gifte und Bakterientoxine aufnehmen und in die Zelle »schleusen«. Fehlen jedoch diese Rezeptoren, dann kann auch Gift nicht aufgenommen werden und darum nicht pathogen wirken.

Ebendies scheint Ehrlich die natürliche Immunität mancher Tiere gegenüber bestimmten Giften von Bakterien zu erklären. Umgekehrt – so folgert er – müßte es möglich sein, jene Seitenketten bestimmter, in den Körper eingedrungener Mikroorganismen oder ihrer Toxine mit chemischen Stoffen zu blockieren, für die wiederum nur sie selbst, nicht aber der Wirtsorganismus Rezeptoren besitzen. Dann wäre der Mikroorganismus nicht mehr imstande, seinen Stoffwechsel normal ablaufen zu lassen. Er ginge an diesem Prozeß zugrunde oder erläge der körpereigenen Abwehr.

Diese inzwischen geradezu legendäre Seitenkettentheorie entfachte damals heftiges Für und Wider unter den Wissenschaftlern. Nach heuti-

gem Wissen ist sie als ein zu vereinfachtes Schema der komplizierten Zellphysiologie anzusehen. Damals bot sie aber das geniale Konzept für die Strategie eines chemischen Feldzuges gegen Bakterien und Parasiten-Heere. Als Waffenarsenal dienten Ehrlich die Farbstoffe, die er frisch aus den Reaktionskesseln der Industrie bekam.
Seine Mitstreiter in diesem Kampf sucht Paul Ehrlich überall in der Welt. Einer der ersten ist Sir Almroth Edward Wright, der kurz nach seiner Rückkehr nach England im Jahr 1902 auf den Lehrstuhl für Pathologie des Saint Mary's Hospital in London berufen wird. Dort gründet Wright, einer der entschiedensten Anhänger der Serumtherapie, sein berühmtes »Inoculation Department«, in dem Ehrlich später noch öfter zu Gast sein wird. Er lernt dabei auch einen sympathischen, schweigsamen Schotten kennen, dessen Name einige Jahrzehnte später noch weltberühmt werden soll: Alexander Fleming, den Entdecker des Penicillins.
Aus Japan kommt Dr. Kiyoshi Shiga nach Frankfurt; er wird hier in unendlicher Geduld die Versuchstiere mit Parasiten infizieren, um später die eventuelle therapeutische Wirksamkeit von chemischen Substanzen zu überprüfen.
Noch gilt Ehrlichs Hauptaufmerksamkeit nicht der Syphilis. Ihr Erreger ist ja noch gar nicht bekannt. Seit 1880 aber kennt man – dank den Forschungen Alphonse Laverans – den Erreger der Malaria. Der französische Arzt hat ihn in Algerien gefunden. Dieser Parasit ist für das Sumpffieber verantwortlich, der Krankheit, die seit der Antike auf der Erde am stärksten verbreitet ist. Er gehört zu den Protozoen, auch Einzeller oder Urtierchen genannt. Andere solche Protozoen sind die schraubenförmigen, mit Geißeln behafteten Trypanosomen. Sie bilden eine Untergruppe, und einer ihrer Stämme erzeugt die heute noch in Mittelafrika verbreitete Schlafkrankheit.
Ehrlich hatte schon 1890 festgestellt, daß ein bestimmter Farbstoff von Hoechst, nämlich Methylenblau, auf einige Formen von Malariaerregern wirkte. Nachdem es Laveran im Pariser Pasteur-Institut gelungen war, Trypanosomen experimentell auf Mäuse zu übertragen, macht Ehrlich sich jetzt mit seinen Mitarbeitern systematisch daran, an diesen Trypanosomen alle möglichen Farbstoffe zu erproben. Bald stellt sich auch schon heraus: Wesentlich empfindlicher als auf Methylenblau reagieren die Trypanosomen auf einen roten Farbstoff aus der sogenannten Benzopurpurin-Reihe.
Ehrlich ist dieser erste Hinweis interessant genug, um zusammen mit einem Chemiker von Cassella einen neuen Farbstoff zu komponieren: das

Trypanrot. Später wandelt er die Substanz in viele chemische Richtungen ab, bis die Mäuseversuche eines Tages die Gewißheit bringen, daß auch diese Farbstoffgruppe nicht zur ersehnten »Therapia magna sterilisans« führen wird.
Gleichzeitig mit seinen chemotherapeutischen »Fingerübungen« beschäftigt Ehrlich sich mit der Erforschung der bösartigen Geschwülste und zusammen mit seinem Mitarbeiter Julius Morgenroth mit dem Phänomen der im vorigen Kapitel ausführlich beschriebenen Hämolyse.
Während seiner Trypanosomenforschungen bekommt Ehrlich auch eine Arsenverbindung in die Hand, die schon einige Jahrzehnte zuvor von dem französischen Chemiker Pierre Jacques Antoine Béchamp durch Erhitzen von Arsensäure und Anilin gewonnen worden war. Die Vereinigten Chemischen Werke Charlottenburg hatten diese etwas veränderte Substanz, Metaarsensäureanilid, unter dem Namen »Atoxyl« in den Handel gebracht. Einige Forscher empfahlen es als Stärkungsmittel bei Blutarmut und für die Behandlung gewisser Hautausschläge.
Für Ehrlich und seinen japanischen Assistenten Shiga verliert dieses Präparat jedoch sehr schnell wieder an Interesse, weil es im Reagenzglas die Trypanosomen keineswegs abtötet. Überdies stellt sich heraus, daß »Atoxyl« seinen Namen durchaus nicht verdient. Es ist beileibe nicht »ungiftig«, sondern kann gefährliche Schäden der Augennerven hervorrufen.
1905 warten die englischen Forscher Harold W. Thomas und Anton Breinl jedoch mit einer neuen Erkenntnis auf: zwar ist »Atoxyl« im Reagenzglas tatsächlich gegen Mikroorganismen unwirksam – im lebenden Organismus aber greift es Trypanosomen erfolgreich an.
Robert Koch rüstet eine große Expedition aus, um das Mittel in Afrika gegen die Schlafkrankheit zu erproben.
Jetzt wendet auch Paul Ehrlich sich wieder dem »Atoxyl« zu. Sehr bald wird eine von ihm zunächst mehr intuitiv geäußerte Vermutung zur Gewißheit. Das »Atoxyl« reist sozusagen unter falschem chemischem Paß. Bisher galt es allgemein als ein Arsensäureanilid. Ehrlich und sein Mitarbeiter, der Chemiker Alfred Bertheim, ermitteln indessen, daß es sich um ein Aminoderivat der Phenylarsensäure handelte. Ehrlich nennt es »Arsanil«.
Für den Laien mag es sich dabei um einen geringfügigen chemischen Unterschied handeln. Für Ehrlich verwandelte sich damit jedoch das »Atoxyl« gleichsam vom chemischen Aschenbrödel zur strahlenden Prinzessin. Hätte es sich wirklich um ein Arsensäureanilid gehandelt, dann wäre diese Verbindung höchst unergiebig gewesen. Durch Alka-

lien und Säuren hätte es sich lediglich wieder in seine urspünglichen Komponenten auflösen lassen: in Anilin und Arsensäure. Darum hatten sich ja auch die Chemiker verhältnismäßig wenig mit der scheinbar so wenig versprechenden Verbindung beschäftigt.
Das Aminoderivat der Phenylarsensäure hingegen konnte geradezu als Kernstück eines chemischen Experimentierbaukastens verwendet werden. Fügte man verschiedene Atomgruppen hinzu oder nahm man sie weg, dann war die Reihe neuer Verbindungen, die sich so »konstruieren« ließen, fast unendlich groß. Damit war, wie Louis Benda, Ehrlichs chemischer Verbindungsmann bei Cassella, es formulierte, »der Synthese neuer Arsenverbindungen Tür und Tor geöffnet«.

Millionenstiftung für ein Institut

Ehrlichs visionäre »Zauberkugel« verspricht realere Form anzunehmen. Nun hatte er eine Substanz, mit der er chemisch »zielen« konnte. Durch fortwährende Variierung mußte ihre Wirkung auf die Parasiten erhöht, auf den menschlichen Organismus selbst aber reduziert werden.
Der Forscher wußte freilich auch, daß der Weg dahin lang und schwierig sein würde. Aber gerade um diese Zeit – man schreibt das Jahr 1906 – sind auch die Waffen, mit denen er seinen Kampf gegen Mikroben und Krankheit führt, erheblich stärker geworden. Frau Franziska von Speyer, die Witwe eines jüdischen Frankfurter Bankiers, macht eine Millionenstiftung. Damit soll ein Institut finanziert werden, das Ehrlich chemotherapeutische Versuche in viel größerem Stil ermöglicht als im ›Kgl. Institut für experimentelle Therapie‹, das ja auch für andere Aufgaben, zum Beispiel für die Serumprüfung, zuständig ist.
Zwischen dem Georg-Speyer-Haus und den Farbwerken Hoechst wird nun eine enge Zusammenarbeit vereinbart. Hoechst tritt damit an die Stelle der Firma Cassella, mit der es eine Interessengemeinschaft gebildet hat. Cassella verfügte über keine eigene pharmazeutische Abteilung. Hoechst dagegen zählt zu den größten und bekanntesten Arzneimittelherstellern der Welt. Seine fiebersenkenden und schmerzlindernden Präparate wie »Antipyrin« und vor allem »Pyramidon« sowie das »Suprarenin«, das erste synthetische Hormon, haben große Bedeutung erlangt. Von den ersten Tagen des Januar 1907 an liefern die Farbwerke Hoechst Ehrlich die chemischen Rohmaterialien, die er für die Synthesen seiner Arsenobenzole benötigt. Im Herbst des gleichen Jahres schließen Hoechst und Cassella einen Vertrag mit dem Georg-Speyer-

Haus, wonach die beiden Firmen die Rechte zur Herstellung der von Ehrlich und seinen Mitarbeitern aufgefundenen Präparate erhalten.
Waren zunächst ausschließlich die Trypanosomen Ehrlichs Arbeitsgebiet, so rücken nun allmählich die Spirillen – bestimmte Schraubenbakterien, zu denen damals auch die verschiedenen Spirochäten gerechnet werden – in das Interessenfeld im Georg-Speyer-Haus. Zwischen Trypanosomen und Spirillen herrschen ohnedies enge verwandtschaftliche Beziehungen. Zumindest Fritz Schaudinn, der Entdecker der Spirochaeta pallida, hatte das vermutet.
An welchem Versuchstier aber läßt sich die Wirkung des arsenhaltigen Atoxyls gegen die Spirochäten erproben? Jahrzehnte währende Versuche, bei Laboratoriumstieren mit Einimpfen von syphilishaltigem Material Primäraffekte zu erzeugen, waren bis 1903 erfolglos geblieben. Es schien, als »interessierten« sich die Spirochäten ausschließlich für menschliche »Wirte«.
1903 aber kommt aus dem Pariser Pasteur-Institut eine Nachricht, die alle Syphilisforscher aufhorchen läßt: Ilja Metschnikow und Émile Roux haben es, wie schon berichtet, fertiggebracht, bei Affen Syphilis des ersten und zweiten Stadiums zu erzeugen. Italienischen Forschern gelingt schließlich die Überimpfung von Syphilis-Material in Augenkammer und Hoden von Kaninchen. Nun endlich existiert das ideale Versuchstier, an dem neue chemotherapeutische Substanzen erprobt werden können.
Man tut Ehrlichs Leistung keinen Abbruch, wenn man feststellt, daß nicht er, sondern der Hygieniker Paul Uhlenhuth, aber auch eine Reihe von anderen in- und ausländischen Wissenschaftlern, das Atoxyl als erste gegen die Spirillenerkrankungen von Tieren einsetzten. Ehrlich selbst räumt dies in seinem 1910 erschienenen Buch ›Die Chemotherapie der experimentiellen Spirillosen‹ ausdrücklich ein. Auch bekannte Ärzte wie Oskar Lassar, Walter Spielmeyer und Thomas William Salmon erprobten bereits 1907 die Wirkung von Atoxyl bei der Behandlung von Paralytikern.
Ehrlich selbst hat schon 1906 Professor Lassar gebeten, Syphilis mit Arsacetin zu behandeln. »Daß ich selbst von Anfang an den Plan hatte, die zunächst an Trypanosomeninfektionen gewonnenen Erfahrungen auf die Spirillosen und insbesondere auf die Syphilis auszudehnen, kann ich nach alldem nicht als besonderes Verdienst betrachten.« Ehrlich hat überdies am 28. September 1906 die Chemischen Werke Charlottenburg ersucht, auch die Herstellung atoxylsauren Quecksilbers in Angriff zu nehmen. »Daß ich mit diesem meinem Vorschlage nur auf die Syphilis

zielen konnte und zielen wollte, ist ganz selbstverständlich.«
Daß in Ehrlichs Laboratorien in den Jahren 1907 und 1908 keine eigenen chemotherapeutischen Versuche an syphilitischen Tieren vorgenommen werden, hat einen einfachen Grund: Albert Neisser hatte es bereits übernommen, alle neueren Arsenikalien auszuprobieren.
Ehrlich und seine Mitarbeiter synthetisieren um jene Zeit Arsenpräparat um Arsenpräparat. Sie werden an Mäusen, die mit Trypanosomen infiziert sind, erprobt. Über die dabei gewonnenen Erfahrungen referiert Ehrlich in einem Vortrag vor der ›Berliner Medizinischen Gesellschaft‹ am 13. September 1907 unter dem Titel ›Chemotherapeutische Trypanosomen-Studien‹.
In umfangreichen Versuchen konnte Ehrlich darstellen, wie die verschiedensten Stämme von Trypanosomen, die zunächst sehr empfindlich auf chemotherapeutische Agentien reagierten, allmählich »arzneifest« wurden. Und diese Arzneifestigkeit wurde auch auf viele weitere Generationen der Mikroorganismen vererbt. Jetzt war klar, warum es bei Infektionen, wie etwa der von Trypanosomen verursachten Schlafkrankheit, immer wieder zu Rückfällen und einem völligen Versagen der Therapie kam. Julius Morgenroth, Ehrlichs Mitarbeiter, schreibt dazu: »Die volle Erkenntnis der Bedeutung, welche der Arzneifestigkeit zukommt, war für Ehrlich der Anlaß, als Ideal chemotherapeutischer Bestrebungen ein Heilverfahren zu fordern, welches mit einem Schlag, durch einmalige Behandlung sämtliche Parasiten im Blut wie in den Geweben vernichtet.« Ehrlichs Vision von der »Zauberkugel«, der »Therapia magna sterilisans«, war geboren.
Während Ehrlich und Bertheim bisher hauptsächlich mit Präparaten gearbeitet hatten, die einen sogenannten fünfwertigen Arsenrest besaßen, suchten sie ab 1907 auch Verbindungen mit nur dreiwertigem Arsenrest. Auf Grund seiner Vorstellungen, wie er sie in der Seitenkettentheorie entwickelt hat, vermutet Ehrlich, daß es die Protoplasmagruppen der Parasiten sind, die mit Arsen eine Verbindung eingehen. Sie sind deshalb für die Verankerung des Giftes verantwortlich. Da Arsen in seiner dreiwertigen Form über ungesättigte Affinitäten verfügt, können die Parasiten nur diese und nicht die fünfwertige Form aufnehmen.

»418« scheint ein Treffer zu sein

In ausgedehnten Versuchen mit Trypanosomenstämmen, die sich gegen das fünfwertige Arsanil unempfindlich zeigen, gewinnen Ehrlich und Bertheim eine neue, dreiwertige Arsensubstanz. Sie wird mit der Präparatnummer 418 bezeichnet. Dieses Arsenophenylglycin besitzt bemerkenswerte therapeutische Fähigkeiten. Schwerkranke, ja bereits im Sterben liegende Tiere können mit einer einzigen Injektion geheilt werden. Auch bei syphiliskranken Menschen werden Erfolge beobachtet.
Die Fährte, auf der sich die Jagd nach Trypanosomen und Spirillen bewegt, wird heiß. Eine Therapie ist in Sicht: es scheint, als würde die Arznei nicht nur an einer einzelnen Gruppierung, sondern gleichzeitig an verschiedenen Molekülgruppen der Parasiten verankert. Ehrlich drückt das in seiner bilderreichen Sprache so aus: »Der Arzneistoff wird gewissermaßen in seinen verschiedenen Gruppierungen von besonderen Fängen des Protoplasmas gefesselt, gleichwie ein Schmetterling, dessen einzelne Teile mit verschiedenen Nadeln fixiert werden. Genau wie der Schmetterling erst am Rumpf und dann sukzessive an den Flügeln aufgespannt wird, gilt dies auch von den komplizierter gebauten Arzneisubstanzen.«
Albert Neisser kann mit »418« in Breslau nicht nur in den allerfrühesten Stadien der Lues Heilwirkungen registrieren, sondern sogar so hoffnungslose Spätformen wie Rückenmarksschwindsucht beeinflussen. Daneben wird es an einer großen Irrenanstalt an hoffnungslos Kranken mit progressiver Paralyse und in Manila auf seine Wirkung bei Frambösie untersucht. Überdies liefert Ehrlich Robert Koch wöchentlich 150 bis 200 g dieses Präparates. Wie er Ende November 1908 an die Farbwerke Hoechst schreibt, ist »die Arbeit, die uns hierdurch erwächst, eine sehr große, da wir wöchentlich 300 bis 400 g Arsenophenylglycin fertigstellen und in Vakuumröhrchen abfüllen müssen. Ich würde Ihnen nun zu außerordentlichem Dank verpflichtet sein, wenn sie es ermöglichen könnten, uns für die nächsten Wochen einen tüchtigen, gelernten Laboratoriumsdiener freundlichst zu überlassen, damit wir diese kolossale Arbeit bewältigen können und die im Laufe befindlichen Behandlungen keine Unterbrechung erleiden . . .«
Noch wichtiger als ein Labordiener ist ein Assistent, der in der Übertragung von Spirochäten auf Tiere erfahren ist, denn nun gilt es nicht mehr allein an Trypanosomen zu prüfen. Vielmehr sind Tierversuche in großem Maßstab nötig, um die spirociden Eigenschaften der neuen Arsenverbindungen zu testen.

Die Zeit drängt, denn im Pariser Pasteur-Institut experimentiert man ebenfalls eifrig mit Farbstoffen. Auch im amerikanischen Rockefeller-Institut werden zahlreiche Arsenverbindungen erprobt. Beide Institute besitzen nicht nur eine ausgezeichnete wissenschaftliche Qualifikation, sondern auch Geldmittel, von denen man in Frankfurt höchstens zu träumen wagt. Ehrlichs alter Freund Professor Shibasaburo Kitasato, der mit Behring zusammen die berühmte Arbeit ›Über das Zustandekommen der Diphtherie-Immunität und der Tetanus-Immunität bei Thieren‹ verfaßt hatte, schickt ihm im Januar 1909 einen seiner Schüler. Dieser Dr. Sahashiro Hata, der später Professor für Mikrobiologie in Tokio wird, kommt in den nächsten Monaten kaum aus dem Labor in der Sandhofstraße heraus. Er prüft jeden älteren Farbstoff und die neuen Arsenverbindungen, die von Ehrlich mit Hilfe Bertheims hergestellt wurden. Zunächst verwendet Hata dabei hauptsächlich Mäuse und Ratten als Versuchstiere, die mit Spirochäten des Rückfallfiebers infiziert sind. Erst vor kurzem war in Rußland eine regelrechte Rückfallfieber-Epidemie ausgebrochen.
Dann erhält Hata von Dr. Truffi in Italien einen Stamm von Spirochäten, der aus menschlichem Syphilismaterial gewonnen und erfolgreich auf Kaninchen überimpft wurde. Hata fährt nach Italien, um sich von Truffi die beste Methode der Verimpfung auf Kaninchen demonstrieren zu lassen.
Ehe sich freilich der Vorhang für Ehrlichs großen Erfolg hebt, kommt es zu einer letzten Krise, noch einmal türmen sich Schwierigkeiten und Enttäuschungen. Zwischenzeitlich, Ende 1908, erhält Paul Ehrlich allerdings die größte Auszeichnung, die einem Wissenschaftler zuteil werden kann: Zusammen mit Metschnikow wird ihm der Nobelpreis verliehen. In der Begründung werden die »unvergänglichen Verdienste um die medizinische und biologische Forschung, namentlich die Wertbestimmung der Serumpräparate«, hervorgehoben.
Ehrlich hat damit nun auch offiziell seinen Platz im Kreis der internationalen wissenschaftlichen Welt. Zu dieser Zeit aber kann er sich über solch eine Ehrung kaum freuen. In der Sandhofstraße stehen die Dinge nicht zum besten. Die Finanzlage des Instituts verschlechert sich, manchen Mitarbeitern wird die »Durststrecke« für weitere Erprobungen zu lang. Am schlimmsten aber ist: Arsacetin ist jetzt über ein Jahr in der Erprobung. Leider hat sich dabei erwiesen, daß es weit giftiger ist als ursprünglich angenommen. Es ist beinahe ebenso gefährlich wie Atoxyl.
»Wenn ich resümieren soll«, so schreibt Ehrlich am 2. Juni 1909 an die Farbwerke Hoechst, »glaube ich . . ., daß wir zurzeit die Syphilistherapie

mit Arsacetin fallen lassen sollten.« Auch bei der Schlafkrankheit scheinen sowohl Atoxyl wie Arsacetin zu versagen. Und er räumt selbst ein: »Alle Leute warten ja nur darauf, daß etwas besseres gefunden wird . . .«
Wie verhält Paul Ehrlich sich in diesen Zeiten der Rückschläge? Professor Adolf Lazarus, einer seiner zahlreichen Schüler und Mitarbeiter, sagt dazu: »Ein gütiges Geschick hatte Ehrlich ein sanguinisches Temperament geschenkt, das ihm oft über Fährnisse des Lebens, über viele verdrießliche und sorgenvolle Stunden rasch hinweggeholfen hat.«

Noch 188 Versuche

Paul Ehrlich, der Optimist und Monomane, spornt seine Mitarbeiter trotz der Rückschläge zu weiteren Versuchen an. Bald werden die Präparatnummern die Zahl um Sechshundert erreicht haben. Da endiich zeigt sich bei den Überprüfungen von Nr. 592, das von Bertheim synthetisiert worden war, im Tierversuch eine bisher nicht beobachtete Wirkung.
Doch vollends erst bei dem Präparat 606, das Anfang Juni von Bertheim durch die Reduktion der Nitrooxyphenolarsinsäure hergestellt worden ist, ist diese Wirkung, wie Hata Ehrlich berichten kann, geradezu eklatant. Mit einer einzigen Injektion kann die Hühnerspirillose geheilt werden. Ebenso frappant ist der Effekt bei Rückfallfieber.
Aber was noch unendlich wichtiger ist – bei den nächsten Tierversuchen stellt sich heraus: auch die syphilitischen Geschwüre, die Hata durch die Überimpfung von syphilitischem Material in die Hornhaut oder in das Skrotum von Kaninchen erzeugt hat, heilten durch die Gabe von 606 in zwei bis drei Wochen glatt ab.
»Unter den bisher untersuchten Mitteln habe ich mit dem Dioxyamidoarsenobenzol bei allen Heilversuchen der drei Spirillenerkrankungen immer das günstigste Resultat gefunden«, berichtet Hata.
Doch Ehrlich ist vorsichtig. Mit äußerster Behutsamkeit setzt er die Erprobung von 606 in Gang. Nur beiläufig unterrichtet er einen Bekannten, Professor Konrad Alt, der in Uchtspringe eine Klinik leitet, in der sich viele Geisteskranke und Paralytiker befinden: »Dann wollte ich Ihnen heute noch einen anderen Punkt unterbreiten. Herr Dr. Hata, der bei mir arbeitet, hat neuerdings ein Präparat geprüft, das auf Recurrens-Spirillen weit energischer wirkt als Arsenophenylglycin. Man ist damit in der Lage, mit Hilfe einer einzigen Injektion Ratten und Mäuse,

die mit Recurrens infiziert waren, der Heilung zuzuführen, was mit keinem einzigen unserer vielen Präparate möglich ist. Ich glaube daher, daß dieses Präparat für Spirochäten viel mehr leisten würde als Arsenophenylglycin, und wollte Sie fragen, ob Sie Lust hätten, auch dieses Mittel in den Kreis Ihrer Untersuchungen einzubeziehen. Bei Behandlung von Menschen ist diese Aufgabe insofern eine schwierige, als das Präparat noch gar nicht bei Menschen angewandt worden ist und daß es wahrscheinlich bei Injektion etwas empfindlicher und schmerzhafter sein wird als das Arsenophenylglycin.«
Ähnliche Briefe schickt Ehrlich an den Oberarzt einer Magdeburger Klinik, Dr. E. Schreiber, und an Dr. Julius Iversen in Petersburg. Iversen hat in seiner Klinik viele Fälle von Rückfallfieber und soll die Wirkung von 606 auf den Erreger dieser Krankheit ermitteln, der Spirochaeta Obermeieri, wie sie zunächst nach ihrem Entdecker Otto Hugo Franz Obermeier von der Charité genannt wurde. Später erhielt sie den Namen Borrelia recurrentis. Professor Alt in Uchtspringe verehrt seinen Kollegen Paul Ehrlich. Auf Vorschlag von August von Wassermann hatte Ehrlich ihm bereits das Arsenophenylglycin zur Verfügung gestellt. Alt hat damit rund 140 Geisteskranke behandelt, bei denen eine syphilitische Infektion als Ursache ihres Leidens vermutet worden war. Das Präparat hat nach dem Bericht Alts an Ehrlich »in vielen Fällen recht gute Dienste getan und keine unliebsamen Zwischenfälle gebracht«.
Regelrechte Heilungen konnte Alt mit dem Arsenophenylglycin freilich nicht erzielen. Die Diagnose »Progressive Paralyse« bedeutete in seiner Klinik, wie in allen übrigen, nach wie vor fast stets ein Todesurteil, das nur einen Aufschub von wenigen Jahren zuließ.
Unter diesen Umständen greift Alt gern den Vorschlag Ehrlichs auf. Er erprobt das 606 bei einigen hoffnungslosen syphilitischen Fällen. Nachdem zwei seiner Oberärzte am eigenen Körper die Injektion von 606 getestet haben, injiziert er den ersten Kranken in den Muskel Dosen von 0,3 g der alkalisch gelösten Substanz 606.
Alt macht sich nur bescheidene Hoffnungen. Wie die meisten Ärzte ist er davon überzeugt, daß im Prinzip die Syphilis nicht geheilt, sondern höchstens in ihren Auswirkungen abgeschwächt oder gebessert werden könnte. »Ich konnte es anfänglich gar nicht fassen und glauben, daß durch die eine Injektion ein so wunderbarer Umschwung in dem Krankheitsbild bis dahin äußerst hartnäckig und unbeeinflußbar verlaufener Fälle herbeigeführt sei.« Auch bei der zweiten Behandlungsgruppe von Syphilitikern zeigen sich verblüffende Heiltendenzen. Jetzt schickt Alt ein begeistertes Telegramm an Paul Ehrlich.

Wenige Wochen später kann Alt vor der Medizinischen Gesellschaft in Magdeburg über die ersten klinischen Versuche mit »606« referieren. 23 Kranke sind zu diesem Zeitpunkt mit 606 behandelt worden. Die meisten davon Paralytiker, bei denen zum großen Teil vorher schon Arsenophenylglycin versucht worden war, jedoch keinen Erfolg gebracht hatte. Jetzt aber – nach Injektionen mit »606« – zeigten sehr bald zwei Fälle eine negative Wassermann-Reaktion, bei zwei anderen war eine starke Abnahme der positiven Werte festzustellen. Bei drei weiteren Patienten hatte sich die Stärke der positiven Reaktion immerhin vermindert.

»606« erregt Aufsehen

Dieses Ergebnis war völlig unerwartet. Gerade bei schon sehr alter Syphilis – und die Fälle von Paralyse gehören ja fast stets dazu – konnte zwar gewöhnlich erst nach lang ausgedehnter Behandlung die Wassermann-Reaktion beeinflußt werden. Nicht selten blieb ein positiver Wassermann als »Serumnarbe« selbst dann zurück, wenn die Krankheit an sich bereits erloschen war.
Viel erfolgreicher als bei progressiver Paralyse erweist »606« sich aber bei frischer Syphilis. Professor Alts Kollege Dr. Schreiber im benachbarten Krankenhaus sammelt darüber erste, geradezu aufregende Erfahrungen: schon nach wenigen Tagen gehen unter dem Einfluß von »606« die Initialgeschwüre zurück, die Hautausschläge mit nässendem und geschwürigem Charakter trocknen ein. Selbst hartnäckige Geschwüre des dritten Stadiums heilen in einer für die Spezialisten im Magdeburger Krankenhaus verblüffenden Geschwindigkeit ab. Vor allem die Wassermann-Reaktion beweist ihnen, wie spezifisch das Arsenobenzol auf die Spirochäten einwirkt. Unter 52 Fällen verschwindet bei 84,6 Prozent spätestens nach fünfzig Tagen die positive Reaktion. Etwas später wird noch bei vier Patienten die Reaktion negativ. Im ganzen also negative Reaktionen in 92,3 Prozent der Fälle.
Zunächst sprechen sich diese Erfolge in der medizinischen Welt nur langsam herum; Ehrlich liegt zudem nichts an verfrühter Publizität, sind doch bisher viel zu wenig Patientenberichte eingegangen. Auch weiß man nicht sicher, ob die ersten Erfolge von »606« andauern. Vielleicht zwingt es die Spirochäten nur zu einem zeitweiligen Rückzug. Vor allem aber ist die Unschädlichkeit bisher nicht eindeutig bewiesen. Hat es nicht auch beim Atoxyl einige Zeit gedauert, bis Schäden am Sehnerv aufge-

fallen waren? Paul Ehrlich muß deshalb immer wieder bei Ärzten hartnäckig darum werben, doch ein paar Versuche mit seinem neuen Präparat zu unternehmen.
Professor Wilhelm Wechselmann hat darüber berichtet. Am 18. Februar 1910 besucht er Ehrlich in dessen Frankfurter Institut. Er will ihn eigentlich zu der Frage konsultieren, welchen Einfluß menschliches Serum auf Trypanosomenerkrankungen der Maus ausübe. »Ehrlich, mit zwei Kisten von Importzigarren beladen, ging aber nicht auf meine Frage ein, sondern erzählte ununterbrochen von den Wirkungen des damals noch 606 genannten Präparates.«
Wechselmann will sich dafür jedoch nicht gewinnen lassen. Er fürchtet die Nebenwirkungen, die bisher noch alle Substanzen aus der Arsenreihe gezeigt hatten. »Ich mußte mich seinen lebhaften Ausführungen gegenüber durchaus in ablehnendes Schweigen hüllen. Ehrlich aber ließ von seinem Werben nicht ab.«
Um ein Uhr nachmittags erscheint der »kgl. preußische Pförtner« des Instituts, Ehrlichs treues Faktotum W. Kadereit, um zu melden, daß die Droschke vorgefahren sei. »Ungeduldig wies ihn Ehrlich hinaus, und dieser Vorgang wiederholte sich alle halbe Stunden, bis endlich Ehrlich seine Versuche, mich umzustimmen, aufgab und mit mir zum Mittagsbrot nach dem Frankfurter Hof fuhr. Er war derart erregt und unzufrieden, daß er den Droschkenkutscher, welcher für die lange Wartezeit 15 Mark forderte, unwirsch – was sonst gar nicht in seiner Natur lag – abwies und sich weigerte, den geforderten Fahrpreis zu zahlen – was auch nicht in seiner Natur lag –, und ich dem Droschkenkutscher winkte und ihm die Differenz heimlich zusteckte.«
Schweigend sitzen die beiden Herren im Frankfurter Hof. Ehrlich scheint so enttäuscht, daß Wechselmann schwankend wird. Seine Verehrung für Ehrlich ist groß; nicht minder jedoch seine Bedenken: »Einfach mit einem unerprobten Arsenikale, welches zudem nur in großen Dosen und einmalig auf Biegen oder Brechen angewandt werden sollte, Versuche am Menschen zu machen«, erscheint Wechselmann undenkbar. Als sie das Hotel verlassen, sagt Wechselmann zu Ehrlich: »So wie Sie sich das denken, halte ich die Versuche für unausführbar.«
Die ersten Erprobungen von 606 machen Wechselmann dann sehr bald zu einem der frühesten und begeistertsten Anhänger von 606. Bereits am 22. Juni, also rund drei Monate nach dem Gespräch mit Ehrlich, ist er in der Lage, vor der ›Berliner Medizinischen Gesellschaft‹ über achtzig Fälle von Syphilis zu referieren, von denen die meisten geheilt oder günstig beeinflußt wurden. Noch eine Anzahl anderer Patienten, die an be-

sonders schwerer Form von Lues litten, kann Wechselmann bei dieser Gelegenheit seinen ärztlichen Kollegen vorstellen. Sein Resümee: »Es ist unbestreitbar, daß das Präparat alle bisher gegen die Lues angewandten Mittel an Wirksamkeit weit überragt.« Auch Professor Leonor Michaelis und vor allem der Magdeburger Oberarzt Schreiber können von eindrucksvollen Heilerfolgen berichten, und zwar gerade bei Fällen von besonders schwerer Lues, bei denen Quecksilber versagt hatte.
Einige Monate zuvor, am 18. April, hatten Ehrlich und Hata auf dem Kongreß für Innere Medizin in Wiesbaden ihr 606 zum erstenmal vor der dort versammelten Ärzteschaft erwähnt. Während Hata nur ganz kurz über die Wirkung des Präparats bei Spirillosen sprach, skizzierte Ehrlich ebenso knapp die Möglichkeit, das Mittel zur Bekämpfung von Rückfallfieber zu verwenden. Nur Oberarzt Schreiber berichtete über die ersten Behandlungen von Syphilitikern.
So kann man nicht von einem besonderen Aufsehen sprechen, das 606 in Wiesbaden gemacht hätte. Die einflußreiche ›Deutsche Medizinische Wochenschrift‹ berichtete deshalb nur in wenigen Sätzen über das neue Ehrlichsche Präparat. Erst nach dem Bericht der ›Berliner Medizinischen Gesellschaft‹ vom 22. Juni, dem am 3. Juli nochmals Referate über 606 folgten, ändert sich das Bild vollkommen. Bis jetzt sind erst rund 500 Fälle mit dem Ehrlich-Hata-Präparat behandelt worden. Die davon bekanntgewordenen Heilwirkungen aber haben die Ärzte Deutschlands aufhorchen lassen. War hier unter Umständen ein Mittel gefunden, das ebenso spezifisch, aber noch weit energischer gegen die Syphilis wirkte als Quecksilber? Und was noch wichtiger war: während Quecksilber oft über mehrere Jahre hin Schmierkuren und Injektionen erforderte, wurde mit Hilfe von 606 offenbar die syphilitische Infektion schon mit einer oder zumindest relativ wenigen Einspritzungen ausgelöscht.
Noch gibt es freilich viele Unklarheiten. Niemand kennt die wirksamste und verträglichste Dosierung, auch weiß niemand absolut sicher, ob 606 am besten intramuskulär, subkutan oder intravenös gegeben wird. Auch über die beste Form der Lösung von 606 gibt es noch keine einheitliche Auffassung. So verwendet Professor Alt eine Lösung der Substanz mit 2–3 Kubikzentimetern Natronlauge und einem Zusatz von 10–20 Kubikzentimeter sterilisiertem Wasser. Diese Lösung wird intramuskulär injiziert. Wechselmann spritzt neutrale Suspensionen in physiologischer Kochsalzlösung ohne Verwendung von Alkohol und Glykol; Leonor Michaelis versetzt das Präparat mit einem Kubikzentimeter Äthylalkohol und destilliertem Wasser.
Wechselmann, Michaelis, ja überhaupt die meisten Mediziner in der

Frühzeit der Erprobung von 606 bevorzugen die subkutane Injektion, die sehr häufig in die Haut des Rückens vorgenommen wird. Bei dieser Injektionsart entwickeln sich freilich immer wieder an der Einstichstelle Infiltrate. Sie vergehen zwar bald, sind häufig jedoch recht schmerzhaft.
Völlig schmerzlos dagegen ist die intravenöse Einspritzung. Sie wird am nachdrücklichsten von Schreiber und Iversen empfohlen. Bei einer intravenösen Injektion wird allerdings innerhalb von wenigen Tagen das Arsenobenzol wieder völlig ausgeschieden. Manche Ärzte halten gerade eine gewisse Depotwirkung für nützlich, die sich bei der subkutanen oder intramuskulären Einspritzung einstellt. Als durchschnittliche Dosis wird gewöhnlich 0,4 bis 0,6 g verwendet; eine zweite Injektion – in einem Abstand von einigen Wochen – ist nach Auffassung der meisten Ärzte ohne Schaden für den Patienten möglich.
Im allgemeinen aber glaubt man in diesen Monaten der ersten Erprobung von 606, in den meisten Fällen mit einer einzigen Injektion auszukommen. Und in der Tat: immer wieder stehen die Ärzte fasziniert vor ihren Kranken. Die Patienten sind oft seit Jahren mit schweren syphilitischen Geschwüren behaftet. Ihre inneren Organe und Knochen sind von den Spirochäten halb zerfressen. Sie sind beinahe zum Skelett abgemagert und verfügen kaum noch über Lebenswillen. Und dann bewirkt eine einzige Injektion von 606 die Wandlung: die Geschwüre heilen oft innerhalb von Tagen ab, die Knochenschmerzen vergehen ebenso wie die Beschwerden an inneren Organen, der Appetit der Kranken kehrt in den meisten Fällen zurück. Der Wille zum Leben erwacht aufs neue.
Man möchte meinen, dies seien Übertreibungen einer auf billige Sensation bedachten Massenpresse, die sich an der dramatischen Schilderung von Wunderheilungen nicht genug tun kann. Doch ganz im Gegenteil: man liest sie in so hochseriösen Fachblättern wie der ›Deutschen Medizinischen Wochenschrift‹, in der ›Berliner klinischen Wochenschrift‹ und in vielen anderen Fachzeitschriften. Als Verfasser zeichnen bekannte Dermatologen oder Syphilidologen. Alle sind überwältigt von der tatsächlich dramatischen Wirkung des nunmehr Salvarsan genannten Mittels, die sich vor allem bei verhältnismäßig frischen Prozessen, bei den ulzerösen Formen und Schleimhauterkrankungen offenbart. Ehrlichs großer Tag aber kommt am 20. September 1910 während der 82. Versammlung Deutscher Naturforscher und Ärzte in Königsberg. Kollegen bringen dem Schöpfer des Salvarsans die gebührende Ovation dar. Geheimrat Albert Neisser hält das einleitende Referat. Nachdem er noch einmal alle Forschungsergebnisse zusammengefaßt hat, die in den ver-

gangenen Jahrzehnten im Kampf gegen die Syphilis erzielt worden sind, würdigt er das Werk Paul Ehrlichs.

»Wenn wir alle Tatsachen überblicken, so kann wohl niemand in Abrede stellen, daß die Syphilistherapie im Laufe der letzten Jahre enorme Fortschritte gemacht hat, namentlich in bezug auf die Möglichkeit, der Syphilisverbreitung entgegenzuwirken. Was dem einzelnen Kranken geleistet wird, um ihn schnell von der Krankheit zu befreien und sie milder zu gestalten, das dient natürlich der Allgemeinbekämpfung der Syphilis als Volksseuche und soziale Kalamität. Je eher, je schneller und je bequemer wir den einzelnen Kranken ungefährlich, nicht ansteckend machen können, um so geringer wird die Zahl der Infektionsquellen. Und damit muß und wird nicht nur die Zahl der Syphilitischen sinken, sondern auch die Zahl derjenigen, welche jetzt zu Tausenden und Abertausenden den schweren Nachkrankheiten und einem vorzeitigen Tod verfallen. Und weil wir jetzt schon wissen, daß gerade nach diesen Richtungen hin das neue Ehrlichsche Mittel eine wunderbare Waffe gegen die Syphilis darstellt, deshalb ist das Gefühl unserer Dankbarkeit und Bewunderung für Ehrlich so groß und von Herzen kommend.«

Neisser schloß mit den Worten: »Und man wird es uns Deutschen, denke ich, nicht verübeln dürfen, wenn wir mit Stolz feststellen, daß die Forscher, denen wir diese Fortschritte verdanken, mit Ausnahme von Metshnikow und Roux durchweg unsere Landsleute sind.

Schaudinn und Hoffmann und Wassermann und ich selbst und Bruck und Uhlenhuth und schließlich Paul Ehrlich, dem wir das Vollkommenste, über das die Syphilistherapie bisher verfügt, verdanken! Nennt man mit Recht die Syphilis die ›Geißel der Menschheit‹, so dürfen wir ihn mit demselben Recht als einen Wohltäter der Menschheit bezeichnen.«

»Unter anhaltendem Beifall«, wie die ›Deutsche Medizinische Wochenschrift‹ vermerkt, betritt schließlich Ehrlich das Rednerpult, um eine erste Bilanz der rund 10 000 Fälle vorzulegen, bei denen bisher Salvarsan angewandt worden ist. Immer wieder von Applaus unterbrochen, schließt er sein kurzes Referat: »Ich glaube die Hoffnung aussprechen zu dürfen, daß das Dioxydiamidoarsenobenzol wirklich ein Mittel darstellt, das für die menschliche Therapie, speziell für die der Syphilis, aber auch für andere Erkrankungen, eine wertvolle Bereicherung unseres Arzneischatzes bedeutet, eine Bereicherung um ein spezifisches Heilmittel, dessen Wert und Wirkung bei allen Stadien der Syphilis nicht mehr angezweifelt wird, dessen Unentbehrlichkeit für bestimmte Formen allseitig anerkannt ist. Ich habe auch auseinandergesetzt, daß die Anwendung des Präparates keine Gefahren bietet, wenn die Kontraindikationen nur genau beachtet werden. Ich bin der Überzeugung, daß es nicht so leicht sein wird, ein ähnliches Mittel zu finden, das sich durch einen gleich hervorragenden therapeutischen Effekt auszeichnet, ohne irgendwelche erhebliche Nebenwirkungen darzubieten. Es liegt daher meines Erachtens keine Veranlasssung vor, schon jetzt ein Präparat ›607‹ zu suchen und im Streben nach zukünftigem Bessseren das vorhandene Gut zu vernachlässigen. Auch bei diesem liegt noch ein reiches Feld wissenschaftlicher Betätigung vor. Die Pfosten sind in den Grund getrieben; nun gilt es zu bauen das fertige Haus.«

Gegner treten auf den Plan

Nachdem die erste große Welle der Begeisterung von Königsberg vorüber ist, formiert sich überraschend eine lautstarke und energische Anti-Salvarsan-Partei. Darunter sind Ärzte, die von einigen Zwischen-, ja Todesfällen bei der Salvarsan-Behandlung aufgeschreckt sind und die Schuld bei diesem neuen Mittel vermuten. Fast jedesmal handelt es sich aber um Fälle, in denen 606 unsachgemäß angewendet worden ist – etwa indem, entgegen Ehrlichs ausdrücklicher Anweisung, zur Lösung des Mittels kein einwandfrei destilliertes Wasser verwendet worden ist –, oder um Patienten mit schweren Affektionen des Nervensystems. Bei solchen Erkrankungen hatte Ehrlich Salvarsan ausdrücklich als kontraindiziert erklärt, ebenso wie bei Schäden des Herzens und der Gefäße.
Leichtere Nebenwirkungen müssen dagegen gelegentlich verzeichnet werden, selbst wenn alle Anwendungsvorschriften aufs sorgfältigste beachtet worden sind. Hier zeigt sich, daß das Salvarsan im Prinzip zwar ungiftig ist, jedoch nicht völlig seine Abstammung vom Arsen verleugnen kann.
Hans Schlossberger nimmt dazu in einer Abhandlung über die experimentellen Grundlagen der Salvarsantherapie Stellung: »Daß . . . derartige chemotherapeutisch maximal wirksame Substanzen wie das Salvarsan und seine Abkömmlinge für den damit behandelten durchseuchten Organismus ebenso wenig absolut indifferent sind wie die stark wirkenden symptomatischen Arzneimittel, bedarf eigentlich keines weiteren Kommentars. Es ist im Grunde genommen eine Selbstverständlichkeit, daß solche chemischen Stoffe – es sei zum Vergleich nur an die Spezifica Quecksilber, Chinin und Wismut erinnert – Nebenwirkungen haben.«
Doch wer wollte wegen vorübergehender Beschwerden einem Syphilitiker das Präparat verweigern, ohne das er Siechtum und Tod ausgesetzt

wäre. Je schwerer die Krankheit ist und je stärker die Mittel sein müssen, sie zu überwinden, desto näher liegt es, daß dabei unerwünschte und individuell durchaus verschiedene Nebenwirkungen nicht immer vermieden werden können.

Ehrlich selbst hat sich noch im Jahre 1910 mit der nötigen Klarheit zu diesem Problem geäußert. In seinem gemeinsam mit Hata verfaßten Buch ›Die experimentelle Chemotherapie der Spirillosen‹ schreibt er: »Es ist vielfach die Forderung aufgestellt worden, daß man für die menschliche Therapie und insbesondere für die Syphilis ausschließlich Mittel verwenden solle, die absolut ungefährlich sind. Wenn man diese Forderung erfüllen will, ist ein Fortschritt der Therapie in chemotherapeutischem Sinne überhaupt unmöglich; denn Substanzen, die den lebenden Körper zu sterilisieren vermögen, können nicht als indifferent betrachtet werden, sondern es muß ihnen immerhin ein gewisser Charakter von Giftigkeit innewohnen. Die neueren Untersuchungen auf dem Gebiet der Quecksilberbehandlung der Syphilis haben ja auch gezeigt, daß die erreichbaren Resultate durchaus nicht als vollkommen befriedigend anzusehen sind. Ein Teil der Fälle wird trotz intensivster Kuren nicht geheilt und geht einem traurigen Schicksal entgegen; andererseits ist der behandelnde Arzt gezwungen, immer stärker wirkende Applikationsformen anzuwenden, die für den Patienten auch gefährlich werden können. In dieser Beziehung will ich nur an eines der am kräftigsten wirkenden Quecksilberpräparate erinnern, an das graue Öl, bei dessen Anwendung schon 80 in der Literatur verzeichnete Todesfälle vorgekommen sind.«

Anschließend zieht Ehrlich einen Vergleich mit der Chirurgie. »Wohin würde es führen, wenn man an den Chirurgen die Forderung stellen wollte, daß er bei Erkrankungen nicht lebensgefährlicher Natur nur solche operativen Eingriffe vornehmen dürfe, die absolut ungefährlich sind? Mit einem solchen Ansinnen würde die wunderbare Entwicklung der Chirurgie überhaupt mit einem Schlage unterbunden werden. Der Chirurg arbeitet mit dem stählernen, der Chemotherapeut mit dem chemischen Messer, womit er das Kranke von dem Gesunden trennt. Es ist klar, daß ein Unterschied zwischen der therapeutischen Moral des Internisten und des Chirurgen nicht bestehen kann. Und wenn er tatsächlich doch existiert, so beruht das nur auf der Vorstellung, daß eine Medizin nicht schaden dürfe, während jedem bekannt ist, daß eine Operation stets Gefahren bieten kann.«

Aber genauso wie der Chirurg abwägen muß zwischen der Gefahr der Krankheit selbst und dem Operationsrisiko – und dies dem Patienten auch zu erläutern hat –, genauso muß der Chemotherapeut seinem Patienten sagen können, ob und welches Komplikationsrisiko besteht. Um diese fundamentale Aufgabe aber lösen zu können, bedarf es der sorgfältigsten Erprobung an einer möglichst großen Zahl von Kranken. Deshalb hatten Ehrlich und die Farbwerke Hoechst rund 60 000 Proben unentgeltlich an Ärzte abgegeben, waren rund 10 000 Patienten mit Salvarsan behandelt worden, hatte sich Ehrlich unermüdlich um Dosierung, Injektionstechnik und vorteilhafteste Zusammensetzung der Injektionsflüssigkeit bemüht.

Noch lange nach der Freigabe des Salvarsans beschäftigt Ehrlich sich mit jedem Bericht eines ärztlichen Kollegen, der ihm einen Zwischenfall meldet. Er ruht nicht eher, bis er die wahre Ursache gefunden hat. Häufig ist nicht das Präparat der Anlaß, sondern mangelnde Vertrautheit der Ärzte im Umgang mit ihm. Ja, in vielen Fällen sind es überhaupt keine wissenschaftlichen Argumente, die gegen Ehrlich und das Salvarsan ins Feld geführt werden: z. B. haben die kritischen Stimmen, die aus Frankreich kommen, besondere Gründe. Dort hatte man unter dem Einfluß der Pasteurschen Schule gehofft, einen Impfstoff gegen die Syphilis schaffen zu können. Und das wäre nicht nur ein wissenschaftlicher, sondern auch ein nationaler Triumph gewesen. Eine französische Zeitung, ›Le Journal‹, hat diese Hintergedanken auch unverblümt aufgedeckt und Ehrlich verteidigt: »Wenn die Gegner fragen: gibt es keine französischen Mittel gegen die Syphilis, darf man die Gegenfrage stellen: hat man je die Impfung nach Jenner abgelehnt, weil es ein englisches Mittel ist? Sollen die Kranken ein französisches Mittel, das nicht hilft, einem deutschen vorziehen, das hilft?«

Es mutet recht aktuell an, wenn man hört, daß aus Frankreich Vorwürfe gegen den hohen Preis des Salvarsans erhoben wurden. War der Preis wirklich zu hoch? Paul Ehrlich und Hoechst antworteten darauf zunächst allzu summarisch: wer eine solche Behauptung aufstelle, könne wenig Ahnung von dem Aufwand für die Forschung und Produktion pharmazeutischer Heilmittel haben.

Dann erschien in der ›Gazette de Lausanne‹ vom 12. Dezember 1910 ein Artikel von einem gewissen Louis Bourget, Direktor der medizinischen Klinik von Lausanne. In einer höchst kuriosen Rechnung versuchte Bourget nachzuweisen, daß der Herstellungspreis für ein Kilo Salvarsan höchstens 10 Franken betragen könne, da ein Kilo Benzol etwa einen Franken und ein Kilo Arsensäure etwa 1,60 Franken koste. Daraus ergebe sich ein Betrag von rund 2,60 Franken. Rechne man dazu noch sieben Franken hinzu, so stellten sich die Herstellungskosten auf etwa zehn

Franken pro Kilo Salvarsan. Der Schweizer Professor nahm offenbar an, in den Kesseln der Farbwerke Hoechst würden die beiden Substanzen – Arsensäure und Benzol – einfach zusammengeschüttet ...
Ehrlich ließ diesem seltsamen medizinischen Rechenkünstler eine geradezu klassische Entgegnung widerfahren: »Jedem Fachmann ist das Unsinnige einer solchen Berechnungsart ohne weiteres einleuchtend, und sie ist daher gleich von Anfang an von angesehenen Fachleuten widerlegt worden. Es ist etwa so, wie wenn man sagen sollte: Das Wasser kostet nichts. Nun besteht Wasser aus Sauerstoff und Wasserstoff. Also kosten auch diese Stoffe nichts. Oder wenn man den Preis eines Kilogramms Stahl dem eines Kilogramms feinster Uhrfedern (das etwa 500 000 Mark kostet) gleichsetzen wollte. So einfach ist die Herstellung des Salvarsans denn doch nicht, und wenn Professor Dr. Bourget annehmen wollte, daß er durch einfaches Zusammenschütten von Benzol und arseniger Säure das chemisch so komplizierte Salvarsan erhalten könne, so spräche das nicht dafür, daß er sich jemals mit der Chemie befaßt hat.«
Ehrlich und Hoechst sind zu dieser Zeit schon dabei, das Salvarsan weiter zu verbessern. Vor allem gilt es, einer Schwierigkeit Herr zu werden, die für den Arzt und den Patienten die Salvarsan-Anwendung kompliziert: Das Präparat ist schlecht wasserlöslich. Man muß es, in sehr großem Volumen gelöst, in die Venen einfließen lassen. Im Laborbuch des Frankfurter Instituts reihen sich deshalb wieder die Kolonnen der Präparatenummern. Neue Experimente beginnen. Salvarsan soll in eine bessere Form gebracht werden, um leichter löslich und für die intravenöse Injektion geeigneter zu werden.
Als Ehrlich bei Präparat 914 angelangt ist, haben er und seine Helfer wieder einmal einen entscheidenden Abschnitt erreicht. Nun läßt Salvarsan sich mit Natriumphenolat umsetzen: die Geburtsstunde des »Neosalvarsan« hat geschlagen. Dieses Mittel hat zudem nur noch einen Arsengehalt von etwa 19 Prozent. Man kann jetzt höhere und an Nebenwirkungen ärmere Dosen injizieren. Manche Ärzte halten trotz allem am »Alt-Salvarsan«, wie »606« jetzt häufig genannt wird, fest.
Ehrlichs Ruf ist in diesen letzten zwei Jahren vor Ausbruch des Weltkrieges in alle Erdteile gedrungen. Sein Name wird zum Symbol für deutsche Forschung, für den Heerführer im Vernichtungsfeldzug gegen die Syphilis.
Die Weltgeltung des Salvarsans, die Hochachtung, die man Ehrlich in allen Erdteilen entgegenbringt, pflegt die eingeschworenen Gegner des Mittels im eigenen Land nicht zu beeindrucken. »Vielmehr«, so schreibt

Hans Loewe in seiner Paul-Ehrlich-Biographie, »stürzte sich eine zahlenmäßig geringe, aber äußerst aktive Gruppe von gegensätzlich eingestellten Fanatikern immer wieder von neuem auf das Heilmittel, seinen Schöpfer, die Hersteller und auf jedes Moment und jede fachliche Äußerung, die irgendwie zu seinen Gunsten sprach.« Bevorzugt geschieht dies in den Spalten einer gewissen Presse bis hinab zum Revolverblatt; damit verbietet sich eine Diskussion von vornherein. Auch Hofrat Ernst Schweninger, der Leibarzt Bismarcks, der selbst als Arzt nicht selten eigene Wege ging, Naturheilmethoden nicht abgeneigt war, aber wohl kaum über genügend eigene Erfahrungen mit dem Salvarsan verfügte, die ihn zu einem abgeklärten Urteil befähigt hätten, stimmte in den Chor ein. Er sah sich bemüßigt, in einem Vortrag Ehrlichs Schöpfung einen Schlag zu versetzen, indem er mit Bezug auf die Abwehr unsachlicher Angriffe durch salvarsanunkundige Ärzte sagte, er begreife die Kriegstrompete nicht, mit der das neue Mittel gepriesen werde. Früher sei das Quecksilber der alleinige Gott gewesen, jetzt sei es das Salvarsan, dessen Nebenwirkungen unterschätzt würden.

Die Gruppe der Salvarsangegner war bunt gemischt. Es grollten Ärzte, die nicht in den Kreis der Prüfer aufgenommen worden waren. Besonders böse waren aber Naturheilkundige. Ihnen war nämlich seit Aufkommen des Salvarsans die Behandlung der Syphilis untersagt worden. Dazu gesellten sich natürlich religiöse Eiferer, die jegliche Fleischessünde bestraft wissen wollten.

Zur letztgenannten Kategorie gehörte vor allem B. Mehnke, der Redakteur eines Stuttgarter Verlages, der einen ganzen Strauß von erbaulichen Zeitschriften herausgab, darunter neben dem ›Jugendfreund‹, der ›Jugendkraft‹ und der ›Christrose‹ auch den ›Christlichen Hausfreund‹. Er führte einen regelrechten Feldzug gegen das Salvarsan. Denn er wünsche, so schrieb er später an die Farbwerke Hoechst, daß »mit Zuhilfenahme aller Kräfte und Instanzen gegen die Unzucht gekämpft wird; und dabei sind mir alle vermeintlichen Heilmittel ein Ärgernis, weil sie noch dazu beitragen können, die Gewissensregungen und die Vorsichtsmaßnahmen, die der Lüstling sich selber gibt, beschwichtigen zu helfen«.

»Die Syphilis«, so dekretierte dieser christliche Hausfreund, »ist als ein Gottesgericht über die Unzucht zu betrachten, das durch keinerlei menschliche Mittel entkräftigt wird.« Vermutlich stand dieser Redakteur mit seiner Meinung nicht ganz allein.

Schließlich zählte zu den Salvarsan-Feinden noch eine ausgesprochen antisemitisch eingestellte Schar. Sie war nicht unbedingt gegen das Salvarsan, wohl aber gegen Paul Ehrlich, weil er – ebenso wie Wassermann und Neisser – Jude war. Dieser wahre Hintergrund wurde freilich wohlweislich getarnt. Trotzdem war Ehrlich sich über den Sachverhalt absolut klar.

Den Höhepunkt erreicht der Salvarsanstreit durch einen Mann namens Karl Wassmann. In seinem Äußeren ein Vorläufer der Hippie-Bewegung, hält er sich für einen bedeutenden Pamphletisten. Er redigiert, verlegt und vertreibt ein Winkelblatt, den ›Freigeist‹. In den Cafés rund um die Frankfurter Hauptwache, in Dirnen- und Zuhälterkreisen sucht Wassmann seine Leser.

In diesem Blättchen entfaltet er eine journalistische Fehde auf tiefstem Niveau gegen Ehrlich, das Salvarsan und die Ärzte des Frankfurter Krankenhauses. Obwohl es sich beim 606 noch um ein absolut unerprobtes Mittel handele, würde den Dirnen zwangsweise als Versuchskaninchen das lebensgefährliche Präparat verabfolgt. Die Ärzte seien mit Titeln und Geld gewonnene Agenten gewisser profitsüchtiger Unternehmer, denen nichts mehr heilig sei. Die Gewinnsucht dieser Leute schreite sogar zum vorsätzlichen Mord.

Wassmann und seine Schreibprodukte tragen eindeutig pathologische Züge. Dennoch finden einige betont christliche und nationale Blätter es nicht unter ihrer Würde, ins gleiche Horn zu stoßen.

Weder Ehrlich noch die Farbwerke Hoechst spüren Neigung, sich von diesem Unflat provozieren zu lassen. Professor Karl Herxheimer jedoch, Chef der Frankfurter Klinik und einer der namhaftesten deutschen Dermatologen, stellt Strafantrag. Die Staatsanwaltschaft erhebt zudem im öffentlichen Interesse Anklage.

So kommt es im Mai 1914 zu dem berühmten Salvarsanprozeß. Sachverständige von internationalem Ruf wie Professor Erich Hoffmann, Mitentdecker der Spirochaeta pallida, legen überzeugend dar, daß es sich bei Salvarsan um das hervorragendste Mittel handle, das die Syphilistherapie kenne.

Aus der Beweisaufnahme ergibt sich, daß auf der dermatologischen Abteilung des städtischen Krankenhauses in Frankfurt rund 10 000 Fälle mit Salvarsan oder in Kombination von Salvarsan und Quecksilber behandelt worden sind. Gewalt oder Disziplinarstrafe sind nur in einem einzigen Fall angewandt worden. Dabei handelte es sich um eine Prostituierte, die grob beleidigend geworden war und die Schwester bedroht hatte. Die Dirne wurde später wegen Hysterie in eine Irrenanstalt eingeliefert. Insgesamt, so stellt sich heraus, sind in Frankfurt 1200 Prostituierte erfolgreich mit Salvarsan behandelt worden.

Der Angeklagte versucht, die Gerichtsverhandlung »umzufunktionieren«. Im Verein mit einigen Prostituierten veranstaltet er turbulente Szenen, reißt Possen, beleidigt das Gericht und unterbricht schließlich den Vorsitzenden mit den Worten: »Ich habe es satt, Ihre Lügen anzuhören. Sie werden für Ihre Taten den Lohn schon noch bekommen.«
Diesem Gerichtsspektakel wohnt Ehrlich als Zeuge bei. Seine ehemalige Sekretärin Martha Marquardt berichtet darüber: »Er litt ungeheuer darunter, daß er in diesen Prozeß überhaupt hineingezogen wurde. Jeder, der ihn damals sah, war erschüttert über sein Aussehen.« Er empfand es – wie er sich selbst ausdrückte – als »die schlimmste Schmach, einem solchen Menschen gegenübergestellt« zu werden.
Wassmann wurde wegen öffentlicher Beleidigung zu einem Jahr Gefängnis verurteilt und noch im Gerichtssaal verhaftet. Er habe aus Eitelkeit, Profit- und Reklamesucht gehandelt, stellte der Vorsitzende, Landgerichtsdirektor Dr. Heinrich Heldmann, in der Urteilsbegründung fest. »Es kam ihm nicht auf eine Kritik an wissenschaftlichen Forschungen und ihren Ergebnissen an, dazu war er überhaupt nicht imstande, sondern nur auf Sensation.«
Der Ausbruch des Weltkrieges deprimiert Ehrlich zutiefst. Von Baden-Baden, wo er sich nach all der Arbeit und dem Salvarsan-Streit erholte, kehrt er nach Frankfurt zurück. »Ich sehe noch sein entsetztes Gesicht«, schreibt Martha Marquardt, »wie er sich mit beiden Händen an den Kopf greift und ausruft: ›Das ist ja der reine Wahnsinn! . . . Das geht nicht gut aus!‹.«
Auf der anderen Seite war Ehrlich, so wenig er sich Zeit seines Lebens mit der Politik beschäftigt hatte, durchaus nicht ohne patriotisches Gefühl. In einem seiner letzten Briefe – er stammt vom 28. Juni 1915 und ist an einen Kollegen in Spanien gerichtet – wird diese Einstellung deutlich: »Außerordentlich glücklich bin ich über das tiefe Verständnis, welches Sie der jetzigen Zeitlage entgegenbringen. Auf jeden Fall hat Deutschland ein gutes Gewissen.«
Schon den Winter zuvor hat Ehrlich das Haus nicht verlassen können. Ein leichter Schlaganfall hatte ihn getroffen. Jetzt im Frühjahr aber geht es ihm wieder besser. Er kann täglich einige Stunden im Institut arbeiten. Wie ernst es um ihn steht, weiß er nicht. »Es wirkte unmittelbar erschütternd, aus dem Munde des genialen Mannes Zukunftspläne zu vernehmen, mit zu erleben, wie er bis zuletzt neue Bahnen wissenschaftlichen Denkens beschritt, und gleichzeitig zu wissen, daß die Verwirklichung seiner Pläne durch ein unerbittliches Geschick vereitelt wurde«, berichtet später ein Freund.

In den ersten Augusttagen fährt Ehrlich in das Sanatorium von Dr. Kurt Pariser im nahen Bad Homburg. Er will dort neue Kräfte sammeln. Doch es ist zu spät. Nach wenigen Tagen erleidet er nachts einen Herzanfall, urämische Erscheinungen gesellen sich hinzu: Paul Ehrlich stirbt, ohne das Bewußtsein wieder zu erlangen.
Am 23. August wird er auf dem israelitischen Friedhof in Frankfurt beigesetzt. Emil von Behring, Freund und manchmal auch Gegenspieler, findet am Grab die Worte: »Mit Dir, Paul Ehrlich, ist einer aus der Heroenzeit der experimentellen-therapeutischen Forschung dahingegangen und außerdem ein König im Reiche der von Dir selbst begründeten Wissenschaft und ein Lehrer für ungezählte Forscher in aller Welt, die sich stolz als deine Schüler bekennen. Denn Du hast Schule gemacht, wie kaum einer vor Dir, und bist zum Magister mundi in der medizinischen Wissenschaft geworden . . . Jetzt kannst Du ausruhen von Deinem mühevollen, aber segensreichen Lebenswerk, durch welches Du eine für den Fortschritt des menschlichen Wissens und Könnens wichtige Mission erfüllt hast. Ave pia anima.«
Vor Behring hatte der Rabbiner Arnold Lazarus gesprochen. Es war eine sehr patriotische Gedenkrede: »Das deutsche Vaterland sieht voll Stolz auf diesen Mann, der den Ruhm des deutschen Namens draußen in der Welt verbreitet hat. Aber über der Leistung und dem Erfolg des Mannes steht die deutscheste Kraft in ihm: die Treue. In ihr vor allem begegnet sich der Deutsche mit dem Juden. Paul Ehrlich war treu, weil er ein Deutscher war. Paul Ehrlich war treu, weil er ein Jude war und – blieb. Darum verehren die deutschen Juden ihn als einen, der ihnen vieltausendjährige Judentreue durch Wirkung und Wesen, durch Leistung und Leben fest im Deutschtum verankern half. ›Ein Mann der Treue, reich an Segen!‹ rühmt die Schrift. So hat Paul Ehrlich gelebt. Nein, so lebt er in unserer Erinnerung. So wird er fortleben im Gedächtnis der Zeiten und Völker.«

Weitere Entwicklungen

Gleich nach Kriegsbeginn, noch zu Lebzeiten Ehrlichs, verbot die Reichsregierung die Ausfuhr von Salvarsan und Neosalvarsan, und zwar zunächst total. Später wurde das Verbot vorübergehend wieder aufgehoben, wenigstens für die neutralen Länder. Aber von langem Nutzen war das nicht. Die Seeblockade machte es auch Neutralen nahezu unmöglich, die begehrte Arznei zu erhalten. Das Reich stellte ein Handels-Unterseeboot in Dienst, die »U Deutschland«, mit der es Kapitän

Paul Leberecht König fertigbrachte, wertvolle deutsche Produkte – vor allem Pharmazeutika und darunter das Salvarsan – in die damals noch neutralen USA zu bringen.

Die Kriegsgegner des Deutschen Reiches waren völlig vom Salvarsan-Nachschub abgeschnitten. So fingen sie an, das Arzneimittel zu kopieren. Zunächst wurden die Patente einfach mißachtet, später als Kriegsbeute konfisziert. Schon 1915 wurden Salvarsan und Neosalvarsan in England und Kanada hergestellt. Nach dem Kriegseintritt der Vereinigten Staaten 1917 begann auch dort die Produktion mit allen Mitteln einer hochentwickelten Industrienation.

Zugunsten der Mittelmächte wurde bei Hoechst trotz der Kriegszeit die Salvarsanproduktion fortgesetzt. 1918 wurden 1488 Kilogramm des synthetisierten Neosalvarsan hergestellt – allerdings nur noch 47 Kilo Salvarsan gegenüber 303 Kilogramm Salvarsan und 221 Kilo Neosalvaran 1911.

Nach Kriegsende war Hoechst von französischen Truppen besetzt. Eine Inventur vom 1. August 1919 gibt an, daß die Vorräte an Salvaransubstanz 802 000 Kilogramm betrugen. Die Einwilligung zum Herstellen von Arzneimitteln haben die Besatzungsbehörden schon sehr bald nach Kriegsende wieder erteilt. Für den Versand war allerdings eine Transportgenehmigung erforderlich. Die wurde nicht immer gegeben. So kam es wenigstens in den ersten Monaten nach dem Waffenstillstand in manchen Gebieten des Reichs zu Knappheit von Medikamenten. Ein schwunghafter Schwarzhandel setzte ein, und Salvarsan im Wert von mehr als 100 000 Mark wurde gestohlen.

Auch in den politisch so aufregenden Zeiten gegen Ende des Krieges waren die Arbeiten an der Weiterentwicklung des Salvarsans nicht unterbrochen worden. Im November 1918 wurde in Hoechst mit der Produktion des Silbersalvarsans begonnen, ein Ergebnis der noch von Ehrlich begonnenen Bemühungen um Metall-Arsen-Verbindungen. Das Silbersalvarsan eignete sich besonders in Fällen von syphilitischen Spätfolgen mit Nervenschäden.

Über dieses Mittel kam es zu einem Prioritätsstreit zwischen Ehrlichs einstigem Mitarbeiter Paul Karrer und dem Bakteriologen und Hygieniker Wilhelm Kolle. Karrer, ein Schweizer Biochemiker, war gerade vom Frankfurter Georg-Speyer-Haus auf einen Lehrstuhl nach Zürich berufen worden; Kolle war Professor in Frankfurt und leitete dort das einst für Ehrlich geschaffene Institut. Im Streit der beiden Nachfolger gelang schließlich eine Einigung: wenn auch mit Vorbehalten erkannte Karrer den Anspruch Kolles an.

Schon ein Vierteljahr nach dem Silbersalvarsan, im Februar 1919, brachte Hoechst das Sulfoxylsalvarsan heraus. Nach den Prüfungen durch Wilhelm Kolle im Georg-Speyer-Haus und nach den ersten Anwendungen wurde es als das bis dahin ungiftigste Salvarsan mit den geringsten Nebenwirkungen bezeichnet. Andererseits bleibt das Sulfoxylsalvarsan länger im Organismus. Nach mehreren Injektionen sammelt es sich im Körper an – nicht gerade ein erwünschter Effekt. Kolles Prophezeiung, wegen seiner guten Verträglichkeit werde das Sulfoxylsalvarsan eines Tages das Neosalvarsan ersetzen, erfüllte sich nicht. Immerhin ist das Präparat recht gut in Lösung haltbar; es muß also nicht immer erst vom Arzt gebrauchsfertig gemacht werden.

Nach einer Aufstellung aus dem Jahre 1923 wurden Salvarsanpräparate in England, Frankreich, Kanada, Rußland, Polen und Italien hergestellt – zwar von anderen Firmen, aufgrund der Patententeignung, was Hoechst wehtat, aber sie wurden produziert und angewendet, was für Ehrlich, die Chemotherapie und das Salvarsan sprach.

1923 schien sich im medikamentösen Kampf gegen die Syphilis von Paris aus eine Sensation anzubahnen. Am Pasteur-Institut arbeitete, wie bereits erwähnt, ein Arzt rumänischer Herkunft, Professor Constantin Levaditi. Er fand eine Substanz – ein Arsenpräparat mit Namen Stovarsol – das nicht injiziert werden mußte, sondern oral, also in Form von Tabletten, eingenommen werden konnte. Levaditi hoffte, damit auch ein Schutzmittel vor den Folgen einer Ansteckung gefunden zu haben, vorausgesetzt, daß die Tabletten wenige Stunden nach der Infektion eingenommen wurden.

Bei dem Stovarsol handelte es sich um eine Substanz, die unter der Bezeichnung 593 schon Paul Ehrlich untersucht hatte. So war es Hoechst unbenommen, ihr einen neuen Handelsnamen zu geben (Spirocid) und sie 1924 auf den Markt zu bringen. Bei der Syphilis-Prophylaxe, auf die Levaditi gehofft hatte, brachte das Stovarsol-Spirocid nur begrenzten Nutzen. Es erwarb sich freilich bald einen Platz in der Therapie der angeborenen Syphilis bei Kindern.

Mit einer weiteren Salvarsan-Spezialität kam Hoechst 1926 an die Öffentlichkeit, dem Myo-Salvarsan. Während die übrigen Salvarsane überwiegend in die Vene gespritzt werden mußten, eignete sich das neue Mittel gut zur intramuskulären und auch zur subkutanen Verabreichung. 1929 folgte das Solvarsin, die wäßrige Lösung eines Salzes des Spirocids. Auch sie konnte dem Arzt gleich als Lösung fertig an die Hand gegeben werden. 1931 schließlich erschien das Solu-Salvarsan. Es war bei Hoechst von den Chemikern Dr. Karl Streitwolt und Dr. Alfred Fehrle entwickelt worden und war nicht nur besser verträglich, sondern auch wirksamer als das Myo-Salvarsan. Auch das Solu-Salvarsan wurde gebrauchsfertig geliefert, es war intramuskulär injizierbar und hielt sich zudem sogar bei tropischen Temperaturen.

Welche Wirkung das Salvarsan und seine Folgeprodukte im Kampf gegen die Syphilis hatten, zeigen die Statistiken. So konnte das Reichsgesundheitsamt nach einer sorgfältigen Erhebung im Juli 1928 mitteilen, daß in Deutschland seit 1919 die Fälle von angeborener Syphilis um rund zwei Drittel zurückgegangen waren.

Der Zweite Weltkrieg schien diesen Erfolg zunächst zunichte zu machen. Sprunghaft sind während des Krieges und in den ersten Jahren danach die Erkrankungszahlen angestiegen. 1946 wurden zum Beispiel im Bereich der heutigen Bundesrepublik 88 000 neue Infektionen gezählt, im folgenden Jahr waren es sogar 114 652. Danach sanken die Kurven wieder.

Das freilich hing nur mehr teilweise mit dem Salvarsan zusammen. Zwar wurde von Hoechst noch 1951 ein weiteres Mittel entwickelt, das Spirotrypan, das aber weniger gegen die Lues als gegen Trypanosomenstämme angewendet wurde, die schon eine Resistenz gegen Arsen erworben hatten. Auch gegen die in Südamerika heimische Chagas-Krankheit, eine Trypanosomenerkrankung, ist das Spirotrypan wirksam. In der Therapie der Syphilis hingegen begann nun die Ära der Antibiotika, eingeleitet durch das Penicillin.

Im Mai 1972 schied das Salvarsan aus dem Arzneimittelschatz der Ärzte aus; bei der Hoechst AG in Frankfurt wurden damals die letzten Ampullen des wohl einstmals berühmtesten Präparates der Welt abgefüllt. Einige der ersten von ihnen sind heute im Firmenmuseum zu sehen – zur Erinnerung an den Beginn der Chemotherapie und den Namen Paul Ehrlich, der in den dreißiger Jahren der jungen Generation in Deutschland fast unbekannt geblieben war.

7 Beelzebub kontra Teufel

In der Ehrenhalle des Rockefeller-Instituts zu New York steht er in Erz: Hideyo Noguchi, ein in Japan gebürtiger Forscher, der an diesem Institut arbeitete. Ihm ist es 1913 erstmals gelungen, Syphilis-Spirochäten in einem menschlichen Gehirn nachzuweisen. Diese Entdeckung Noguchis, der fünfzehn Jahre später in Afrika einer Gelbfieberinfektion erlag, zog den Schlußstrich unter einen langen und heftigen wissenschaftlichen Streit. Er hatte sich fast über ein Jahrhundert hingezogen. Es ging um die Frage, ob bestimmte Erkrankungen des Nervensystems auf das Schuldkonto der Syphilis zu setzen seien. Im Vordergrund stand dabei die Überlegung, inwieweit Paralyse und Tabes – der Volksmund spricht von »Gehirnerweichung« und Rückenmarksschwindsucht – Spätfolgen einer oft vielleicht Jahrzehnte zurückliegenden Spirochäten-Infektion sein konnten.
In der Tat sind sowohl Paralyse als auch Tabes nichts anderes als mögliche Endstadien einer luetischen Erkrankung. Noch vorher kann es freilich zu einer zerebrospinalen Syphilis kommen. Diese kann schon ein bis zwei Jahre nach der Ansteckung einsetzen. Sie ruft Entzündungen der zu Gehirn und Rückenmark führenden Arterien sowie der verschiedenen Hirn- und Rückenmarkshäute hervor.
Bei Paralyse und Tabes hingegen werden die Nervenzellen selbst zerstört oder degenerieren: im Falle der progressiven Paralyse die Nervenzellen des Hirns, in dem der Tabes jene des Rückenmarks. Daß beide Krankheitsformen ebenfalls als Tabo-Paralyse gemeinsam auftreten können, kann nicht überraschen. Die Krankheitssymptome zeigen vor allem zwischen zerebrospinaler Syphilis und Paralyse fließende Übergänge, die eine Erkennung des jeweiligen Entwicklungsstadiums oft erschweren.
Der wesentliche Unterschied liegt, zumindest zunächst, nicht so sehr in den äußeren Erscheinungsbildern, als vielmehr im jeweiligen Angriffs-

ort der Krankheit. Die zerebrospinale Syphilis manifestiert sich im Bindegewebe, dem Mesenchym. Da das Bindegewebe im Zwischenraum zwischen den Organen, Nerven und Muskeln liegt und ein Zwischenraum im Lateinischen als »interstitium« bezeichnet wird, nennt man die zerebrospinale Lues auch interstitielle Neurolues. Paralyse und Tabes hinwiederum werden als parenchymatöse Syphilis des zentralen Nervensystems zusammengefaßt. Unter dem von Rudolf Virchow geprägten Ausdruck »Parenchym« werden die spezifischen Zellen eines Organs verstanden, die dessen Funktion bedingen, im vorliegenden Fall also die Nervenzellen selbst.

Paralyse – Endstadium der Lues

Die progressive, also fortschreitende Paralyse hat nichts mit Gehirnerweichung zu tun. Es handelt sich vielmehr um eine fortschreitende Schrumpfung des Großhirns, besonders der Stirnlappen. Das Gewicht des Hirns kann durch den rückbildenden, den atrophischen Prozeß deutlich reduziert werden. Der Münchener Psychiater Emil Kraepelin, der hier noch mehrfach zitiert werden wird, hat bei Paralytikern nach deren Tod Hirngewichte von weniger als neunhundert Gramm gefunden – im Vergleich zu durchschnittlich fünfzehnhundert Gramm bei normalen Menschen.

Im Prinzip ist die Paralyse, sofern sie nicht behandelt wird, nichts anderes als eine zunehmende Demenz, eine fortschreitende Verblödung mit entsprechenden seelischen und auch körperlichen Störungen. Wie dieser Persönlichkeitsverfall jeweils im einzelnen abläuft, ist recht unterschiedlich. Die Psychiatrie hat sich viele Jahrzehnte lang redlich bemüht, verschiedene »Typen« der Paralyse herauszuarbeiten, wobei man auf bis zu zwölf verschiedene Verlaufsformen kam. Solche Unterteilungen sagen im Grunde aber lediglich aus, daß die Manifestationen der Paralyse, obwohl es sich einwandfrei immer um dieselbe Krankheit handelt, im Einzelfall sehr voneinander abweichen können. Professor Wilhelm Zeh von der Universitäts-Nervenklinik und Poliklinik Bonn betont denn auch in seinen 1964 herausgegebenen Studien über die ›Progressive Paralyse‹: »Es wäre an der Zeit, das falsche Leitbild von der typischen Paralyse endlich zu korrigieren.«

Auch im Hinblick auf die Abfolge der Syndrome bei einer Paralyse müsse man sich, so Zeh, »darüber im klaren sein, daß es sich nicht so sehr um deutlich gegeneinander abgesetzte Stadien als vielmehr um gleitende

Übergänge von Symptomverbindungen oder um Schwerpunktverschiebungen innerhalb eines alterierten psychischen Ganzen handelt«.
Am Anfang, von einigen Autoren auch das Prodromalstadium oder Vorstadium genannt, steht vornehmlich eine Neurasthenie, d. h. eine allgemeine Nervenschwäche und Erschöpfung. So schildert Zeh den Fall einer fünfzigjährigen Patientin, die angab, »daß sie sich schon im Laufe der letzten Jahre immer nervöser und erschöpfter gefühlt habe. Vor zwei Monaten sei es besonders schlimm geworden. Sie habe Kopfschmerzen gehabt und unter Appetitlosigkeit gelitten und habe nicht mehr schlafen können. Zudem sei sie geräuschempfindlich geworden. Hin und wieder habe sie Jucken in den Fingern verspürt und bei jeder Kleinigkeit zu heulen angefangen. Der Ehemann meinte, daß sie in den letzten Wochen auch schwermütig gewesen sei. Sie war nicht mehr in der Lage, den Haushalt zu versorgen.«
Ein ganz ähnliches Prodromalstadium beschreibt 1920 Eugen Bleuler, Professor der Psychiatrie an der Universität Zürich, in seinem ›Lehrbuch der Psychiatrie‹: »Ein körperlich und geistig robuster Mann beginnt dann und wann über ›nervöse‹ Symptome zu klagen: etwas Kopfweh oder Kopfdruck oder Müdigkeit, sei es allgemeine, sei es lokalisierte, z. B. in den Augen; er schläft unregelmäßig. Man findet das natürlich, schreibt es seiner anstrengenden Tätigkeit zu. Kuren scheinen manchmal vorübergehende, manchmal gar keine Besserung zu bringen: beim Übersehen längerer Zeiträume würde man finden, daß der unbehagliche Zustand eher zu-, die Leistungsfähigkeit aber abnimmt.«
Übereinstimmend mit solchen Schilderungen nennt auch Robert Bing in seinem 1932 veröffentlichten ›Lehrbuch der Nervenkrankheiten‹ für das Prodromalstadium der Paralyse vor allem Kopfschmerzen, Schwindel, Kopfdruck oder Schlaflosigkeit, aber auch Gedächtnisstörungen, verminderte geistige Leistungsfähigkeit und hochgradige Zerstreutheit. Dies führe dazu, »daß der Kranke sich z. B. in den Straßen seiner eigenen Stadt verläuft oder verirrt, oder, wie einer meiner Paralytiker, wiederholt beim Fischen ohne Wasserstiefel in den Bach steigt. Bei einem schweizerischen Grenzwachkorporal war das erste Symptom eine Grenzverletzung mit Herumvagieren auf französischem Gebiete, bei einem Depeschenträger das wiederholte Zurückbringen richtig adressierter Telegramme als ›unzustellbar‹. Auch in ethischer Beziehung tritt oft eine Veränderung ein: die Familie beklagt sich über früher unbekannte Rücksichtslosigkeiten, über brutalen Egoismus, über maßlose Reizbarkeit. Der Kranke wird nachlässig in seinem Berufe, salopp in seiner Kleidung, unanständig, ja obscön in seinen Gesprächen.«

Selbst leichte und vorübergehende Lähmungen einer Hand oder der Augenmuskeln kommen schon in diesem frühen Zustand der Paralyse vor. Ferner sind merkwürdige Zuckungen im Gebiet der unteren Gesichtsnerven, an Mundwinkeln und Kinn für den erfahrenen Psychiater wie »Wetterleuchten« bei Beginn der schweren Erkrankung.
Als jüngste Beschreibung der diffusen Anzeichen des Prodromalstadiums einer progressiven Paralyse sei hier aus dem Lehrbuch ›Psychiatrie‹ (3. Aufl. 1975) von Professor R. Tölle, dem Direktor der Psychiatrischen und Nervenklinik der Universität Münster, und dem 1972 verstorbenen Professor W. Schulte, dem ehemaligen Direktor der Universitätsnervenklinik Tübingen, zitiert: »Die Symptome im Frühstadium einer progressiven Paralyse sind oft uncharakteristisch: Verstimmung, Reizbarkeit, herabgesetzte psychophysische Leistungsfähigkeit, vereinzeltes Versprechen, Kopfschmerzen, Schlafstörungen. Dieses Bild ähnelt einem asthenischen Erschöpfungszustand, so daß von einer pseudoneurasthenischen Vorstufe gesprochen wird. Beginnt die progressive Paralyse in dieser Weise, so wird sie zunächst häufig übersehen. Andererseits beweisen luische Infektionen in der Anamnese und neurasthenische Störungen bei der Untersuchung noch keine progressive Paralyse. Denn diese psychovegetativen Symptome können auch Ausdruck einer hypochondrischen Angst des Luikers vor der Paralyse sein . . .«
Im eigentlichen Initial- oder Anfangsstadium der Paralyse zeigen sich bereits deutliche und weniger leicht verkennbare Hinweise. Unterschiedlich starke Pupillenveränderungen sind klinisch besonders markant. Vor allem die reflektorische Pupillenstarre: dabei reagieren die Pupillen auf Lichteinfall nur sehr schwach, manchmal überhaupt nicht mehr. Douglas Argyll Robertson (1837–1909), ein schottischer Augenarzt, hat 1869 diese reflektorische Pupillenstarre zum ersten Mal beschrieben. Deshalb spricht man auch vom Argyll Robertson-Phänomen.
Noch andere Pupillenzeichen können bei der Paralyse bezeichnend sein: die Pupillen sind etwa absolut starr, abnorm eng oder weit. Man kennt die Anisokorie, bei der die Pupillen beider Augen unterschiedlich weit sind, oder einen schnellen Wechsel zwischen größerer Weite der rechten und der linken Pupille, die sogenannte »springende Mydriasis«. Einige dieser Symptome sieht man auch bei anderen Leiden, doch sind sie in der Kombination mit weiteren Anzeichen recht vielsagend und charakteristisch. Andererseits können sie auch durchaus fehlen. Einige Untersuchungen zeigten, daß weit über zwanzig Prozent der Paralysepatienten keine abnormen Pupillenbefunde aufwiesen.

Doch es gibt noch weitere Fingerzeige im Initialstadium einer Paralyse. In diesem Zusammenhang sind in erster Linie die Sprachstörungen zu nennen. Besonders häufig ist das »Silbenstolpern«. Der Patient versetzt innerhalb des Wortes Buchstaben oder Silben, läßt sie aus oder wiederholt sie, oder es kommt zu Verwechslungen. Bing erwähnt hier einige treffende Beispiele: aus Artilleriebrigade wird Artrallaleriebrigade, aus Elektrizitätswerk wird Elektrizätswerk, und eine Fronleichnamsprozession kann sich in die Fronleichlezion wandeln. Die Aussprache schleift sich ab, so daß sich das P dem B und das T dem D nähern. Auch kommen »Versprecher« und Wortverwechslungen vor, die vom Kranken meist nicht bemerkt und korrigiert werden.
Neben der Sprache verändert sich auch die Handschrift. Das wird vor allem in Vergleich mit Schriftproben deutlich, die von der gleichen Person stammen, ehe die Paralyse einsetzte. Die »Symptome« sind dabei sehr unterschiedlich. Die Schrift ist größer oder auch kleiner als vorher, manchmal gekünstelt und verschnörkelt, zerfahren oder zittrig. Worte oder Silben werden zuweilen ausgelassen oder wiederholt.
Schließlich zeigt sich häufig bereits im Initialstadium eine Erscheinung, die später meist noch deutlicher wird: ein schläfriger, schlaffer und erschöpfter Gesichtsausdruck, besonders in der unteren Hälfte, begleitet von stumpfem und leerem Blick und sehr eingeschränkter Mimik.
Die weitere unbehandelte Paralyse läuft – wie schon betont – in sehr unterschiedlichen Formen ab. Sie lassen sich zudem durchaus nicht immer scharf voneinander trennen, wechseln zuweilen ab oder folgen aufeinander.
So wird etwa eine depressive Form beschrieben. Einen derartigen Fall schildert Zeh in der Person eines vierzigjährigen Verwaltungsangestellten. Der Patient wurde schon vor seiner Einweisung in ein Krankenhaus zusehends nervöser und depressiver. Er versagte nacheinander an zwei verschiedenen Arbeitsplätzen, zuletzt konnte er seine Aufgaben auch bei leichten Anforderungen nicht mehr erfüllen. »In den folgenden Wochen unternahm er nichts. Er blieb ängstlich und ratlos zu Hause sitzen. Seine Veränderungen nahmen erschreckend zu. Die Schrift wurde undeutlich, und es stellten sich Sprachstörungen mit Silbenstolpern ein. Es gelang ihm nicht mehr, seinen Lebenslauf zu schreiben. Nach wie vor schien aber eine depressive Verstimmung sowie Antriebsminderung vorzuliegen . . . Der Patient war schließlich ganz denkunfähig und nicht in der Lage, sich mit irgend etwas zu beschäftigen. Er döste vor sich hin.«
Die Depression kann sich in der Paralyse natürlich auch mit Hypochon-

drie und Selbstanklagen verbinden. Bing: »Der Kranke jammert z. B. darüber, daß sein Kopf geschrumpft sei, daß er keinen Magen mehr habe, daß sein Körper ganz zu Eiter geworden sei« oder »der Patient klagt sich an, eine Million gestohlen, seine Familie umgebracht zu haben, behauptet, er sei gestorben, und verweigert die Nahrungsaufnahme, weil ja ein Leichnam nicht essen könne«.

Neben Antriebsminderung und Depression wird in anderen Fällen eine Antriebssteigerung, eine Agitation beobachtet. So berichtet Zeh von einer Patientin, bei der »zuletzt ein starker Rededrang bei Tag und Nacht in den Vordergrund trat, wobei sie über alltägliche, belanglose Dinge daherplauderte. Bei der ersten Untersuchung ging die ständig sprechende Patientin sprunghaft von einem Thema auf das andere über«. Sie »weinte über Kleinigkeiten und regte sich über alles unverhältnismäßig auf«. Noch etwas später wurde sie »in ihrer Verwirrtheit zeitweilig stark erregt und aggressiv gegen Patienten und Personal. Sie aß wenig, versteckte Essensreste in ihrem Bett, schmierte zeitweilig mit Kot«. Dieses letztere Zeichen, ebenso wie die Unfähigkeit, Stuhl und Urin zu halten, wird wiederholt bei fortgeschrittener Paralyse beobachtet. Zur agitierten Form des Leidens bemerkt Bing, daß sie sich bis zu ausgesprochenen Tobsuchtsanfällen steigern könne.

Eine andere Paralyseform äußert sich in Euphorie. Dazu erwähnt Zeh einen 55jährigen Mann, der »neben starker Vergeßlichkeit und Abstumpfung eine unnatürliche Heiterkeit« bot. »Im psychischen Befund wurden leichte Enthemmungserscheinungen mit Neigung zum Witzeln und ständige hypomanische Stimmungslage verzeichnet.«

In der älteren Literatur war auch häufig von einer »Anfallsparalyse« die Rede. So schreibt Eugen Bleuler von diesen Anfällen: »Das Bewußtsein schwindet gewöhnlich, und nun kommen Zuckungen, teils allgemeine, teils irgendwie lokalisierte ... Sie können Sekunden bis Tage dauern ...« Man unterscheidet zwischen solchen Anfällen, die nur Minuten währen und einige Ähnlichkeit mit einer Epilepsie aufweisen, und anderen, die mehr nach Art eines Schlaganfalls ablaufen: »Der Patient bricht«, erläutert Bing, »bei einem richtigen Schlaganfall bewußtlos zusammen und zeigt nach Aufhören des Komas (Bewußtlosigkeit) eine Hemiplegie (einseitige Körperlähmung); diese geht aber binnen wenigen Tagen, ja sogar gelegentlich schon nach wenigen Stunden, vollkommen zurück ...« Neuerdings werden gegen die Bezeichnung »Anfallsparalyse« und vor allem gegen Vergleiche mit der Epilepsie jedoch Bedenken angemeldet.

Die wohl bekannteste, ja klassische Form der Paralyse ist die expansive.

Sie war es, die zuerst als geschlossenes Krankheitsbild erkannt wurde. Die expansive Form ist charakterisiert durch Größenwahn. Er kann sich ins Maßlose steigern.
Einen derartigen Fall schildert Kurt Kolle, 1952–1966 Professor der Psychiatrie in München: »Ein Universitätsprofessor kauft plötzlich hundert Taschenuhren ein, bestellt sich mehrere Automobile. Am folgenden Morgen – ich war selbst dabei – schweift er in seiner Chemievorlesung plötzlich vom Thema ab, erzählt Klatschgeschichten aus der Stadt und – als die Zuhörer vor Vergnügen außer sich sind – steigert sich immer mehr hinein und weiß kaum ein Ende zu finden mit lustigen und kitzeligen Geschichten.«
Auch Emil Kraepelin zeichnet in seinem berühmten Lehrbuch der Psychiatrie den abenteuerlichen Größenwahn, der eine derartige expansive Paralyse kennzeichnet. »In der Regel nimmt die Unsinnigkeit und Abenteuerlichkeit des Größenwahns rasch und unaufhaltsam zu. Der Kranke glaubt über ungeheure Körperkräfte zu verfügen, kann zehn Elefanten heben, ist der schönste Adonis der Welt, schläft wie Tausend und eine Nacht, wiegt vier Zentner, nimmt jede Woche fünfundzwanzig Pfund zu, hat eine eiserne Brust, geht in einer Minute tausend Meilen weit, kann fliegen. Er hat alle Wissenschaften studiert, ist Professor für alle Fächer, spielt den Don Carlos wie ein Gott, spricht sämtliche Sprachen, plaudert mit dem lieben Gott, trinkt täglich hundert Flaschen Champagner, hält jeden Nachmittag Hochzeit, zu der alle Fürstlichkeiten eingeladen sind, zeugt nur kaiserliche Prinzen, hat eine goldene Frau . . .«
Eine unbehandelte Paralyse führte zumeist in drei bis fünf Jahren zum Tod. Dem geistigen Verfall folgte rasch der körperliche. Gleichwohl, es hat immer wieder auch einmal überraschende Remissionen gegeben. Auf der anderen Seite kamen aber auch die – sehr seltenen – Fälle der »galoppierenden« Paralyse vor, die in wenigen Tagen zum Ende führt.
Paralyse kann auch bereits bei Jugendlichen entstehen, wenn nämlich die Infektion schon im Mutterleib erfolgte und keine Behandlung stattfand. Allerdings ist selbst dann diese Entwicklung zur juvenilen Paralyse sehr selten. In der Vor-Penicillin-Ära kam sie nur in etwa zwei bis drei Prozent der Fälle von konnataler Syphilis vor. Ihr Ausbruch geschieht meist schon in der Kindheit – das Durchschnittsalter beträgt etwa elf Jahre, die Symptome sind ähnlich wie bei der Paralyse der Erwachsenen: zunehmende Demenz, Sprachstörungen, Unsauberkeit, Versagen in der Schule. Sehr selten kommt es nach dem zwanzigsten Lebensjahr noch zur Paralyse. Deshalb hat sich Ibsens Stück »Gespenster«, das um einen

Fall von angeborener Syphilis und daraus folgender Paralyse kreist, von einigen Psychiatern herbe Kritik gefallen lassen müssen.
Es geht in dem Stück um Frau Alving, die wohlhabende Witwe eines einstigen Kammerherrn, und ihren etwa dreißigjährigen Sohn, der gerade nach vielen im Ausland verbrachten Jahren in das Elternhaus zurückkehrt. Der junge Alving ist einst von seiner Mutter fortgeschickt worden, um ihm die Entdeckung zu ersparen, daß sein Vater einen völlig hemmungslosen Lebenswandel führte. Gerade diese Tatsache vermag Frau Alving aber nicht zu verheimlichen. Den Sohn hatte nämlich im Ausland ein Arzt darüber informiert, daß er an einer – wie man damals glaubte – »ererbten« und unaufhaltsam fortschreitenden Syphilis leide. In der Schlußszene des Stücks bricht bei dem Sohn die paralytische Verblödung ganz unmittelbar aus: »Mutter, gib mir die Sonne«, schreit er, im Wahnsinn versinkend.
Besonders Alfred Hoche, einstmals einer der berühmtesten deutschen Psychiater, moniert in einem Aufsatz ›Die Geisteskranken in der Dichtung‹ die mangelnde medizinische Information, die Ibsens ›Gespenster‹ verraten.
»Ibsen, der ja immer lehrhafte Absichten verfolgt, gibt in dem Stück Belege für die seinen Zeitgenossen nicht in dem Maße wie uns geläufige Tatsache, daß die Gespenster der Vergangenheit unentrinnbare Schlingen um die Füße der Lebenden legen. In diesen Zusammenhang rückt auch die vor den Augen des Zuschauers ausbrechende Geistesstörung des Sohnes Osvald, die nach allem, was man erfährt, nur als progressive Paralyse, die Hirnerweichung der Laien, aufgefaßt werden kann. Abgesehen von der Unwahrscheinlichkeit im Tempo der Entwicklung der Krankheit ist das eigentlich Entscheidende falsch. Osvald, den wir uns doch als etwa 30jährig vorzustellen haben, wird hirnkrank infolge der Syphilis seines Vaters. Das kommt in diesem Alter nicht mehr vor; gewiß hat diese Krankheit furchtbaren Einfluß auf die Kinder; das entscheidet sich aber spätestens in der Pubertätszeit; die Anwartschaft auf progressive Paralyse erwirbt ein Erwachsener nur durch seine eigene Infektion mit Syphilis.«
In etwas milderer Form drückt der emeritierte Professor für Bakteriologie der Washingtoner Universität in St. Louis, Dr. Theodor Rosebury, den gleichen Sachverhalt aus: »Von Alving, dem Vater, der nicht erscheint, wird angenommen, er habe Syphilis ohne äußere Zeichen gehabt und seinen Sohn ohne Wissen der Ehefrau und Mutter angesteckt. Er wurde außerdem der Vater eines gesunden Kindes . . . von einer anderen Mutter. Osvald selbst leidet an congenitaler Syphilis, deren Sym-

ptome (hier) erst im Erwachsenenalter und einzig im Zentralen Nervensystem auftreten. All das mag vielleicht möglich sein; aber selbst 1880 hätte es nicht schwierig sein sollen, der Wahrscheinlichkeit etwas näher zu kommen.«

Doch diese nur dem Fachmann erkenntlichen medizinischen Schnitzer beeinträchtigen nicht den literarischen oder kulturhistorischen Wert des Werkes. Ibsen hat schließlich – wie ein Autor treffend bemerkt – seine ›Gespenster‹ nicht als Festvorstellung für einen Psychiaterkongreß gedacht.

Die Paralyse beim Erwachsenen beginnt meist zwischen dreißig und fünfzig Jahren. Wie erwähnt kommt es glücklicherweise nur bei etwa fünf Prozent zu diesem Stadium. Immerhin kommen zuweilen Häufungen vor, die in der Vergangenheit fälschlich auf die Existenz einer auf das Zentralnervensystem »spezialisierten« Spirochätenart schließen ließen. Der Nervenarzt Dr. Eduard Mörchen von der Ehrenwall'schen Heilanstalt in Ahrweiler bei Bonn berichtete zum Beispiel von zehn Offizieren, die sich in einer kleinen und wohl wenig Abwechslung bietenden Garnisonstadt bei ein und derselben Dirne mit Syphilis infizierten und später alle Paralyse bekamen und daran starben.

Übrigens waren Quecksilberkuren, die sich als therapeutischer Versuch durch die jahrhundertelange Geschichte der Syphilis ziehen, bei der Lues des Nervensystems völlig erfolglos. Deshalb gerade stützten die Mißerfolge in dieser Hinsicht ja auch die Auffassung, Paralyse und Tabes könnten unmöglich rein syphilitische Erkrankungen sein. Selbst das von Paul Ehrlich im Jahr 1910 entwickelte Salvarsan brachte für die Therapie dieser Neuro-Lues keine entscheidende Wendung.

Tabes – die andere Tochter der Syphilis

Wie die progressive Paralyse ist die Tabes dorsalis eindeutig das Werk der »Teufelsspiralen«; Tabes zählt damit zu den syphilitisch verursachten Erkrankungen des Zentralnervensystems. Auch sie beruht vor allem auf einer Schädigung des Nervengewebes. Handelt es sich bei der Paralyse um Nervenzellen des Hirns, die zerstört werden, so sind bei der Tabes die Wurzeln und Fasern der hinteren Rückenmarkstränge der Angriffspunkt. Diese Fasern degenerieren und werden schließlich funktionsunfähig. Bis heute ist übrigens nicht geklärt, weshalb nur die rückwärtigen und nicht auch die vorderen Rückenmarkstränge beeinträchtigt werden. Da während der Krankheit das Rückenmarkvolumen wirk-

lich abnimmt, ist der populäre Ausdruck »Rückenmarksschwindsucht« durchaus berechtigt.
Der deutsche Arzt Moritz Romberg (1795–1873) und sein französischer Kollege Guillaume Benjamin Armand Duchenne (1806–1875), auch Duchenne de Boulogne genannt, haben 1858 die Tabes zum ersten Mal medizinisch »porträtiert«. Duchenne gab ihr den Namen »Ataxie locomotrice progressive«. Auch bei der Tabes war die syphilitische Ursache lange Zeit sehr umstritten. Noch ehe später die positive Wassermann-Reaktion in Serum und Liquor eine eindeutige Antwort zuließ, veröffentlichten in Frankreich Alfred Fournier (1832–1915) und in Deutschland der Neurologe Wilhelm Heinrich Erb (1840–1921), der sich besonders auf die peripheren Nerven des Gehirns und Rückenmarks spezialisiert hatte, erste Arbeiten über den syphilitischen Ursprung der Tabes. Hideyo Noguchi vom Rockefeller-Institut, der schon die syphilitische Natur der Paralyse durch den Nachweis von Spirochäten im Hirn sicherte, fand die Erreger dann auch bei Tabes-Patienten im Rückenmark und konnte auf diese Weise erneut eine wissenschaftliche Debatte endgültig beenden.
Bei einer unbehandelten Tabes kann man mit einer durchschnittlichen Krankheitsdauer von zehn bis zwanzig Jahren rechnen. Selbstverständlich gibt es Ausnahmen nach beiden Richtungen. Eine Tabes kann in seltenen Fällen schon in wenigen Jahren zum Tod führen, aber auch extrem langsam fortschreiten, sie vermag zum Stillstand zu kommen, einige Symptome können sich sogar zurückbilden.
Wie bei der Paralyse gibt es auch bei der Tabes dorsalis – wenn wohl auch nicht in der gleichen Vielfalt – verschiedene Verlaufsformen. Vor allem können die ersten Anzeichen recht unterschiedlicher Art sein. Viele Kranke werden zunächst auf ihr Leiden aufmerksam durch kurze, blitzartig stechende, sogenannte »lanzierende« Schmerzen. Sie können sich an mehreren Stellen äußern, etwa an Rumpf und Armen, meist aber an den Beinen. Die Kranken vergleichen oft ihre Beschwerden mit einem glühenden Eisen oder einem Dolch, die ihnen plötzlich seitwärts durch die Beine gestoßen würden. Die Schmerzen erfolgen in einzelnen Anfallsreihen, die sich über wenige Minuten, aber auch über Tage erstrecken können, während dann zuweilen wieder Wochen oder Monate vergehen, in denen diese Symptome nicht auftreten. In manchen Fällen sind diese Erscheinungen so quälend, daß die Betroffenen sich in Selbstmordabsichten versteigen können, andererseits sind sie manchmal so gering, daß zunächst lediglich an rheumatische Beschwerden oder an Störungen des Magen- und Darmtraktes gedacht wird.

Häufig wird auch eine Überempfindlichkeit einzelner Körperpartien festgestellt. Einige Tabiker haben das Gefühl, wie durch einen zu engen Gurt eingeschnürt zu sein, bei anderen übt schon ein Schuh einen unerträglichen Druck auf den Fuß aus, wieder andere können nicht einmal ein Hemd am Körper vertragen. Ferner werden Kältereize, etwa unterhalb des Rippenbogens, abnorm stark empfunden. An Beinen oder Fußsohlen stellt sich ein Kribbeln oder Brennen ein. Überempfindlichkeit wechselt mit Unempfindlichkeit. So können bestimmte Hautflächen völlig gefühllos werden. Diese Stellen sind gleichsam durch »Lokalanästhesie« betäubt.

Zu den frühen Zeichen einer Tabes dorsalis gehören manchmal auch gastrische Krisen. Darunter versteht man sehr schwere, plötzlich einsetzende Bauchschmerzen mit Erbrechen, das unter Umständen auch Blut zutage fördert. Diese Krisen halten ein bis zwei Stunden, manchmal auch Tage an. Sie verschwinden dann ebenso schnell, wie sie gekommen sind, und »selbst hochgradig heruntergekommene Patienten pflegen sich«, wie Bing berichtet, »auffallend rasch von ihnen zu erholen«.

Ebenfalls schon im Frühstadium können, falls die im Kreuzbein liegenden Nervenwurzeln angegriffen sind, Blasenstörungen auftreten. Der Kranke verliert das Gefühl für eine Überdehnung der Blase durch zu starke Füllung. Das führt schließlich zu unkontrolliertem und automatischem Entleeren der Blase. Bei Männern ist die Tabes auch mit Potenzstörungen verbunden.

Wie bei der Paralyse, so zeigen sich auch bei der Tabes Pupillenveränderungen, so daß allein von diesen Symptomen her beide Krankheitsformen sogar zunächst miteinander verwechselt werden können. Die Pupillen verengen sich manchmal bis zur Größe eines Stecknadelkopfes, sie zeigen das schon im Zusammenhang mit der Paralyse beschriebene Argyll Robertson-Phänomen, die isolierte Lichtstarre der Pupillen. Wie schwierig selbst für erfahrene Psychiater und Neurologen unter diesem Aspekt die Differentialdiagnose zwischen Tabes und Paralyse sein kann, beweist ein Fall, den der berühmte Hamburger Neurologe Max Nonne berichtet hat: »Der 51jährige Herr E. hatte als junger Mensch sich spezifisch infiziert, war ein eifriger und erfolgreicher Geschäftsmann geworden, der sehr mäßig gelebt hatte. Im Anschluß an eine angestrengte geschäftliche Tätigkeit fing er an, über Kopfdruck, Abnahme der geistigen Frische, des Schlafvermögens sowie über Schwindelanfälle zu klagen. Außerdem traten Parästhesien in den rechtsseitigen Extremitäten auf. Bei einer Konsultation konstatierte ich von somatischen Symptomen nur reflektorische Pupillenstarre. Psychisch bot er das Bild cerebraler Ermüdung. Die Erscheinungen der letzteren waren, nachdem er sich sechs Monate einer ausgiebigen körperlichen Erholung gewidmet hatte, vollkommen beseitigt. Nach zwei Jahren zeigten sich doppelseitiges Fehlen des Patellarreflexes sowie tabische Sensibilitätsstörungen an den unteren Extremitäten.« Was eine Kapazität wie Nonne zunächst geneigt war, für beginnende Paralyse zu halten, stellte sich als ausgesprochene Tabes heraus.

Die Pupillensymptome verdeutlichen übrigens, daß bei der Tabes nicht nur die Wurzeln und Fasern der hinteren Rückenmarkstränge erfaßt werden können, sondern manchmal zusätzlich oder auch allein bestimmte Hirnnerven. (Diese Hirnnerven dürfen nicht verwechselt werden mit den Nervenzellen des Gehirns selbst, die bei einer Tabes dorsalis nicht in Mitleidenschaft gezogen werden, sondern nur bei der Paralyse, die allerdings in einigen Fällen mit der Tabes verschwistert sein kann.) Unter den zwölf existierenden Hirnnerven ist es vor allem der für die Sehkraft verantwortliche Nervus opticus, der bei der Tabes zuweilen in Mitleidenschaft gezogen wird. Es liegen dann Schwund und Zerstörung der Nervensubstanz – eine Opticus-Atrophie – vor, die mit Sehschwäche beginnen und innerhalb von zwei bis sieben Jahren in der völligen Erblindung enden. Es ist sogar möglich, daß außer dieser Atrophie des Sehnervs kein anderes Tabessymptom in Erscheinung tritt. Sie ist übrigens bei Männern doppelt so häufig wie bei Frauen.

Die Tabes kann auch Augenmuskellähmungen hervorrufen. Sie haben nichts mit dem Nervus opticus zu tun, sondern sind Folge von Schäden an anderen Hirnnerven, nämlich dem Nervus oculomotorius, dem Nervus abducens oder dem Nervus trochlearis, die alle für bestimmte Augenbewegungen zuständig sind. Solche Schäden führen je nachdem zu einem Herabhängen des oberen Augenlids, zum Schielen oder zum Sehen von Doppelbildern. Derartige Lähmungen von Augenmuskeln sind meist einseitig. Sie werden bei etwa zwanzig Prozent aller Tabesfälle beobachtet. Im Frühstadium sind die entsprechenden Störungen vorübergehend, im Spätstadium dauernd.

Will man eine schematische Einteilung anwenden, wie sie in der Medizin als einer Wissenschaft vom lebenden Körper nie uneingeschränkt gültig, aber doch als Ordnungsprinzip nützlich sein kann, so sind alle bisher aufgezählten Krankheitserscheinungen gleichsam noch zum ersten Stadium der Tabes dorsalis zu zählen. Jene Folgen, die für die Tabes am charakteristischsten sind, stellen sich im allgemeinen erst später ein: gestörte und herabgesetzte Tiefensensibilität, also vermindertes Gefühl für Lage und Bewegung im Raum. Die beeinträchtigte Tiefenempfindung äußert sich

im Verlauf der Krankheit als zunehmende Ataxie, also als Störung der Bewegungskoordination, des geordneten Zusammenwirkens verschiedener Muskelgruppen. Deshalb unterscheidet man im Verlauf der Tabes auch ein präataktisches von einem ataktischen Stadium.
Schon lange bevor die Ursache der Tabes auch nur annähernd aufgeklärt war, nämlich 1841, beobachtete der Berliner Neurologe Moritz H. Romberg (1795–1873), daß Tabiker bei geschlossenen Augen schwanken. Zehn Jahre später veröffentlichte Romberg seine Beobachtung, die seither als Romberg'sches Phänomen in alle neurologischen Lehrbücher eingegangen ist. Das gleiche Schwanken macht sich bemerkbar, wenn ein ataktischer Tabiker mit geschlossenen Augen sich von einem Stuhl erheben soll. Die Lehrbücher zählen eine ganze Reihe weiterer Versuche auf, mit deren Hilfe eine anfängliche Ataxie festgestellt werden kann: Gehen auf einer geraden Linie, wobei ein Fuß genau vor den anderen gesetzt werden muß; rasche Kehrtwendungen; Gehen auf Zehenspitzen oder in Kniebeuge; Rückwärtsgehen; Treppabgehen. Alle diese Aufgaben werden noch erschwert und dabei verräterischer, wenn sie mit geschlossenen oder verbundenen Augen gelöst werden müssen. Der Gang des an Tabes Erkrankten wird merkwürdig unsicher, es zeigen sich seltsame Schleuderbewegungen der Beine. Die Muskulatur, vornehmlich an Beinen und Unterkörper, erschlafft, so daß der Kranke zum Beispiel die Beine völlig abnorm spreizen kann. Ferner gehen einige Reflexe, die zu Beginn des Krankheitsverlaufs sogar gesteigert sein können, nach und nach verloren. Dazu zählt vornehmlich der Patellar-Reflex, den wohl fast jeder bei einer ärztlichen Untersuchung schon einmal erlebt hat: wenn bei einem übergeschlagenen Bein mit einem kleinen Hämmerchen an eine Sehne unterhalb der Kniescheibe geschlagen wird, so wippt dieses Bein unwillkürlich nach oben. Das Fehlen dieses Patellar-Reflexes wird auch Erb-Westphal'sches Phänomen genannt, da es in den Jahren 1870/71 zugleich von Erb und dem Berliner Psychiater Carl Friedrich Otto Westphal (1833–1890) entdeckt wurde.
Neben dem Patellar-Reflex verschwindet bei der Tabes auch der Achillessehnen-Reflex. Ihn prüft der Arzt, indem er zunächst das Bein auf einem Stuhl leicht beugen läßt, wobei der Fuß am Stuhlrand herabhängt. Der Arzt drückt dann die Fußspitze sanft nach oben und schlägt wiederum mit dem Perkussionshammer auf die Achillessehne der Ferse. Bei Gesunden folgt darauf meist ein Zusammenziehen des Wadenmuskels. Die erwähnten Reflexverluste sind oft nur einseitig. Sie können sich, wenn auch seltener, auch auf Armreflexe ausdehnen.
Tabiker zeigen außerdem, zuweilen schon im Anfangsstadium, eine be-

sondere Brüchigkeit der Knochen. Typisch ist dabei, daß diese Brüche schmerzlos sind. Sie entstehen, wie Bing unterstreicht, »bei den geringfügigsten Anlässen, z. B. sah ich einen Schenkelhalsbruch beim gewöhnlichen Heruntersteigen vom Trottoir, einen Radiusbruch beim Anschlagen des schlenkernden Armes an eine Stuhllehne entstehen«.

Ferner äußert sich die Tabes in degenerativen Gelenkerkrankungen, sogenannten Arthropathien. Dann sind Knie, Hüft-, Fuß- oder Schultergelenke mächtig aufgetrieben. Manchmal kommt es zu Wucherungen der Knochensubstanz bis hin zu Gelenkversteifungen. Andererseits können auch die Gelenkkapseln und -bänder erschlaffen, so daß ein richtiges »Schlottergelenk« entsteht.

Neben den schon erwähnten gastrischen Krisen bringt die Tabes oft auch Krampfkrisen anderer Organe mit sich. Dies sind z. B. die Larynxkrise des Kehlkopfes mit Husten, Atemnot, Erstickungsgefühl und in seltenen schweren Fällen auch Ohnmacht und Tod, die Pharynxkrisen des Rachens und Schlundes mit Schluckbeschwerden oder die Ösophaguskrisen mit schmerzhaften Krämpfen der Speiseröhre.

Das hervorstechendste Merkmal der Tabes, die Ataxie, vermag immer schwerere Formen anzunehmen. Der Patient kann dann ohne Hilfe eines Stockes oder anderer Personen nicht mehr stehen oder gar gehen. In sehr seltenen Fällen kann der Kranke schließlich überhaupt nicht mehr aufstehen, zuweilen nicht einmal mehr den Oberkörper selbst heben. Er ist dann an seine »Matratzengruft« gefesselt, wie Heinrich Heine diesen Zustand nannte. Die oberen Gliedmaßen bleiben auch dann fast immer beweglich.

Als direkte Todesursache ist die Tabes selten. Meist sterben die Kranken an anderen Leiden, gegen die ihre Widerstandskraft durch die Tabes geschwächt ist, etwa an Tuberkulose, Lungenentzündung oder Influenza, oder auch an syphilitischen Gefäßerkrankungen.

Auch bei der Tabes verdächtigte man lange Zeit eine besondere, eine gleichsam auf Rückenmarkszellen spezialisierte Pallida-Art. Heute spricht vieles mehr für eine verminderte Widerstandskraft bestimmter Rückenmarksbereiche gegenüber den Treponemen. Im Grunde vermag immer noch kein Wissenschaftler zu sagen, warum von Syphilitikern, die gleich lange und gleich wirksam mit Arsenpräparaten und Quecksilber behandelt wurden, später einige an Paralyse oder Tabes erkrankten, andere nicht. Auch die Frage, warum die Tabes sich unter Männern etwa viermal so viele Opfer holt wie unter Frauen, muß weiterhin unbeantwortet bleiben.

Angriff auf das Zentralnervensystem

In allen Stadien der Syphilis können das Gehirn und seine Häute von den Spirochäten befallen werden. Entgegen früheren Ansichten gelingt es dem Treponema pallidum häufig, schon kurz nach der syphilitischen Infektion auch ins Zentralnervensystem einzudringen.
Wenige Wochen nach den Primärerscheinungen kann eine syphilitische Hirnhautentzündung (Meningitis syphilitica) auftreten. In ihrem Verlauf können Hirnnerven ausfallen. Besonders häufig ist eine teilweise oder völlige Lähmung des Oculomotorius, des dritten Hirnnerven, der die Augenmuskeln versorgt. Ebenso können der sechste, siebente oder achte Hirnnerv in Mitleidenschaft gezogen werden, also der Nervus abducens, der ebenfalls für bestimmte Augenbewegungen zuständig ist, der Nervus facialis, der zu einigen Gesichtsmuskeln führt, und der für die Schallempfindungen des Gehörs sorgende Nervus acusticus.
Auch später wird zuweilen noch eine Meningitis beobachtet, bei der nicht nur die Hüllen betroffen sind, sondern regelmäßig zugleich das Gehirn selbst. Deshalb hat sich für diesen Fall der Ausdruck »syphilitische Meningo-Enzephalitis« eingebürgert. Entzünden sich die Innenhäute der Hirngefäße und die Häute als Folge der Treponemen-Invasion, dann spricht man von syphilitischer Endarteriitis.
Neben der Lues cerebrospinalis, bei der in erster Linie Meningen und Gefäße betroffen sind, gibt es eine gummöse Form. Erbsen- bis walnußgroße, gummiartige Knoten treten im dritten Stadium der Syphilis außer in den Hoden auch in der Leber, im Herzen und besonders im Hirn auf. Sie verursachen dort manchmal ähnliche Symptome wie Hirntumoren, also Kopfschmerzen, Erbrechen und Druckpuls. Vor allen Gummen an der Hirnbasis äußern sich so. Glücklicherweise sprechen die meisten Fälle dieser Art auf eine spezifische Behandlung gut an.
Wird die meningitisch-gummöse Syphilis noch – wie erwähnt – zum dritten Stadium gerechnet, so wurden in der Vergangenheit progressive Paralyse und Tabes überwiegend als Meta-Lues bezeichnet. Diese Bezeichnung wurde hauptsächlich deshalb aufgegeben, weil man heute weiß, daß diese Nachkrankheiten einer syphilitischen Infektion kein selbständiges Krankheitsbild sind. Vielmehr handelt es sich um Zerstörungen des Nervengewebes, die unmittelbar von der Spirochaeta pallida bewirkt werden.
Noch Emil Kraepelin hat zwischen Syphilis und Paralyse nur einen indirekten Zusammenhang vermutet. Er glaubte an eine Vergiftung des gesamten Organismus und führte die Paralyse auf eine syphilisbedingte

Änderung des Stoffwechsels zurück. Andere hielten eine sekundäre Giftwirkung für ursächlich, also einen Giftstoff, der möglicherweise von den Spirochäten abgegeben wurde. Heute hingegen gilt als unumstößlich: ohne Syphilis weder Paralyse noch Tabes.
Etwa bei fünf Prozent aller Syphilitiker – das soll hier noch einmal betont werden – führte die Krankheit früher zur Paralyse. Dieser verhältnismäßig geringe Prozentsatz hat über Jahre hin Spekulationen darüber ausgelöst, ob eine besondere Spirochätenart bevorzugt nur das Nervensystem befalle. Dann aber hätten solchen neurotropen Spirochäten dermatrope entsprechen müssen, die nur Hauterscheinungen hervorrufen.
Erste Experimente des bedeutenden französisch-rumänischen Syphilisforschers Constantin Levaditi (1874–1928) schienen die Existenz solch eines »Virus nerveus« zu bestätigen; ebenso die Erfahrung, daß manchmal alle Männer an Paralyse erkrankten, die sich die Syphilis bei ein und derselben Ansteckungsquelle geholt hatten.
Bei der Schilderung der Paralyse wurde schon auf einen Fall hingewiesen, bei dem sich zehn Offiziere aus der gleichen Quelle mit Syphilis infizierten und später sämtlich an Paralyse starben. So zitiert Professor Franz Jahnel von der Deutschen Forschungsanstalt für Psychiatrie in München in einer 1929 veröffentlichten Schrift über die Pathologie der Syphilis des Nervensystems Mitteilungen des französischen Arztes M. Morel-Lavallée von 1892 über ein Mädchen, bei dem sich mindestens sechs Männer angesteckt hatten. Alle erkrankten an Paralyse. Jahnel führt ferner einen Bericht des deutschen Mediziners W. Brosius vom Jahre 1904 an, nach dem von sieben Glasbläsern, die sich an ein und derselben Quelle infiziert hatten, immerhin sechs an Paralyse oder Tabes erkrankten.
Ausgedehnte Tierversuche in den letzten Jahrzehnten haben die Ansicht widerlegt, es existierten Spirochätenstämme, die sich gewissermaßen auf das Nervensystem spezialisiert haben. »Die meisten Organismen besitzen genügend Abwehrkräfte, um mit den Spirochäten fertig zu werden«, schreibt Professor Kurt Kolle. »Einige wenige Menschen leiden an einer Abwehrschwäche: das sind die Paralysekandidaten. Genaueres über das Wesen dieser Abwehr wissen wir noch nicht. Vielleicht ist dieser Abwehrvorgang örtlich gebunden an die sogenannte Blut-Hirn- oder Blut-Liquor-Schranke, die die im Blut kreisenden Spirochäten hindert, sich im Zentralnervensystem festzusetzen. Bei einigen könnte die Schranke durchlässig sein: die Spirochäten wandern in das Gehirn oder seine Hüllen ein und bewirken im Laufe der Zeit anatomische Veränderungen.«

Ganz sicher vermag gegenwärtig allerdings niemand zu sagen, wie die Spirochäten ins Zentralnervensystem gelangen. Manche Forscher nehmen an, daß bei der Lues cerebrospinalis die Aussaat über die Blutbahn geschieht, bei Tabes oder Paralyse über die Lymphwege. Wie bei so vielen anderen Problemen der Neurolues herrscht hier keine Einmütigkeit.

Erst seit dreihundert Jahren bekannt

Blickt man zurück in die Medizingeschichte, so läßt sich feststellen, daß die Paralyse als Krankheitsbild überhaupt erst sehr spät präzise beschrieben wurde. Der erste, noch recht ungenaue Krankheitsbericht stammt von dem englischen Arzt Thomas Willis (1621–1675).

Nun gibt es paralytische Erkrankungen vermutlich schon, seit die Syphilis existiert. In den ersten Jahrhunderten nach Auftreten der neuen Krankheit waren die Ärzte jedoch noch nicht in der Lage, hier ein eigenständiges Krankheitsbild zu erkennen oder gar seine Ursachen zu erfassen. Paralytiker galten schlechthin als Schwachsinnige und wurden entsprechend behandelt.

In den Jahrhunderten, in denen Geisteskranke ohnedies als »von Gott gezeichnet« angesehen wurden, fand niemand etwas dabei, wenn man diese Armen bis zu ihrem Tod in jämmerlichen Verliesen hielt. Viele Menschen, die sich mit Syphilis infiziert hatten, dürften zudem die Spätfolgen Paralyse oder Tabes gar nicht mehr erlebt haben, da die durchschnittliche Lebenserwartung damals ja kaum mehr als dreißig Jahre betrug. Wie bereits erwähnt, lassen sich die Spirochäten nämlich einige Jahrzehnte Zeit, bis sie im Gehirn an ihre zerstörerische Arbeit gehen.

In einer »semiotisch-praktischen Abhandlung über die Mitleidenschaft der Geschlechtsteile« berichtet 1805 Jan Petersen Michell, er habe in seiner Praxis öfter beobachtet, »daß nach örtlichen Krankheiten der Zeugungsteile am Ende auch das Gehirn leidet . . .«. Ein Jahr darauf notiert der große französische Psychiater Jean Etienne Dominique Esquirol (1772–1840), daß die mit Paralyse verbundene Verwirrtheit unheilbar sei.

Im Jahr 1822 erkannte der junge französische Irrenarzt Antoine Laurent Jessé Bayle (1799–1858) – als er an seiner Dissertation saß – die Paralyse als eigenständige Krankheit und ordnete sie in das psychiatrische System ein. Bayle vermutete, daß die Paralyse durch eine Entzündung der Spinnwebehaut zustande komme. Diese Spinnwebehaut ist ein Bestandteil der sogenannten Leptomeninx, der weichen Hirn- und Rükkenmarkshaut. Sie wird nach innen von der weichen Hirnhaut, nach außen von der sogenannten Arachnoidea gebildet. Diese Arachnoidea überzieht wie eine hochempfindliche Membran die Furchen des Gehirns. Zwischen ihr und der weichen Hirnhaut, der Pia Mater, liegt ein Raum, der von Gehirnflüssigkeit ausgefüllt ist. Die Neurologie nennt ihn den Subarachnoidalraum. Blutungen in diesem Bezirk, die Subarachnoidalblutungen, stellen noch heute die Gehirnchirurgen vor schwere Probleme.

In der chronischen Entzündung der Arachnoidea, der sogenannten Arachnitis, sah Bayle die Ursache für die vielen psychischen und motorischen Störungen während der Paralyse.

Auch in der Folgezeit waren es vor allem französische Gelehrte, die sich mit der Paralyse und ihren verschiedenen Erscheinungsformen beschäftigten. Besonders zu erwähnen sind J. P. Delaye, der den Begriff »Paralysic général« geprägt hat, und Juste Louis Calmeil. Er lieferte eine der frühesten und präzisesten Beschreibungen der Vorzeichen dieser Krankheit, ihrer weiteren Symptome, dann der schlecht artikulierten Sprache des Paralytikers, seines unsicheren Ganges und des Zitterns am ganzen Körper.

Eine umfangreiche Monographie der Paralyse verfaßte 1853 wiederum ein französischer Gelehrter: Jean Pierre Falret (1794–1870). Neben den schon bekannten Symptomen hat er weitere geschildert: die heute bereits als »klassisch« erkannte Neigung des Paralytikers zum Größenwahn, die fortschreitende Verblödung und die Lähmungserscheinungen.

Schon Esquirol hat in einem 1838 erschienenen Werk zahlreiche Krankengeschichten mitgeliefert. Dabei führte er zwei Fälle auf Syphilis oder auf eine übertriebene Quecksilberbehandlung zurück. Bei den übrigen aber hat der geniale Franzose wohl eine falsche Spur aufgenommen: er nennt als Gründe Menstruationsbeschwerden, Umstellungen in den Wechseljahren, äußere Verletzungen des Kopfes, Onanie. Sogar unglückliche Liebe zählt er unter den Ursachen der Paralyse auf. Insgesamt sah Esquirol in der Paralyse irrtümlich eine Komplikation anderer Geisteskrankheiten.

Zwei Deutschen kommt das Verdienst zu, die Beziehungen zwischen Syphilis und Paralyse herausgearbeitet zu haben. Es sind Friedrich von Esmarch, Chirurg in Kiel, und Julius Jensen, ebenfalls Professor in Kiel. Sie veröffentlichten ihre Schlußfolgerungen 1857.

Wie sooft in der Medizingeschichte provozieren neue Erkenntnisse oder

Hypothesen energischen Widerspruch der bestehenden »Schule«. Nicht anders war es damals, als Esmarch und Jensen ihre These kundtaten. Psychiater vom Rang Ludwig Meyers oder Carl Friedrich Otto Westphals äußerten starke Zweifel an der neuen Theorie. Sie hatten dabei um so leichteres Spiel, als jene Neuerer ihre Meinung nur durch recht wenig statistisches Material untermauern konnten. Aber die Zahlen wurden von Jahr zu Jahr eindrucksvoller. So vermochte der deutsche Forscher Emanuel Mendel bereits 1880 eine Statistik zu präsentieren, nach der sich in der Krankengeschichte von Paralytikern zu fünfundsiebzig Prozent eine Syphilis zeigte.

Andere Wissenschaftler machten vielfach die gleiche Erfahrung. Professor August Hirsch z. B. stellte schließlich zweihundert einschlägige Krankheitsfälle zusammen. Dabei konnte bei sechsundfünfzig Prozent der Patienten Syphilis mit Sicherheit und bei fünfundzwanzig Prozent mit größter Wahrscheinlichkeit nachgewiesen werden. Der Wiener Dermatologe Isidor Neumann resümiert in seinem 1896 erschienenen Buch ›Syphilis‹: »Wenn auch die Statistiken sich vielfach widersprechen, so scheint doch die Ansicht immer mehr Oberhand zu gewinnen, daß ein Zusammenhang zwischen Syphilis und progressiver Paralyse besteht.«

Im Verlauf solcher Untersuchungen ergaben sich darüber hinaus zwei recht interessante Auffassungen, die einige Zeit lang in die Irre zu führen drohten. Einmal schien vorwiegend eine in den Anfangsstadien leichter verlaufende Syphilis mit größerer Wahrscheinlichkeit die so gefährlichen Spätfolgen zu produzieren, während Erkrankungen, die zunächst besonders heftig einsetzten, scheinbar weit seltener zu den schlimmsten Konsequenzen führten. Manche Ärzte gingen in dieser falschen Richtung sogar noch einen Schritt weiter. Sie meinten, eine Behandlung des Frühstadiums der Lues begünstige das Auftreten der schweren Spätformen, während ein Verzicht auf die Salvarsantherapie dem Patienten die schwersten Krankheitsformen ersparen könne.

Zum anderen kam der Eindruck auf, die Paralyse sei nur in den hochzivilisierten europäischen Kulturen anzutreffen, »naturnähere« Völker hingegen blieben von ihr weitgehend verschont. Diese Überzeugung vertrat zum Beispiel der bekannte Heidelberger Psychiater Karl Wilmanns noch im Februar 1925 auf einer Zusammenkunft des ›Naturhistorisch-medizinischen Vereins‹ in Heidelberg. Er wies darauf hin, daß im neunzehnten Jahrhundert viele, auch berühmte Personen an Paralyse gestorben seien, im Jahrhundert zuvor jedoch nicht. Zwar sei das selbständige Krankheitsbild der Paralyse erst 1822 – durch den Franzosen Antoine

Laurent Jessé Bayle – aufgestellt worden, es bereite aber nunmehr den Ärzten keine Schwierigkeit mehr, aus den von früher her überlieferten Krankengeschichten die tatsächlichen Fälle von Paralyse eindeutig zu diagnostizieren.
Bei derartigen Nachforschungen treffe man, so Wilmanns, überhaupt erst 1731 auf den ersten Fall typischer Paralyse. In den Unterlagen eines Irrenhauses finde sich zwischen 1750 und 1800 kein einziger Paralytiker, im darauffolgenden Jahrzehnt seien aber bei sechs von insgesamt 101 Kranken desselben Instituts die Symptome der Paralyse erkennbar.
Wilmanns schaute aber nicht nur in die Vergangenheit. Auch mit reichlichen Beispielen der Gegenwart suchte er seine These von der Paralyse als »Kulturfolge« zu stützen. So sei in Deutschland die Paralyse proportional zur Syphilis verteilt. In der Türkei aber komme häufig Lues vor, aber keine Paralyse – und auch keine Tabes dorsalis. Auch Bosnier erkrankten nach Wilmanns in ihrer Heimat nicht an diesen beiden Spätfolgen, wohl aber, wenn sie ins Ausland kämen und dort lebten.
Wilmanns fügte noch eine ganze Reihe ähnlicher Behauptungen hinzu. In Algier habe man trotz genauer Nachforschungen 1909 nicht mehr als zwei Paralytiker gefunden. In Marokko zeige zwar siebzig Prozent der Bevölkerung eine positive Wassermann-Reaktion und die klinische Syphilis sei weit verbreitet, Paralyse und Tabes hingegen träten kaum auf. Wilmanns Schlußfolgerung: »Sobald ein primitives Volk mit der europäischen Kultur in Berührung kommt, nimmt die Paralyse zu. So bei den Negern Nordamerikas, wo sie früher sehr selten war, jetzt sehr häufig ist.« Weiter heißt es: »Diese Änderung ist wohl auf die Behandlung zurückzuführen.«
Solche Auffassungen, die naturgemäß auch heftigen Widerspruch auslösten, führten schließlich zu dem Entschluß, die Streitfrage durch exakte Untersuchungen möglichst ein für allemal zu klären. Dazu wählte man den kulturell oder zivilisatorisch sehr zurückgebliebenen Stamm der Burjäten, der in der Sowjetunion ansässig war. Wilmanns und ein weiterer deutscher Psychiater reisten zunächst zu vorbereitenden Arbeiten in die Burjäto-Mongolische Republik, auf deren 380 000 Quadratkilometern damals nur etwa eine halbe Million Einwohner lebten. Es folgte dann 1928 eine von der Notgemeinschaft der deutschen Wissenschaft ausgerüstete deutsch-russische Syphilisexpedition in dieses Gebiet. Durch Serumdiagnostik, Röntgenbefunde und genaue neurologische Untersuchungen sollte einwandfrei festgestellt werden, ob bei den syphilitisch stark durchseuchten, aber meist nicht behandelten Burjäten

syphilitische Gefäßerkrankungen, vor allem aber Paralyse und Tabes, in leichterer Form oder seltener aufträten als etwa in Deutschland.
Von den Teilnehmern dieser Expedition wurden mehr als 4 600 Menschen untersucht, unter denen bei 1150 die Serumdiagnose positiv ausfiel. Davon wiederum litten 538 an latenter Lues.
Die Ergebnisse der Expedition faßte der Dermatologe Max Jessner im April 1929 vor der Berliner Medizinischen Gesellschaft zusammen. Es habe sich zweifelsfrei erwiesen, verkündete er, daß bei den syphilitisch verseuchten primitiven Burjäto-Mongolen die Stadien der latenten Syphilis, aber auch Aortitis, Tabes und Paralyse genauso häufig vorkämen wie, im prozentualen Vergleich, in Deutschland. Damit habe die Expedition klar die Anschauung widerlegt, eine Salvarsanbehandlung der Frühsyphilis begünstige das Auftreten der schweren Spätformen.

Eine Kontroverse in Moskau

Ebenso wie die Paralyse wurde auch die Tabes zunächst von vielen auf andere Ursachen zurückgeführt. Unter den ersten Forschern, die in einer solchen Degeneration der Hinterwurzeln des Rückenmarks und der Hinterstränge dann eindeutig den syphilitischen Ursprung sahen, waren – wie schon geschildert – in Frankreich Fournier, in Deutschland der Neurologe Erb.
Von 1879 an veröffentlichte Erb zahlreiche Arbeiten über Tabes dorsalis. Darin bestätigte er in vollem Umfang Fourniers Erfahrung, in der Krankengeschichte von Tabikern sei sehr häufig Syphilis zu finden. 1883 schließlich war Erb absolut sicher: »Die Syphilis ist unzweifelhaft die häufigste und wichtigste Schädlichkeit, die eine Tabes erzeugt.«
Auch über diese These kam es zwischen den Anhängern Fourniers und Erbs auf der einen und weiteren bedeutenden Wissenschaftlern auf der anderen Seite bald zu beträchtlichen Kontroversen. Den Höhepunkt erreichte dieser Disput auf einem internationalen Ärztekongreß in Moskau 1897. Erb und sein deutscher Hauptgegner, der bedeutende Psychiater Ernst Viktor von Leyden (1833–1910), waren als wissenschaftliche Kontrahenten aufgetreten. »Nachdem Erb«, so berichtet sein großer Schüler Max Nonne, »sachlich nüchterne Tatsachen vorgetragen hatte, erklärte Leyden, daß er zu seinem Leidwesen durch eine wichtige Konsultation verhindert sei, dem Herrn Vorredner jetzt zu antworten, und verließ den Saal, hinter sich den lebhaften Beifall zu Erbs Darlegungen noch feststellend . . .«

Erb war in seinen Auseinandersetzungen mit Kollegen sowenig zimperlich wie im Umgang mit seinen Patienten. »Es wurde damals«, so Nonne, »erzählt, daß Erb bei der Erhebung der Anamnese nicht fragte: ›Haben Sie Syphilis gehabt‹, sondern die Frage tat: ›Wann haben Sie Syphilis gehabt?‹ Dabei soll es zwischen Arzt und Kranken einige Male zu peinlichen und erregten Szenen gekommen sein.« Nonne hat selbst erlebt, wie Erb einmal in einer kurzen Pause in der Klinik mit größter Genugtuung ausplauderte: »Gestern konsultierte mich ein reicher Berliner Industrieller, Tabiker, der Leyden konsultiert hatte. Leyden hatte ihm empfohlen, die Wintermonate in Italien, zum Beispiel in Rom usw. zu verbringen.« Er käme jetzt zu ihm, Erb, um seine Meinung darüber zu hören. Darauf antwortete Erb lakonisch: »Wenn Sie in Rom Schmierkuren machen wollen, können Sie ja nach Rom gehen . . .«

Max Nonne hat übrigens 1903 selbst ein bedeutendes Buch über ›Syphilis des Nervensystems‹ geschrieben: es war in Form von Vorlesungen gehalten, die seinen Ruhm als Neurologe und Psychiater begründet haben.

Trotz der immer zahlreicheren Arbeiten deutscher und französischer Autoren über den Zusammenhang zwischen syphilitischer Infektion und Paralyse oder Tabes – gelegentlich können beide Formen auch gemeinsam auftreten – war der Streit darüber um die Jahrhundertwende keineswegs beendet. So wurde noch 1900 in der ›Bibliothek der gesamten medizinischen Wissenschaften für praktische Ärzte und Spezialärzte‹ im Abschnitt über Venerologie die Frage als offen bezeichnet, wie häufig Syphilis mit voller Bestimmtheit die Ursache echter Tabes sei. Das gleiche, so konstatierten die Autoren, müsse über den Zusammenhang von Paralyse und Syphilis gesagt werden.

Wer damals an den syphilitischen Ursprung von Paralyse und Tabes glaubte, stand vor einer großen Schwierigkeit: es war seinerzeit einfach noch nicht möglich, die frühere Infektion eines Patienten klinisch einwandfrei nachzuweisen. Manche Kranke leugneten eine solche Infektion kurzerhand, weil sie sich damit moralisch verdächtig zu machen fürchteten. Einige wenige hatten sich tatsächlich extragenital infiziert und wußten darum nichts von ihrer Ansteckung. Bei wieder anderen waren die syphilitischen Erscheinungen so minimal gewesen, daß sie übersehen wurden.

Erst als die Wassermann-Reaktion in die Praxis eingeführt wurde, änderte sich das Bild grundlegend. Jetzt senkte die Waage sich mehr und mehr zugunsten jener, die Syphilis als Voraussetzung für Paralyse oder Tabes beobachtet hatten. Sehr bald konnte der »positive Wassermann«

dann nicht nur in der Serumflüssigkeit, sondern im Liquor, dem Nervenwasser, nachgewiesen werden. Allerdings gibt auch diese Methode allein noch keine hundertprozentige Sicherheit. Zusammen mit einigen anderen Untersuchungsmethoden, der Globulinreaktion nach Nonne-Apelt, der Goldreaktion von Carl Lange oder der von Gustav Emanuel eingeführten Mastix-Reaktion und den erhöhten Zellzahlen (Pleozytose) – sie können hier nicht beschrieben werden –, erlaubte die Liquoruntersuchung jedoch eine erhebliche Diagnosesicherheit und auch eine Aussage über die Wirkung der Therapie.

Einstich in den Rückenmarkskanal

Die Bedingungen für die Liquor-Punktierung hat der Internist Heinrich Irenäus Quincke schon 1872 mit Hilfe von Tierversuchen geschaffen. Doch erst knapp zwanzig Jahre später, bei Gelegenheit des 10. Kongresses für Innere Medizin in Wiesbaden, hat dieser bescheidene Gelehrte sein Punktionsverfahren bekanntgegeben. Dabei handelt es sich um einen Einstich in den Rückenmarkskanal, genauer, in die sackförmige Ausstülpung zwischen der weichen und der spinngewebigen Haut, die das Rückenmark umgibt. Quincke hat die Lumbalpunktion zunächst freilich weniger aus diagnostischen, sondern aus therapeutischen Erwägungen entwickelt.
Quincke selbst erzählte, bei zwei Kindern, die einen Hydrocephalus (Erweiterung der Hirnkammern) hatten, habe er zuerst eine direkte Ventrikelpunktion gemacht; diese Punktion hat fünfundzwanzig Jahre später der amerikanische Gehirnchirurg Walter Edward Dandy zur Pneumo-Enzephalographie geführt, die durch Eindrücken von Luft oder anderen Gasen eine Darstellung des liquorgefüllten Schädelraumes im Röntgenbild ermöglicht. Quincke berichtet weiter: »Dieser Eingriff, durch das normale Gehirn den jeweils nur wenig erweiterten Ventrikel zu punktieren, erschien mir nicht unbedenklich und vor allem unsicher ... Ich punktierte deshalb den Subarachnoidalsack in der Höhe der Lendenwirbel, indem ich mit einer feinen Stichkanüle zwischen den III. und IV. Wirbelbögen zwei Zentimeter tief einging und beim tropfenweisen Abfließen einige Kubikzentimeter wasserklarer Cerebrospinalflüssigkeit entleerte.«
Er hat damals den ungeheuren Wert seines Verfahrens vor allem für die Diagnose von Nerven- und Gehirnerkrankungen noch nicht erkannt. Erst nach und nach stellte sich heraus, daß dies eine verläßliche Methode werden sollte, manche Leiden einwandfrei zu diagnostizieren, zum Bei-

spiel Entzündungen des Gehirns oder seiner Häute, soweit sie von bestimmten Erregern hervorgerufen wurden.
Um die Jahrhundertwende setzt die Lumbalpunktion sich allmählich in den Nervenkliniken durch. Die so gewonnene Nervenflüssigkeit wird gründlich erforscht, die pathologischen Veränderungen werden in ihrer Zusammensetzung ausgewertet.
Im Jahre 1907 aber gelingt es August von Wassermann und dem Münchner Psychiater und Neurologen Felix Plaut, die Wassermann-Reaktion auch für die Nervenflüssigkeit, den Liquor cerebrospinalis, einzusetzen. Und es ergibt sich, daß bei Paralytikern nicht nur das Serum, sondern fast stets auch der Liquor positive Reaktionen zeigt. Bei Tabes ist der Prozentsatz an positiven Reaktionen zwar geringer, doch ist jetzt auch hier eine wesentlich bessere Diagnose möglich.
Noch ein weiterer großer Vorteil kommt hinzu: nicht nur eine rasch fortschreitende und therapeutisch unzugängliche Tabes läßt sich durch den Wassermann-Test registrieren. Auch schon bei Beginn dieser Erscheinungen, ja sogar noch bevor irgendwelche Anzeichen von Nervensyphilis klinisch erkennbar sind, bietet diese WaR die Chance, zu erkennen, ob Komplikationen am zentralen Nervensystem drohen und welcher Art sie sein werden. Verlauf und Erfolg der Therapie lassen sich mit dieser Methode gut kontrollieren.
Der Nachweis der Spirochaeta pallida im Gehirn von Paralytikern durch den Japaner Hideyo Noguchi im Jahr 1913 beendet schließlich alle Debatten um die Ursache von Paralyse und auch von Tabes. Noguchi liefert anhand von Gehirnschnitten, die Spirochäten enthalten, den endgültigen Beweis für den Ursprung dieser Spätfolgen der Lues.
Das ist zweifellos ein ätiologischer Fortschritt ersten Ranges. Man weiß nun mit Sicherheit, wie es zu diesen zerstörerischen Erkrankungen kommt. Gewiß, die Prognose für die Unglücklichen, die bereits an Paralyse oder Tabes leiden – sei es, weil sie ungenügend behandelt wurden oder weil die syphilitische Infektion überhaupt nicht bemerkt worden war –, die Prognose also ist nach wie vor äußerst schlecht. Härter formuliert: sie kommt – davon war schon die Rede – in den meisten Fällen einem Todesurteil gleich, das gewöhnlich innerhalb von drei bis fünf Jahren vollstreckt wird. Emil Kraepelin, Professor der Psychiatrie in Heidelberg und München, hatte es bereits 1899 in seinem berühmten Lehrbuch ebenso lapidar wie entschieden gesagt: »Der Ausgang der Paralyse ist regelmäßig der Tod.«

Unerwartete Fieber-Nebenwirkungen

Von 1910 an hat die Chemotherapie mit dem Salvarsan von Paul Ehrlich viel dazu beigetragen, die Paralyse einzudämmen. Die Syphilis wurde nun bereits im frühesten Stadium gründlich kuriert. Gegen eine ausgebrochene Paralyse vermochte auch Salvarsan meist nichts mehr auszurichten. Darum mußte ein neuer Weg gefunden werden, das Elend und den Tod der Paralytiker in Kliniken und Irrenanstalten zu bekämpfen. Der Mann, dem das von vielen als unerreichbar betrachtete Unterfangen gelingen sollte, heißt Julius Wagner von Jauregg. Er arbeitete Ende der achtziger Jahre des vorigen Jahrhunderts als junger Assistenzarzt in einer Wiener Irrenklinik.

Eigentlich hatte Wagner von Jauregg sich keineswegs der Psychiatrie widmen wollen. Er hoffte, als Schiffsarzt um die Welt zu reisen, z. B. Stanley auf einer seiner Forschungsreisen tief ins Innere Afrikas zu begleiten oder im Auftrag einer evangelischen Missionsgesellschaft an die Goldküste zu gehen. Diese Sehnsucht nach der großen, weiten Welt rührte vielleicht daher, daß Wagner von Jauregg bei der kaiserlichen Marine gedient hatte. Die Pläne von den abenteuerlichen Reisen hatten sich freilich ebenso zerschlagen wie die schon wesentlich realistischere Aussicht, als Assistent an der II. Medizinischen Klinik angestellt zu werden. So hatte sich der junge Mediziner der Psychiatrie zugewandt. Später pflegte er diesen Entschluß dahin zu kommentieren, er habe weder ihm noch der Psychiatrie wesentlich geschadet.

Wagner von Jauregg beschäftigt sich so intensiv mit der Medizin, daß er fast alle Examina mit glänzenden Noten besteht. Und schon zwei Jahre später, nachdem er sich der Neurologie gewidmet hat, kann er sich in diesem Fach habilitieren. Das geschieht 1885. Drei Jahre darauf ist er auch bereits Dozent für Psychiatrie. 1889 wird er dann als Nachfolger des berühmten Richard von Krafft-Ebing nach Graz berufen.

Krafft-Ebing genießt erhebliches Ansehen durch seine kriminalpsychologischen Untersuchungen über sexuelle Neurosen. Vor allem aber gehört er zu jenen Psychiatern, die schon sehr früh den Zusammenhang zwischen syphilitischer Infektion und späterer Paralyse für gegeben halten.

Auch Wagner von Jauregg hat sich mit diesem Thema beschäftigt; in einem späteren Vortrag, ›Die progressive Paralyse einst und jetzt‹, sagt er: »Und so erinnere ich mich, daß im großen und ganzen die Jugend auf seiten des Neuerers Fournier war, die anerkannten Spitzen der Medizin waren seine Gegner. So bekämpfte zum Beispiel in Wien der berühmte Kli-

niker Bamberger die Lehre Fourniers; Bambergers Sohn, auch ein tüchtiger Internist, war überzeugt, daß Fournier recht habe.«
Für den 32jährigen Ordinarius der Neurologie und Psychiatrie in Graz steht dieses Thema freilich noch im Hintergrund. Er widmet sich vielmehr sehr intensiv der Pathologie und der Therapie von Schilddrüsenerkrankungen, der Entstehung des Kropfes und den Problemen des Kretinismus. Auch als er vier Jahre danach als Ordinarius nach Wien berufen wird, gelten seine Veröffentlichungen vorzugsweise noch diesem Komplex.
»Aber doch ist die große Entscheidung seines Lebens schon gefallen«, schreiben Leopold Schönbauer und Marlene Jantsch, die Herausgeber der Lebenserinnerungen Wagner von Jaureggs. »Längst trägt er die große Idee in sich. Schon besitzt er den Schlüssel, aber er weiß noch nicht, was sich hinter dem Tor verbirgt, ob es belanglos ist, eine Möglichkeit unter vielen anderen oder eine entscheidende Erkenntnis . . . Was aber war dieser Schlüssel?«
Schon in jungen Jahren war Wagner von Jauregg auf ein Wort des Francis Bacon, Baron Verulam und Viscount of St. Albans (1561–1626), gestoßen. Bacon, der ebenfalls – wenn auch kein Mediziner – zu den frühen Kennern der Syphilis zählt, hatte geschrieben, es müsse für Ärzte sehr wesentlich sein, jene Fälle genau zu studieren, wo ein für unheilbar angesehener Kranker wider alle Erwartung doch genese. Gehörte vielleicht eine Beobachtung, die Wagner von Jauregg als Assistenzarzt in der Klinik von Leidesdorf gemacht hatte, zu ebendiesen Fällen, von denen Bacon gesprochen hatte? In dieser Klinik war eine Anstaltsinsassin, die an einer Psychose litt. Sie war außerdem an Rotlauf erkrankt, wissenschaftlich korrekter ausgedrückt an einem Erysipeloid. Durch Bakterien vergiftetes Fleisch oder verkommener Fisch sind meist die Ursache solchen Rotlaufs. Nachdem die Patientin dieses Erysipeloid überwunden hatte, wurde Wagner von Jauregg von einer völlig unerwarteten Besserung auch ihrer Psychose überrascht.
Wahrscheinlich haben viele Psychiater schon vor Wagner von Jauregg einmal solch ein Phänomen erlebt: daß sich bei einem geisteskranken Patienten – kommt zufällig eine fieberhafte Infektionskrankheit hinzu – das Grundleiden wesentlich bessert. Zuweilen war es sogar zu regelrechten Heilungen gekommen. Jedoch für keinen dieser Ärzte scheint solch ein unverhoffter Tatbestand Anlaß zu weiteren Forschungen gewesen zu sein.
Wagner von Jauregg indessen war nun aufmerksam geworden und hatte es nicht unterlassen, ähnliche Beobachtungen zu registrieren. Und über

einige Jahre hin hatte er an die zweihundert Fälle von Geisteskrankheiten gesammelt, bei denen eine fieberhafte Infektion hinzugekommen war. Das frappante Ergebnis: die Krankheit hatte sich bei rund einem Drittel dieser Patienten gebessert, manche waren sogar offensichtlich geheilt worden.

Wagner von Jauregg hat darüber 1887 in einem Aufsatz berichtet. Man müßte sich einmal überlegen, so hat er darin kühn vermerkt, ob man – um diese Beobachtungen weiter zu verfolgen – unheilbare Geisteskranke nicht mit Erysipel oder Malaria infizieren sollte . . . Das hieß mehr oder minder doch wohl, ob sich am Ende nicht der Teufel geradewegs mit Beelzebub austreiben ließ. So jedenfalls mußte es vielen Ärzten erscheinen. »Ebenso riskant wie hoffnungslos«, war deshalb auch der Tenor der Kommentare, die Wagner von Jauregg für diesen Vorschlag erntete. Dabei war der Gedanke von der Heilkraft des Fiebers keineswegs neu. Schon die Ärzte der Antike haben davon gewußt. So kennt die Medizingeschichte den berühmten Ausspruch des griechischen Philosophen Parmenides, 500 Jahre vor Christus: »Gebt mir die Macht, Fieber zu erzeugen, und ich heile alle Krankheiten.« Auch Hippokrates kannte die heilende Wirkung des Fiebers; er sah in ihm den Versuch des Organismus, die Krankheit abzuschütteln. Er wußte sogar von einem Fall, in dem eine Malariainfektion einen Epileptiker von seinem Leiden befreit hatte.

In den darauffolgenden Jahrhunderten haben andere Ärzte von ähnlich heilsamem Einfluß des Fiebers auf Geisteskrankheiten berichtet. Auch die Stimme Galens, des »Caesars der Medizin« im alten Rom, ist darunter zu vernehmen. Später kündeten der englische Arzt Thomas Sydenham und der Franzose Jean Étienne Dominique Esquirol vom wunderkräftigen Einfluß des Fiebers auf verschiedene Geisteskrankheiten.

Auch in Deutschland ist 1848 ein entsprechender Bericht herausgegeben worden. Gewisse Formen von geistigen Störungen und Irresein – so hieß es darin – würden wesentlich gemildert, falls eine Infektionskrankheit mit hohem Fieber die Kranken überfalle. Weit fundierter noch waren Versuche zweier russischer Forscher in Odessa: sie haben Geisteskranke mit Rückfallfieber geimpft und damit gute Erfolge erzielt.

Im Winter 1888/89 macht nun auch Wagner von Jauregg erste Versuche mit dem »Heilfieber«. Er impft einige Kranke in der psychiatrischen Klinik mit einer Kultur von Streptokokken, die er von einem Gesichtserysipel gewonnen hat. Aber eine leichte Rötung der Haut, die nach einigen Tagen wieder verschwindet, bleibt die einzige Folge. Die Kranken bekommen auch weder ein Erysipel noch Fieber; nur in einem Fall führt

die Impfung unter die Haut zu einem schweren Abszeß. Die geistige Erkrankung günstig zu beeinflussen, ist dem »Fieberprofessor«, wie Kollegen ihn bereits nennen, also nicht geglückt.
Erst ein Jahr darauf wagt Wagner von Jauregg neue Versuche. Es ist aus zweierlei Gründen ein für die Medizingeschichte hochbedeutsames Jahr: Emil von Behring legt sein Diphtherie-Heilserum vor und begründet damit die moderne Serumtherapie; Robert Koch berichtet am 4. August – acht Jahre nach seiner Entdeckung des Tuberkelbazillus – den Mitgliedern des X. Internationalen Medizinischen Kongresses von seinem Tuberkulin. Endlich – so scheint es – ist ein wirksames Mittel gegen die Tuberkulose gefunden.
Diese Nachricht verbreitet sich rasch rund um die Welt. Und selbstverständlich fasziniert sie auch Wagner von Jauregg. Sofort schickt er einen Mitarbeiter nach Berlin, einige Fläschchen dieses begehrten Präparats zu holen. Für den Wiener Professor geht es dabei gar nicht um die Bekämpfung der Tuberkulose, für die nun eine ganz neue Ära anzubrechen scheint. Wagner von Jauregg sieht im Tuberkulin vielmehr ein wirksames und gleichzeitig ungefährliches Mittel für seine Fieberkuren. Und in der Tat: als er es zum ersten Mal verwendet, zeigt sich in einem Fall ein recht günstiges Ergebnis. So setzt der »Fieberprofessor« seine Behandlungen 1891 voller Hoffnungen fort.
Dann kommt der große Rückschlag. Die hohen Erwartungen der medizinischen Welt im Hinblick auf das Tuberkulin erfüllen sich nicht. Man hat die Gefahren, die mit der Tuberkulin-Therapie noch verbunden sind, allenthalben unterschätzt. Überdies sind die Dosierungen viel zu hoch angesetzt. Ärzte, die das neue Präparat eben noch überschwenglich begrüßt haben, laufen nun dagegen Sturm; der Berliner Medizinpapst Rudolf Virchow, noch nie ein Freund Robert Kochs, spricht sein Verdammungsurteil über das neue Mittel. Wagner von Jauregg erzählt in seinen Lebenserinnerungen: »Es galt fast als ein Verbrechen, einem Menschen Tuberkulininjektionen zu machen.« Wenig später aber nehmen Wagner von Jauregg und sein Assistent Ernst Boeck die Arbeit wieder auf. Erneut versuchen sie, mit Hilfe von Tuberkulin bei schweren Geisteskrankheiten Fieber zu erzeugen und damit eine Besserung oder gar eine Heilung zu erzielen.
Noch geht es den Forschern nicht eigentlich um die Paralyse. Vielmehr versuchen sie es mit den Fieberkuren bei allen möglichen geistigen Erkrankungen. 1895 berichtet Wagner von Jauregg in einem Vortrag vor der Gesellschaft der Ärzte in Wien über diese »psychiatrischen Heilbestrebungen«, wie er sie vorsichtig nennt. Immerhin waren drei Patienten

völlig geheilt worden, bei anderen zumindest so weitgehende Besserung erreicht, daß unter Umständen noch mit einer Heilung gerechnet werden konnte.
Aber auch dieser Vortrag erntete nur wenig Interesse. Einige Kollegen verhielten sich sogar schroff ablehnend. Und ein Argument gegen die Fieberkuren kehrt dabei immer wieder: sie seien ganz und gar nicht ungefährlich. Überdies könne niemand mit Sicherheit sagen, ob die von Wagner von Jauregg zitierten Fälle von Dementia praecox oder Paranoia sich nicht auch ohne diese Behandlung gebessert hätten ...
Wagner von Jauregg war selbst viel zu bedächtig, um übereilt von einem Sieg zu sprechen. Er warnte vielmehr ausdrücklich davor, seine therapeutischen Versuche zu überschätzen: »Die günstigen Erfolge, die wir erzielt haben, stehen zwar fest und berechtigen zu Hoffnungen, aber es steht ihnen auch eine Anzahl von Mißerfolgen gegenüber; wie häufig Heilwirkungen zu erwarten sind im Vergleich zu den Mißerfolgen, bei welchen Formen überhaupt Erfolge durch dieses Verfahren möglich sind – diese und eine Menge anderer Fragen sind noch ganz ungelöst.«
Von einem ist der Wiener Psychiater nun allerdings fest überzeugt: kein Fall einer überhaupt heilbaren Psychose darf aufgegeben werden, ehe nicht als ultima ratio eine Tuberkulinbehandlung versucht worden ist. Heilbare Psychose – das ist in der Psychiatrie freilich ein recht dehnbarer Begriff. Noch weniger als in den übrigen Bereichen der Medizin lassen sich hier exakte Prognosen stellen. Die Technik und Verläßlichkeit der Diagnose steckt noch ebenso in den Kinderschuhen wie die gesamte Pathologie. Nur bei einer Geisteskrankheit sind alle Psychiater und ihre Schulen sich einig: die progressive Paralyse ist unheilbar. Im Lauf weniger Jahre muß sie zur Zerstörung der geistigen Struktur eines Menschen, zu Verfall und Tod führen.
Eben hier enden deshalb aber auch für Wagner von Jauregg die Zweifel, die er vorher selbst über die eigentliche Ursache der Besserung dieser oder jener Psychose hatte. Vielleicht – so mag er sich oft gefragt haben – wären solche Wendungen zum Guten auch ohne das Tuberkulin-Fieber geschehen. Bei Paralyse dagegen, deren syphilitischer Ursprung auch für ihn damals schon ziemlich feststand, hieß die Prognose immer und immer wieder nur: infaust.
So entschloß er sich, die Fieberkuren mit Tuberkulin ganz auf diese unglücklichen Menschen zu konzentrieren, für die es nach dem Stand der damaligen wissenschaftlichen Erfahrungen keine Hilfe gab. Mut und unvergleichliche Zähigkeit sind nun die Hauptwaffen dieses »Fieberprofessors«.

An Kranken fehlt es leider nicht. Auch in Wien vollzieht sich Jahr für Jahr an Hunderten von Opfern der Syphilis das grauenvolle Schicksal: die Paralyse. Allein von 1900 bis 1901 behandelt Wagner von Jauregg neunundsechzig Paralytiker. Es sind Fälle aller Stadien darunter. Das Einverständnis der Kranken, soweit sie noch über klares Bewußtsein verfügen, oder der Angehörigen ist für diese Kuren leicht zu bekommen. Jeder ist bereit, nach dem Strohhalm zu greifen, den ihnen der Professor zu reichen sucht.

Wagner von Jauregg arbeitete zunächst mit verhältnismäßig kleinen Tuberkulinmengen. Er stellte schließlich den neunundsechzig Tuberkulin-Behandelten neunundsechzig Fälle von Paralyse gegenüber, die nicht behandelt worden waren, und verfolgte deren Schicksal. Nach drei Jahren kann der Fiebertherapeut die erste Bilanz ziehen: die behandelten Paralytiker lebten länger und hatten häufiger Remissionen als die Nichtbehandelten. Spätere Behandlungen mit höheren Dosierungen von Tuberkulin zeigten noch bessere Ergebnisse.

Da Wagner von Jauregg die Paralyse auf einen syphilitischen Ursprung zurückführt, verbindet er nun die Tuberkulinbehandlung mit einer Quecksilber- und Jodtherapie. Mit dieser Kombination versucht er, auf paralytische Erkrankungen bereits im Anfangsstadium einzuwirken. Wie erwartet, sind dabei die Erfolge noch sehr viel eindeutiger. Manche Patienten werden sogar so weit wieder hergestellt, daß sie anspruchsvollere geistige Berufe erneut ausüben können.

Welch ein Fortschritt! Besonders wenn man daran denkt, wie ehedem die »Standardprognose« bei Paralyse lautete. Die Zuhörer auf dem XIV. Internationalen Kongreß in Budapest, denen Wagner von Jauregg diese Erfolge vorträgt, sollten ihn eigentlich mit Beifall bedenken. Doch nichts dergleichen. Skepsis und Ablehnung ohne jede Diskussion, dies war die einzige Reaktion, an die er sich später erinnert.

Freilich zählen für ihn selbst weder Ablehnung noch dieser bequeme Skeptizismus seiner Kollegen. Für ihn gelten nur die zunehmenden Fälle von Heilungen, die er jetzt registrieren kann.

Gewiß, die Heilungen sind vielfach nicht von Dauer. Darum geht der Professor einen Schritt weiter. Geduldig erprobt er andere Vakzinen. Schließlich stellen die Typhus-Vakzinen sich als besonders wirkungsvoll heraus. Außerdem wechselt Wagner von Jauregg von der Quecksilber- und Jodbehandlung über auf das gerade von Paul Ehrlich geschaffene Salvarsan.

Wieder kann der völlige oder teilweise Therapieerfolg ein wenig gesteigert werden. Jedoch die großen Kollegen in Deutschland lassen sich

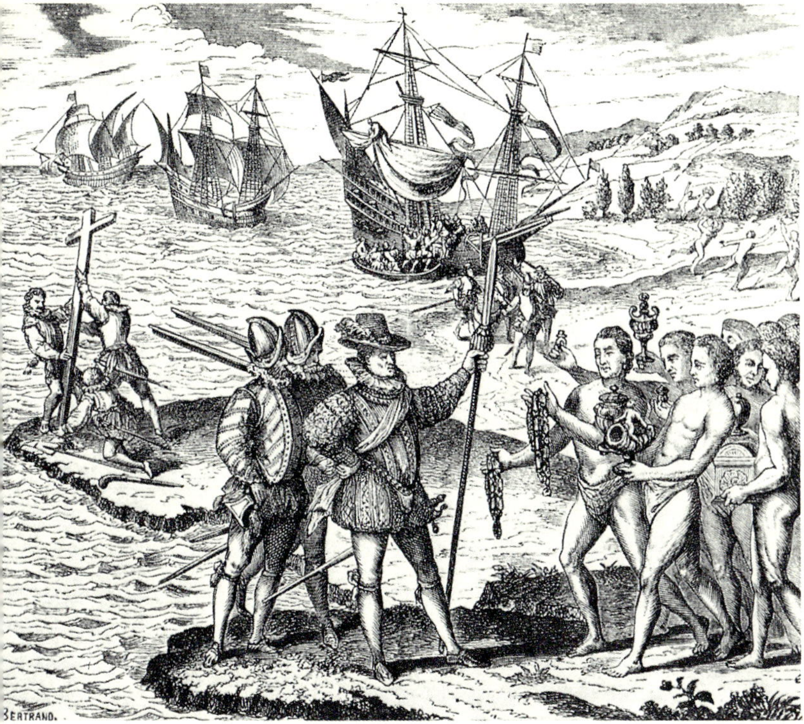

Kolumbus landet am 12. Oktober 1492 in der Neuen Welt, aus der nach Ansicht der »Amerikanisten« die Schiffsbesatzungen die Syphilis nach Europa eingeschleppt haben sollen. (Bildarchiv Preußischer Kulturbesitz, Berlin)

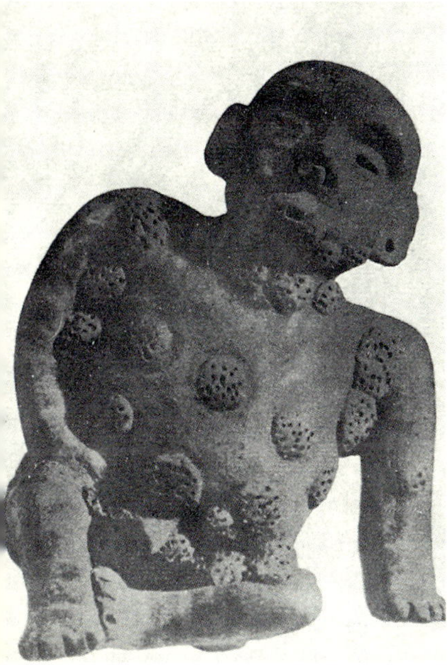

Altperuanische Tonfigur, die vermutlich einen an Syphilis Erkrankten darstellt.

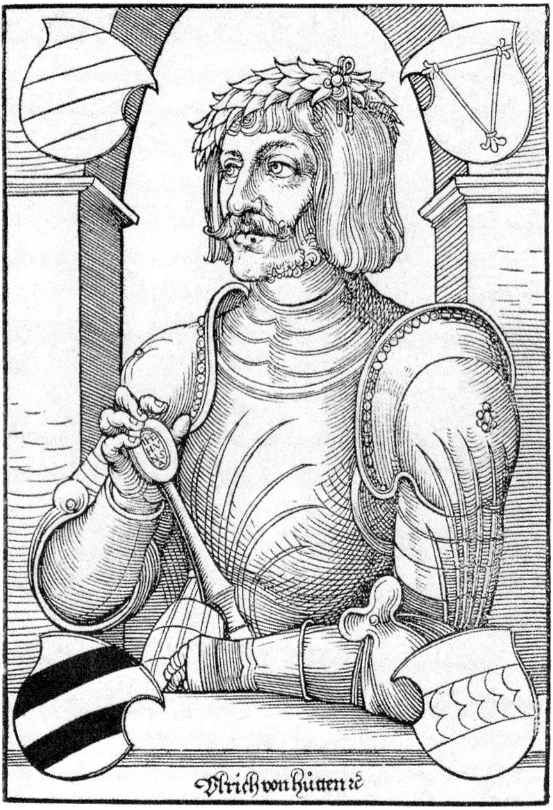

Ulrich von Hutten (1488 bis 1523) zählte zu den ersten Opfern der Franzosenkrankheit oder Morbus gallicus. (Bildarchiv Preußischer Kulturbesitz, Berlin)

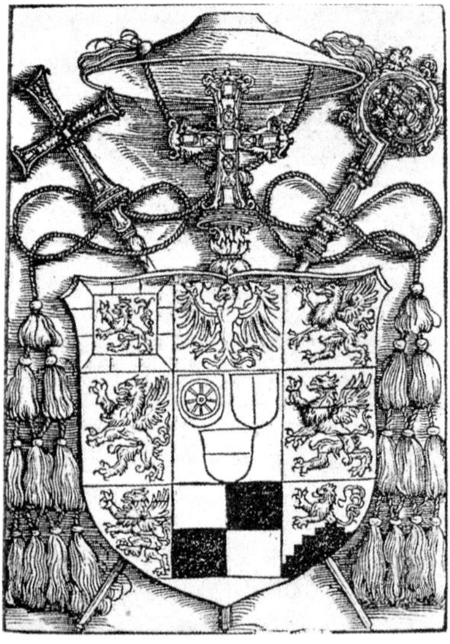

Titelblatt von Ulrich von Huttens Schrift ›De Guiaci Medicina et Morbo Gallico‹ (Vom Guajakholz und der Franzosenkrankheit). Das Guajakholz wurde neben Quecksilber zur Behandlung der Franzosenkrankheit verwendet. (Archiv für Kunst und Geschichte, Berlin)

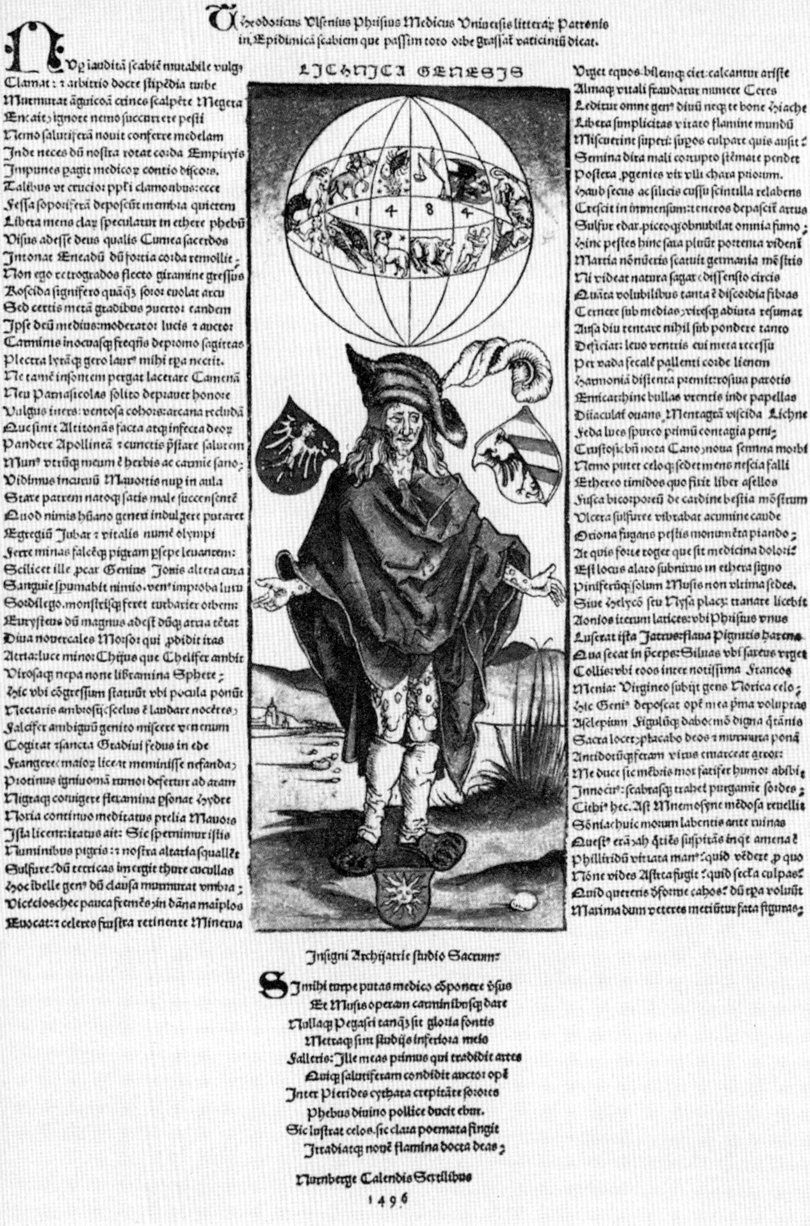

Astrologische Erklärung für die Entstehung der Syphilis. Eine Albrecht Dürer zugeschriebene Illustration zu einer Schrift des Arztes Ursinus von 1496. (Bildarchiv Preußischer Kulturbesitz, Berlin, Original im Kupferstichkabinett in Berlin)

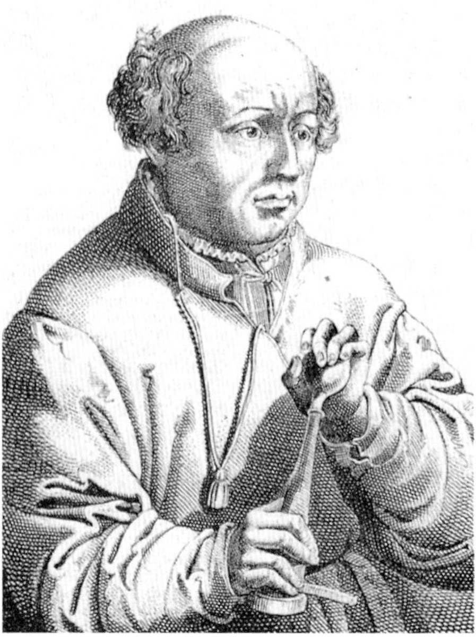

Paracelsus, eigentlich Theophrast von Hohenheim (1493 bis 1541), war Arzt und Naturforscher und hat sich in seinem Werk »Drei Bücher von der französischen Krankheit« für eine verbesserte Therapie mit Quecksilber eingesetzt. (Bildarchiv Preußischer Kulturbesitz, Berlin)

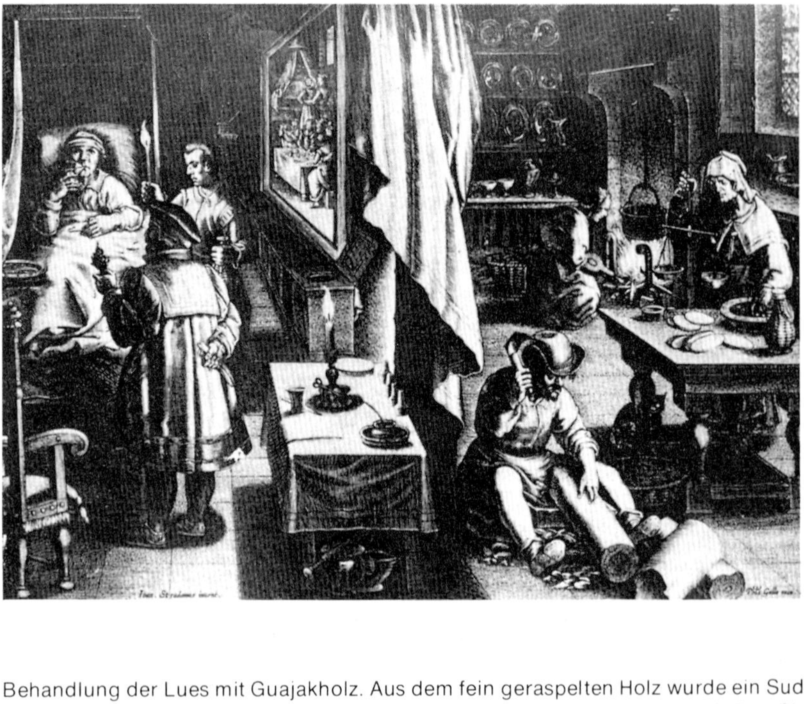

Behandlung der Lues mit Guajakholz. Aus dem fein geraspelten Holz wurde ein Sud hergestellt und dem Kranken eingeflößt. Stich von Galle um 1570. (Bildarchiv Preußischer Kulturbesitz, Berlin)

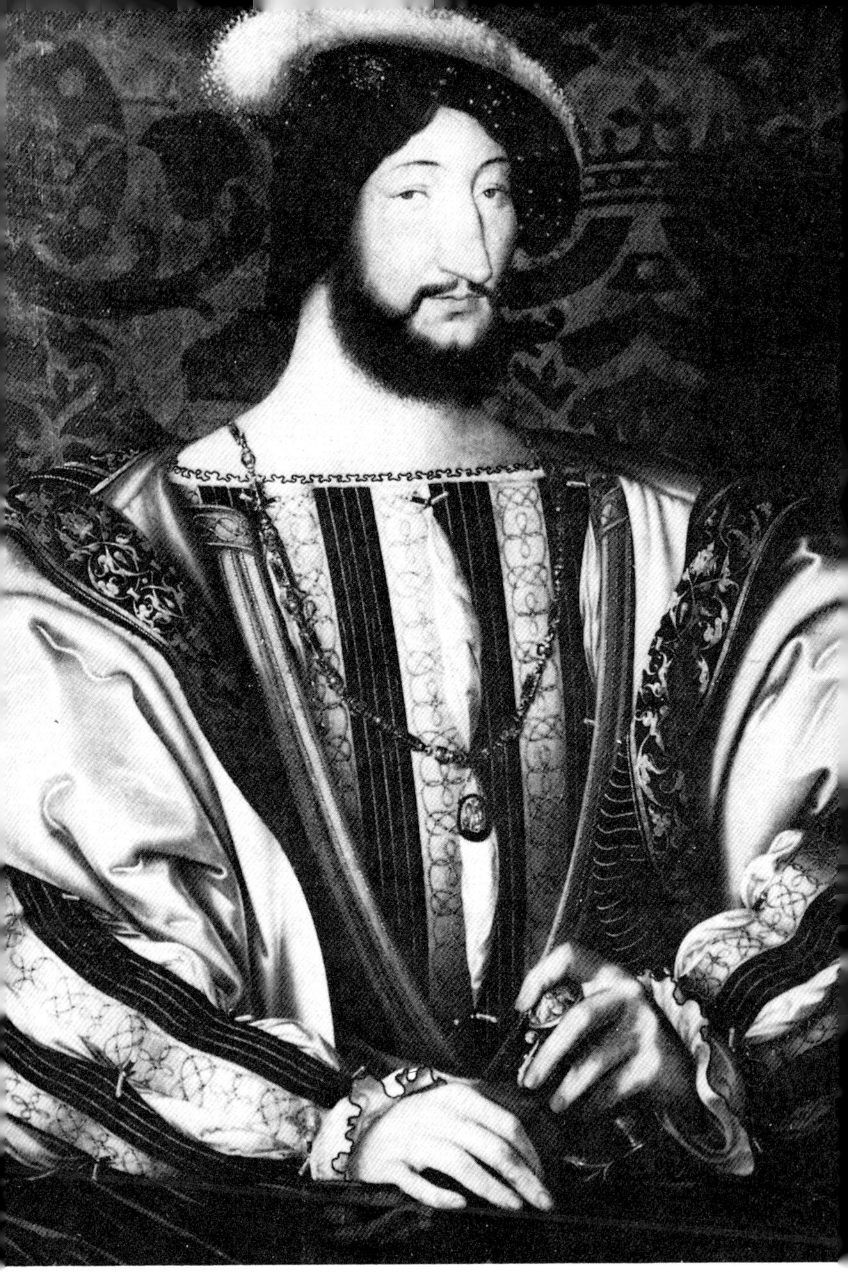

Franz I. (1494–1547), seit 1515 König von Frankreich, nach einem Gemälde von Jean Clouet. Seine Krankheit wurde durch den königlichen Chirurgen aktenkundig, der ihm eine Quecksilber-Schmierkur verordnet hatte. (Bildarchiv Preußischer Kulturbesitz, Berlin)

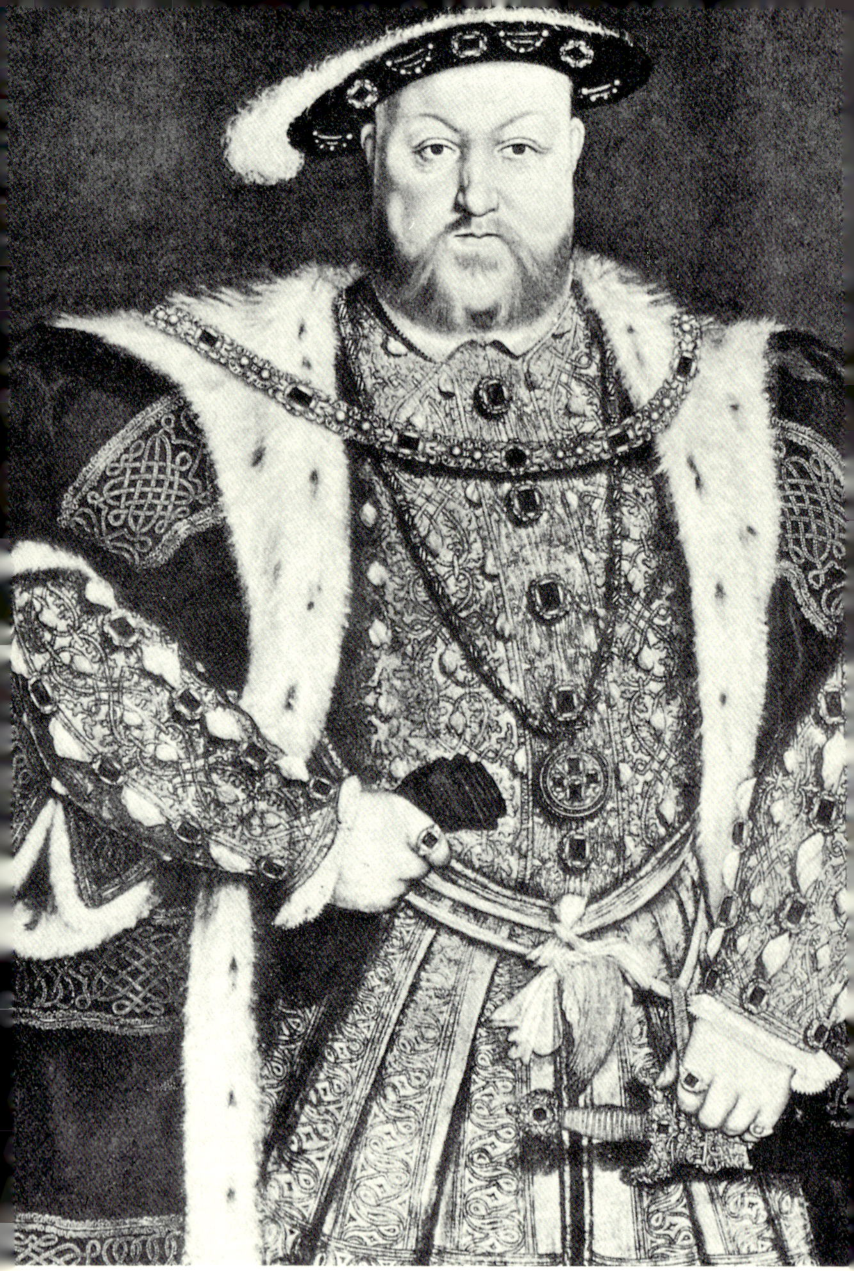

Heinrich VIII. (1491–1547), König von England, nach einem Gemälde von Hans Hol-
bein d. J. Der durch die Syphilis verursachte frühe Tod des Königs wurde Anlaß zu vie-
lerlei Spekulationen: »Das Schicksal von Völkern wäre andere Wege gegangen, hätte
Heinrich VIII. die Krankheit nicht besessen« (Major). (Süddeutscher Verlag, München

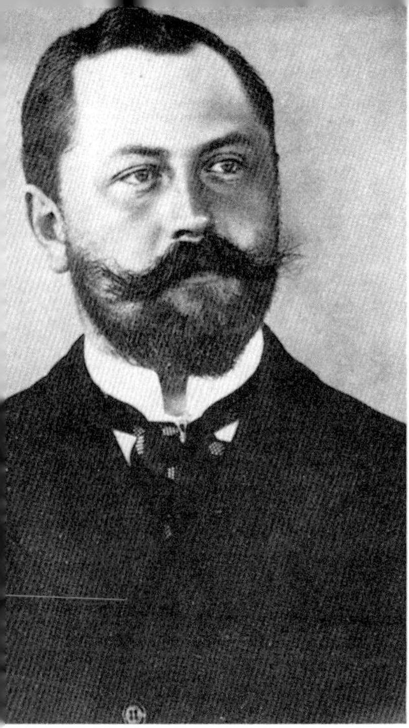
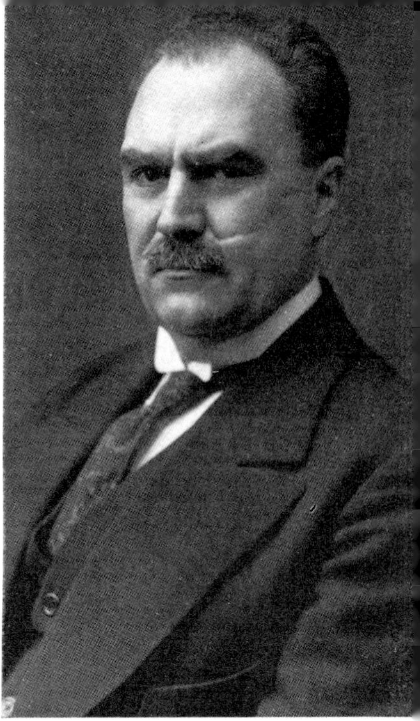

Fritz Schaudinn (1871–1906), links entdeckte zusammen mit Erich Hoffman (1868–1959) am 3. März 1905 den Erreger der Syphilis und ermöglichte damit eine wirksame Bekämpfung dieser Krankheit. (Ullstein Bilderdienst, Berlin)

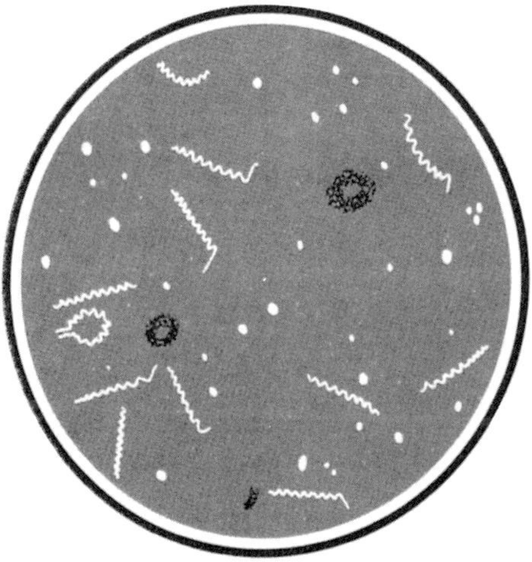

Spirochaeta pallida, der Erreger der Syphilis, hat die Form einer korkenzieherartigen Spirale, deren Länge zwischen 3–80 tausendstel Millimeter schwankt.

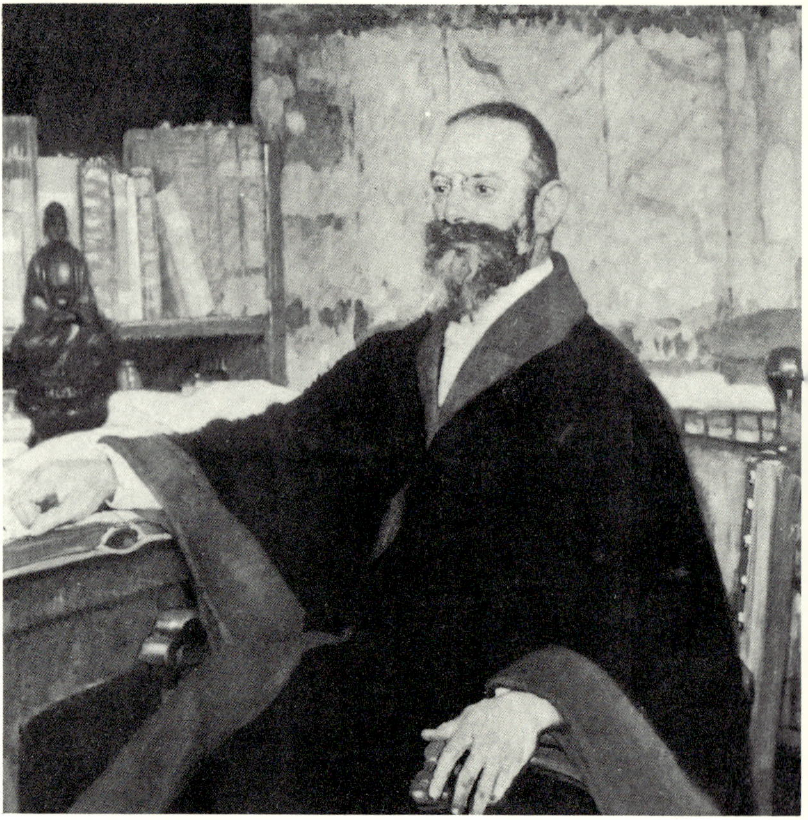

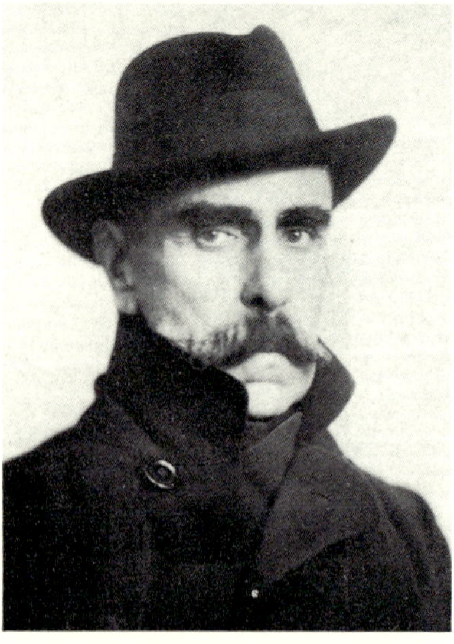

Albert Neisser (1855–1916) entdeckte 1879 den Erreger der Gonorrhoe und versuchte eine Immunisierung gegen die Syphilis zu entwickeln. (Gemälde von Fritz Erler, Ullstein Bilderdienst, Berlin)

Julius Wagner von Jauregg (1857–1940) führte die Malaria-Behandlung bei progressiver Paralyse ein und erhielt 1927 den Nobelpreis. (Süddeutscher Verlag, München)

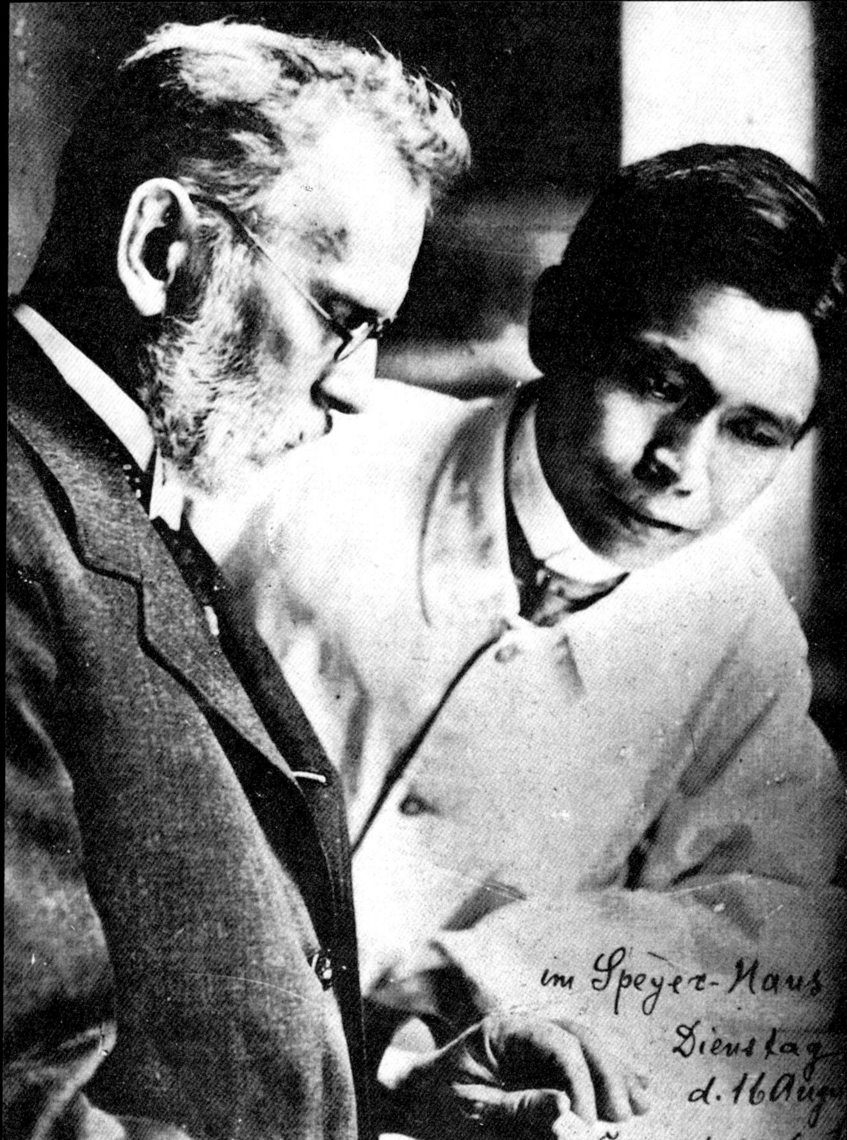

Paul Ehrlich, der Schöpfer des Salvarsans, und sein engster Mitarbeiter Sahashiro Hata, der Ehrlichs Entwicklungen im Tierversuch testete. (Hoechst AG)

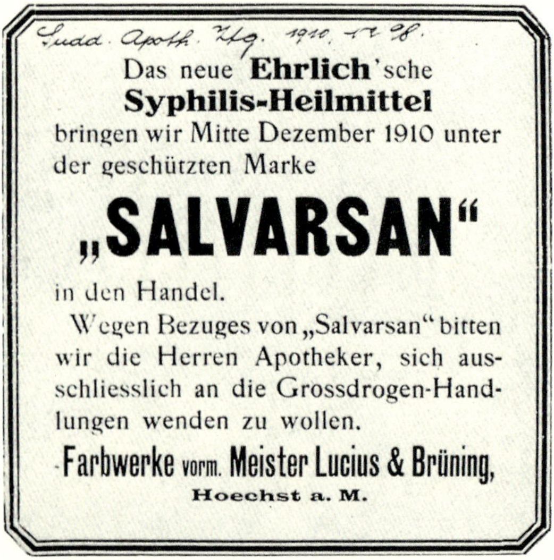

Südd. Apoth. Ztg. 1910.

Das neue **Ehrlich**'sche
Syphilis-Heilmittel
bringen wir Mitte Dezember 1910 unter
der geschützten Marke

„SALVARSAN"

in den Handel.

Wegen Bezuges von „Salvarsan" bitten wir die Herren Apotheker, sich ausschliesslich an die Grossdrogen-Handlungen wenden zu wollen.

Farbwerke vorm. Meister Lucius & Brüning,
Hoechst a. M.

Ankündigung des Salvarsans in der Süddeutschen Apothekerzeitung im Jahr 1910. (Hoechst AG)

Paul Ehrlich (1854–1915) gilt als Schöpfer der modernen Chemotherapie und erhielt 1908 den Nobelpreis. (Hoechst AG)

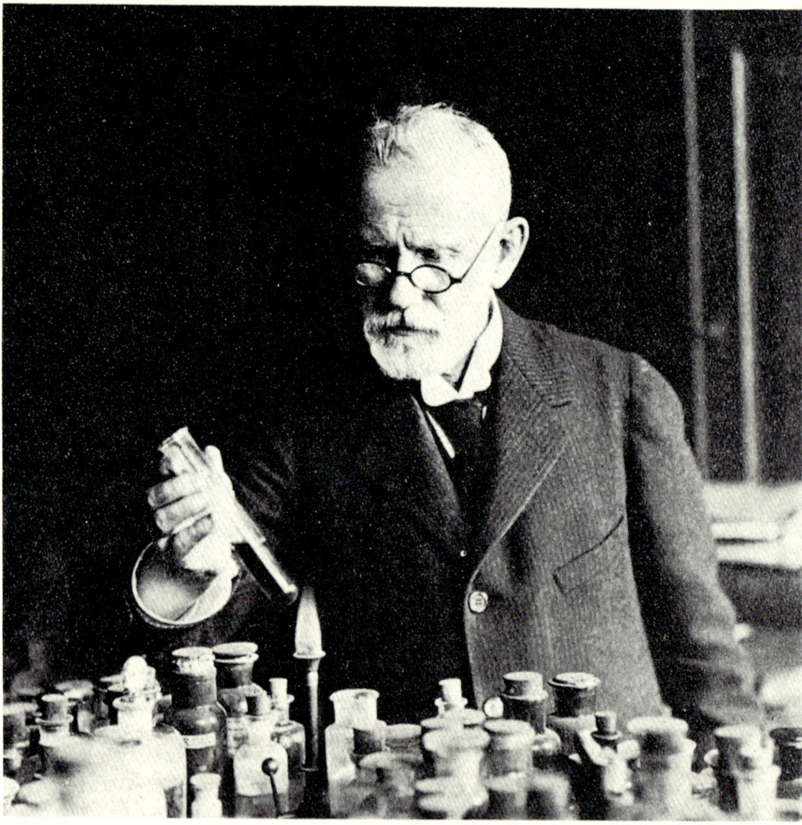

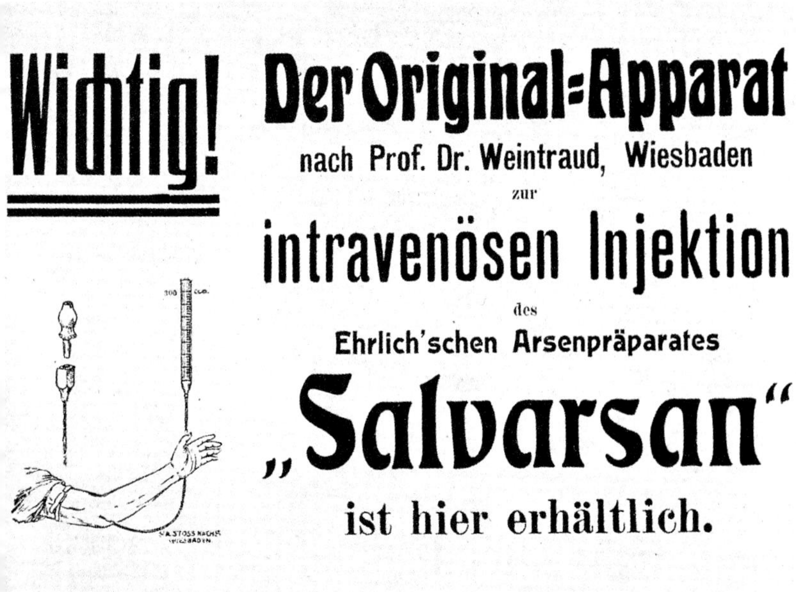
Wichtig!
Der Original-Apparat
nach Prof. Dr. Weintraud, Wiesbaden
zur
intravenösen Injektion
des
Ehrlich'schen Arsenpräparates
„Salvarsan"
ist hier erhältlich.

Zeitgenössische Empfehlung eines Injektionsapparates (Hoechst AG)

Nach den ungewöhnlichen Heilerfolgen mit Salvarsan wurde vielerorts versucht, gefälschte Präparate zu verkaufen. (Hoechst AG)

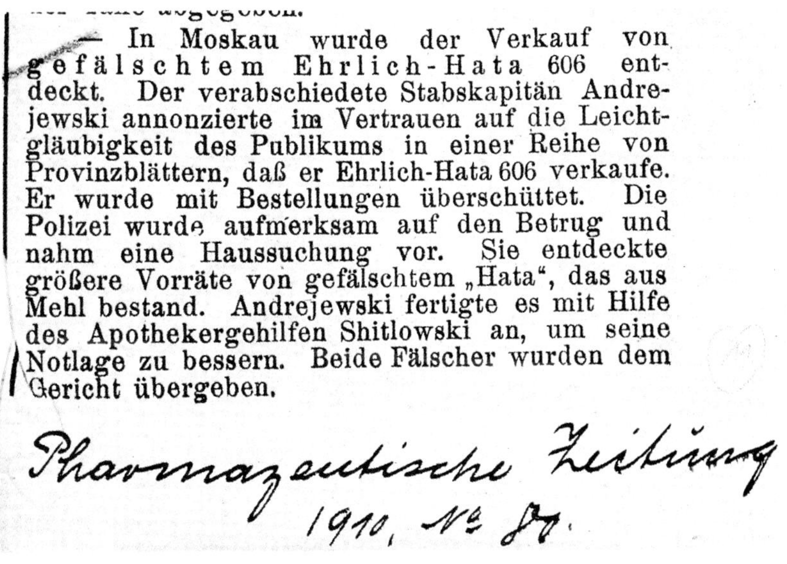

— In Moskau wurde der Verkauf von gefälschtem Ehrlich-Hata 606 entdeckt. Der verabschiedete Stabskapitän Andrejewski annonzierte im Vertrauen auf die Leichtgläubigkeit des Publikums in einer Reihe von Provinzblättern, daß er Ehrlich-Hata 606 verkaufe. Er wurde mit Bestellungen überschüttet. Die Polizei wurde aufmerksam auf den Betrug und nahm eine Haussuchung vor. Sie entdeckte größere Vorräte von gefälschtem „Hata", das aus Mehl bestand. Andrejewski fertigte es mit Hilfe des Apothekergehilfen Shitlowski an, um seine Notlage zu bessern. Beide Fälscher wurden dem Gericht übergeben.

Pharmazeutische Zeitung 1910, № 80.

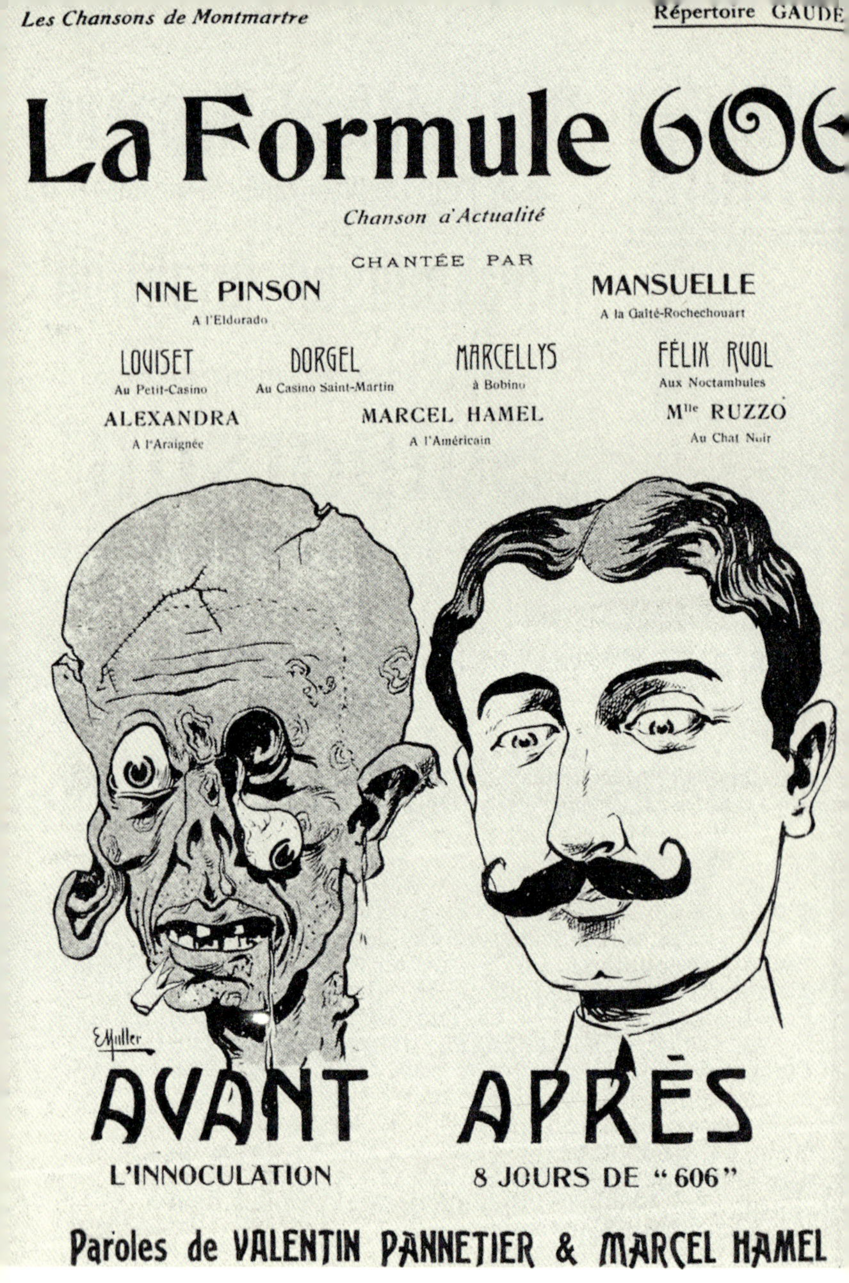

Das Salvarsan, zunächst nach der Versuchsnummer »606« genannt, erlangte schnell Berühmtheit und wurde sogar in einem Chanson besungen. (Hoechst AG)

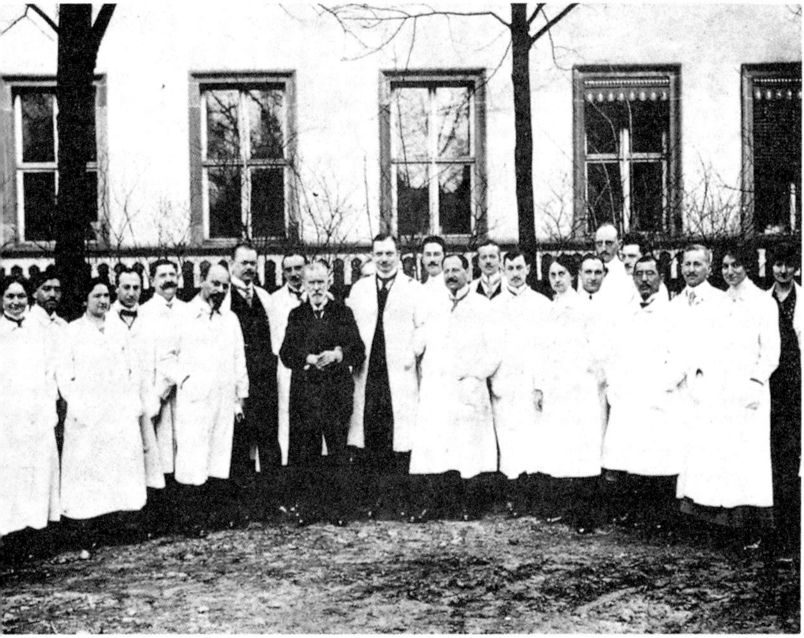

Ehrlich mit seinen Mitarbeitern vor dem Georg-Speyer-Haus in Frankfurt. (Hoechst AG)

Abfüllen der Ampullen im Salvarsanbetrieb um 1936. (Hoechst AG)

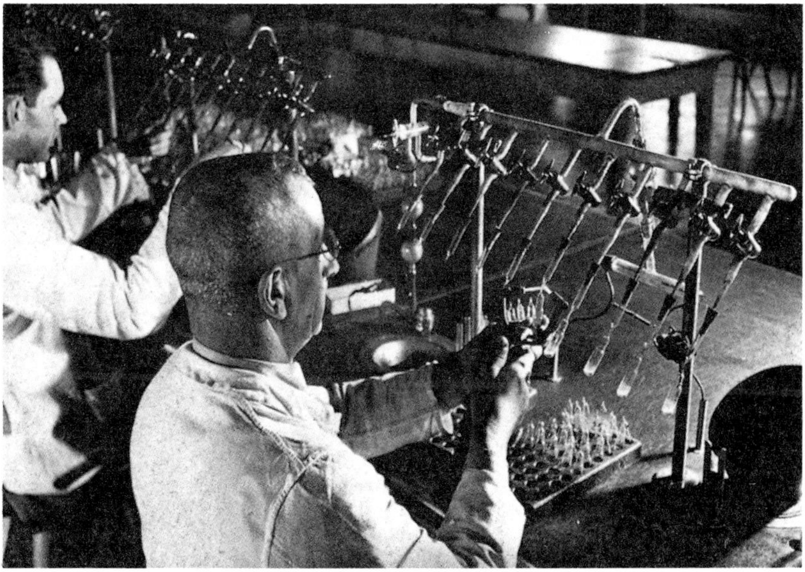

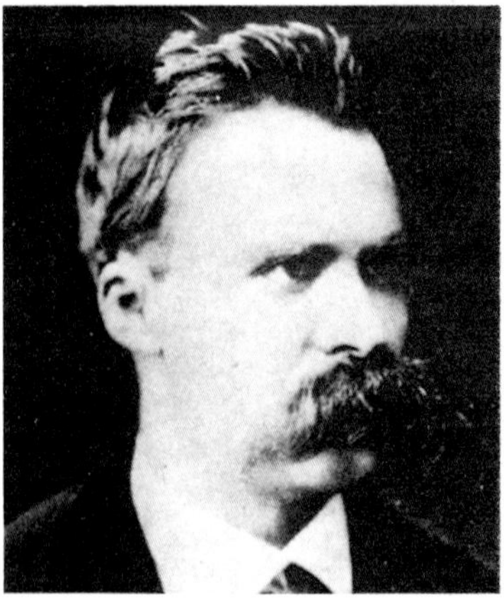

Bei Friedrich Nietzsche (1844–1900) lautet die Diagnose eindeutig auf Progressive Paralyse, auch wenn es viele nicht wahrhaben wollten. »Der Fall N. ist somit ein treffliches Beispiel, wie Heroisierung, kathathyme Verfärbung bzw. Verdunklung und nicht zuletzt auch grobe Lügen ... herangezogen und benutzt wurden, um ein angebetetes Idol nicht antasten zu lassen« (Lange-Eichbaum). (Bildarchiv Preußischer Kulturbesitz, Berlin)

E. T. A. Hoffmann zusammen mit Ludwig Devrient im Weinkeller von Lutter und Wegner in Berlin. (Holzschnitt nach einer Zeichnung von E. T. A. Hoffmann, Bildarchiv Preußischer Kulturbesitz, Berlin)

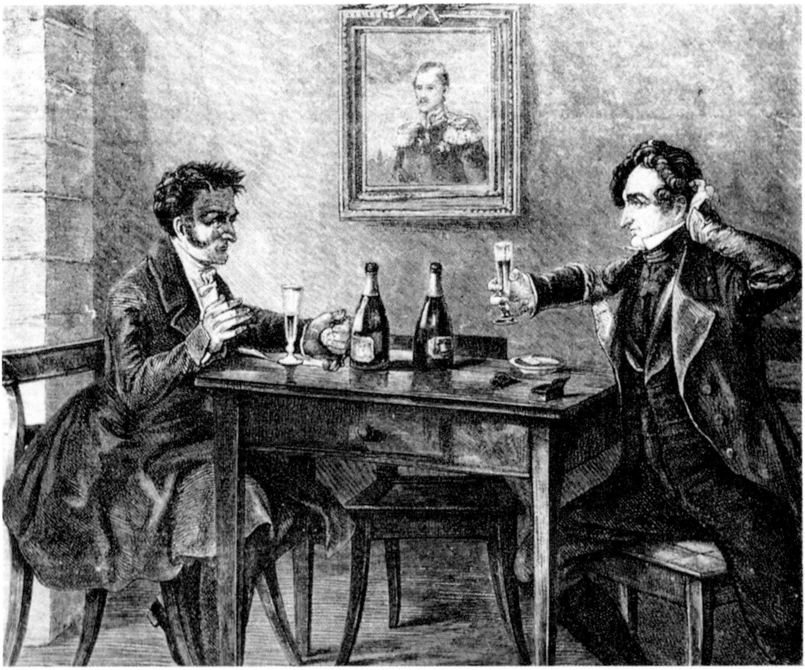

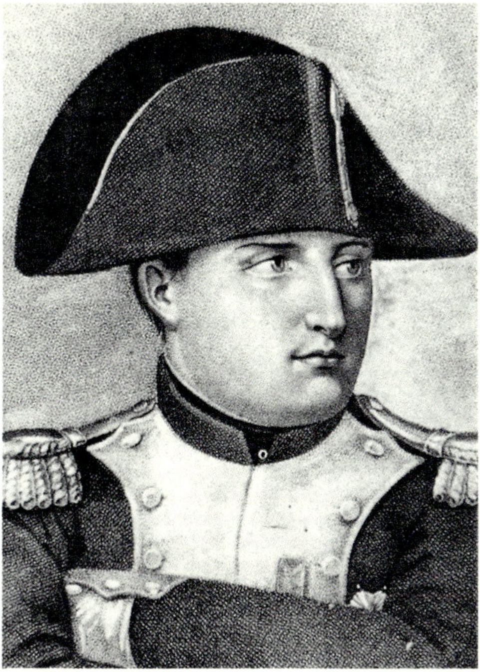

Napoleon gehört wie Lenin, Mussolini, Hitler und andere zu den Diktatoren, die möglicherweise zu unrecht als Syphilitiker diffamiert wurden. (Süddeutscher Verlag, München)

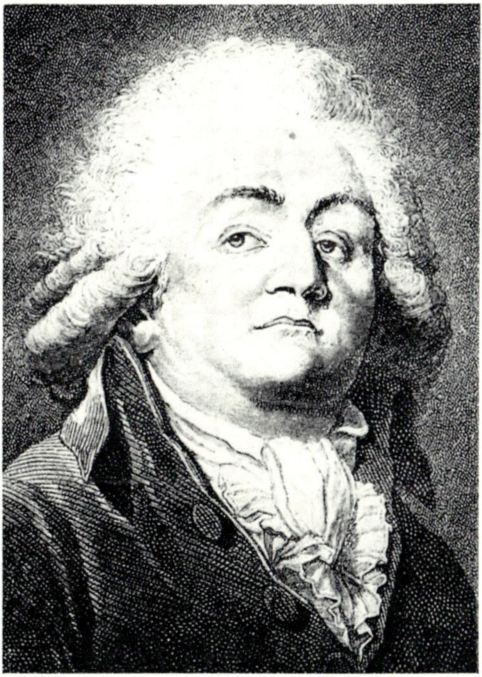

Honoré Graf von Mirabeau (1749–1791), Jakobiner und Präsident der Nationalversammlung 1789, dessen frühes Ende ebenfalls direkt oder indirekt mit der Syphilis in Verbindung gebracht wird. (Bildarchiv Preußischer Kulturbesitz, Berlin)

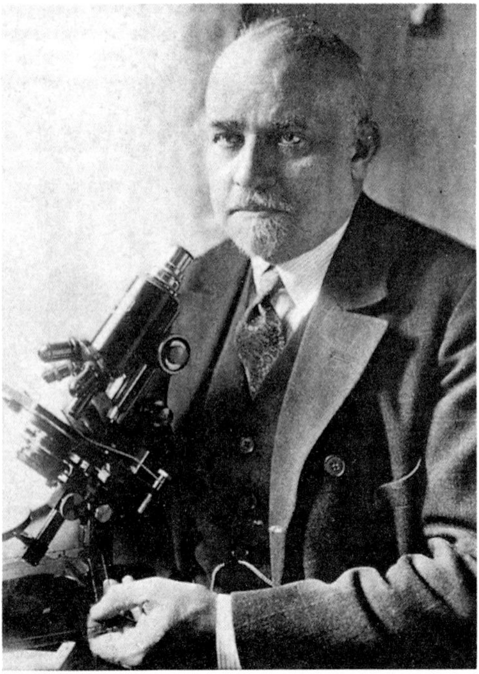

Oskar Vogt (1870–1959), Leiter und Direktor des Kaiser-Wilhelm-Instituts für Hirnforschung in Berlin, erhielt von der russischen Regierung den Auftrag, das Gehirn Lenins zu untersuchen. Vogts Arbeiten sowie die Ergebnisse der Obduktion besagen, daß Lenin nicht an Paralyse litt, was ihm immer wieder nachgesagt wurde. (Ulllstein Bilderdienst, Berlin)

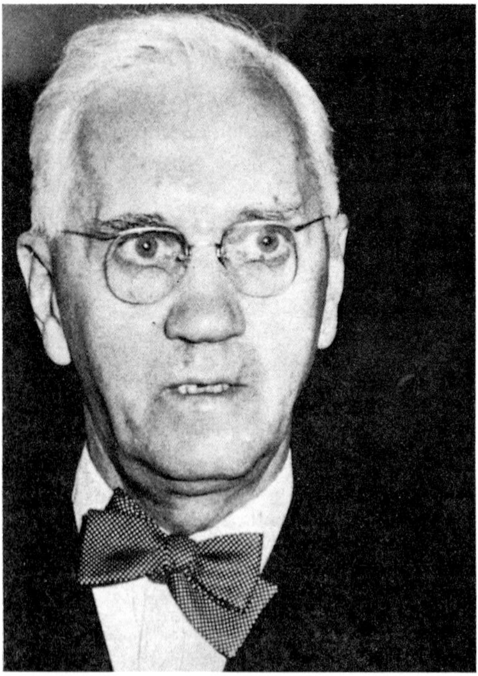

Alexander Fleming (1881 bis 1955) entdeckte 1928 das Penicillin, das später zu einer neuen Ära in der Behandlung der Geschlechtskrankheiten führte. (Ullstein-AP, Berlin)

meist noch immer nicht dazu herbei, von den Fieberbehandlungen Wagner von Jaureggs auch nur Kenntnis zu nehmen. Wenn das aber doch einmal vorkommt, dann in belehrendem Ton, wie etwa in einem 1912 herausgegebenen Handbuch der Psychiatrie: »Gelegentliche Erfahrungen über Änderungen im Zustandsbild der progressiven Paralyse durch entzündliche, eitrige oder septische Prozesse haben zu dem etwas allzu gradlinig gedachten Versuch geführt, durch Einimpfung derartiger Schädlichkeiten den Paralysevorgang zu beeinflussen . . . Die im letzten Stadium der ärztlichen Kunstregeln entsprechenden Versuche der Lebensverlängerung wird man kaum bei irgendeiner Krankheit so ungern anwenden wie bei der Paralyse.«

Man muß das einmal rekapitulieren: da ist nicht irgendein Außenseiter oder gar ein Scharlatan aufgetreten, sondern ein angesehener Ordinarius in Wien, der in jahrzehntelanger Arbeit eine neue Behandlungsweise entwickelt hat. Und diese Therapie hat in einer ganzen Anzahl von Fällen eindeutige und klare Erfolge gebracht – dies noch dazu bei einer Krankheit, die von höchsten Autoritäten nach wie vor für unheilbar erklärt wird. Allein daran läßt sich die Ignoranz ermessen, die aus jenen Äußerungen spricht. Leider ist die Geschichte der Medizin nicht gerade arm an solchen Beispielen.

Wagner von Jaureggs neue Therapie leidet zwar noch unter einem empfindlichen Mangel. Bislang konnte die Krankheit wohl gebessert oder manchmal gar ganz überwunden werden, doch kam es – wiederum nicht selten – auch zu Rückfällen, die selbst durch wiederholte Behandlung nicht mehr zu meistern waren. So etwa bei einem Ingenieur, der in den galizischen Petroleumbezirken gearbeitet hatte und an Paralyse erkrankt war. Nach einer Typhus-Vakzine-Kur war dieser Patient zunächst nicht nur weitgehend wiederhergestellt, er konnte sogar seinen alten Beruf wieder aufnehmen. Doch schon nach wenigen Wochen kam es zu einem Rückfall, dem er erlag.

Wagner von Jauregg variiert nun seine Therapie von neuem, und zwar in einem entscheidenden Punkt. Wollte er ursprünglich Geisteskrankheiten ganz oder teilweise dadurch heilen, daß er seinen Patienten zusätzlich eine echte Infektion beibrachte, so schlägt er jetzt einen anderen Weg ein: nämlich mit Hilfe der Vakzine nur noch künstliche Infektionen hervorzurufen. Gelegenheit bietet sich bald. Man schreibt 1917, das dritte Kriegsjahr. Von der mazedonischen Front ist ein Soldat mit einer leichten Nervenverletzung eingeliefert worden. Doch hat der Mann auch schwere Fieber- und Schüttelfrostanfälle, ganz offensichtlich Malaria des besonders gefährlichen Tertiana-Typs. Schon will ein Mitarbeiter

des Professors den Mann mit Chinin behandeln. »Da kam mir wie ein Blitz der Gedanke«, berichtet Wagner von Jauregg, »mit dem Blut dieses Malarikers Paralytiker zu impfen.«
So geschieht es am 14. Juni. Wagner von Jauregg kommen plötzlich jedoch Bedenken: dieser Juni ist ungewöhnlich heiß. Könnten nicht auf dem Gelände der Klinik Anopheles-Mücken herumschwirren? Sie übertragen ja die Malaria-Plasmodien. »Die Gefahr bestand, daß sie die Paralytiker stechen, ja überhaupt die gesamten Insassen der Klinik infizieren und so einen Malariaherd schufen.« Sofort muß darum ein Helfer im Klinikgarten auf »Mückenfang« gehen. Aber zur Erleichterung des Professors findet der Mann nur harmlose Kulexmücken.
Nun werden noch weitere acht Paralytiker mit dem malariaverseuchten Blut des Soldaten geimpft. Zwar stirbt einer der Geimpften. Doch bei den anderen bessert sich das Befinden zusehends. In einem Fall ist sogar ein bemerkenswerter Erfolg zu verzeichnen. Ein siebenunddreißigjähriger Schauspieler, der schon seit einem Jahr in der Klinik liegt, hat infolge seiner Paralyse den Text seines ganzen Bühnenrepertoires vergessen. Drei Wochen nach seiner Impfung bekommt er den ersten Fieberanfall, danach weitere sieben. Dann wird die Malaria mit Chinin kupiert, und bald bessert sich sein Zustand von Tag zu Tag. Die epilepsieartigen Anfälle hören auf, sein Gedächtnis kehrt vollständig zurück. Und bevor er als geheilt entlassen wird, gibt der Schauspieler eine brillante Vorstellung im Garten der Klinik, ohne jeden Gedächtnisfehler, präzise in Ausdruck und Mimik.
Monate danach kommt es allerdings zu einem Rückfall. Das berichtet Dr. Raphael Weichbrodt von der Irrenanstalt in Frankfurt, wohin der Schauspieler inzwischen eingeliefert worden ist, an Wagner von Jauregg. Die Frau des Patienten hat den Frankfurter Ärzten von der so erfolgreichen Kur in Wien erzählt. Nun will man in Frankfurt Einzelheiten über diese Behandlung wissen. Und Wagner von Jauregg schildert den Kollegen die Malariakur. Sie wird in Frankfurt wiederholt. Der Schauspieler wird aufs neue gesund. Von nun an wird auch in Frankfurt bei Paralytikern die Malaria-Impfung praktiziert.
In einer psychiatrisch-neurologischen Wochenschrift veröffentlicht Wagner von Jauregg zum ersten Mal diese ermutigenden Erfahrungen mit seiner Kur. Er ahnt nicht, daß ein weiterer schwerer Rückschlag auf ihn wartet – der letzte allerdings in seinem nun schon dreißig Jahre währenden Kampf gegen die Paralyse.
In seiner Klinik gibt es derzeit keinen Malariakranken mehr. So wendet der Professor sich an einen Internisten, in dessen Spital viele malaria-

kranke Soldaten liegen. Ausdrücklich bittet er dabei um Blut von einem Kranken, der ohne jeden Zweifel an einer Malaria erkrankt ist, die vom Stamm Tertiana verursacht ist. Unglücklicherweise gibt man ihm falsches Blut, nämlich das eines Soldaten, dessen Malaria vom gefährlichen Stamm der Tropica hervorgerufen wurde. Wagner von Jauregg schreibt: »Ich habe leider das übersandte Blut nicht selbst mikroskopisch untersucht, weil ich fürchtete, daß es bei langem Stehen seine Infektiosität verlieren könnte, sondern damit sofort einen Paralytiker geimpft und, als er zu fiebern anfing, von ihm drei andere Paralytiker.«
Einige Tage darauf schaut Wagner von Jauregg sich den Patienten an, der zuerst geimpft wurde. Er erschrickt: hohes, ununterbrochenes Fieber und akute Schwächezustände; eine sofortige Untersuchung des Blutes zeigt massenhaft Plasmodien. Es gibt keinen Zweifel, der Kranke hat die bösartige Malaria tropica. Einunddreißig Tage nach der Impfung stirbt er daran. Die Obduktion zeigte einen eindeutigen Befund: schwere Malaria. Auch zwei von den später geimpften Kranken sterben. Ein anderer wird mit Hilfe hoher Dosen Chinin und Neosalvarsan von den Parasiten befreit. Nachdem er die Malaria überwunden hat, ist auch die Paralyse für immer geheilt.
Wagner von Jauregg ist um jene Zeit über sechzig. Leider verraten seine nüchternen, unpathetisch geschriebenen Erinnerungen nichts von den inneren Kämpfen, die ihn nach diesem Rückschlag bewegt haben müssen. Soll er jetzt die Arbeit aufgeben, die ihn mehr als die Hälfte seines Lebens erfüllt hat? Soll er sich eingestehen, daß das Ziel unerreichbar zu sein scheint? Daß jeder geringe Erfolg nur von weiteren Rückschlägen und Enttäuschungen begleitet sein würde?
Wir wissen nicht, wie oft Wagner von Jauregg sich derlei gefragt haben mag. Immerhin bekennt er, daß er »sehr entmutigt« gewesen sei und kaum mehr Lust verspürt habe, die Malariatherapie fortzusetzen. Da kommt ihm von unerwarteter Seite Hilfe. Die Bakteriologen, vor allem die Tropenmediziner, sind an seiner Arbeit interessiert. »Nicht wegen der armen Paralytiker, sondern weil ihnen die Malariatherapie Gelegenheit gab, an Menschen Versuche mit Malariaimpfungen zu machen.«
So hart das für den Leser in Zentraleuropa auch klingen mag, so darf man doch nicht vergessen, daß Malaria damals wie heute zu den stark verbreiteten Krankheiten zählt. Fast ein Drittel der Menschheit wird von ihr befallen! Jahr für Jahr sterben Millionen an dieser Seuche, die wie kaum eine andere die Geschichte unserer Erde beeinflußt hat: Alexander der Große, Alarich und Mohammed sind ihr ebenso zum Opfer ge-

fallen wie allein fünf deutsche Kaiser, die sich bei Kriegsabenteuern in Italien oder auf Kreuzzügen infizierten.

Auf einem Umweg zum Erfolg

Noch gibt es in jenen Jahren nach der Jahrhundertwende gegen Malaria kein anderes Mittel als die altbewährte Chinarinde, das Chinin. Mit aller Anstrengung suchen die Forscher darum nach einer neuen chemischen Substanz oder nach einem Impfstoff zur Abwehr dieser Tropengeißel. Aus diesem Grund verfolgen die Tropenmediziner auch die Malariaimpfungen Wagner von Jaureggs. Da ist endlich also doch die Chance, an Menschen Erprobungen mit solchen Impfungen zu machen. England, in dem wegen der überseeischen Kolonien die Erforschung der Tropenkrankheiten naturgemäß groß geschrieben wird, England ist es schließlich auch, wo unter diesem Aspekt die Malariatherapie nun Eingang findet. In Deutschland ist es dann der Malariaforscher Peter Mühlens in Hamburg, der Wagner von Jauregg unterstützt und sein Verfahren bekanntmacht. Es ist also ein Umweg, auf dem der »Fieberprofessor« nun doch wieder an die Arbeit und damit vorwärts gehen wird.
Der Bakteriologe Professor Robert Doerr in Wien verschafft Wagner von Jauregg schließlich einwandfreies Impfmaterial. Es ist von einem Stamm gewonnen, der als reine Malaria tertiana identifiziert wurde. Er behält – so stellt sich heraus – seine infektiöse Kraft auch dann, wenn er ständig weiter verimpft wird.
Jetzt hat Wagner von Jauregg also endlich ausreichend Material, um seine Kuren in großem Stil durchzuführen. Er behandelt selbstverständlich auch Tabes-Fälle, und zwar immer erfolgreicher, wie er befriedigt feststellt. Patienten, die von allen anderen Ärzten bereits aufgegeben sind, kehren gesund zu ihren Angehörigen zurück.
Doch Wagner von Jauregg hat all die vielen Rückschläge nicht vergessen. Er ist vorsichtig geworden. Er publiziert keine Zeile über die Therapie, die nun mit jedem neuen Fall besser beherrscht wird.
Dennoch dringt natürlich manches davon aus der Klinik nach draußen, werden über Wien hinaus seine erstaunlichen Heilungen bekannt. Im Herbst 1920 folgt dann – mehr erzwungen als freiwillig – der Schritt in die Öffentlichkeit. In Hamburg tagt die Jahresversammlung des deutschen Vereins für Psychiatrie. Wagner von Jauregg ist als Vertreter der österreichischen Kollegen in den Vorstand berufen worden.
Zunächst nimmt ein Arzt von der städtischen Irrenanstalt Friedrichsberg

das Wort; er berichtet mit sichtlichem Selbstbewußtsein, er und einige Kollegen hätten einen neuen erfolgreichen Weg zur Behandlung der progressiven Paralyse gefunden: sie impften die Paralytiker mit Malaria tertiana und tropica sowie mit Spirochäten des Rückfallfiebers. Nur ganz am Rande fällt dabei der Name Wagner von Jauregg.
Das zwingt Wagner von Jauregg nun doch ans Vortragspult. Er spricht über seine erste Malaria-Impfung von 1917, über die bösen Rückschläge, jedoch auch über die wachsende Zahl von Erfolgen. Dagegen warnt er seine Hamburger Kollegen nun eindringlich davor, auch mit der Malaria tropica weiter zu impfen. Seine eigenen Erfahrungen sollten ihnen zu denken geben und abschreckend genug sein. »Sie schienen mir das letztere aber nicht zu glauben, denn sie haben offenbar weiter auch mit tropica geimpft. Es wurde bald bekannt, daß sie damit ebenso üble Erfahrungen gemacht haben wie wir in Wien; nur war die Zahl ihrer Toten größer . . .«
In Wien ist man inzwischen längst ein gutes Stück weiter. Wagner von Jaureggs Assistent Bernhard Dattner hatte angeregt, nicht nur Kranke zu behandeln, die schon mitten im paralytischen Stadium waren, sondern Syphilitiker überhaupt, und dies sobald ihr Liquor positive Reaktionen zeigt; bei ihnen lag ja schon die Gefahr, später Paralyse oder Tabes zu bekommen, klar auf der Hand. Schien es deshalb nicht vernünftig, Malariakuren vorbeugend zu verordnen?
Noch einmal gilt es für Wagner von Jauregg, schwere Hürden zu nehmen. Professor Josef Kyrle, Direktor einer Wiener Klinik, in der hauptsächlich Syphilitiker liegen, ist mit ihm zwar befreundet. Dieser Vorschlag jedoch dünkt Kyrle denn doch zu heikel. Gut, einen unheilbaren Paralytiker mit Malaria zu impfen, dazu konnte man ja sagen. Aber einem Menschen, der zunächst nur einen positiven Liquor hat, schon die gefährlichen Erreger einzuimpfen, das hält Professor Kyrle für eine ganz andere Sache. Schließlich wagt er es doch einmal. Und schon wenige Wochen darauf ist er davon überzeugt, daß solch eine vorbeugende Therapie gerechtfertigt sei. Ein paar Jahre später, 1924 gelegentlich der Naturforscherversammlung in Innsbruck, kann Kyrle den Erfolg dieser Prophylaxe mit aufsehenerregendem Tatsachenmaterial beweisen. Es ist das gleiche Jahr, in dem die Malariatherapie endgültig ihren Einzug in die psychiatrischen Kliniken hält.
Spät genug erfährt Wagner von Jauregg internationale Anerkennung und Auszeichnung. Ein ebenso mühsam wie unbeirrt aufgebautes Lebenswerk, dessen Schlußstein der heikle Vorschlag einer prophylaktischen Malariatherapie ist, mußte nachgerade wohl nobelpreisverdächtig

sein. Man munkelt in wissenschaftlichen Kreisen denn auch schon, daß der »Fieberprofessor« für den diesjährigen Preis in Erwägung gezogen worden sei. Max Nonne, der bedeutendste deutsche Neurologe, der die von Wagner von Jauregg entwickelte Therapie in seiner Hamburger Klinik eingeführt hat, erzählt es Professor Kyrle in Wien.
Noch aber geht Wagner von Jauregg leer aus. Ein schon recht betagter schwedischer Professor für Psychiatrie am Karolinischen Institut der Stockholmer Universität hat Einspruch erhoben. Er könne sich nicht entschließen, der Preisverleihung an einen Arzt zuzustimmen, der einem Paralytiker auch noch Malaria einimpfe. Niemand – so erklärt er kategorisch – werde ihn von dieser Meinung abbringen. Und die Beschlüsse der Königlichen Akademie von Schweden über die Zuerkennung des Preises müssen ja einstimmig gefaßt werden.
Drei Jahre gehen noch hin. Da wird Wagner von Jauregg eines Abends gegen zehn Uhr von einer Berliner Zeitung angerufen. Ein Journalist fragt ihn, ob er wisse, daß er unter den diesjährigen Kandidaten für den Nobelpreis sei. Der alte Herr verneinte, er habe in den Zeitungen ganz andere Namen gelesen. Eine Stunde später meldet sich der Zeitungsmann wieder und berichtet Wagner von Jauregg, die Sitzung des Karolinischen Instituts sei in vollem Gange. »Daraufhin begab ich mich zu Bett und schlief seelenruhig ein«, notiert der Professor. »Um ein Uhr nachts wurde ich aber aus dem Schlaf durch einen telefonischen Anruf von demselben Berliner Korrespondenten geweckt. Er teilte mir mit, man habe mir soeben in Stockholm den Nobelpreis verliehen. Nun war es mit dem Schlafen allerdings nichts mehr. Ich tat das, was ich bei nächtlichen Schlafpausen schon längere Zeit zu tun pflegte: ich stand auf und spielte Schach mit mir selbst . . .« Und am nächsten Morgen kommt mit einem Ferngespräch aus Stockholm die offizielle Mitteilung.
Seit dem Jahr 1924 also wird nun die Malariatherapie schon in den Kliniken praktiziert. Der Erfolg ist dabei um so sicherer, je früher die Fieberbehandlung aufgenommen wird, am besten bereits in der sogenannten asymptomatischen Phase der Neuro-Syphilis. Zu einer Zeit nämlich, da der Liquor zwar schon eine positive Wassermann-Reaktion und andere Veränderungen – etwa erhöhte Zellzahlen usw. – zeigt, jedoch noch keine weiteren Erkrankungserscheinungen sichtbar sind.
Gerade Wagner von Jaureggs Freund Kyrle kümmert sich inzwischen besonders erfolgreich um Frühfälle, bei denen das paralytische Irresein noch nicht ausgeprägt ist. Eine Kombinationstherapie aus Fieber und Medikamenten bringt dabei bemerkenswerte Behandlungschancen. Wo Paralyse die Nervensubstanz schon mehr oder minder schwer angegrif-

fen hat, kann immerhin noch ein Drittel der Patienten geheilt werden. Ein weiteres Drittel darf mit länger andauernden Remissionen rechnen. Nur für das letzte Drittel scheint auch die hartnäckigste Fiebertherapie nichts oder doch nicht viel zu bringen.

Eine erste größere Bilanz zeigte damals eindrucksvolle Zahlen: von 515 paralytischen Männern können 366, von 162 paralytischen Frauen 157 ihren Beruf wieder aufnehmen. Kontraindiziert ist die Malariatherapie bei Paralytikern mit schweren Herz- und Kreislaufstörungen oder anderen ernsten inneren Erkrankungen.

In der Bierzeitung eines medizinischen Kongresses wurde nach dem in den zwanziger Jahren populären Schlager ›Valencia‹ sogar gedichtet: »Malaria, die Plasmodien sind Kleinodien in der Lues-Therapie.«

Bald schon treten neben die Malariatherapie noch andere Fieber- und Hitzekuren; schließlich ist das Prinzip, Spätfolgen der Syphilis mit Überwärme anzugehen, nicht zuletzt durch Wagner von Jauregg mittlerweile geläufig geworden. Außerdem entdeckte man, daß Erreger des Rückfallfiebers – die ebenfalls zu den Spirochäten gehören –, aus Kolibakterien gewonnene Eiweißpräparate (Pyrifer) oder ein Gemisch abgetöteter Salmonellen ebenfalls zu wirksamen Kuren verwendet werden konnten. Freilich waren dabei – wegen der verschiedenen Konstitutionen der einzelnen Patienten – die Ergebnisse nicht immer genau vorauszuberechnen.

Um die gleiche Zeit versuchten deutsche und amerikanische Forscher, mit Heißluft und heißen Bädern therapeutische Wirkungen zu erreichen. Einige Autoren berichten, nach zehn bis zwanzig solcher heißen Bäder sei nicht nur ein günstiger Einfluß auf Tabes, Lues cerebrospinalis oder Paralyse hervorgerufen worden, sondern auch auf Multiple Sklerose, Myelitis, Polyneuritis, Ischias, chronische Arthritiden und Asthma.

Inzwischen gewann besonders in Amerika das »Maschinenfieber« eine gewisse Bedeutung: von Heizluftkästen, bei denen Überwärmung des Körpers und Endtemperaturen von über 40 Grad eingestellt wurden, führte der Weg zur Kurzwellentherapie; bei ihr werden – ohne weitere Unbequemlichkeiten für die Patienten – unter Schonung der Haut im Innern des Körpers hohe Temperaturen erzeugt. Dieses Kurzwellen-Fieber, das natürlich nicht über 41 Grad hinausgehen darf, schließt Schüttelfröste und toxische Nebenerscheinungen so gut wie aus. Gleichwohl reagiert der Organismus so wie beim Malariafieber: starke Schweißbildung mit größerem Verlust von Chloriden, eine erhöhte Zahl von roten und weißen Blutkörperchen und ein allgemein gesteigerter Stoffwechsel – das sind die Ergebnisse der Hyperthermie.

Es gab viele amerikanische Wissenschaftler, die solch eine Überwärmungstherapie der Malariabehandlung vorzogen. Nach Statistiken aus dem Jahr 1937 wurden damit bei 213 von 734 Paralysekranken vollständige Remissionen und bei 242 Besserungen erzielt. Noch günstigere Resultate sind natürlich bei ausgesprochenen Frühfällen und in Kombination mit Salvarsan-Wismut-Kuren registriert worden: die Remissionen lagen bei 80 Prozent der Fälle. Etwa zehn bis zwanzig Sitzungen – wöchentlich zwei – mit Temperaturen von etwas über 40 Grad wurden dabei als Standardtherapie ermittelt.
Verständlicherweise war der Bereich der Kontraindikationen bei diesem »Maschinenfieber« wesentlich schmäler: wer neben Paralyse gleichzeitig etwa Diabetes hatte, chronische Nephritis oder gar Myokarditis, der brauchte von der Hyperthermie – wie bei der Malariakur – nicht ausgeschlossen zu werden.
Neben den Überwärmungskuren behielt dennoch natürlich auch Wagner von Jaureggs Therapie ihren Platz. Bernhard Dattner, einst der Assistent des Wiener Professors und Verfasser eines viel beachteten Buches über die Bekämpfung der Neuro-Lues, hat vor allem in der Psychiatrischen Abteilung des New Yorker Bellevue-Hospitals die Wiener Schule seines Lehrers fortgeführt.
Auf welche Weise nun das von Mikroorganismen erzeugte Fieber oder die Hyperthermie paralytische Erscheinungen auszumerzen vermögen oder warum viermal so viel syphilitische Männer als Frauen später an Paralyse leiden: alle solche Fragen blieben und bleiben womöglich noch weiterhin offen. Während einige Psychiater vermuteten, daß die hohen Temperaturen die empfindlichen Spirochäten schädigen oder abtöten, glaubten andere, eine Sekundärinfektion führe zur Erhöhung der Abwehrkräfte gegen die syphilitische Verseuchung des Nervensystems. Vielleicht haben beide Thesen etwas für sich.
Heute freilich kommt solchen Fragen ohnehin nur noch historisches Interesse zu. Denn noch während die Psychiatrie ebendiesen Fragen nachging, bahnte sich in der Medizingeschichte eine große Zäsur an, von der für die Therapie zahlreicher Krankheiten ein neues Zeitalter ausgehen sollte. Mitte 1930 veröffentlichte der Professor am Münchener Kaiser-Wilhelm-Institut für Psychiatrie, Franz Jahnel, eine Schrift: ›Die progressive Paralyse, ihre Pathogenese, ihre Diagnose und Therapie‹. Darin widmet er der Malariatherapie u. a. auch das Schlußwort:
»So hat bei einem als unheilbar angesehenen Leiden ein höchst eigenartiges Heilprinzip, die Einimpfung einer anderen Krankheit, Erfolge erzielt, die man sich noch vor 20 Jahren nicht hätte träumen lassen. Wenn

diese Resultate noch nicht in jeder Hinsicht vollkommen sind, so besteht doch die Hoffnung, daß weitere Fortschritte auf diesem Gebiet das von uns ersehnte Ziel erreichen lassen: die endgültige Heilung und gänzliche Verhütung der Paralyse.«

Als Jahnel das schrieb, lag eine Entdeckung, die jene Zäsur der Medizingeschichte markieren sollte, gerade zwei Jahre zurück: Alexander Flemings später berühmt gewordene »verdorbene Pilzkultur«. Fünfzehn Jahre danach steht mit dem Penicillin die neue große Front gegen Infektionskrankheiten. Es wird im Laufe von wenigen Jahren nicht nur Salvarsan bei den frühen Stadien der Syphilis verdrängt haben, sondern auch die Fieberkuren bei Paralyse und Tabes. Auch ohne »Beelzebub« werden Kranke, die bereits an der Schwelle des geistigen und körperlichen Verfalls standen, dem Leben zurückgegeben.

8 Die berühmten Syphilitiker

Friedrich Nietzsche – Absturz in die Maßlosigkeit

Im Jahr 1930 fand sich auf dem Speicher eines Hauses in Hamburg ein Bündel vergilbter Papiere. Es handelte sich um die Krankengeschichte eines Mannes, der über ein Jahrzehnt lang in verschiedenen Irrenanstalten oder zu Hause in Naumburg unter der Pflege seiner Mutter dem Tode entgegengedämmert war. Und obwohl die Ärzte, die dieses bemitleidenswerte menschliche Wrack behandelten, keinen Zweifel an der Diagnose hegten, herrscht noch heute unter der Nachwelt keine einheitliche Meinung über Ursache und Charakter der Krankheit Friedrich Nietzsches. Offenbar können manche, ob Laien oder Ärzte, den Gedanken nicht ertragen, daß einer der größten Geister der neueren Geschichte, ein »Umwerter aller Werte«, an einer Krankheit zugrunde gegangen sein sollte, von der im vorangegangenen Kapitel die Rede war: der progressiven Paralyse.

Nach acht Monaten eines Schaffensrausches, der für das Vorstadium der Paralyse nicht untypisch ist, erlitt Friedrich Nietzsche um die Jahreswende 1888/89 seinen ersten großen Anfall. Schon vorher war er viele Jahre lang von Migräne, Magen- und Darmschmerzen geplagt. Sein Freund Franz Overbeck, Professor für protestantische Theologie in Basel, war Zeuge des ersten paralytischen Anfalls: »Ich erblickte Nietzsche in einer Sofaecke kauernd und lesend – wie sich dann ergab, die letzte Korrektur von ›Nietzsche contra Wagner‹ –, entsetzlich verfallen aussehend. Er stürzte auf mich zu, mich erkennend, und brach in einen Tränenstrom aus, sank dann in Zuckungen aufs Sofa zurück, ich war vor Erschütterung nicht imstande auf den Beinen zu bleiben.«

Nietzsche hat sich nach seinem eigenen Zeugnis 1865 in einem Leipziger Bordell syphilitisch infiziert. Daß es mehr als zwei Jahrzehnte dauerte, bis die nicht ausgeheilte Syphilis begann, sein Gehirn zu zerstören, ist im Fall der Paralyse nichts Ungewöhnliches. Ungewöhnlich hingegen ist, daß das Ende nicht schon nach vier oder fünf Jahren kam, sondern erst

nach einem vollen Jahrzehnt, nämlich am 25. August 1900.
Über die Frage, welche Werke des Philosophen bereits den Stempel der Krankheit erkennen lassen, ist viel geschrieben worden. Nach einer der neuesten Untersuchungen von Dr. Erich Podach ›Nietzsches Werke des Zusammenbruchs‹ zeigen die Schriften ›Nietzsche contra Wagner‹, ›Der Antichrist‹, ›Ecce Homo‹ und die ›Dionysos-Dithyramben‹ Züge der fortschreitenden Gehirnerkrankung.
Erich Podach, der im Jahre 1930 als erster Auszüge aus der Krankengeschichte Nietzsches veröffentlichte, hat wegen seiner redaktionellen Veränderungen und weil er sich als medizinischer Laie an ein solches Unterfangen herangewagt hatte, von den Psychiatern seinerzeit viel Schelte erfahren. Sein Verdienst aber bleibt es, daß er in jahrzehntelanger Arbeit die ausgedehnten Fälschungen bloßgelegt hat, die von Nietzsches Schwester und gewissen Mitarbeitern des Nietzsche-Archivs begangen worden sind. Frau Elisabeth Förster-Nietzsche hat sich sofort nach dem Tode des Bruders als oberste Priesterin eines Nietzsche-Kults etabliert und eine – wie Wilhelm Herzog sie nennt – »abgründig triviale« Nietzsche-Biographie verfaßt. Darin behauptete sie, ihr Bruder sei Zeit seines Lebens keusch geblieben. Bei solcher Askese konnte sich der arme Philosoph natürlich auch nie geschlechtlich infiziert haben, somit also auch nicht an Paralyse zugrunde gegangen sein.
Aber nicht nur das »liebe Lama«, wie Bruder Friedrich seine Schwester Elisabeth in seinen Briefen zu titulieren pflegte, sondern auch eine große Anzahl seiner Biographen und Verehrer wollen die Paralyse Nietzsches nicht wahrhaben. Lieber attestieren sie ihm Schizophrenie, endogene Psychosen der verschiedensten Art, Medikamentenmißbrauch, ja sogar eine nicht von der Syphilis, sondern von Haschisch erzeugte Paralyse.
»Es gibt kaum eine bedeutendere Persönlichkeit des 19. Jahrhunderts, über welche die Meinungen der forschenden Wissenschaft so auseinandergingen und sich so divergent gegenüberstünden wie bei N.(ietzsche)«, heißt es in dem Standardwerk der modernen Psychopathographie von Wilhelm Lange-Eichbaum ›Genie, Irrsinn und Ruhm‹. Und weiter: »Der Fall N. ist somit ein treffliches Beispiel, wie Heroisierung, katathyme Verfärbung bzw. Verdunklung und nicht zuletzt auch grobe Lügen, ebenfalls mit dem Wunsche zu verdunkeln und irrezuführen, herangezogen und benützt wurden, um ein angebetetes Idol nicht antasten zu lassen.« Dank Lange-Eichbaums grundlegender Monographie über die Krankheit Friedrich Nietzsches kann heute freilich über die Diagnose Paralyse kein Zweifel mehr bestehen.
Nach Lange-Eichbaum kann ein Krankheitsverlauf angenommen wer-

den, der, wie gesagt, im Sommer 1865 mit einer luetischen Infektion und dem darauf folgenden Primärstadium beginnt. In diesem Jahr studierte Nietzsche zunächst Theologie in Bonn, entschließt sich aber, sowohl das Studienfach als auch die Universität zu wechseln. Zuvor nimmt er vom 2. bis 6. Juni am Niederrheinischen Musikfest in Köln teil. Dabei besuchte er, wie er seinem Freund Carl von Gersdorff, der sich an der Juristischen Fakultät der Universität zu Göttingen immatrikuliert hat, in einem Brief berichtet, auch ein Bordell.

Bei dieser Gelegenheit könnte sich Nietzsche mit einer Syphilis infiziert haben. Im Juli war er, der allerdings nie über eine besonders robuste Gesundheit verfügte, häufig krank. Er klagt über starken Rheumatismus, der vom Arm über Schulter und Nacken zum Kopf ausstrahlt, und über stechende Kopfschmerzen. Häufig bleibt er wegen seines Zustandes im Bett, während er an besseren Tagen in Bad Ems zur Kur geht. Laut Lange-Eichbaum ist hier eine Hirnhautentzündung im Sekundärstadium anzunehmen.

Am 19. Oktober siedelt er dann wie vorgesehen nach Leipzig über, wo er nun Altphilologie studiert. Nach einer Arbeit aus dem Jahre 1953 über Nietzsches Kindheit und Jugend von Richard Blunck wurde er übrigens schon in seiner Leipziger Zeit von zwei Ärzten gegen Syphilis behandelt. Einige Wissenschaftler neigen auch zu der Meinung, Nietzsche habe sich erst 1866 in Leipzig angesteckt.

Ab 1873 ist Nietzsche, wie Karl Jaspers in einer Einführung in Nietzsches Philosophie betont, »dauernd irgendwie krank«. Er ist inzwischen als bei den Studenten beliebter Professor an der Universität Basel installiert, hat das von seiner Wagner-Verehrung beeinflußte Erstlingswerk ›Die Geburt der Tragödie aus dem Geiste der Musik‹ herausgebracht und erste heftige Kämpfe mit Fachkollegen auszutragen gehabt.

Für seinen physischen Zustand ist ein Brief aus dem Oktober 1875 an einen Freund bezeichnend: »Seit deiner Abreise habe ich mich mühsam durchgeschleppt, mußte alle drei Tage zu Bett liegen . . .«

Solche Klagen reißen von nun an nicht mehr ab. Anfang Februar des folgenden Jahres schreibt er an seine Mutter: »Ich muß jedenfalls etwas tun, die Schwäche nimmt zu sehr überhand . . .«. 1875 plagen ihn in kurzen Abständen Kopfschmerzen und vor allem Erbrechen, was er zunächst auf Magen- oder Gallenleiden zurückführt.

Mitte Januar 1876 schreibt Nietzsche dann: »Am ersten Weihnachtstage gab es . . . einen förmlichen Zusammenbruch, ich durfte nicht mehr zweifeln, daß ich an einem ernsthaften Gehirnleiden mich zu quälen habe . . . Mein Vater starb 36 Jahr an Gehirnentzündung, es ist möglich,

daß es bei mir noch schneller geht.« Die Krankheitssymptome werden schon frühmorgens mit kalten Wassergüssen über den Kopf und tagsüber durch »mehrstündige Eiskappen« behandelt.
Lange-Eichbaum rechnet diese Erscheinungen bereits zu einer tertiären Hirnsyphilis, die bis 1885 nachweisbar sei. In der Tat reißen von nun an Mitteilungen über heftige Anfälle von Kopfschmerzen und Krankheitsperioden nicht mehr ab. So ist etwa für den 4. und 5. September 1876 ein schwerer Anfall von Kopfschmerzen verzeichnet. Auch sieht Nietzsche zur Zeit sehr schlecht und unterzieht sich einer Atropin-Kur.
Während einer Italien-Reise konsultiert Nietzsche, wie der Professor Karl Schlechta in seiner 1975 erschienen Nietzsche-Chronik vermerkt, im Februar 1877 Professor Otto von Schrön von der Medizinischen Fakultät der Universität Neapel, der ihm eine Narcein-Salbe für den Kopf sowie Brom-Natrium und eine bestimmte Diät verschreibt. Von September bis November 1878 erleidet er jeden Sonntag heftig Schmerzanfälle, notiert auch über Weihnachten »Anfall auf Anfall« und schreibt gegen Jahresende in einem Brief: »Vor Erschöpfung halbtot«.
Nachdem er wiederholt nicht mehr zu Vorlesungen fähig war, muß er 1879 schließlich aus Gesundheitsgründen seine Professur in Basel niederlegen. Dies geschieht unter finanziell recht großzügigen Bedingungen. Im gleichen Jahr äußert Cosima Wagner, die Gattin Richard Wagners – mit dem Nietzsche sich inzwischen entzweit hat –, in einem Gespräch, sie habe von der Schwester des Philosophen erfahren, dieser sei geistig krank, bleibe jedoch »dem verstorbenen Nietzsche« treu.
Im Januar 1880 teilt Nietzsche einer engen Bekannten brieflich aus seinem neuen Wohnort Naumburg mit: »Die furchtbare und fast unablässige Marter meines Lebens läßt mich nach dem Ende dürsten, und nach einigen Anzeichen ist mir der erlösende Hirnschlag nahe genug, um hoffen zu dürfen.«
Diesen Januar 1880 sieht Lange-Eichbaum als Höhepunkt der rein neurologischen Hirnsyphilis an, während er vom folgenden Monat bis zum Jahre 1883 schon den ersten paralytischen Schub setzt, der sich durch Euphorie und Expansion äußerte. 1884 sei dann eine bis Ende 1887 andauernde Remission eingetreten. Während dieser Phasen bestanden die Hirnsyphilis, vor allem gekennzeichnet durch Nietzsches Augenleiden, und die Paralyse nebeneinander.
Hauptsächlich in diese Zeit fällt die Arbeit an den vier Teilen von Nietzsches Hauptwerk ›Also sprach Zarathustra‹, dessen erster Teil an zehn Tagen des Januar 1883 niedergeschrieben wurde. Den letzten Teil schloß Nietzsche im Februar 1885 ab. An verschiedenen Orten Italiens

und der Schweiz weilend, steht Nietzsche seiner eigenen Arbeit zunächst sogar mit einer gewissen Skepsis gegenüber. »Ich bin neugierig, ob es irgendeinen Wert hat«, äußert er über den ersten Teil des ›Zarathustra‹ kurz nach Absendung des Manuskripts an den Verleger. 1884 aber schreibt er einem Freund nach Beendigung des dritten Teils: »Ich bilde mir ein, mit diesem Zarathustra die deutsche Sprache zu ihrer Vollendung gebracht zu haben. Es war nach Luther und Goethe noch ein dritter Schritt zu tun.« Oder wenige Monate später: »Ich will die Menschheit zu Entschlüssen drängen, welche über die ganze menschliche Zukunft entscheiden, und es kann so kommen, daß einmal ganze Jahrtausende auf meinen Namen ihre höchsten Gelübde tun.« Solche Maßlosigkeiten des ›Zarathustra‹ setzen sich dann konsequent fort in ›Jenseits von Gut und Böse‹, das 1886 erscheint.

Die Schmerzen und physischen Leiden gehen weiter. Ihnen gesellt sich oft genug auch eine ausgesprochene seelische Depression. Im Frühjahr 1883 etwa äußert Nietzsche Selbstmordgedanken. Ende Juni 1887 schreibt er: »Ohne alle Übertreibung, ich habe jetzt ein Jahr lang nicht einen Tag gehabt, wo ich an Geist und Leib frisch und wohlgemut gewesen wäre. Diese beständige Depression (Tags und auch Nachts) ist schlimmer als jene heftigen und extrem schmerzhaften Crisen, denen ich so oft unterworfen bin.«

An das Ende des Jahres 1887 legt Lange-Eichbaum auch das Ausklingen der Remission und den Beginn eines zweiten Schubes der Paralyse, die nun zunehmend fortschreitet. Im Januar 1889 kommt es in Turin zum vollkommenen Zusammenbruch Nietzsches. Er hat inzwischen noch den ›Antichrist‹ und ›Ecce homo‹ geschrieben.

Euphorie und Größenwahn äußern sich nun aber ganz eindeutig in seinen Briefen. So am 18. Dezember 1888: »Inzwischen geht und steht alles wunderbar. Ich habe nie annähernd eine solche Zeit erlebt, wie von Anfang September bis heute. Die unerhörtesten Aufgaben leicht wie ein Spiel; die Gesundheit, dem Wetter gleich, täglich mit unbändiger Helle heraufkommend ... Die nächsten Jahre steht die Welt auf dem Kopf: nachdem der alte Gott abgedankt ist, werde ich von nun an die Welt regieren ...« Oder am 27. Dezember: »Ich selber arbeite eben an einem Pro memoria für die europäischen Höfe zum Zwecke einer antideutschen Liga. Ich will das ›Reich‹ in ein eisernes Hemd einschnüren und zu einem Verzweiflungs-Krieg provozieren. Ich habe nicht eher die Hände frei, bevor ich nicht den jungen Kaiser, samt Zubehör, in den Händen habe.«

Anfang Januar 1889 schreibt Nietzsche wirre Zettel an die verschiedensten Bekannten. Einer von ihnen, der in Basel wohnende Franz Overbeck, geht mit einem derartigen Brief, den er am 7. Januar erhalten hat, zu dem Basler Psychiater Ludwig Wille. Auf Willes Rat hin reist Overbeck nach Turin und bringt Nietzsche nach Basel. Dort wird der Philosoph am 10. Januar in die Nervenklinik aufgenommen.

Hier nun setzen Dr. Podachs Auszüge aus der – wie eingangs des Kapitels berichtet – offiziellen Krankengeschichte ein. Danach verkündet Nietzsche in der Baseler Klinik, er wolle »morgen das herrlichste Wetter machen«, spricht fortwährend in völlig verworrenen Gedankengängen, ist ständig motorisch erregt, »zuweilen laut singend und johlend«. Dabei fühlt er sich ungemein wohl und gehoben.

Die ersten Untersuchungsbefunde registrieren: »Pupillen different, rechte größer wie die linke (das grammatikalische Gefühl der Psychiater war eben keineswegs größer als einst das von Nietzsche. d. V.), sehr träge reagierend«. Die rechte Nasolabialfalte sei »eine Spur verstrichen«, die Patellarreflexe zeigten sich erhöht. Am 17. Januar ist die Lähmung des linken Gesichtsnervs ausgeprägter. Die eindeutige Diagnose lautet: progressive Paralyse.

Nietzsches Mutter holt zusammen mit zwei Begleitern ihren Sohn am 17. Januar nach Jena. Dort läßt sie ihn in die Psychiatrische Klinik der Universität unter Professor Otto Binswanger aufnehmen. In Jena erkennt man ein »verbreitetes chronisches Ekzem der Genitalien«, auch »mehrfache Drüsenschwellungen, namentlich in der linken Inguinalgegend«. Es werden Grimassenschneiden, sehr lautes Benehmen, Zornanfälle und natürlich Anwandlungen von Größenwahn festgestellt. Nietzsche sieht sich als Friedrich Wilhelm IV., als Herzog von Cumberland und als Kaiser. Ab Mitte April erzählt er von nächtlichen Halluzinationen, die offenbar Gehör, Gesicht und Tastsinn umfassen und »schrecklichste Maschinerien« und »Torturen« vorgaukeln. Die Krankenblätter dokumentieren auch starke Eßlust und eine Desorientierung hinsichtlich Ort und Zeit. Am 26. November wird er vom Amtsgericht zu Jena entmündigt.

In den ersten Monaten von 1890 registrieren die Anstaltsärzte: »Sammelt neuerdings, und zwar zum Teil ganz wertlose Sachen, Papierschnitzel, Lumpen etc.« und stellen fest, daß der Patient an die jüngste Vergangenheit keine Erinnerung mehr besitzt.

Im März 1890 endet der akute Schub der Paralyse. Damit klingt auch die Erregungsphase ab. Da Nietzsche nicht mehr als gefährlich betrachtet wird, darf ihn Ende dieses Monats seine Mutter, die schon lange in Jena ansässig ist, aus der Anstalt zu sich nach Hause holen – erst nach Jena,

dann nach Naumburg –, wo er von nun an als geistiges Wrack in zunehmender Demenz dahindämmert. Dieser Zustand dauert bis zu seinem Tod am 25. August 1900 noch zehn Jahre so gut wie unverändert an. Als es ihm zum Beispiel im Mai 1890, bald nach der Entlassung in die Obhut seiner Mutter, einmal gelang, unbeaufsichtigt das Haus zu verlassen, zog er sich auf offener Straße aus und erklärte, er wolle baden. Ab 1892 konnte er nicht mehr ohne Hilfe essen, sich nicht mehr allein waschen und anziehen. Im Oktober des Jahres treten wieder Wutanfälle auf. 1893 erleidet er eine Rückenversteifung, zu Hause wird er nur noch im Rollstuhl gefahren.
Der Abbau schreitet immer weiter fort. Manchmal Unruhe und Aufschreie, noch häufiger dumpfe Apathie, schließlich auch Krämpfe und Lähmungen. Im April 1897 stirbt die Mutter. Von nun an vegetiert Friedrich in Weimar bei seiner Schwester Elisabeth Förster-Nietzsche. Er wird aber nicht von ihr gepflegt, sondern von Alwine, der Bediensteten der verstorbenen Mutter. Im Mai 1899 übersteht Nietzsche einen stärkeren Schlaganfall. Im Juni ist er einmal anderthalb Tage bewußtlos. Im August 1900 erleidet er einen Katarrh, der sich zur Lungenentzündung auswächst. Sie bringt das Ende seines Leidens.
Viele Jahre vor Lange-Eichbaum, nämlich bereits 1904, hat der Leipziger Nervenarzt Paul Möbius eine Studie ›Über das Pathologische bei Nietzsche‹ veröffentlicht. Möbius vermutet, daß bei dem ohnehin zum Maßlosen und Fanatischen neigenden Philosophen bereits im Januar 1882 eine »Euphorie des Paralytischen« auftrat, die sich schon in der ›Fröhlichen Wissenschaft‹ und vor allem im ›Zarathustra‹ äußert. Dazu Nietzsche in ›Ecce Homo‹ selbst: »Mein Zarathustra! Ich habe mit ihm der Menschheit das größte Geschenk gemacht, das ihr bisher gemacht worden ist . . .« Und in maßlos übersteigender Selbsteinschätzung behauptet er an anderer Stelle: »Vergleiche ich mich nun mit den Menschen, die man bisher als *erste* Menschen ehrte, so ist der Unterschied handgreiflich. Ich rechne diese angeblich ›Ersten‹ nicht einmal zu den Menschen überhaupt; sie sind für mich der Ausschuß der Menschheit, Ausgeburten von Krankheit und rachsüchtigen Instinkten; sie sind lauter unheilvolle, im Grunde unheilbare Unmenschen . . .«
Derlei Sätze grenzenloser Hybris waren es wohl, die den Schweizer Theologen Walter Nigg zu der Meinung brachten: »Nietzsches Versinken in den Wahnsinn war eine innere Notwendigkeit; man kann solche Dinge nicht sagen, wie er es getan hat, und dabei ein ruhiges Alter in aller Gottseligkeit erreichen. Entweder gehen solche Worte in Erfüllung, oder der Mensch geht an ihnen zugrunde.«

Eine solche Auffassung verkennt den Charakter der progressiven Paralyse: Nietzsche ist nicht an noch so großen inneren Konflikten zusammengebrochen, sondern – schlicht gesagt – an dem Unheil, das die Syphilis-Spirochäten in seinem Gehirn angerichtet haben. Es ist noch weitgehend unerforscht, wie stark dabei psychische Prädispositionen eine Rolle spielen mögen, eine außerordentliche Übererregbarkeit der Nerven, der Einfluß schwerer Schlafmittel, zu denen Nietzsche greifen mußte, um Ruhepausen für sein Gehirn zu finden.
Nicht wenige Psychiater nehmen an, daß das Eindringen der Spirochäten im Gehirn hochbegabter Menschen zunächst einen Reiz verursachen könnte, der zu einer Steigerung der Leistungsfähigkeit führen könne, nicht zuletzt deshalb, weil bei der beginnenden Paralyse bestimmte Schranken des Denkens und Fühlens abgebaut würden.
Möbius glaubt sogar, daß Nietzsche einige seiner Werke nicht ohne das Stimulantium der Spirochäten und ihrer Toxine hätte zustande bringen können. Erich Hoffmann, Mitentdecker der Spirochaeta pallida, will bei den Spätwerken des bedeutenden deutschen Malers Alfred Rethel klar den künstlerischen Steigerungseffekt infolge der Krankheit erkennen.
Es überrascht nicht, daß sich Thomas Mann – er hat in seinen ›Buddenbrooks‹ ein meisterhaftes Porträt des Typhus und im ›Zauberberg‹ der Tuberkulose gegeben – des Themas Syphilis-Paralyse-Genialität und Wahnsinn annahm. Zwanzig Jahre trug er diesen dichterischen Vorwurf mit sich herum, bis er schließlich 1944 im kalifornischen Exil eines seiner stärksten Bücher schrieb, den Roman ›Doktor Faustus‹.
Es waren das Volksbuch von Faust, die Briefe des an Paralyse zugrunde gegangenen Komponisten Hugo Wolf und die Veröffentlichung von Podach über ›Nietzsches Zusammenbruch‹, die Thomas Mann in der zunächst »noch sehr nebelhaften Idee« bestärkten, den ›Faustus‹ zu schreiben und dabei der »diabolischen und verderblichen Enthemmung eines – noch jeder Bestimmung entbehrenden, aber offenbar schwierigen – Künstlertums durch Intoxikation« nachzugehen.
Auch der »Faustus« des Thomas Mann schließt seinen »Teufelspakt«, bei dem die Spirochäten sowohl als Werkzeuge für den Prozeß kühnster künstlerischer Entfaltung wie auch für den späteren Untergang dienen. Modell für Adrian Leverkühn, die Hauptgestalt des Romans, ist ganz offensichtlich Friedrich Nietzsche, in einem gewissen Maß wohl auch Hugo Wolf, denn Leverkühn wird nicht als Philosoph und Dichter, sondern als Komponist bezeichnet. In dieser Gestalt versucht Thomas Mann, die dämonischen Ur- und Abgründe der »deutschen Seele« auszuleuchten, das Metaphysische, also das »Faustische«, zu interpretieren.

Heinrich Heine – der Dichter in der Matratzengruft

In seinem französischen Exil war der in Düsseldorf geborene Heine – er hatte Jura studiert und war in Hamburg bei einem Onkel mehr schlecht als recht als Adlatus im Bankgewerbe beschäftigt – 1834 schon eine berühmte literarische Figur geworden, dessen spitze Feder von seinen Widersachern gefürchtet wurde. Alle Salons standen ihm offen.

In seinen Liebesbeziehungen sah Heine recht wenig auf Rang und Stand. Wohl kam es ihm bei dem Reigen seiner Damen auf ein reizvolles Äußeres an, doch im übrigen bekannte er selbst von sich, er sei halt dazu verdammt, nur »das Niedrigste und Törichste zu lieben«. Zynisch – wie bei Heine nicht selten – vermerkt er einmal: »Die Seele könnt ihr behalten, hab selber Seele genug.«

Heines Liaisons mit Mädchen aus niederem Stande waren entsprechend wechselvoll. Vermutlich hat er sich bei einem solchen flüchtigen Kontakt einmal eine syphilitische Infektion zugezogen, deren er sich selbst nicht bewußt wurde.

Als er im Oktober 1834 in einem Schuhgeschäft auf die neunzehnjährige Verkäuferin Eugénie Mirat traf, schien es sich zunächst wieder um eine jener üblichen Verbindungen zu handeln. Wie ihre Vorgängerinnen war auch Eugénie ein schlichtes Gemüt. Sie war, wie Heine es ausdrückte, eine »echte Pariser Grisette, rund, drall, ewig heiter, liebenswürdig, treu und ehrlich«.

Allerdings war dies mit den Augen eines verliebten Mannes gesehen. Heine war nämlich widerfahren, was er selbst kaum für möglich gehalten hätte: der so ironische Weltmann hatte sich auf recht altmodische Weise verliebt. Schon ein halbes Jahr später schreibt er an einen Freund: »Seit Oktober hat nichts für mich die geringste Wichtigkeit, was nicht hierauf (auf Eugénie, d. V.) unmittelbare Beziehung hatte. Alles vernachlässige ich seitdem, niemand sehe ich, und höchstens entfährt mir ein Seufzer, wenn ich an die Freunde denke . . .«

Es ist schon bemerkenswert: das schreibt ein weltgewandter, um nicht zu sagen abgebrühter Mann von einem Mädchen, das, wie der Heine-Biograph Max J. Wolff bemerkt, ein »Spatzengehirn« besaß. Sie sei dumm, kalt und egoistisch gewesen, dazu eitel und putzsüchtig, das Geld gab sie mit vollen Händen aus, von der Arbeit und Leistung Heines aber hatte sie nicht die geringste Ahnung. Eugénie, oder Mathilde, wie Heine sie nannte, war vermutlich nicht einmal ernsthaft in den »Henri« verliebt. Er war für sie vor allem die Quelle eines bequemen Lebens.

Als Heine Mathilde traf, hatte kurz zuvor jene Krankheit stärker eingesetzt, die ihn schließlich ans Bett fesseln sollte und beträchtliche Mittel an Arzt- und Behandlungskosten erforderte. Von späteren Generationen sind Heines Krankheitssymptome recht verschieden gedeutet worden. Es war von einem degenerativen Prozeß der Nervenstränge die Rede, der in der Geschichte der Medizin einzig dastehe. Dann wieder sprach man von spinaler progressiver Muskelatrophie, verbunden mit einer fortschreitenden Entzündung des unteren Rückenmarks und zusätzlichen Sehstörungen. Heute herrscht aber in medizinhistorischen Kreisen die Meinung vor, daß Heine an einer Tabes dorsalis gelitten habe. Übrigens war der Dichter selbst dieser Meinung. Und in der Heine-Biographie von Ludwig Marcuse, die zum ersten Mal 1960 erschien, ist ausdrücklich von einer Rückenmarksschwindsucht die Rede. Professor Hans Schadewaldt, Direktor des Instituts für Geschichte der Medizin der Universität Düsseldorf, ist sich – wie er dem Verfasser mitteilte – hingegen sicher, daß Heine nicht an einer Tabes starb, sondern an einer degenerativen Systemerkrankung des Rückenmarks dahinsiechte.
Die ersten Anzeichen stellten sich schon 1832 ein. Bis dahin kannte Heine nur Anfälle heftiger Kopfschmerzen. Nun aber kam es zu Schwäche- und Lähmungserscheinungen beider Arme, vornehmlich der linken Hand. Von einer Lähmung zweier Finger an der linken Hand abgesehen, bildeten sich diese Beschwerden später wieder zurück.
1837 traten vorübergehend Sehstörungen auf beiden Augen auf, rechts eine Erblindung, verbunden mit einer Pupillenerweiterung, links eine Schwachsichtigkeit. Auch hier gelang es Heines Arzt, Dr. Julius Sichel, die Sehkraft in kurzer Zeit wiederherzustellen. Die Störungen kehrten von Zeit zu Zeit wieder. Heine behielt jedoch bis in seine letzten Tage das Augenlicht. Bis zu seinem Ende konnte er, wenn auch unter größter Anstrengung, sogar schreiben.
Von 1843 an verschlechtert Heines Zustand sich unaufhaltsam. Über dem linken Augen spürt er einen Druck, das linke Augenlid senkt sich. Es bleibt ab 1845 total verschlossen. Die linke Körperhälfte wird gefühllos, die Gesichtsmuskeln erschlaffen, Wange und Mundwinkel der linken Seite hängen herab, es kommt zu Speichelfluß. Sprechen, Kauen und Schlucken sind erschwert. Auch das rechte Augenlid sinkt herab, schließt sich aber bis zum Ende nicht vollkommen.
Es beginnen Lähmungen des Oberkörpers. »Meine Lähmung«, schreibt er im März 1845 an seinen Verleger Julius Campe in Hamburg, »zieht sich . . . über die Brust.«
Im Juli 1845 werden die Lähmungen vorübergehend sehr stark. Heine

muß das Bett hüten. Am Ende des Monats kann er wieder aufstehen und bagatellisiert seinem Verleger Campe gegenüber seine Situation sogar. »Zu dem Augenübel hat sich zwar auch eine Lähmung des Oberleibs gesellt«, schreibt Heine, aber trotzdem sei sein Gesundheitszustand durchaus nicht so trostlos, wie man in Deutschland annehme.
Noch ist sein Optimismus groß. Gelegentliche Besserungen lassen scheinbar hoffen. Doch dann folgt Enttäuschung auf Enttäuschung. Ab 1846 magert Heine immer weiter ab. Die Lähmung beider Beine verschlimmert sich. Heine empfindet sie wie »Baumwolle«. Wolff schildert die Lage in seiner Heine-Biographie: »Das Jahr 1848 fand ihn als einen todkranken gebrochenen Menschen. Er war zum Skelett abgemagert, schleppte sich mühsam an einem Stock durch die Straßen von Paris, das eine Auge war ganz geschlossen, das andere hielt er mit Mühe offen. ›Ein dürrer, einäugiger Hannibal‹, spottete er selber.«
Heine begibt sich im Februar 1848 in ein Pariser Sanatorium. Er muß es jedoch Anfang Mai schon wieder verlassen. Die Kosten sind zu hoch. Seinen Verleger informiert er: »Ich bin seit einigen Wochen kränker als je . . . seit 20 Tagen sind meine Kinnladen gelähmt, kann ohne Krämpfe nur halb hörbar wenig sprechen . . . Mein Kopf ist frei, geistesklar, sogar heiter. Auch mein Herz ist gesund, fast lebenssüchtig, lebensgierig gesund – und der Leib so gelähmt, so makulaturig. Bin wie lebendig begraben.«
Die letzte Bemerkung sollte sich leider bewahrheiten. Nur wenige Wochen später wird er tatsächlich zu einer Art lebenden Leichnams. Er kann das Bett nicht mehr verlassen, es sei denn, man trägt ihn, etwa bei Umzügen in eine andere Wohnung, mühsam davon. Von nun an verbringt er acht lange Jahre bis zu seinem Tode in seiner »Matratzengruft«, wie er selbst sein Leidenslager mit Galgenhumor ironisiert.
Im Juni 1848 meldet Heine an seinen Verleger Campe: »Meine Krankheit hat zugenommen in einem fürchterlichen Grade. Seit 8 Tagen bin ich ganz und gar gelähmt . . . Die schrecklichsten Krämpfe. Auch meine rechte Hand fängt an zu sterben.« Einen Monat später heißt es: »Meine Krankheit wird täglich unerträglicher, und ich schreibe nur mit äußerster Anstrengung.« Und einen Monat später an die Schwester: »Ich habe die martervollsten Krämpfe manchmal zu ertragen und bin dabei wie ein gefesselter Mensch.«
Im April 1849 erwähnt Heine seine Krankheit sogar in aller Öffentlichkeit. In einem Artikel für die »Allgemeine Zeitung« in Mainz, für die er schon seit Jahren als Pariser Korrespondent tätig war, schreibt er: »Ich lasse dahingestellt sein, ob man meine Krankheit bei ihrem rechten Na-

men genannt hat, ob sie eine Familienkrankheit (eine Krankheit, die man der Familie verdankt) oder eine jener Privatkrankheiten ist, woran der Deutsche, der im Auslande privatisiert, zu leiden pflegt, ob sie ein französisches ramollissement de la moelle épinière oder eine deutsche Rückgratschwindsucht ist – so viel weiß ich, daß sie eine sehr garstige Krankheit ist, die mich Tag und Nacht foltert und nicht bloß mein Nervensystem, sondern auch das Gedankensystem bedenklich zerrüttet hat.«

Wenn Heine hier einen Einfluß auf sein Gedankensystem erwähnt, so spielt er damit lediglich auf einen Wandel des bisherigen Freigeistes zur Religiosität an, nicht aber auf geistige Schwäche. Denn eines steht fest: bis zum Ende blieb Heine geistig völlig auf der Höhe. Er setzt sein literarisches Schaffen mit bewundernswerter Zähigkeit fort. Jahr für Jahr entstehen Gedichte, die dann vornehmlich in dem Band ›Romanzero‹ zusammengefaßt werden, und noch im Todesjahr 1856 arbeitet Heine an ›Reisebilder‹ und ›Memoiren‹.

»Nur zwei Tröstungen sind mir geblieben«, heißt es schon 1849, »und sitzen kosend an meinem Bette: meine französische Hausfrau (gemeint ist natürlich Mathilde, d. V.) und die deutsche Muse.« Nur in wenigen Fällen wird die Krankheit im Werk direkt erwähnt. So zum Beispiel in dem Gedicht ›Miserere‹. Dort stehen die Zeilen:

»Schon sieben Jahre mit herben
Qualvollen Gebresten wälz' ich mich
Am Boden, und kann nicht sterben.

O Gott, verkürze meine Qual,
Damit man mich bald begrabe;
Du weißt ja, daß ich kein Talent
Zum Martyrium habe.«

Doch sogar in der Matratzengruft bleibt Heine noch der große Streiter und Polemiker. Wie eh und je ist er mitten im Gewühl der literarisch-politischen Fehde. Auch jetzt wünscht er seinen Feinden von Herzen alles Üble, vor allem die Leiden, die ihn selbst plagen. Unter seinen letzten Gedichten findet sich die Strophe:

»Ich vermach' euch die Koliken,
Die den Bauch wie Zangen zwicken,
Harnbeschwerden, die perfiden
Preußischen Hämorrhoiden.

Meine Krämpfe sollt ihr haben,
Speichelfluß und Gliederzucken,
Knochendarre in dem Rucken,
Lauter schöne Gottesgaben.«

In diesen lyrischen Aufschrei mischt sich die Pein, die Heine noch über Jahre hinweg auszuhalten hat. Am 17. Februar 1856 schließlich, nach tagelangen Anfällen von Erbrechen unklarer Art, erlöst der Tod den Dichter.

Woher stammt Schopenhauers Weiberhaß?

Der Mann, der sowohl Nietzsche als auch Heine tief beeinflußt hat, litt möglicherweise auch an Syphilis: Arthur Schopenhauer, der Philosoph des Pessimismus und in den Augen der Welt einer der größten Frauenhasser der Geschichte. Sein berühmtes ›Traktat über die Weiber‹ endet mit dem bösen Schluß: »Dass das Weib, seiner Natur nach zum Gehorchen bestimmt sei, und dass eine jede, welche in die ihr naturwidrige Lage gänzlicher Unabhängigkeit versetzt wird, sich alsbald irgend einem Manne anschliesst, von dem sie sich lenken und beherrschen lässt; weil sie eines Herrn bedarf. Ist sie jung, so ist es ein Liebhaber; ist sie alt, ein Beichtvater . . .«

Der Berliner Dermatologe Iwan Bloch, der große Verfechter der Kolumbustheorie der Syphilis, hat sich 1905 ausführlich mit der Krankheit beschäftigt, an der Schopenhauer 1823 in München fast ein Jahr litt.

Aufgrund von Quecksilber-Rezepten, die sich im Nachlaß Schopenhauers fanden, und anderer Indizien glaubt Bloch auf eine Syphilis schließen zu können. Diese Krankheit habe den Philosophen zu jenem gallbitteren Weiberhasser gemacht, als den ihn die Welt kennt. »Er hat erst die ganze Tragik der Wollust, den Dämon des Geschlechtstriebes, die ›Feindschaft‹ der Liebe am eigenen Leibe empfinden müssen, ehe ihm die volle Bedeutung der asketischen Idee aufging . . .«, schrieb Bloch.

Bloch hat mit dieser These, wie zu erwarten, heftigen Widerspruch geerntet. Vor allem Dr. Julius Wolf, Obertshausen, meldete sich 1906 schon wenige Wochen nach Bloch in der ›Münchener Medizinischen Wochenschrift‹ zu Wort. Dabei kommt es ihm weniger darauf an, die Syphilis Schopenhauers zu bestreiten, als ihren Einfluß auf das Schaffen des Philosophen zu verneinen. »Schopenhauer«, so schreibt Wolf, »stand im Jahre 1823 in seinem 35. Lebensjahre. Es ist aber durch authentische biographische Daten bewiesen, daß sich bei ihm schon in frühester Jugend ein elementarer Hang zu trübsinnigem Philosophieren bemerkbar machte, und eine eingehende Beschäftigung mit der geistigen Eigenart, dem Charakter und dem Lebensgang des genialen Mannes läßt keinen Zweifel darüber aufkommen, daß sein Pessimismus lediglich aus seiner angeborenen psychopathischen Veranlagung emporgewachsen ist.«

Daß bei Schopenhauers Haß gegen alle Weiblichkeit sein unglückliches Verhältnis zu seiner Mutter mitspielte, steht außer Zweifel. Er hat ihr nie vergessen, wie schlecht sie seinen Vater – der vermutlich durch Selbstmord endete – behandelte und daß sie sich sehr bald nach dessen Tod einen Liebhaber nahm. Auch ihre endlosen Geselligkeiten irritierten den Sohn. Die Mutter, die auch schriftstellerte und in ihrem Salon regelmäßig sogar Goethe begrüßen durfte, wies ihren Sohn im Jahre 1807 sogar aus dem Hause. Sie konnte, wie sie schrieb, seine Klagen, seine »bizarren Urteile, die wie Orakelsprüche von ihm ausgesprochen würden«, nicht mehr ertragen.

Die Tatsache, daß der erste Band von Schopenhauers Hauptwerk ›Die Welt als Wille und Vorstellung‹, in dem sein philosophisches System des Pessimismus und der Askese bereits voll ausgeprägt ist, schon im Jahre 1819 erschien, spricht in der Tat etwas gegen die These Blochs.

Auf der anderen Seite besteht zwischen Blochs Ansicht und der seiner Gegner durchaus kein absoluter Widerspruch. So richtig es zweifellos ist, daß Schopenhauer von Jugend an zu starkem Pessimismus und zu einer gewissen Frauenverachtung neigte, so ist doch gut denkbar, daß eine syphilitische Erkrankung diese ohnehin vorhandenen Züge noch vehement steigerte. Schopenhauer war in seiner Jugend ein Mann von starker Sinnlichkeit und sexuellen Genüssen durchaus nicht abgeneigt. Seine Biographen wissen von mehreren Verhältnissen zu berichten, so etwa von einer Beziehung zu der Berliner Choristin Caroline Richter, genannt Medon. Schopenhauer hat sie sogar in seinem Testament bedacht.

Auf einer Reise durch Italien verliebt er sich in eine junge Dame, die ihn tief beeindruckt. Ihretwegen verzichtet er sogar auf einen Besuch bei Lord Byron, für den ihn Goethe mit einem Empfehlungsschreiben versehen hatte. In einem Brief an seine Schwester Adele schwärmt er so sehr von dieser Signorina Theresa, daß Adele von einer bei ihrem Bruder ungewohnt »wunderbar weichen Stimmung« spricht. Wilhelm von Gwinner, einer der Biographen, schreibt dazu: »Noch im späten Alter überkam ihn eine weiche Stimmung, wenn er von Venedig sprach, wo die Zauberarme der Liebe ihn umstrickt hielten, bis die innere Stimme ihm

gebot, sich loszureißen und seinen Weg allein weiter zu wandeln.«
Weit gewichtiger als die Meinung von Wolf und anderen ist die Vermutung Paul Möbius', des Leipziger Nervenarztes und Begründers der Psychopathographie, zu nehmen, wonach Schopenhauer 1823 in München möglicherweise an Typhus gelitten habe. Auch hätten hyperplastische Veränderungen im Gehirn des Philosophen zu seinen vielen »Wunderlichkeiten, Schroffheiten, Maßlosigkeiten«, der »rücksichtslosen Heftigkeit« und dem Mißtrauen geführt. Möbius räumt allerdings ein, daß er zu wenig über Schopenhauers Krankheit wisse, um ein endgültiges Urteil fällen zu können.
Schopenhauers eigenen Berichten über seine Münchner Zeit ist nur zu entnehmen, daß er dort an mehreren Krankheiten litt, von denen eine offensichtlich seine Hörfähigkeit zeitweilig beeinträchtigte. Sicher ist auch, daß er zu jener Zeit eine seiner tiefsten Depressionen durchlebte.
In keinem Fall kann die Syphilis bei Schopenhauer – wenn man Blochs These akzeptiert – wie bei Nietzsche oder Heine die zerebrospinale Sphäre angegriffen haben. Sie hat auch sein Leben nicht verkürzt. Schopenhauer, der seit 1831 in Frankfurt, Haus zur Schönen Aussicht am Mainufer, lebte und dort noch späten Ruhm genießen durfte, starb 1860 an einer Lungenentzündung. Er wurde, bis in seine letzten Lebenstage bei guter geistiger und körperlicher Gesundheit, 71 Jahre alt.
Noch 1858 hatte Schopenhauer die ihm zu seinem siebzigsten Geburtstag angebotene Mitgliedschaft in der Königlichen Akademie der Wissenschaften in Berlin abgelehnt. Das war, nach allem, was der Philosoph von der Schul-Philosophie hielt, die ihn so lange nicht zur Kenntnis genommen hat, nur konsequent. Etwas weniger konsequent war der »Große alte Kater« in seinen Beziehungen zum weiblichen Geschlecht, zumindest wenn man einen Brief als echt unterstellen darf, den er – wiederum nach Bloch – in seinen späten Frankfurter Jahren an den Magistrat dieser Stadt schrieb. Darin führte Schopenhauer lebhafte Klage über die unhygienischen Verhältnisse im Frankfurter Bordell, wo er sich eine – wenn auch nicht sehr bedeutende – venerische Infektion geholt habe.

Der kranke Lenau

Nikolaus Niembsch Edler von Strehlenau, der sich Lenau nannte, ist 1850 mit nur 48 Jahren in der Irrenanstalt Oberdöbling bei Wien an Paralyse gestorben. Dort hat er die letzten vier Jahre seines Lebens – in je-

der Hinsicht fern von aller Welt – zugebracht.
Sein Vater war ein Psychopath, Trinker und Spieler. Als er mit 29 Jahren starb, war Lenau, 1802 in Csatád (Ungarn) geboren, erst fünf Jahre alt. Die Mutter, bei der sich hysterische Züge finden, liebte ihren Sohn leidenschaftlich und versuchte, ihm mit allen Mitteln eine gute Erziehung angedeihen zu lassen. Der Junge macht ein ausgezeichnetes Abitur. Doch in der Folge offenbart sich sein unsteter Geist, er wechselt von Studium zu Studium – bei dem letzten handelt es sich um Medizin –, ohne eines davon mit einem Examen abzuschließen. Vielmehr entdeckt Lenau seine großen lyrischen Fähigkeiten; er findet in Stuttgart Anschluß an den Schwäbischen Dichterkreis, zu dem Ludwig Uhland und Gustav Schwab gehören. Sie verschaffen Lenau die ersten Beziehungen zu dem Verleger Johann Friedrich Cotta.
Kurz vorher hatte Lenau in Wien seine erste große Liebe gefunden. Seinem Freund Fritz Kleye schreibt er darüber im Dezember 1823 emphatisch: ». . . Freund! ich liebe! einem armen, vaterlosen, verlassenen Mädchen, von fünfzehn Jahren, ohne eigentliche Bildung, aber mit Anlagen, die sie zur schönsten Bildung fähig machen, schenkte ich mein Herz mit dem festen Entschlusse, es nicht wieder zurückzunehmen . . . Ihre Gestalt ist sehr anziehend, ihr Grundzug des Charakters tiefes Gefühl, Hang zu liebenswürdiger Schwärmerei, angeborener Sinn fürs Schöne und Schickliche.«
Dieses Fräulein, dem Lenau in den Jahren um 1825 alle seine Gedichte widmet, kommt bei seinen späteren Biographen nicht sehr gut weg. Manche verschweigen ihren Familiennamen gänzlich, alle jedoch sind sich darin einig, daß sich Bertha Hauer, so hieß sie nämlich, Lenaus als gänzlich unwürdig erwies.
Nicht nur Bertha, von der Lenau ein Kind – und nach dem Urteil einiger Autoren auch seine Syphilis – erhielt, spielte im Leben des extremen Stimmungen unterworfenen Lyrikers eine große Rolle. Im Stuttgarter Dichterkreis ist es später Charlotte Gmelin, eine Nichte von Gustav Schwab, in Wien Sophie Löwenthal, die Gattin des Generaldirektors des österreichischen Postwesens Max Löwenthal, von der Niembsch-Lenau sein Leben lang nicht loskommen wird. »Sopherl« – wie er sie manchmal nennen darf – widmet er viele Jahre lang seine schönsten Gedichte.
Erst kurz vor dem Ausbruch seiner Krankheit möchte sich Lenau von diesem für ihn verhängnisvollen, unerfüllten Verhältnis durch Heirat mit einer anderen befreien. Zuerst ist es die Sopranistin Karoline Unger und später ein Fräulein Marie Behrends, die er sich dazu erwählen will. Marie Behrends lernt er zufällig in einem Baden-Badener Hotel kennen,

reist ihr nach Frankfurt nach und verlobt sich mit ihr. Zur Vorbereitung der Heirat versucht er sogar seine heillos verworrenen finanziellen Verhältnisse zu klären. Obwohl er auf der einen Seite aller Welt jubelnd von seinen Heiratsplänen berichtet, leidet er tief an der Trennung von Sophie Löwenthal.

Zum seelischen Leiden gesellt sich in diesem Oktober des Jahres 1844 auch das körperliche. In einem Brief, den Lenau an Sophie schickt, berichtet er von dem Schlag, der ihn getroffen habe, von Zuckungen im Gesicht mit starkem Nachtschweiß. Romantisch-melancholisch, wie Lenau nun einmal ist, findet er auch an dieser Situation noch einen Reiz: »Wenn ich nachts erwache und meine Wange, die kranke, berühre, so faßt mich zwar eine große Wehmut über diesen ersten Versuch des Todes an meinem Leibe; doch gewährt es mir auch ein heimliches melancholisches Vergnügen, mit dem Tode in einen näheren Rapport getreten zu sein.«

Noch hofft der Dichter, daß sich sein Leiden allmählich wieder bessern werde. Wenn ihn nur nicht immer wieder diese bleierne Müdigkeit überkäme. »O Ruhe! wie sehn' ich mich nach dir! Matt bin ich, wie ich's noch nie gewesen, müd' bin ich, als brauchte ich Jahrhunderte um mich auszuschlafen; so recht von Herzen zerschlagen bin ich, liebste Sophie!« schreibt er am 6. Oktober. Schon erwägt er, sich von den Heiratsplänen mit Marie Behrends wieder zurückzuziehen. »Wenn ich gestern schrieb, daß an meinem Entschluße, entschieden zurückzutreten, nur noch wenig fehle, so ist das *so* zu verstehen. Ich zweifelte noch, ob ich aus Schonung für Marie nicht vorerst bloß einen Aufschub der Hochzeit aussprechen sollte und den entschiedenen Rücktritt erst im Frühjahr, nach allmählicher Vorbereitung. In meinem Herzen stand dieser Entschluß im Augenblicke fest, nachdem ich getroffen war; doch hielt mich eine gewisse ritterliche Scheu für meine arme Braut zurück, ihn früher, und selbst gegen Sie, teure Sophie, laut werden zu lassen. Wer mich kennt, wird mich gerecht finden, wird auch anerkennen, daß es jetzt Wahnsinn wäre zu heiraten. Bessere Nerven und eine sanftere Gemütsart krieg' ich nicht mehr in diesem Leben, und würd' ich in meinen beschränkten Umständen heiraten, so würde ich einem Heer von Affekten Türen und Tore öffnen, und mein Verderben wäre gewiß . . .« Zwischendurch folgen ein paar Tage, in denen Lenau eine kleine Besserung registrieren kann: »Ich bekomme meine Gedanken schon wieder mehr in meine Gewalt, verspreche mich auch nicht so häufig wie die Tage her, wo ich zum Beispiel statt ›im höchsten Grad‹ immer sagte, im ›tiefsten Grade‹; und das Wort Skrupel nur nach wiederholten Bemühungen herausbrachte.«

Am 12. Oktober erhält Lenau einen Brief von Sophie, der ihn sehr erregt. Er antwortet noch am selben Nachmittag.
In dem Brief heißt es u. a.: »Gottlob, ich werde wieder gesund! Heute Nacht hatte ich gar keinen Schweiß mehr, womit die Natur ein freundliches und erfreuliches Signal gegeben hat, daß sie mich wieder herstellen wolle. Auch haben sich meine Kräfte von gestern auf heute wunderbar gehoben und ich hege die zuversichtliche Hoffnung, daß ich in kurzer Zeit völlig genesen sein werde . . .«
Wenige Stunden später, gegen halb zehn Uhr abends, packt ihn ein Anfall. Er tobt, schlägt mit den Fäusten gegen sich, wird von Angst und Verzweiflung ergriffen, verbrennt in einer Waschschüssel wichtige Papiere. Einige Tage darauf will er sich auf offener Straße ausziehen und hinlegen. Dann unternimmt er den ersten Selbstmordversuch – er will sich erdrosseln.
Ein anderes Mal verkündet er, er werde noch am selben Tag um sieben Uhr abends sterben. Er zieht sich weiß an und erwartet den Tod mit gefalteten Händen. Er segnet seine Freunde und will von ihnen für immer Abschied nehmen. Über Sophie bemerkt er: »Sie ist mein Glück und meine Wunde.« Dann wird er wieder tobsüchtig. Er läuft auf die Straße und schreit gellend: »Aufruhr! Freiheit! Hilfe! Feuer!«
Manchmal hält sich Lenau für den König von Ungarn. An anderen Tagen ist er weitgehend bei klarem Bewußtsein, spielt Geige, betet inbrünstig, wird dann verwirrt und beginnt plötzlich zu toben.
Die Ärzte beschließen, den Kranken in die Irrenanstalt Winnenthal in der Nähe von Stuttgart zu bringen. Dort kann er bisweilen noch seine Freunde aus dem Schwäbischen Dichterkreis empfangen; manchmal allerdings, so erfahren seine Gefährten bestürzt, erkennt er sie nicht mehr; er macht einen ängstlichen, verschreckten Eindruck.
Karl Mayer, einer seiner Freunde, der ihn am 22. August 1846 besucht, berichtet: »Er lag in seiner Zelle auf dem Bette, eine gestandene Milch essend, und gab kein Zeichen des Wiedererkennens. Auf Zellers Bitte (Hofrat Dr. Zeller war der Arzt, der ihn in Winnenthal behandelte) ließ er sich anziehen und folgte uns, aber ohne ein Wort zu sprechen, auch sichtbar ängstlich, und uns immer noch zu entgehen suchend. Auf einige Fragen: ob er mich noch kenne, noch an die Meinigen denke? usw., antwortete er mit einem leisen Ja, gab mir auch auf meine Bitte die Hand und erwiderte meinen Kuß beim Abschied. Dann aber ging Zeller noch einmal zu ihm in die Zelle, stellte ihm vor, daß er ja gar nicht mit mir gesprochen habe, und erhielt seine Bewilligung, daß ich noch einmal eintreten dürfte. Nun war er klarer; er sagte mit Zuversicht: ›Ich werde hier

genesen. Ich werde mich wieder zu meinem Gebet machen, das aber werd' ich heimlich tun. Wir müssen uns bald wiedersehen, bald, bald. Ich werde zu Dir und Uhland nach Tübingen kommen.‹ Zum Abschied sagte er mir mit erwärmten Blick: ›Leb wohl, lieber Mayer!‹. Ich mußte bitterlich weinen, als ich ihn verließ . . .«
Immer häufiger freilich müssen die Ärzte von Besuchen abraten. Sie erregen den Kranken zu sehr. Hofrat Zeller, der offensichtlich am Anfang die paralytische Natur der Krankheit nicht erkannt hatte, schreibt am 19. März 1847 an Lenaus Schwager: ». . . Von eigentlicher Abstumpfung zu reden wäre man wohl nicht berechtigt, aber das Bild der Abstumpfung ist in leisem Anstriche vorhanden, es rührt wohl von der Gemütsdepression und von der Geistesverwirrung, nicht von Krafterschöpfung her.«
Nachdem Lenau dreieinhalb Jahre lang in Winnenthal gewesen ist, beschließen seine Freunde, ihn in die Privat-Irrenanstalt des Dr. Goergen in Oberdöbling bei Wien zu bringen. Ein neuer Aufenthalt, Luftveränderung und Rückkehr in die österreichische Heimat sollen dem Dichter gut tun. Sein Schwager Anton Xaver Schurz und ein Wärter von Winnenthal übernehmen es, Lenau nach Österreich zu bringen.
Der erste Teil der Reise verläuft gut. Dann wird der Kranke unruhig; er fängt an, um sich zu schlagen. In einer biographischen Skizze, die sich auf die Erinnerungen von Schurz stützt, schreibt G. Emil Barthel: »In Regensburg selbst brach am Abend des 13. Mai der furchtbare Sturm des Tobsinns los: der Kranke zerschlug Stühle, und nachdem ihn der Wärter mit Hilfe des Hausknechts im Gasthofe die Zwangsjacke angelegt hatte, schrie der Unglückliche, regungslos im Bette liegend, entsetzlich, dann weinte und wimmerte er herzzerbrechend, dann ging er wieder in ein schallendes, ausgelassens Gelächter über und stieß wilde Gotteslästerungen und garstige Zoten aus. In der Folge dessen erhob der Schiffskapitän im unteren Zimmer, vom Geschrei des Tobenden erschreckt, Einsprache gegen dessen Mitnahme am bevorstehenden Morgen.«
Gegen Morgen ist Lenau erschöpft. Er ist nun völlig ruhig. Die Fahrt auf der Donau bis Linz kann fortgesetzt werden. »Nur einmal« – so berichtet Barthel weiter –, »wahrscheinlich bei Deggendorf, richtete sich der Kranke im Bett auf und blickte durch die runden Schiffsfensterchen ins Land hinaus. Als ihm aus der weiten Ferne die blauen Berge des Bayerischen Waldes entgegentraten, rief er freudig: ›Hochgebirg'? – Wirklich? – Eine Wiese? – Eine grüne Wiese! – Niems (so, wie ein lallendes Kind, sprach er seinen Namen in der Krankheit gewöhnlich aus) hüpft darauf – Das ist eine Eiche, hohe Eiche.‹ Auf einer dem Ufer nahen Aue weideten Kühe. Da rief er entzückt: ›Hirsche! schöne Hirsche.‹ Gleich darauf

aber stöhnte er entsetzt: ›Dort tragen sie eine Leiche.‹ Seine Begleiter ziehen schnell die Vorhänge zu und beruhigen den erregten Dichter.«
Am 16. Mai, dem Sophientag, verlassen Lenau, Schurz und der Wärter das Dampfschiff »Sophie«, mit dem sie gekommen sind. Sie fahren von Nußdorf nach Oberdöbling in die Irrenanstalt von Dr. Goergen. Der Dichter kannte Goergen schon seit vielen Jahren, er war sogar einmal mit ihm zusammen hinaus nach Oberdöbling gefahren. Der Arzt hatte damals Lenau eingeladen, die Anstalt zu besuchen. Doch der hatte energisch abgelehnt. »Nein, nein«, winkte er ab. Er fügte hinzu: »Ihr kriegt mich vielleicht ohnedies einst hinein!«
Die Ärzte, unter ihnen der Dichter Ernst von Feuchtersleben, diagnostizierten bei dem Kranken nun einwandfrei progressive Paralyse. Der Verfall nimmt zu, die geistigen Fähigkeiten Lenaus nehmen rapide ab. Am 22. August 1850 um sechs Uhr morgens stirbt Lenau in den Armen seines Schwagers. Seine letzten, verständlichen Worte waren: »Der arme Niems ist sehr unglücklich . . .«
Die Sektion ergibt einen Gehirnschwund, also Paralyse. Die Zeitgenossen freilich werten dies nicht als Folge eines syphilitischen Prozesses. Die Zusammenhänge zwischen Paralyse und Syphilis sind ja noch weitgehend unerforscht.

Der Gespenster-Hoffmann von Berlin

An dem Tag, an dem Heinrich Heine in der Mauerstraße 51 zu Berlin an einer – später nie abgeschlossenen – Arbeit über das historische Staatsrecht des germanischen Mittelalters schreibt, stirbt in derselben Stadt in der Taubenstraße 31 ein berühmter Dichter an jener Krankheit, die mehr als dreißig Jahre danach auch – wie von vielen angenommen wird – die Leiden Heines hervorrufen wird: an der Tabes, der Rückenmarksschwindsucht. Es ist Ernst Theodor Wilhelm Hoffmann.
Hoffmann war nicht so sehr wegen seiner Tätigkeit als Kammergerichtsrat, sondern als Musikkritiker und Komponist bekannt geworden. Er hat, so wie nach ihm Albert Lortzing mit größerem Publikumserfolg, eine Oper »Undine« geschrieben. Seinen Ruhm verdankt er aber seinem dichterischen Werk. Man sprach von Hoffmann als dem »Gespenster-Hoffmann«, weil seine zahlreichen Novellen hauptsächlich Geistergeschichten darstellen.
Die von Hoffmann erdachten Figuren waren höchst skurril – doch ebenso ihr Autor. Aufgezogen von einer hysterischen Mutter, die der

Ehemann bereits verlassen hatte, sowie einer Großmutter und einer Tante, trat Hoffmann nach dem Jurastudium an der Universität seiner Heimatstadt Königsberg zunächst in den preußischen Staatsdienst ein. Er landete als Assessor und Beisitzer der Regierung in Posen. Als er auf einer Faschingsredoute von ihm gezeichnete Karikaturen stadtbekannter Persönlichkeiten verteilen ließ, wurde er in das polnische Provinznest Plozk strafversetzt.
Hoffmann heiratete vor seiner Übersiedlung eine Polin, Tochter des Bürgermeisters und Stadtpräsidenten in Posen. Schon zwei Jahre später, 1804, hat seine »Verbannung« ein Ende. Er geht als Regierungsrat nach Warschau. Dort beteiligt er sich nun eifrig am kulturellen Leben. Die glückliche Warschauer Zeit endet 1806, als die französischen Truppen die Stadt besetzen und die preußischen Regierungsämter auflösen.
Hoffmann reist nach Berlin. Dort erfährt er, daß unter den politischen Umständen nicht mit einer Staatsanstellung zu rechnen sei. Vorerst muß also eine Weile lang die Kunst ihren Mann und die Familie ernähren. Im September 1808 wird er Kapellmeister und Komponist am Bamberger Theater. Ende September 1814 kehrt Hoffmann – er hat inzwischen auch als Schriftsteller Beachtung gefunden – nach Berlin zurück. Im Mai 1816 wird er schließlich zum Kammergerichtsrat ernannt.
Die restlichen sechs Jahre seines Lebens verlaufen, beruflich gesehen, in gutbürgerlichen Bahnen. Privat allerdings zeigt der komponierende und dichtende Jurist exzentrische Züge. Wie seltsam sich Hoffmann – der seine Vornamen Ernst Theodor Wilhelm als verehrungsvolle Geste gegenüber dem von ihm so geliebten Mozart übrigens in Ernst Theodor Amadeus änderte – zuweilen benehmen konnte, ist von dem Novellisten Friedrich Laun, der den Kollegen zuweilen in einem Kaffeehaus beobachten konnte, bezeugt. »In einem der Zimmer fiel mir ein kleiner, in der Regel die eine Ecke einnehmender Mann auf. Ihm war fast immer ein anderer, größerer zur Seite, mit dem er sich, meistenteils leise, unterhielt. Nicht selten saß er dann wieder in tiefen Gedanken und sprang oft ohne allen äußeren Anlaß plötzlich vom Stuhle empor, um, beide Hände in die Tasche seines braunen Fracks so tief wie möglich herabgedrückt, hastig im Zimmer auf und ab zu gehn ... seine Physiognomie verwandelte sich alle Augenblicke. Das kleine, kluge Gesicht war fast immer ein anderes. Die dunkeln stechenden Augen zeugten von einem gewaltigen Leben und um die Lippen zuckten ihm offenbar Sarkasmen, die es bedauern ließen, daß das schweigsame Männchen sie nicht in lauten Worten von sich gab. Zuweilen setzte er sich auch wohl auf einen, so weit als möglich von der Gesellschaft entfernten, einsamen Stuhl, um unbe-

merkt, wie er vermutlich glaubte, seinem Mienenspiel alle mögliche Zügellosigkeit verstatten zu können . . .« Hoffmanns Vorliebe fürs Grimassenschneiden wird auch von vielen anderen seiner Bekannten vermerkt.

Der Dichter verfügt nicht über eine eiserne Gesundheit, sondern ist eher eine kränkliche Natur. Es wird von nervösen Störungen, von Rheuma und Gicht, von Leberleiden berichtet. Die meisten Autoren betonen seinen ausgesprochenen Alkoholismus – der sich bei Hoffmann mit Halluzinationen und Wahnideen verbindet. Immerhin ist es rückblickend schwer zu entscheiden: sind die gewichtigeren Krankheitssymptome, wie sie sich dann bei Hoffmann Anfang 1819 äußern, nun einem exzessiven Alkoholgenuß zuzuschreiben oder bereits der Tabes dorsalis, die ihn dann auf ähnliche Weise dahinraffen sollte wie Heine?

Hoffmann selbst spricht im Frühjahr 1819 zunächst von »einem Unterleibsübel mit gichtischen Zufällen«. Er muß aus diesem Grunde im Sommer einige Wochen zur Kur nach Bad Warmbrunn. Dort erholt er sich wieder recht schnell. Etwa ab 1820 häufen sich aber die Krankheitserscheinungen. Anfang November 1821 schreibt der Dichter seinem Verleger: »Beinahe hätten Sie so wenig als das Publikum nur noch eine einzige Zeile von mir gesehen! – Eine Leberverhärtung (Folge des Stubensitzens und Mangels an Bewegung) hat mich an den Rand des Grabes gebracht. Dauerte nun auch die eigentliche Krisis nur wenige Tage, so waren für mein ganzes Thun und Treiben doch die Folgen der Krankheit eben so schlimm als die Krankheit selbst, da ich natürlicher Weise auch nur die mindeste Anstrengung vermeiden mußte.«

Diesmal kann kein Zweifel mehr bestehen: was Hoffmann und wohl auch noch seine Ärzte für eine vorübergehende »Leberverhärtung« hielten, war die Tabes. Wie meist bei Tabes, so wird auch bei Hoffmann – ebenso wie bei Heine – die geistige Kraft nicht beeinträchtigt. Fast bis zu seinem Todestage arbeitete er an weiteren Kunstmärchen und Erzählungen – von Krankheitsanfällen freilich häufig unterbrochen.

Anfang 1822 konnte dann auch – so weit es mit den damaligen medizinischen Mitteln möglich war – die Diagnose der Tabes sichergestellt werden. Es stellte sich eine Lähmung der Beine ein. Am 26. März macht Hoffmann sein Testament. In der zweiten Aprilhälfte ergreift eine totale Lähmung schließlich auch die Hände. Dessenungeachtet arbeitet der Dichter weiter. Er kann seine Worte selbst nicht mehr zu Papier bringen und stellt deshalb einen Schreiber ein, der zugleich die Rolle eines Krankenwärters übernimmt.

So entsteht zunächst die Novelle ›Meister Wacht‹, deren Titelfigur ein

Zimmermeister aus Bamberg ist. Darauf folgt ›Des Vetters Eckfenster‹. Darin nimmt Hoffmann sich selbst zum Vorbild; er schildert die Beobachtungen und detektivischen Kombinationen eines Mannes, der einer Lähmung wegen das Straßenleben vornehmlich nur noch aus dem Fenster betrachten kann.

Dem ›Eckfenster‹ reiht sich, als Fragment bezeichnet, ›Die Genesung‹ an, in der auf wenigen Seiten von einem Nervenkranken berichtet wird, der an dem Wahn leidet, die Farbe Grün sei aus der Natur entschwunden. Hier kommt bei Hoffmann, wie seine Freunde berichten, eine unbändige Sehnsucht nach grüner Natur zum Durchbruch. Deswegen ließ er sich häufig in den Berliner Tiergarten bringen.

Sein Leiden verarbeitete Hoffmann schließlich noch zu einer bitter-herben Anekdote, die er ›Naivität‹ nannte:

»Ein Kranker, der an einer beharrlichen Schlaflosigkeit litt, sah sich genötigt, jede Nacht jemanden um sich zu haben, mit dem er nicht allein sprechen konnte, sondern der ihm auch in seinem gelähmten Zustand die nötige Hülfe leistete. So sollte ein junger Mann bei dem Kranken wachen. Statt aber zu wachen, verfiel derselbe in einen Schlaf, aus dem er nicht zu erwecken. Der Kranke war in dieser Nacht von einem besonderen Geist fröhlicher, und zwar musikalischer Laune ergriffen, besann sich auf alle möglichen Canzonen und Canzonetten, die er sonst gesungen, und sang sie mit heller Stimme ab. Endlich, als er in das schlafende Antlitz seines Wächters schaute, kam ihm dasselbe, sowie die ganze Situation, gar zu drollig vor. Er rief seinen Wächter laut bei Namen, und fragte, als dieser sich aus dem Schlaf rüttelte, ob ihn vielleicht das Singen in seiner Ruhe störe?

›Ach Gott!‹ erwiderte der junge wachsame Mann ganz naiv und trocken, indem er sich dehnte, ›ach Gott, nicht im mindesten. Singen Sie doch in Gottes Namen, Herr Rath, ich habe einen festen, gesunden Schlaf!‹ Und damit schlief er wieder ein, indem der Kranke mit heller Kehle anstimmte: ›Sul margine d'un rio etc.‹.«

Von ähnlichem Galgenhumor zeugt ein weiterer Vorfall. Die Ärzte versuchten auch bei Hoffmann – wie später bei Heine – die Krankheit recht drastisch anzugehen. Sie führten Glüheisen an beiden Seiten entlang der Wirbelsäule. Als ihn sein Freund Julius Ekkehard Hitzig nur eine halbe Stunde nach dieser Prozedur besuchte, fragte ihn Hoffmann: »Riechen Sie nicht noch den Bratengeruch?«

Die Torturen mit dem Brenneisen bezeichneten zugleich den Anfang vom Ende, das der Literaturhistoriker Eduard Grisebach, der 1900 E.T.A. Hoffmanns ›Gesammelte Schriften‹ herausbrachte, mit den

Worten schildert: »Am frühen Morgen des 25. Juni fingen die Wunden seines zerfleischten Rückens heftig zu bluten an. Er rief den Schreiber und Wärter und sagte ihm etwas, was dieser nicht mehr verstand. Später aber ermunterte er sich wieder, und sagte, er fühle sich wohl, wolle heut Abend an der Erzählung, ›Der Feind‹, weiter diktieren, was er seit mehreren Tagen nicht gethan, und verlangte, man solle ihm die Stelle vorlesen, wo er stehen geblieben. Seine Frau suchte es ihm auszureden, er ließ sich im Bette umdrehen, mit dem Gesicht gegen die Wand gekehrt, und verfiel in Todesröcheln.«

Grabbe – von Alkohol und Syphilis zerstört

Neben Hoffmann und Heine tritt noch ein weiterer Name zum düsteren »Dreigestirn der Tabiker« unter den deutschen Romantikern: Christian Dietrich Grabbe. Als Hoffmann der Krankheit erlag, mag bei Grabbe der Keim dazu gelegt worden sein, denn es darf als sicher angenommen werden, daß sich Grabbe zwischen 1820 und 1822 infizierte. In jener Zeit studierte der 1801 geborene Sohn eines Detmolder Zuchthausverwalters in Leipzig mehr oder weniger eifrig die Jurisprudenz.

Grabbe empfand seine schlichte Herkunft stets als Makel. Zwar taten die Eltern alles, um ihr einziges Kind zu fördern. Doch schon der Gymnasiast und erst recht später der Student geriet in Kreise, die ziemlich herablassend auf den »Emporkömmling« schauten, der sich seinerseits wiederum schroff und manchmal geradezu beleidigend betrug.

Grabbe neigte schon als Schüler zu intensivem Umgang mit dem Alkohol. Dieser Zug verstärkte sich in seiner Studentenzeit noch erheblich. Neben Alkohol und anderen Genüssen fesselte Grabbe in Leipzig allerdings auch das Theater. Pläne zu eigenem literarischem Schaffen entstanden. Andererseits war er der Flasche noch geneigter als zuvor. Paul Zaunert, der 1910 eine Auswahl aus Grabbes Werken veranstaltete, schilderte in einer biographischen Abhandlung Grabbes Leipziger Leben in wenigen Sätzen: »Grabbe geriet immer tiefer in die Bahn eines Bohèmien hinein, die ja auch seinem Naturell sehr entsprach. Theater, Café und Abstiege in das dunkelste Leipzig lösten einander ab. Neben exaltierten Kunstgenuß treten wilde Orgien. Grabbe bekundet in seinen Werken Bekanntschaft mit berüchtigten Leipziger Lokalitäten.« Dort dürfte Grabbe dann auch seinem Schicksal in Form eines syphilitisch infizierten Mädchens begegnet sein.

Ostern 1822 wechselt Grabbe von Leipzig nach Berlin. Er trifft in der

Berliner Literaten-Konditorei Stehely den nur vier Jahre älteren Heinrich Heine, den er, wie der Kritiker Georg Hensel schrieb, »durch die Maßlosigkeit seiner Arroganz, seines Prahlens, seiner Zynismen und seines Saufens« verblüffte.

In Berlin glaubte Grabbe außer seinem dramatischen auch ein schauspielerisches Talent bei sich zu entdecken. Er beendete sein Studium ohne Abschlußprüfung. Zu Semesterschluß im Frühjahr 1823 reist er nach Dresden. Er hofft, daß dort der berühmte Dichter Ludwig Tieck seine Bühnenpläne unterstützen würde. Doch Grabbe besaß nicht das Zeug zu einer solchen Karriere. Anfang 1824 kehrt er mit leeren Händen nach Detmold zurück.

Hier reichte die Energie des »betrunkenen Shakespeare», wie ihn Heine tituliert hatte, doch immerhin dazu, im Juni 1824 das versäumte juristische Staatsexamen nachträglich abzulegen und eine Anwaltspraxis zu eröffnen, der sich 1826 noch die Position eines stellvertretenden Auditeurs und wiederum ein Jahr darauf die eines Auditeurs gesellte. Das war damals eine Art Gerichtsoffizier und Militärbeamter im Leutnantsrang.

Nun war Grabbe, seinem unverändert turbulenten Lebenswandel zum Trotz, finanziell auskömmlich gestellt. Er besaß ein gewisses Maß an bürgerlichem Ansehen und verfügte über eine exquisit eingerichtete Wohnung inmitten der Stadt. Auch sein literarischer Ruf – er ging gerade daran, sein Drama ›Don Juan und Faust‹ zu schreiben – hatte sich allmählich herumgesprochen. So flößte er den biederen Detmolder Bürgern ziemlichen Respekt ein. Grabbe selbst konnte allerdings solche Anerkennung nicht genügen, hielt er sich doch für einen Shakespeare, Goethe und Schiller ebenbürtigen, wenn nicht noch größeren Dichter. Solcher Überschätzung entsprechend trat Grabbe dann in der Öffentlichkeit auch auf.

Um 1830 zeigten sich bei ihm ernsthafte Krankheitserscheinungen. Sie wurden zunächst auf den chronischen Alkoholismus des Patienten zurückgeführt. Sein Arzt, Hofrat Piderit, konstatierte unter anderem Gicht und Podagra. In Wirklichkeit handelte es sich bei dieser »Gicht« wohl schon um die bekannten »lanzierenden« und stechenden Schmerzen der beginnenden Tabes. Magenblutungen mit blutigem Erbrechen treten auf, fast alle vierzehn Tage erleidet er »Nervenschläge«, die ihn »mit schauderhafter Kraft« niederzwangen. Sehstörungen setzen ein und verschlimmern sich stetig. Grabbe ist eben erst 29 Jahre alt.

Einige Zeit später kam es bei dem Dichter zu der für die Tabes dorsalis ebenfalls typischen Ataxie, jenen Störungen des Zusammenwirkens von

Muskelgruppen, vor allem in den Beinen, wie sie sich in einer Art grotesken »Storchengang« äußern. Ungeachtet seines Gesundheitszustandes und trotz seiner fast erloschenen Potenz wagte Grabbe sogar drei Jahre vor seinem Ende die Ehe mit einer wesentlich älteren Frau, Louise Clostermeier, Tochter eines verstorbenen Archivrates, nicht unbegütert. Gerade die Wohlhabenheit seiner Frau führte aber bald zu häufigem Streit. Hinzu kam, daß sich Grabbes Krankheit ständig weiter verschlechterte und er seine Dienstgeschäfte immer nachlässiger versah. So wurde im Jahre 1834 seine Entlassung unvermeidlich.

Körperlich schon nahezu ein Wrack, versuchte der Mann, dessen Leibspeise, wie Hensel meint, «aus Bier, Schnaps und rohen Zwiebeln bestand«, den gordischen Knoten seiner wirren persönlichen Verhältnisse mit einem Gewalthieb durchzuhauen: Er verließ Detmold Knall auf Fall, ohne sich auch nur von seiner Frau zu verabschieden, und fuhr nach Frankfurt am Main. Dort lebte sein Verleger Georg Ferdinand Kettembeil. Seine Erwartungen wurden jedoch arg enttäuscht: er zerstritt sich mit Kettembeil. Was nun? Schließlich sandte er einen schriftlichen Hilferuf an den Dichter Karl Leberecht Immermann, der das Theater in Düsseldorf leitete. Immermann lud Grabbe auch tatsächlich ein und versprach ihm, sich für ihn nach Kräften einzusetzen.

Immermann hat sehr eindrucksvolle Schilderungen des gebrechlichen und schon sehr hilflosen Grabbe in Düsseldorf gegeben: »Meistens besuchte ich ihn in seinem stillen Hinterstübchen, wo ich ihn dann in der Regel halb angekleidet unter Büchern, Papieren, Schnitzeln aller Art vergraben oder auf dem Bette liegend antraf, und er dann mit einem polternden: ›O Herr Gott! O Herr Gott!‹ aufsprang, mich zu begrüßen. Zuweilen kam er auch zu mir, wenn die verdrossenen Füße ihm den Gang nach meiner entlegenen Wohnung erlauben wollten. Da gab es denn den lächerlichsten Anblick. Weil er sich nämlich nie in den Wegen finden lernte, so mußte ihn die Magd jederzeit zu mir begleiten. Auf diese Weise langte das Paar in meinem Garten an: Grabbe mit ernsthaftem Gesicht hinter der Magd unsicher einherschreitend, die Magd aber ihr errötendes Antlitz halb in der Schürze verborgen, sich schämend, ›daß sie einen so großen Herrn bei Tage über die Straße führen müsse‹.«

Das Gehen war Grabbe um so beschwerlicher geworden, als zu seiner schon länger ausgeprägten Ataxie schmerzhafte Muskelkrämpfe der Zehen hinzugekommen waren. Manchmal konnte er deshalb nicht einmal stehen, noch weniger die Füße bewegen. Noch dazu kam es – bei Grabbes Naturell nicht überraschend – schließlich auch zum Bruch mit Immermann, seinem letzten Gönner. Grabbe verfällt weiter der Trunk-

sucht, zum anderen verärgert er seinen Gönner durch beißende Kritiken über das von ihm geleitete Theater.
Ende Mai 1836 war es dann soweit: Grabbe sah in Düsseldorf keine Existenzmöglichkeit mehr. Vielleicht bot Detmold eine Chance. Seines Zustandes wegen mußte er die Reise einige Tage in Hagen unterbrechen. Da ihn vor den häuslichen Verhältnissen graute, die ihn erwarten würden, quartierte er sich in seiner Heimatstadt zunächst in einem Gasthof ein, wo er mit Mühe noch sein letztes Werk, das Drama ›Die Hermannsschlacht‹, vollendete.
Im Juli verschlimmerte sich Grabbes Zustand immer mehr. Er kann nicht mehr im Gasthof bleiben. Seine Frau will nichts von ihm wissen und verweigert ihm den Zutritt zur Wohnung. Mit Hilfe eines Polizeidieners muß er sich den Einzug erst erzwingen.
Grabbe vermag das Bett nicht mehr zu verlassen. Etwa anderthalb Monate später, am 12. September 1836, stirbt er. Alkohol, Syphilis und daraus entstandene Tabes hatten ihr Opfer in wenigen Jahren zerrüttet. Grabbe hat noch nicht sein 35. Lebensjahr vollendet.

Das kurze Leben des Franz Schubert

Die Syphilis hat sich auch unter den großen Musikern manches Opfer geholt. Wer hier den Spuren des Treponema pallidum nachgehen will, stößt allerdings ebenfalls auf die sattsam erwähnten Schwierigkeiten: kärglich überliefertes Quellenmaterial, das oft nicht leicht zu deuten ist, Schweigen der Angehörigen und Ärzte.
Ein Beispiel dafür bietet Franz Schubert, der mit 31 Jahren starb. In dieser Zeit hat er dennoch ein umfangreiches Werk geschaffen, allein rund 630 Liedvertonungen, Kammermusik, Klavierstücke, Chorwerke, Kirchenmusik, Opern und Singspiele. Dazu kommen neun Symphonien (eine davon verschollen). Seine berühmteste: »Die Unvollendete«.
Schubert, 1797 geboren, ist einer der Großen der Musik. Sein Talent zeigte sich schon früh. Der mit 17 Jahren unternommene Versuch, als Helfer seines Vaters, der Lehrer war, den Schulanfängern Lesen, Schreiben und Rechnen beizubringen, blieb vergeblich. Nach drei Jahren steckte er auf, um Komponist zu werden. Sich ohne feste Anstellung sein Brot zu verdienen, war schon damals ein Kunststück. Doch das fehlende Geld minderte Schuberts Liebe zur Musik keineswegs. Außerdem hatte er das Glück, ebenso begeisterte Freunde zu finden.
Als Schubert 1822 25 Jahre alt wird – es ist das Jahr, in dem er die ›Un-

vollendete‹ schreibt –, muß er im Dezember ins Spital. Wie der Wiener Schubert-Forscher Otto Erich Deutsch 1907 in einem Aufsatz feststellt, litt der Komponist an »einer schweren venerischen Krankheit«. Darunter ist wohl nichts anderes als die Lues zu verstehen. In einem Brief an Moritz von Schwind schrieb Schubert, wegen eines Exanthems an der Kopfhaut seien ihm die Haare geschoren worden. Dieser Ausschlag muß sich recht lange gehalten haben, denn erst im Februar 1824 kann Schwind einem weiteren Freund berichten: »Schubert ist sehr wohl, er hat seine Perücke abgelegt.«

Daß sich Schubert wohl fühlte, war ziemlich übertrieben. Nur einen Monat später, Ende März, schreibt dieser selbst einem Bekannten: »Mit einem Wort, ich fühle mich als den unglücklichsten, elendsten Menschen der Welt. Denke Dir einen Menschen, dessen Gesundheit nie mehr richtig werden will, und der aus Verzweiflung darüber die Sache immer schlechter statt besser macht ...«

Das Jahr 1825 verbringt Schubert noch ohne größere Beschwerden. Dann aber melden sich Kopfschmerzen und Schwindelanfälle. Immer noch scheint es, als verberge sich dahinter nichts Ernsthaftes. Die Situation ändert sich hingegen radikal im September 1828. Es kommt erneut zu Schwindel und zu »Blutwallungen«.

Am 31. Oktober trifft sich Schubert mit seinen Brüdern in einem Gasthof. Das gut zubereitete Gericht widert ihn jedoch an. Er bringt keinen Bissen hinunter. Seitdem soll er die letzten vier Wochen, die ihm vom Leben noch verblieben, kaum etwas zu sich genommen haben. In den nächsten Tagen geht Schubert noch spazieren oder steht täglich wenigstens ein paar Stunden auf und liest Korrektur seines Liederzyklus ›Die Winterreise‹.

Vom 11. November an bleibt er ans Bett gefesselt. Er verfällt zusehends, findet keinen Schlaf. An einen Freund schreibt er: »Ich bin krank. Ich habe schon 11 Tage nichts gegessen und getrunken, und wandle matt und schwankend von Sessel zu Bett und zurück ...«

Hofarzt Ernst Rinna von Sarenbach hat sich bis dahin um Schubert gekümmert. Jetzt ist er selbst krank und wird von Joseph von Vering abgelöst. Woran Schubert leidet – er hat glücklicherweise kaum Schmerzen – kann auch Rinna von Sarenbach nicht klären. Er vermutet, die Krankheit werde sich zu einem »Nervenfieber« entwickeln. Solche Bezeichnungen mußten häufig herhalten, wenn eine Diagnose nicht zu stellen war. Der Arzt verschrieb Tee, Aderlaß, »Vesikaturpflaster« und Senfwickel.

Am Tag darauf fühlt sich Schubert besonders matt und deprimiert. Er klagt über Schwäche und Hitzeempfindungen im Kopf. Am Abend kommt es zu Wahnempfindungen und Bewußtseinstrübungen, die auch am nächsten Tag anhalten. Schubert will das Bett verlassen, glaubt sich in einem fremden Zimmer und meint unvermittelt: »Nein, ist nicht wahr, hier liegt Beethoven nicht.« Als ihn der Arzt besucht, tastet der Patient die Wand ab und sagt mit starrem Blick: »Hier ist mein Ende.« Es kam wirklich am nächsten Tag, am 19. Oktober 1828, gegen drei Uhr nachmittags.

Daß sich Schubert venerisch, vermutlich syphilitisch infiziert hatte, daran ist wohl kaum ein Zweifel. Aber ob diese Krankheit auch seinen Tod verursachte, ist mit manchen Fragezeichen versehen. Das Familienstammbuch gibt das bereits erwähnte »Nervenfieber« an. Unter diesem vagen Begriff wurden seinerzeit verschiedene Symptome und auch Krankheiten zusammengefaßt, vom Typhus bis zu einer Reihe mit Fieber verbundener Krankheitsbilder, vor allem wenn sich diese als Veränderungen der Gehirntätigkeit manifestierten, also als Schlafstörungen, Delirien oder Bewußtlosigkeit.

»So gesehen«, schreibt Dieter Kerner in seinem Buch ›Krankheiten großer Musiker‹ aus dem Jahr 1967, »gleicht Schuberts Todeskrankheit weitgehendst jenem klinischen Zustandsbild, das durch den spezifisch bedingten Verschluß einer Hirnarterie (basal oder im Bereich der Fossa Sylvii) verursacht wird. Zweifelsohne hat es sich hierbei um eine Spätfolge der früher durchgemachten venerischen Infektionskrankheit gehandelt.«

Auch Professor Erich Hoffmann teilt diese Auffassung. Er schrieb 1949: »Schuberts Erkrankung wird von dem Musikhistoriker Ludwig Schiedermair auf Grund hinterbliebener, eindeutiger Rezepte bezeugt. Die Verheimlichung der Syphilis, unterstützt durch unsere Schweigepflicht, wird mit allen Mitteln geübt; das erschwert den historischen Nachweis ungemein; Beseitigung von Briefen, Rezepten und anderem Beweismaterial muß aber den Verdacht des Kenners hervorrufen.«

Im Jahr vor seinem Tode nahm Schubert Ende März noch an dem Begräbnis eines Kollegen teil, den er hoch verehrte und noch in seinen letzten Lebenstagen besucht hatte: am Leichenbegängnis von Ludwig van Beethoven. Auch bei diesem bedeutenden Komponisten sprechen einige Anzeichen für eine syphilitische Erkrankung. Unter den Medizinhistorikern – soweit sie sich mit Künstlerpathographien befassen – ist diese Meinung jedenfalls weit verbreitet. Auch hier aber bedarf es der üblichen detektivischen Kleinarbeit, um – da verläßliche Dokumentationen fehlen – auf erfolgversprechende Fährten zu stoßen.

Beethoven – schon in jungen Jahren schwerhörig

Beethoven wollte als Kind keineswegs Musiker werden. Sein Vater mußte ihn sogar zum Musikunterricht zwingen. Dann aber zeigte sich schnell seine Begabung. Schon 1778, also im Alter von nur acht Jahren, trat der Junge in Köln zum ersten Male als Pianist öffentlich auf.
Beethoven fand seine Gönner im Hoforchester, hatte mit vierzehn Jahren auch schon acht Klavierstücke und Lieder veröffentlicht. Im gleichen Jahr wurde er schon als zweiter Hoforganist angestellt. Als im Juli 1787 die Mutter starb, entwickelte sich der Vater allmählich zum Trinker.
Mit 22 Jahren, 1792, verläßt Beethoven seine Heimatstadt Bonn und geht nach Wien. Dort schafft er alle die Werke, die heute seinen Rang ausmachen. In Wien erlebte er Erfolg und Krankheit, darunter eine sich rapid entwickelnde Schwerhörigkeit. Sie wird sich später zur völligen Taubheit steigern. Einige der bedeutendsten Musikwerke der Welt, so auch die berühmte Neunte Symphonie, sind also von einem Tauben komponiert worden.
Die Hörstörungen begannen vier Jahre nach seiner Übersiedlung nach Wien, also in seinem 26. Lebensjahr. Er hatte damals gerade seine Lehrjahre hinter sich, die unter anderem Unterricht bei Joseph Haydn einschlossen. Die Beeinträchtigung des Gehörs hat sich angeblich nach einer Erkältung gezeigt. Sicher hat Beethoven anfangs gehofft, die Schwerhörigkeit sei nur vorübergehend. Auf alle Fälle versuchte er einige Jahre lang, sein Leiden unter allen Umständen geheimzuhalten.
Zum ersten Mal wird sein Leiden in einem Brief vom 1. Juni 1800 an einen Musiker-Freund Carl Ferdinand Amenda erwähnt: »Wie oft wünsche ich Dich bei mir, denn Dein Beethoven lebt sehr unglücklich; wisse, daß mir der edelste Teil, mein Gehör, sehr abgenommen hat, schon damals, als Du noch bei mir warst (Amenda hatte Wien 1799 verlassen), fühlte ich davon Spuren, und ich verschwieg es, nun ist es immer ärger geworden; ob es wird wieder können geheilt werden, das steht noch zu erwarten, es soll von den Umständen meines Unterleibs herrühren; was nun den betrifft, so bin ich fast ganz hergestellt, ob nun auch das Gehör besser werden wird, das hoffe ich zwar, aber schwerlich, solche Krankheiten sind die unheilbarsten ... Die Sache meines Gehörs bitte ich Dich als ein großes Geheimnis aufzubewahren und niemand, wer es auch sei, anzuvertrauen.«
Der zunächst überraschende Hinweis auf den Unterleib klärt sich auf in einem weiteren Schreiben vom Juni 1801 an einen Freund aus der Bon-

ner Jugendzeit, den Arzt Franz Gerhard Wegeler: »Nur hat der neidische Dämon, meine schlimme Gesundheit, mir einen schlechten Stein ins Brett geworfen, nämlich: mein Gehör ist seit drei Jahren immer schwächer geworden, und das soll sich durch meinen Unterleib, der schon damals wie Du weißt elend war, hier aber sich verschlimmert hat, indem ich beständig mit einem Durchfall behaftet war, und mit einer dadurch außerordentlichen Schwäche, ereignet haben, Frank wollte meinem Leib den Ton wiedergeben durch stärkende Medizinen und mein Gehör durch Mandelöl, aber prosit, daraus wird nichts, mein Gehör ward immer schlechter, und mein Unterleib blieb immer in seiner vorigen Verfassung, das dauerte bis voriges Jahr Herbst, wo ich manchmal in Verzweiflung war, da riet mir ein medizinischer asinus das kalte Bad für meinen Zustand, ein gescheiterer das gewöhnliche lauwarme Donaubad, das tat Wunder, mein Bauch ward besser, mein Gehör blieb oder ward noch schlechter, diesen Winter gings mir wirklich elend, da hatte ich wirklich schreckliche Koliken, und ich sank wieder ganz in meinen vorigen Zustand zurück, und so bliebs bis ungefähr 4 Wochen, wo ich zu Vering ging, indem ich dachte, daß dieser Zustand zugleich auch einen Wundarzt erfordere . . . ihn gelang es nun fast gänzlich diesen heftigen Durchfall zu hemmen, er verordnete mir das laue Donaubad, wo ich jedesmal noch ein Fläschchen stärkende Sachen hineingießen mußte, gab mir gar keine Medizin, bis vor ungefähr 4 Tagen Pillen für den Magen und einen Tee fürs Ohr und darauf kann ich sagen befand ich mich besser, nur meine Ohren, die sausen und brausen Tag und Nacht fort, . . .«

Hier wird also das Unterleibsleiden genannt. Es handelt sich um Koliken und Durchfälle. Sie werden Beethoven, stärker oder schwächer, neben der zunehmenden Schwerhörigkeit ebenfalls bis an sein Ende begleiten. Eine Zeitlang wird Beethoven von demselben Arzt, nämlich von Joseph von Vering, behandelt, an den sich auch Schubert wenden wird.

Natürlich gibt es inzwischen außer den Brieffreunden auch andere Personen, die Beethovens Gehörleiden bemerken. Zumeist verbergen sie diese Entdeckung jedoch vor dem davon Betroffenen.

Die Schwerhörigkeit verschlimmert sich stetig. Doch nicht das Ausbleiben der Klangempfindungen belastet ihn; seine Ohren sind erfüllt von unablässigem Brausen. All das quält Beethoven derart, daß er zuweilen ernsthafte Selbstmordgedanken hegt.

1818 ist er beinahe taub. Mit dem rechten Ohr hört er überhaupt nicht mehr, auf dem linken bleibt ein winziger Rest von Hörfähigkeit erhalten. Von da an kann Beethoven Unterhaltungen nur noch schriftlich führen.

Er tut dies mit Hilfe sogenannter Konversationshefte. Das waren kleine Schreibhefte, in die der Gesprächspartner seine Antworten eintrug. In diese Hefte schrieb Beethoven häufig auch Anmerkungen und nur für ihn selbst bestimmte Notizen ein. Er verzeichnete ferner – genau mit Preis und Verlag – Klavierwerke oder Buchtitel, zum Beispiel Literatur über Ohrenleiden, die er studieren oder lesen wollte.
In diesem Zusammenhang notierte sich Beethoven im Frühjahr 1819 ein interessantes Buch: »L. V. Lagneau, die Kunst alle Arten der Lustseuche zu erkennen, zu heilen und sich dafür zu sichern etc. etc., Erfurt, bej wimmer dem jägerhorn gegenüber, 5 fl. 54 + w.w.« Nicht zuletzt dieser bemerkenswerte Hinweis auf eine Schrift über die Behandlung der Lues bestärkt viele Beethoven-Forscher in der Annahme, der Komponist habe an der Syphilis gelitten.
1821 hat Beethoven einen Anfall von Gelbsucht, 1825 kommt es zu Bluthusten und Nasenbluten. Leibschmerzen überfallen ihn regelmäßig. Manchmal klagt er über Schmerzen, die in den Rücken ausstrahlen, über Appetitstörungen, mit Fieber verbundene Durchfälle und in Intervallen wiederkehrende Knochenschmerzen.
Dann ist endgültig die Krise da: Es ist Anfang Dezember 1826. Beethoven kehrt von einem Aufenthalt auf dem Gut seines Bruders bei Gneixendorf im offenen Wagen nach Wien zurück. Er muß auf dieser Fahrt im ungeheizten Zimmer eines Dorfwirtshauses übernachten. Als er seine Wohnung erreicht, wird er von einer fiebrigen Lungenentzündung gepackt. Schon seit Monaten war sein Bauch immer größer geworden. Dies war weniger die Folge zu ausgiebiger Mahlzeiten als einer Wassersucht.
Die Behandlung des Komponisten lag von nun an in den Händen von Professor Andreas Ignaz Wawruch. Ihm gelang es sogar, die Lungenentzündung zu bessern. Dieser Fortschritt hielt jedoch nicht lange an. 1827 erleidet Beethoven erneut Durchfälle, Erbrechen und heftige Leibschmerzen. Besondere Sorgen bereitet dem Arzt die Wassersucht. Bereits am 20. Dezember des Vorjahres haben die Ärzte die Bauchhöhle punktiert: Fünfeinhalb Maß Wasser werden abgezapft. Etwa fünfmal so viel fließt anschließend noch aus der Stichwunde ab. Ferner konstatiert Wawruch Gelbsucht am gesamten Körper, verminderte Harnausscheidung, stark aufgedunsene Füße und beim Abtasten »deutliche Spuren von harten Knoten« in der Leber.
Drei weitere Bauchpunktionen muß Beethoven über sich ergehen lassen: am 8. Januar 1827, wobei zehn Liter Flüssigkeit entfernt werden, am 2. Februar und schließlich am 27. Februar. Trotz allem gibt es keine

Rettung mehr. Am 16. März geben die Ärzte den Kranken auf.
Am 24. März verliert Beethoven das Bewußtsein. Er phantasiert bis zum Abend des nächsten Tages. Dann beginnt der Todeskampf. Er dauert noch einen weiteren Tag, bis Beethoven zwischen fünf und sechs Uhr nachmittags am 26. März 1827 stirbt. Sein Freund Anselm Hüttenbrenner ist bei ihm.
Im Gegensatz zu vielen anderen berühmten Persönlichkeiten wurde bei Beethoven eine Autopsie vorgenommen. Die Sektion geschah durch den späteren Professor Johann Wagner von der Universität Wien, damals Assistent am Pathologischen Museum.
Nach dem Befund dürfte, wie auch Medizinprofessor Hermann Vierordt von der Universität Tübingen in seinem 1910 erschienenen Band ›Medizinisches aus der Geschichte‹ meint, die der Bauchwassersucht zugrunde liegende Todesursache wohl die Leberzirrhose gewesen sein. Ein chronisches Leberleiden muß nun aber durchaus nicht Folge von Alkoholismus sein, sondern ließe sich ebenso aus einer Syphilis herleiten. Auch wäre denkbar, daß Syphilis und Alkoholismus zusammenkamen. Dies vor allem, wenn es sich – wie von vielen angenommen wird – bei Beethoven um eine Syphilis connata, also um die angeborene Form, handelt. Diese führt nämlich ebenfalls zu Leberaffektionen, trotz denen die Kranken, auch wenn sie nicht spezifisch behandelt werden, oft eine längere Lebensdauer erreichen.
Gut in das Bild würden auch die Unterleibsbeschwerden des Komponisten passen. Nach Kerner könnte es als eine Pancreatitis, eine Entzündung der Bauchspeicheldrüse, gedeutet werden. Eine solche Entzündung der Bauchspeicheldrüse trifft nicht selten als Begleiterscheinung einer Spätsyphilis auf.
Gleiches läßt sich zu dem Gehörleiden sagen, zu dem ebenfalls Kerner schreibt: »Hierbei (nämlich bei einer Lues connata) treten die Ohrsymptome in etwa 12 % der Fälle zwischen dem 20. und 30. Lebensjahr auf. Ein Viertel der Kranken mit angeborener Lues zeigt eine isolierte Innenohrschwerhörigkeit, wobei die übrigen Lues-typischen Symptome, nämlich Zahndefekte, Hornhautentzündung etc. zeitlebens fehlen können. Der Gleichgewichtsapparat des Labyrinths bleibt, wie auch hier (bei Beethoven), meist intakt. Das Gehörleiden pflegt sich schubweise zu verschlimmern, spezifische anatomische Veränderungen sind nicht obligat!«
Zu diesem Punkt hat auch der amerikanische Ohrenarzt B. F. McCabe in einem 1958 in der US-Fachzeitschrift ›Annalen der Otologie, Rhinologie und Laryngologie‹ veröffentlichten Aufsatz über Beethovens Taub-

heit die entsprechenden Angaben des Autopsieberichtes über den Komponisten ausgewertet. McCabe kommt zu dem Schluß, einige dieser Angaben seien besonders charakteristisch für eine Syphilis.

Schließlich weist Kerner noch auf eine knöcherne Vorwölbung im rechten Schläfenbereich hin, die an einer zu Lebzeiten Beethovens 1812 abgenommenen Maske ebenso zu finden sei wie auf einem Photo vom Schädel aus dem Jahre 1863, als die Leiche des Komponisten noch einmal exhumiert wurde. Eine solche Knochenverdickung, so Kerner, werde zuweilen bei Spätformen der Syphilis diagnostiziert.

Verdächtig ist natürlich, daß auch im Falle Beethovens von verschiedener Seite behauptet wird, es seien Dokumente oder Aufzeichnungen, die eindeutig von der Syphilis des Künstlers zeugten, beiseite geschafft worden. So behauptet Kerner, ihm hätten zwei Ohrenärzte mitgeteilt, es befänden sich in privater Hand heute noch Rezepte und Aufzeichnungen aus Beethovens Nachlaß. Aus ihnen ergäbe sich zweifelsfrei eine syphilitische Erkrankung.

In ähnliche Richtung weist auch ein Aufsatz des Musikwissenschaftlers Max Unger in der ›Neuen Zeitschrift für Musik‹ aus dem Jahre 1958. Dort schreibt der Autor, der Musikhistoriker Max Friedlaender habe ihm in den zwanziger Jahren einmal selbst erzählt, er besitze ein auf Beethovens Namen ausgeschriebenes Rezept zur Syphilistherapie. Er, Friedlaender, wolle diesen Beleg aber auf keinen Fall bekannt werden lassen, um das Andenken des Toten nicht in den Schmutz zu ziehen. Nach seiner Emigration, so Unger weiter, habe der Besitzer das Rezept dann einem Museum in Amerika geschenkt. Seither sei es verschollen.

Auch ein anderer Umstand stimmt bedenklich. Schon im vorigen Jahrhundert begann der Amerikaner Alexander Wheelock Thayer eine umfassende Beethoven-Biographie zu schreiben. Drei Bände dieses ausführlichen Werkes hatte Thayer bereits vollendet. Da hörte er zwanzig Jahre vor seinem Tode plötzlich mit dieser Arbeit auf. Thayer hat diesen Entschluß, mit dem er ja einen beträchtlichen Teil seiner Lebensarbeit aufgab, nie offiziell begründet. Seither hält sich hartnäckig das Gerücht, Thayer habe Beethovens syphilitisches Leiden entdeckt und sei darob so schockiert gewesen, daß er sein großangelegtes biographisches Werk ad acta gelegt habe. Fest steht jedenfalls eine Bemerkung Thayers in einem Brief vom Oktober 1880, wonach Beethoven eine »venerische Krankheit« gehabt habe, was »vielen Personen wohl bekannt« gewesen sei.

Auch unter musikhistorisch interessierten Medizinern ist die Meinung verbreitet, Beethoven habe unter einer Syphilis gelitten und sei an deren Spätfolgen, vielleicht verschlimmert durch starken Alkoholgenuß, auch gestorben. Diese Ansicht vertraten zum Beispiel neben vielen anderen der Arzt und Beethoven-Forscher Theodor von Frimmel, der bis über die Mitte der zwanziger Jahre unseres Jahrhunderts hinaus mehrere Bände über das Leben des Komponisten veröffentlichte. Auch Professor Erich Hoffmann, Mitentdecker der Spirochaeta pallida, glaubte an Beethovens Syphilis.

Hugo Wolf – einsames Sterben im Karneval

Eine makabre Szene: mitten durch den ausgelassenen Trubel des Wiener Faschingsdienstags von 1903 bewegt sich ein Trauerzug. Das übermütige Geläut der Schellenkappen der Narren auf der Straße, das sich überschlagende Geschrei der Menge säumt die Teilnehmer eines Kondukts, der zur Votivkirche zieht: Hugo Wolfs letzter Erdenweg geht quer durch Lust und Lärm des Taumels dieser Stadt.
Den Sonntag davor war er einsam in den Armen seines Wärters in der niederösterreichischen Landesirrenanstalt gestorben. Sie war zur »Stätte seines langsamen Erlöschens« geworden, schreibt Ernst Decsey in seinem Hugo-Wolf-Buch. Seine Umgebung waren »der Wärter und das Gitterbett, seine Gefährten sind Krämpfe und Lähmungen; sein Anblick, sein Lallen und Hindämmern ist ein Jammer den Freunden. Über vier Jahre, mit grausamer Zähigkeit hält ihn das Leben fest . . . bis der Tod, von Nacht umgeben, kam, ein gütiger Erlöser . . .«
Diese letzten vier Jahre waren nicht der erste Aufenthalt Hugo Wolfs in der Heilanstalt gewesen. Schon 1897 wird bei ihm eine Krankheit endgültig manifest, die gleichsam auf einem jahrelangen Umweg schreckliche Gewißheit bringt: Wolf ist gelegentlich einer Bahnfahrt aus dem Qualm der Lokomotive ein Kohlestückchen ins Auge geraten; er geht daher zu einem Freund, dem Arzt Dr. H. Potpeschnigg, und während dieser den Fremdkörper entfernt, entdeckt er in Wolfs Auge zugleich Pupillenstarre, das eindeutige Symptom fortgeschrittener Paralyse.
Wolf wurde am 13. März 1860 in der Südsteiermark, in Windischgrätz, geboren. Der Vater war Lederermeister, besaß ein eigenes Haus und Geschäft. Er brachte sehr viel Interesse und Verständnis für die künstlerische Betätigung des Sohnes auf. Nach einem recht erfolglosen »Gastspiel« auf der Mittelschule erreicht Hugo Wolf mit 15 Jahren beim Vater sein Ziel: er darf sich ausschließlich seinen musikalischen Interessen widmen. In Wien soll er ausgebildet werden. Doch dort auf dem Konservatorium geht es ihm wie zuvor auf der Schule. Lediglich im Klavierfach

bringt er es zu anerkannten Leistungen. Schon nach zwei Jahren, 1877, muß er das Konservatorium wieder verlassen. Angeblich hat er sich Disziplinlosigkeiten zuschulden kommen lassen und Drohungen gegen den Direktor geäußert.
1877 ist aber nicht nur im Hinblick auf Wolfs Ausbildung ein einschneidendes Jahr, es ist – wie sich später herausstellt – ein Schicksalsjahr. 1877 nämlich infiziert er sich allem Anschein nach in Wien an Lues. Mit unheimlicher Präzision melden sich zwanzig Jahre später die ersten Anzeichen der Paralyse. Zunächst widmet sich Wolf weiterhin seiner musikalischen Entwicklung. Das geschieht als Autodidakt. Seine Neigung gehört aber auch der Literatur.
Wolf arbeitete bald als Komponist, wobei er vornehmlich Lieder schrieb. Er hatte seine musikalische Reife freilich noch nicht erreicht, seine Kompositionen blieben zunächst unbekannt. So war es ein Glücksfall, als ihm ein Posten als zweiter Dirigent am Stadttheater von Salzburg angeboten wurde. 1881 übersiedelte er dorthin.
Die Tätigkeit in Salzburg erwies sich nur als Zwischenspiel. Er war erst 21 Jahre alt, hatte noch nie dirigiert und zeigte – noch schlimmer – wenig Verständnis dafür, daß sich ein Theater weitgehend auf den Publikumsgeschmack einstellen und deshalb besonders die leichte Muse pflegen muß. So soll er als großer Verehrer von Wagner bei einer Operettenprobe einmal den auf der Bühne bereitstehenden Sängern erklärt haben: »Laßt's doch das Zeug stehn, ich spiel euch lieber was aus ›Tristan‹ vor.«
Solche Auffassung war seiner Position in Salzburg wenig förderlich. So mußte er schon im nächsten Jahr seinen Posten aufgeben und nach Wien zurückkehren.
Erst 1884 bot sich eine weitere Chance: Wolf wurde Musikkritiker am Wiener ›Salonblatt‹, eine Stellung, die er 1887 wieder aufgab. Jetzt kam für ihn das Jahr des Wendepunktes, im positiven wie im negativen. Das negative Geschehnis war der Tod des von ihm geliebten Vaters. Im gleichen Jahr wurden aber auch zum ersten Mal Lieder von ihm gedruckt. Dies ermutigte ihn sehr. Von nun an folgen seine Meisterwerke, die allerdings nicht einmal ein ganzes Jahrzehnt umfassen, ehe die Nacht der Paralyse hereinbricht.
Wolf verhält sich schon früh recht absonderlich. So besucht er im Sommer 1886 seinen Schwager in der Steiermark. Als Wolf dort ankommt, ist er sehr niedergeschlagen. Seltsamerweise steigert sich diese Depression noch, als ihn Schwester und Schwager bitten, der Pate ihrer Tochter zu werden. Er reagiert darauf überhaupt nicht, sondern verläßt wortlos

das Haus. Am nächsten Morgen liegt für den Schwager eine Nachricht von Wolf auf dem Frühstückstisch. In diesem Brief, der einen guten Einblick in Wolfs Psychopathologie vermittelt, heißt es: »Ich möchte am liebsten weinend um Deinen Hals fallen und ebenso Dir, Modesta (Wolfs Schwester)! Ich bin so steinunglücklich und zugleich wütend auf mich. Bedauert mich, denn ich weiß nun sicher, daß es mein Los ist, alle die zu kränken, die mich lieben und die ich liebe. Es ist leider nicht das erste Mal, daß ich in einem solchen Seelenzustand mich befinde, und das ist eben das Traurige. Dadurch habe ich die Überzeugung gewonnen, daß meine Gemütsbeschaffenheit eine durchaus kranke ist und bleiben wird.«

Ende Februar 1888 wiederum schreibt er einem Bekannten: »Heute sind mir zwei neue Lieder eingefallen, von denen das eine so schauerlich seltsam klingt, daß mir ganz bange davor wird. So was war noch nicht da. Gott stehe den armen Leuten bei, die das einmal hören werden.«

Wolf ist zu jener Zeit schon recht bekannt, wenn auch noch nicht berühmt. Gleichzeitig ist er immer noch eine Art Heimatloser, besitzt nicht einmal eine eigene Wohnung, sondern findet Bleibe mal hier und mal da bei Freunden und Bekannten für kürzere oder längere Zeit. Auch verfügt er keineswegs immer über schöpferische Kraft und künstlerische Phantasie. Auf höchst ergiebige Perioden folgen Wochen und Monate ohne jeden Einfall. Dann werden sie wieder von einem wahren Schaffensrausch abgelöst.

Von Mitte März bis gegen Ende November 1891 kann Wolf überhaupt nicht arbeiten. Nichts gelingt ihm. Im Sommer lebt er im Pfarrhof von Traunkirchen am Traunsee. Auch diese Umgebung gibt Wolf keine künstlerische Anregung, vermittelt ihm keine schöpferischen Einfälle. Einem Bekannten gesteht er in einem Schreiben: »Alles um mich atmet Glückseligkeit und Frieden, alles lebt und webt und regt sich und tut, was es tun muß – nur ich – o Gott! nur ich lebe wie ein Tier dumpf und gefühllos in den Tag hinein. Kaum daß mich noch Lektüre ein wenig zerstreut, zu der ich in meiner Verzweiflung ab und zu greife. Mit dem Komponieren jedoch ist es rein aus.«

Immer wieder erfüllt ihn in jenen Jahren Mißtrauen gegen andere Menschen. Er fühlt sich gekränkt, bekämpft, nicht genügend beachtet. Sein Gehör wird übersensibel. Zunächst schwärmt er von der tiefen Ruhe und Einsamkeit, die er in Traunkirchen genießt, wenig später aber teilt er einem Briefpartner mit: »Werden Sie mir glauben, daß mir Traunkirchen geradezu verhaßt geworden ist wegen des Vogelgesangs? Sie können sich gar nicht vorstellen, was ich unter diesem vermaledeiten, eintöni-

gen, in stets wohlgezählten kurzen Pausen sich wiederholenden Gezwitscher der Finken zu leiden habe . . .«
Von April 1892 bis zum März 1895 ist Wolf aufs neue zu keiner größeren Arbeit fähig. Manchmal findet er Ansätze zu Kompositionen, aber das meiste bleibt unvollendet. Etwa in der Mitte dieser Zeit, im Juni 1894, klagt Wolf in einem Brief an einen Freund: »Für meine Leiden taugt kein Kraut dieser Erde. Nur ein Gott vermag mir zu helfen . . . Aber das ist ein Appell an Götter, nicht an Menschen . . .«
1895 kann er wenigstens ein paar Monate, 1896 im Frühjahr einige Wochen arbeiten. Im Juni 1896 erlebt er in Stuttgart die recht erfolgreiche Uraufführung seiner heute fast vergessenen Oper »Der Corregidor«.
1895 sucht Wolf – wie bereits erwähnt – einen Arzt auf, weil ihm ein kleiner Fremdkörper ins Auge flog. Als der Arzt Wolfs Pupillen sieht, weiß er, daß in ihnen – pathetisch ausgedrückt – Wolfs Todesurteil steht. Er registriert nämlich die schon beschriebene Pupillenstarre – eines der Zeichen für die Paralyse.
Kurz darauf will Wolf Radfahren lernen. Er muß diesen Plan jedoch aufgeben, weil er nur zerschundene Beine davonträgt. Anscheinend liegt dies nicht allein an allgemeiner Ungeschicktheit. Einige Ärzte, so Werner Leibbrand in einem Aufsatz von 1930, wollen darin vielmehr tabische Symptome einer mangelnden Koordination der Glieder sehen, zu denen alsbald die Paralyse kam.
1897 erfolgt schließlich der erste unverkennbare Krankheitsschub der Paralyse. Seinen Geburtstag kann er im März noch unbeeinträchtigt unter Freunden feiern. Doch bald danach klagt er über tiefe Müdigkeit und häufige Schlaflosigkeit. Konnte er aber schlafen, plagten ihn grausige Träume. Sein Benehmen wird noch seltsamer als früher. Als ihn Engelbert Humperdinck, der Komponist der Märchenoper ›Hänsel und Gretel‹, mit seiner Frau besucht, bemerkt er, daß Wolf ungewohnt scheu ist, wiederholt versucht, Begegnungen mit anderen gut bekannten Gästen zu vermeiden, gegen Ende des Abends einige der Geladenen erst höflich bis zum Schlag des Kutschwagens begleitet, dann aber sich unerwartet umdreht und ohne jedes Abschiedswort ins Haus zurückläuft.
Mitte September nehmen die Krankheitszeichen erschreckende Ausmaße an. Das gilt vor allem für Euphorien und Anfälle von Größenwahn. Wolf hatte damals Michael Haberlandt kennengelernt. Haberlandt war Leiter und Gründer des erst im Vorjahr entstandenen Wiener Museums für Österreichische Volkskunde. Er war überdies gerade in den Vorbereitungen zur Gründung eines Musikbundes begriffen, der zur Verbreitung der Wolfschen Kompositionen beitragen sollte. An Haber-

landt schickte Wolf, der sich jetzt nur mit alkoholischer Anregung der Arbeit widmen kann, auch erste Niederschriften von Teilen einer neuen Opernkomposition. Zwischen den Notenreihen finden sich dabei von Wolfs Hand völlig seltsame Ausrufe wie etwa »brühwarm«, »ich bin außer mir«, »bin selig, rase« oder »verkauft's mein Gewand«.
Wolf bat Haberlandt auch zu sich, um ihm Ausschnitte dieser Opernmusik vorzuspielen. Haberlandt erinnerte sich später an diesen Vorfall: »Er führte mich in sein Zimmer, wo er sogleich aufgeregt und verworren von seiner Arbeit sprach. Ich war so bewegt von der unheimlichen Erregung, in der er sich sichtlich befand, daß ich ihn beschwor, eine Pause in seiner Arbeit eintreten zu lassen . . . Er aber, in der unaufhaltsamen Steigerung seiner Empfindungen, versicherte, nie so göttlich wohl gewesen zu sein und nie so Schönes zustande gebracht zu haben; und nun setzte er sich an den Flügel und spielte und sang . . . mit unbeschreiblich rührender Seligkeit in Auge und Stimme, wobei ihm die Tränen in den Bart und aufs Klavier liefen, die er, recht wie ein Kind, mit dem Ärmel von den Tasten wischte.«
Wenige Tage darauf ist auch für die Freunde nicht mehr zu übersehen, daß Wolf psychisch schwer erkrankt ist. Starke Erregungszustände verbinden sich mit Ideen des Größenwahns. Einem Professor an der Wiener Akademie gegenüber bezeichnet er sich als neuer Direktor der Hofoper und verliest dann eine Rede an das Opernpersonal, in der er den dortigen Direktor für abgesetzt erklärt. Einen Sänger fragt er: »Wissen Sie schon, daß ich Ihr neuer Chef sein werde?« Auf einer Gesellschaft, aus der er zunächst eine ihm nicht genehme Dame hinausweist, stellt er sich ebenfalls als Operndirektor vor.
Am nächsten Tag kleidet er sich feierlich in einen schwarzen Anzug, um zum Oberhofmeisteramt zu gehen und den Vertrag als Operndirektor zu unterzeichnen, von dem er ständig phantasiert. Unter dem Vorwand, ihm bei dieser Absicht zu helfen, bringen Freunde ihn dann in die Heilanstalt Dr. Wilhelm Svetlins. Das geschieht am 20. September 1897. Überraschend kommt es dort nach einiger Zeit noch einmal zu einer Remission. Noch in der Heilanstalt komponiert er. Allerdings verwirft Wolf dann selbst diese Versuche. Bald aber hat sich sein Zustand derart gebessert, daß er Ende Januar 1898 das Sanatorium verlassen kann.
Im Oktober 1898 setzt die Krankheit dann um so stärker wieder ein. Wolf versucht sich im Traunsee zu ertränken. Nach diesem Selbstmordversuch drängt Wolf selbst darauf, wieder in eine Heilanstalt gebracht zu werden, um gleichsam vor der Gefahr aus dem eigenen Inneren geschützt zu sein.

Die Paralyse verlief nun beinahe schulbuchmäßig. Demenz und Verblödung wurden so vorherrschend, daß auch im Fall Hugo Wolf schließlich nur noch die körperliche Hülle weiterexistierte. Der Verlauf der Paralyse zog sich fast fünf Jahre hin. Am 22. Februar 1903 starb er. Als akute Todesursache war eine Lungenentzündung festgestellt worden.
Wie bei so vielen anderen großen Persönlichkeiten, die der Syphilis zum Opfer fielen, ist auch im Falle Hugo Wolfs immer wieder versucht worden, die wahre Natur seiner Krankheit zu verschleiern oder verschämt zu verschweigen, obwohl die Diagnose »Paralyse« kaum angezweifelt werden kann.

Smetana teilte Beethovens Schicksal

»Ich bin auf jenen Weg, wenn er mir bestimmt ist, ganz vorbereitet.« Der Mann, von dem diese Zeilen stammen, war etwa seit seinem fünfzigsten Lebensjahr völlig taub. Die Welt kennt Bedřich (Friedrich) Smetana als Hauptvertreter der spätromantischen tschechischen Musik, als den Schöpfer der Opern ›Die verkaufte Braut‹ und ›Dalibor‹ oder der Symphonischen Dichtung ›Mein Vaterland‹, aus der ›Die Moldau‹ auch heute noch auf Konzertprogrammen zu finden ist. Die Welt weiß freilich wenig von Smetanas persönlichem Leben, dessen leidvolle Kapitel – einschließlich des allerletzten – von der progressiven Paralyse geschrieben wurde.
Smetana ist 1824 in Leitomischl in der Nähe von Prag als Sohn eines Bierbrauers geboren. Sein privates Leben ist bereits in den frühen Jahren – da er noch als Dirigent im schwedischen Göteborg wirkt – von harten Schlägen gezeichnet. Von den vier Töchtern, die seine Frau ihm geschenkt hat, sterben drei im zartesten Kindesalter. Die älteste Tochter wird vom Scharlach dahingerafft und schließlich – im Jahr 1850 – seine Frau von der Lungentuberkulose. Smetana selbst muß von Anfang 1862 an, mit 38 Jahren, zum ersten Mal erkennen, daß er an akustischen Störungen leidet.
Jahre später, etwa von 1870 an, nimmt er auch andere Krankheitssymptome an sich wahr. Wie der Komponist in einem erst 1963 aufgefundenen Tagebuch notiert hat, tritt bei ihm im April 1874 ein »Eitergeschwür« auf. Zwei Monate danach gesellt sich dazu eine hartnäckige Halsentzündung, im Juli kommt es zu einem allgemeinen Ausschlag auf ausgedehnten Körperflächen. Smetana, der gerade in der Sommerfrische weilt, ist sehr beunruhigt, unterbricht seinen Urlaub und sucht in

Prag einen Arzt auf. Der freilich beruhigt ihn wieder und bagatellisiert die Sache. Im September 1874 wird seine Ertaubung vollends offenbar. Dennoch komponierte er um diese Zeit seinen bekannten Zyklus ›Mein Vaterland‹.
In bezeichnender Weise hat Smetana diesen leidvollen Zustand in einzelnen Schüben erreicht. Doch auch als er sein Hörvermögen schon völlig verloren hat, hofft er noch auf Heilung. Im April 1875 reist er nach Würzburg und konsultiert dort den Spezialisten Anton Friedrich von Tröltsch. Der Arzt meint, der Komponist solle sich die Trommelfelle öffnen lassen. Doch dazu kann Smetana sich nicht bereitfinden. Es hätte auch an seinem Zustand nichts mehr ändern können.
Im folgenden Monat erwartet der Komponist Hilfe von einer Reise nach Wien, wo er den bekannten Hals-, Nasen- und Ohrenarzt Adam Politzer aufsucht. Der spricht von einer »Labyrinthlähmung« und verordnet Elektrisieren, doch auch dies bleibt ohne jeden Erfolg. Unter dem 24. Mai 1875 findet sich in Smetanas Tagebuch dann eine Eintragung, die kaum noch Zweifel aufkommen läßt, daß die Ärzte die eigentliche Natur der Krankheit sehr wohl erkannt haben. Der Patient berichtet nämlich, er sei einer Schmierkur von mehreren Wochen unterzogen worden, während der er bei geschlossenen Fenstern im Hause bleiben mußte. Aber alle Bemühungen vermochten den Lauf der Dinge nun nicht mehr aufzuhalten.
Trotz gelegentlicher Bewußtseinstrübungen ist Smetana noch so klar, daß er den schrittweisen Abbau seiner Persönlichkeit registriert. Er beklagt zunehmende Gedächtnisschwäche, Verarmung seiner Ideen und immer größere Schwierigkeiten, seine Gedanken in Zusammenhänge zu bringen – es sind die Vorstufen des großen Zusammenbruchs. In Smetanas Kopf brummt es, unbekannte Stimmen sprechen auf ihn ein, Visionen durchziehen sein Gehirn.
Trotz alledem zwingt Smetana sich noch, mit der Vertonung einer Oper nach einem Shakespeare-Text zu beginnen. Aber solch ein Vorhaben geht jetzt über seine Kräfte. Über die letzten Noten, die er schreibt, setzt er ahnungsvoll die Worte »Letzter Bogen . . .«
Einen Monat nach seinem sechzigsten Geburtstag, am 20. April 1884, bricht schließlich die Katastrophe herein. Nach einem Tobsuchtsanfall muß der Komponist in die Landesirrenanstalt zu Prag gebracht werden. Er bietet ein Bild des Jammers. Der Mund hängt rechts herab, auf der linken Seite kann er sein Gesicht überhaupt nicht mehr bewegen.
In der Anstalt kommt es zeitweilig zu Ohnmachten, andererseits wieder zu halluzinatorischen Wahnvorstellungen. Doch im Gegensatz zu vielen

anderen Paralytikern bleibt Smetana wenigstens eine lange Zeit des Dahindämmerns erspart. Seine Sprache wird immer unverständlicher, irres Lachen schüttelt ihn manchmal, der Körper magert bis aufs Skelett ab. Und am 12. Mai 1884, nur drei Wochen nach der Aufnahme in die Anstalt, stirbt der Unglückliche.

Niemand bezweifelte nach seinem Tod, daß Smetana an progressiver Paralyse litt. Der Anatom und Pathologe Professor Jaroslaw Hlava im tschechischen pathologisch-anatomischen Institut in Prag sezierte die Leiche. Er kam zu der Diagnose: »Chronische Entzündung der Weichgehirnhaut, insbesondere oberhalb des Stirnlappens. Teilweises Zusammenwachsen der weichen Gehirnhaut mit der Oberfläche des Gehirns. Wasserhältigkeit in den Gehirnkammern schleppend. Roter Gehirnschwund. Körnige Entzündung der inneren Haut der vierten Kammer mit Schwindsucht des Gehörgewebes. Paralyse der Gehörsnerven. Beiderseitige Lungenentzündung, zerstreut in den unteren Lappen. Arterienverkalkung, abgefärbtes Gerinnsel an der Wand der linken Schenkelarterie. Allgemeiner Kollaps des Leibes und der Organe.«

In seinem detaillierten Sektionsbefund erwähnt Hlava unter anderem eindrucksvolle Fakten, die in ihrer Gesamtheit ganz klar auf eine Paralyse schließen lassen: erweiterte Gehirnventrikel, eine Hirnatrophie, die zu einem Schwund der Hirnmasse um etwa 250 Gramm gegenüber dem normalen Durchschnittsgewicht geführt hatte, die Verwachsungen der weichen Hirnhäute mit dem Gehirn, ein Markscheidenverlust sowie eine Atrophie der Gehörnerven, von denen es heißt, sie seien »zu beiden Seiten dünn, angegraut und enger als de norma«.

Es kann nicht überraschen, daß trotz dieser klaren Feststellungen viele Verehrer der Musik Smetanas seine Paralyse nicht wahrhaben wollten, da eine solche Krankheit ihrer Meinung nach dem Ruhme des Meisters, der nach dem Ersten Weltkrieg zum musikalischen Nationalheros des tschechischen Volkes wurde, nur abträglich sein konnte. Als Geschlechtskrankheit fiel die Lues eben nach wie vor unter den Bannstrahl der gesellschaftlichen Moral. Nach dem humoristischen Grundsatz Christian Morgensterns, nach dem »nicht sein kann, was nicht sein darf«, durfte Smetana, das Idealbild, kein Syphilitiker gewesen sein.

Auch unter den Medizinern fanden sich – vor allem, nachdem die Tschechoslowakei ihre politische Unabhängigkeit erreicht hatte – genügend Helfer, die bereit waren, mit allen verfügbaren Mitteln das Heldenstandbild von seinem Makel reinzuwaschen. Ein Prager Psychiater namens Antonin Heveroch war es dann, der 1924 eine neue These aufstellte: Smetana sei durchaus nicht an luetischer Paralyse zugrunde gegan-

gen, sondern bei ihm habe eine »Hirnarteriosklerose«, verbunden mit einer »doppelseitigen Menièreschen Krankheit mit Innenohrblutungen«, vorgelegen. Dieter Kerner bezeichnet diese Behauptung vom medizinischen Standpunkt aus als »völlig absurd«. Dennoch gewinnt sie unter dem wachsenden Druck interessierter Kreise auch bei Medizinern immer mehr Anhänger. Die Pression geht so weit, daß sich Professor Hlava schließlich sogar gezwungen sieht, von seiner eigenen Diagnose aufgrund seines einstigen Sektionsbefundes abzurücken und nun auch von einer Hirnarteriosklerose Smetanas zu sprechen.
Doch gab es ein paar standfeste Gegner der Arteriosklerose-Theorie, die Professor Heveroch, seinerzeit Leiter der Irrenanstalt in Prag, passenderweise zur Feier des hundertsten Geburtstages Smetanas aufgestellt hatte. Zu ihnen gehörte der Biograph des Komponisten, Dr. V. L. Balthasar, der allerdings Philologe und kein Mediziner war und deshalb gegen die ärztliche Zunft einen schweren Stand hatte, und Professor Dr. Ladislaw Haskovec, der fast ohne jede Unterstützung von seinen Standeskollegen die Diagnose »progressive Paralyse« bei Smetana aufrechterhielt.
Dr. Balthasar sah sich zum Beispiel auf einer Sitzung der ›Gesellschaft der böhmischen Ärzte‹ am 23. Februar 1925 einer praktisch geschlossenen Front »fachkundiger« Gegner gegenüber. Diese sprachen dem Philologen jede Sachkenntnis und daher auch jede Urteilsberechtigung über die Krankengeschichte Smetanas ab. Ein ebenfalls anwesender Musikwissenschaftler, Professor Zdeněk Nejedlý, ließ aber – vielleicht unbewußt – die Katze aus dem Sack, als er die wahren Gründe des Kampfes gegen Balthasar nannte: »Ein Genie ist schon dadurch genug gestraft, daß es eben ein Genie ist, denn das ist ein überaus bitteres Schicksal. Warum soll es noch mehr dadurch gestraft werden, daß man sein intimes Privatleben der Dinge unkundigen und oft auch unwürdigen Menschen preisgibt? Darum begrüßte ich mit Freuden, mit welchem Takt Professor Heveroch vor einem Jahr und heute von der Krankheit Smetanas sprach. Nicht daß ich deshalb für irgendwelche Verschleierung der Wahrheit plädieren möchte, aber es hängt immer davon ab, wie die Wahrheit, wem und wann sie gesagt wird.«
Eben die bewußte Verschleierung der Wahrheit war es, die andererseits Dr. Balthasar auf dieser Sitzung den versammelten Ärzten vorwarf. Und dies, wie sich später herausstellte, nicht zu Unrecht, denn auch Kerner betont, daß es »schon damals zweifellos Personen gab, die Smetanas Tagebucheintragungen kannten und trotzdem nicht die Wahrheit sagten«.

Die Behauptung von einer Arteriosklerose des Hirns erhielt nach dem Zweiten Weltkrieg noch einmal einen gewissen Auftrieb durch Veröffentlichungen eines weiteren tschechischen Arztes, Dr. Jaromir Lhotsky, in den Jahren 1959 und 1960. Lhotsky war um 1940 Leiter der Frauenabteilung der Nervenheilanstalt »Am Steinhof« in Wien gewesen. Zu seinen Patientinnen gehörte damals die schon hochbetagte Tochter Bozena des Komponisten, die 1941 an Krebs der Gallenblase und in allgemeiner geistiger Verwirrung starb. Die senile Demenz, die sich bei Bozena zeigte, setzte Lhotsky in Beziehung zu dem einstigen Leiden Smetanas und konstruiert eine »erbliche Disposition für frühzeitiges arteriosklerotisches Geschehen in der Familie Smetana«. Dabei vergißt Lhotsky aber einen wichtigen Unterschied: Smetana starb im Alter von sechzig Jahren, seine Tochter Bozena hingegen war schon 78 Jahre alt, als sie in die Heilanstalt eingewiesen wurde, und fast achtzig bei ihrem Tode.
Inzwischen ist der medizinisch-philologische Streit über Smetanas Leiden zu einer nur noch historisch interessanten Fehde geworden. Das 1963 aufgefundene Tagebuch und einige bis dahin unveröffentlichte Briefe ließen vollkommen klar werden: Smetana litt an der Lues, die sich bei ihm bis zur Paralyse entwickelte.

Maupassant – »der Stier von Paris«

»Sein Gesicht ist das eines Preisboxers, seine Sexualität die eines Stieres. Er rudert, turnt, schwimmt, ißt, trinkt, koitiert, bramarbasiert, ist ein zärtlicher Sohn, ein gerissener Geschäftsmann, Hausbesitzer, gemütvoller Bürger, gefürchteter Viveur, vielgelesener Belletrist . . . aber eines Tages ist er wahnsinnig, ein stumpfes Tier.«
So charakterisiert Willy Haas, der in Prag geborene Literat und Kritiker, in seinem Essayband ›Fragmente eines Lebens‹ die Gestalt Guy de Maupassants, der als »König der Novelle«, deren er über zweihundertfünfzig geschrieben hat, in die Literaturgeschichte eingegangen ist.
Guy de Maupassant wird am 5. August 1850 geboren. Seine frühe Jugend verlebt er abwechselnd in Paris und an der normannischen Küste. Über eine unbezahlte Stelle als Hilfsbeamter im Marineministerium wechselt er 1878 als Beamter ins Unterrichtsministerium. Diese Veränderung verdankt er dem Mann, der sich auch um seine literarische Ausbildung kümmert: Gustave Flaubert. Der Begründer des Realismus in der französischen Literatur war schon für den Lyzeumsschüler Maupas-

sant der strenge schriftstellerische Lehrmeister, und das »Lehrverhältnis« blieb viele Jahre bestehen.
Maupassant hat später Flauberts Bemühungen dankbar anerkannt: »Während sieben Jahren habe ich mit Flaubert zusammen gearbeitet, ohne zu schreiben, ohne daran zu denken, auch nur eine Zeile zu veröffentlichen. Während sieben Jahren hat er mir Kenntnisse vermittelt, die ich anders nicht in vierzig Jahren erworben hätte.«
Dann jedoch zieht Maupassant ganz plötzlich als neuer Stern am literarischen Himmel von Paris herauf, als 1880 in einem Sammelband seine Erzählung ›Fettklößchen‹ veröffentlicht wird. Sie gilt noch heute als vollendetes Meisterwerk und macht ihren Verfasser damals sogleich berühmt. Verleger wie Zeitungen und Zeitschriften reißen sich jetzt um seine Arbeiten. Flaubert erlebt vom Ruhm seines Schützlings gerade noch die ersten Anfänge; er stirbt noch im Jahre 1880 im Alter von neunundfünfzig Jahren an einem Gehirnschlag. Auch Flaubert ist später eine syphilitische Krankheit nachgesagt worden; er soll sie sich während einer Orientreise zugezogen haben.
Was bei Flaubert aus vielen Gründen zweifelhaft bleibt, ist bei Maupassant Tatsache. Als er mit dreißig Jahren endlich am Anfang seiner schriftstellerischen Karriere stand, hatte er sich bereits syphilitisch infiziert. Einige Forscher nehmen als das Jahr seiner Ansteckung 1879 an, die meisten jedoch – und das ist wahrscheinlicher – 1873. Gelegenheit dazu hat sich Maupassant gewiß häufig genug geboten, war er doch ausgesprochen sinnenfroh und durchaus nicht wählerisch.
Noch aber hat er zehn Jahre voller Schaffenskraft vor sich. Bald nach dem Erfolg seiner ersten Novelle widmet er sich ausschließlich seiner schriftstellerischen Arbeit. Die Angebote wie die Anforderungen sind von Anfang an so außerordentlich, daß Maupassant von jetzt an ständig unter dem Druck von Terminen steht.
Maupassant erweckt noch immer den Eindruck von Gesundheit und Kraft. Doch das Bild trügt. Schon in den letzten Lebensjahren Flauberts beklagt er sich in Briefen an seinen Meister über Müdigkeit und Überanstrengung, mehr noch über Gefühle der Langeweile und Monotonie, der Traurigkeit und Depression, die sich zuweilen bis zum reinen Lebensekel steigerten.
1880 setzt ein Augenleiden ein. Es handelt sich wohl um eine Entzündung der Regenbogenhaut. Drei Jahre später folgen eine Trägheit und Erweiterung der Pupille. Manche Biographen bezweifeln, daß diese Erscheinungen schon erste Zeichen der syphilitischen Infektion waren, doch erinnerte sich später der Augenarzt Edmund Landolt, der Maupas-

sant damals behandelt hat: »Das scheinbar unbedeutende Übel (Erweiterung der Pupille) ließ mich indessen wegen der Funktionsstörungen, die es begleiteten, das bedauernswerte Ende voraussehen, das des jungen Schriftstellers wartete . . .«
Deutlichere Zeichen einer Manifestation der Paralyse äußern sich im Jahr 1885. Von da an verschlechtert sich der Zustand des Dichters zusehends. Starke Migräne, Halluzinationen; auch erlebt er das »Doppelgängerphänomen«: sieht sich in seinem Zimmer selbst zur Tür hereinkommen, sein Ebenbild nimmt ihm gegenüber am Schreibtisch Platz – erst nach einiger Zeit verschwindet der Spuk. Angstzustände und Verfolgungswahn kommen hinzu.
Alle seine Freunde und Bekannten erschreckt dieser Verfall. So vermerkt etwa der Literat Edmond de Goncourt über ein Zusammentreffen anläßlich der Enthüllung eines Flaubert-Denkmals in Rouen im November 1890: »Ich bin entsetzt über das schlechte Aussehen Maupassants, über sein abgezehrtes Gesicht, seine rotgefleckte Haut, seine scharfe ›Maske‹ . . . und die krankhafte Starre seines Blicks. Es scheint ihm nicht bestimmt, alt zu werden . . .« Und das Mitglied der Académie Française, Henri de Regnier, äußert sich: »Er sah heute aus wie einer, der allzu lange hinter seinem eigenen Leichenzug hergegangen ist.«
Von 1891 an geht es dann steil bergab. Der Kranke meint zuweilen, das Meer sprechen zu hören, behauptet von Spinnen verfolgt zu werden; eines Tages schießt er sogar aus dem Fenster auf einen Fremden, von dem er sich bedroht fühlt, worauf sein Diener heimlich die Pistole entlädt, um weiteres Unheil zu verhindern.
Maupassant reiste von einem Ort zum anderen. In manchen Badeorten scheint er Heilung zu suchen. In Champel bei Divorne begegnet er dem Lyriker Auguste Dorchain. Dieser berichtet später, Maupassant habe nachts an die Zimmertüren der weiblichen Gäste geklopft, ein andermal eiskalte Duschen gefordert. Bei einem Mittagessen bestellt der Kranke laut schreiend die ausgefallensten Speisen. Dann gibt es klare Anzeichen für Größenwahn: er bramarbasiert, der Bankier Rothschild habe ihn am gleichen Vormittag wie einen Fürsten empfangen.
Im Dezember 1891 werden Maupassants Kopfschmerzen unerträglich. Er setzt sein Testament auf und schreibt seinem Anwalt: »Ich bin ein Sterbender, in zwei Tagen bin ich tot.« Zwar sollte das nicht richtig sein, aber von der endgültigen geistigen Umnachtung war er wirklich nur noch Tage entfernt.
Der Zusammenbruch kommt dann am Neujahrstag 1892. Den Jahresanfang verbringt Maupassant noch bei seiner Mutter in Nizza; ihr ge-

genüber hat er seinen wirklichen Zustand bislang verheimlicht oder doch verharmlost. Jetzt muß sie die Wahrheit um so härter treffen. Der Sohn redet beim Mittagessen wirres Zeug, überfällt die alte Dame mit Wahnideen, behauptet etwa, eine Pille eingenommen zu haben, mit deren Hilfe er ein für ihn interessantes Ereignis vorhersehen könne.
Nach Tisch setzt Maupassant sich – den Bitten seiner Mutter zum Trotz – in den Wagen und kehrt in seine Villa nach Cannes zurück. Schon am Morgen hat ihm allein das Anziehen starke Schmerzen verursacht. Er war auch unfähig, sich zu rasieren. Gegen Abend plagen ihn erneut heftige Schmerzen im Rückgrat. Nachts hört der Diener Schreie, läuft ins Zimmer seines Herrn, er sieht, daß dieser mit einem Papiermesser einen Selbstmordversuch unternommen hat.
Der Mann holt einen Arzt, der die Hoffnungslosigkeit der Situation erkennt. Maupassants Verleger Paul Ollendorff verschafft seinem Autor einen Platz in einer Privatheilanstalt in Passy nahe Paris. Am 6. Januar wird der Dichter von seinem Diener und einem Krankenpfleger im Schlafwagen nach Paris gebracht. Sein Verleger und der Arzt der Anstalt empfangen ihn und führen ihn dahin, wo den Kranken nur noch Mitleid begleiten kann. Maupassant ist zwar erschöpft, vorübergehend jedoch noch heiteren Gemüts. Kurze Zeit sieht er noch Besucher, kann sich mit ihnen sogar unterhalten. Dann jedoch verfällt er immer mehr. Erregung, Delirien und Depressionen wechseln einander ab.
Maupassants Geist erlischt nun völlig. Endlich, achtzehn Monate nach seiner Einlieferung, stirbt Guy de Maupassant am 7. Juli 1893. Er ist nicht einmal dreiundvierzig Jahre alt geworden.

Baudelaire – ein hoffnungsvoller junger Mann

»Hier ruht, der allzu sehr den Dirnen sich ergab
und in des Maulwurfs Reich drum mußte früh hinab.«

Dies schrieb um 1840 ein noch nicht volljähriger junger Mann, der nach Kräften die immer schon bunte Palette der Liebesfreuden der französischen Hauptstadt genoß: Charles Baudelaire. Paris war seine Heimatstadt, in der er am 9. April 1821 geboren wurde. Sein Vater war zu dieser Zeit schon 62 Jahre alt und hatte zwei Jahre zuvor eine um 34 Jahre jüngere Frau geheiratet.
Baudelaire senior starb bereits im Februar 1827, als das Kind noch nicht sechs Jahre zählte. Zwei Jahre später ging die noch jugendliche Mutter

eine zweite Ehe ein. Der neue Gatte ist nur drei Jahre älter als Frau Baudelaire, die nun Madame Aupick geworden ist.
Der Stiefvater, mit dem der Sechsjährige sich abfinden soll, ist ein recht biederer Herr, Kommandeur eines Bataillons, sogar Offizier der Ehrenlegion und Adjutant des Prinzen von Hohenlohe. Die militärische Karriere wird ihm noch den General bringen. Für das Kind Charles ist dieser Offizier jedoch ein bösartiger Eindringling. Hat er doch die heißgeliebte Mama geheiratet, die der übersensible Junge ganz für sich allein haben will. So begegnet Charles dem neuen Hausherrn mit grenzenloser Abneigung.
Der junge Baudelaire besucht ein Internat in Lyon, dann eines in Paris. Er benimmt sich hier wie dort jedoch so unbotmäßig und renitent, daß er relegiert wird. Darauf bei einem Philosophieprofessor in Pension, besteht er mit dessen Hilfe doch noch das Abitur.
Jetzt fühlt Baudelaire sich von einem drückenden Joch befreit. Weitere Ausbildung, gar ein bürgerliches Berufsziel, lehnt er ab. Dagegen verkündet er der Familie, er wolle Schriftsteller werden. So etwas schockt die soliden Eltern, und ein wenig mag ihre Sorge berechtigt sein: Baudelaire wird zwar ein leuchtender Stern am literarischen Himmel Frankreichs sein, doch werden Not und Elend ihn gleichwohl durchs Leben begleiten.
Der junge Mann aus begüterter Familie kann es sich indessen zunächst einmal leisten, nach »Künstlerart« ein großzügiges Leben zu führen. Aber da ihm die eigenen Angehörigen, die Bürgerlichen, wegen des ungeliebten Stiefvaters verhaßt sind, widmet er sich um so mehr der Halbwelt von Paris.
Es scheint durchaus möglich, daß die oben zitierten Verszeilen einem eigenen frühen »Erlebnis« entsprangen. Zwanzig Jahre später nämlich bekennt Baudelaire in einem Brief an seine Mutter, er habe »schon in sehr jungen Jahren eine venerische Ansteckung« davongetragen.
Baudelaire ist bald volljährig. Das bedeutet neben völliger Unabhängigkeit von der Familie auch finanzielle Sicherheit, denn von seinem leiblichen Vater stehen dem Sohn beträchtliche Anteile an Ländereien zu, die verkauft werden und ihm 75 000 Francs einbringen. Eine eigene Wohnung ist für ihn jetzt äußerer Anlaß, sich in literarische Arbeit zu stürzen – doch ein lebenshungriger Jüngling, der viel Geld in der Tasche hat, läßt sich allzu gern von der Arbeit ablenken und zwei Jahre sind denn auch bereits genug für Baudelaire, das stattliche Vermögen zu halbieren.
Er schafft das freilich nicht allein. Zwar schätzt er teure modische Kleidung und elegantes Auftreten, weit mehr Ansprüche aber stellt seine

Geliebte, die er in der Mulattin Jeanne Duval, einer Soubrette vom Theater, gefunden hat. Sie, die ohnehin keine aufregende Karriere vor sich hat, gibt das Theater kurzerhand auf und nistet sich in Baudelaires großzügig ausgestatteter Wohnung ein.
Nun unterschreibt Baudelaire auch den ersten einer endlosen Zahl von Wechseln. Und er wird ein Leben lang vor dem steten Zugriff seiner Gläubiger zu fliehen versuchen. Dem »Kind der schwarzen Mitternächte«, wie der Dichter seine geliebte Jeanne nennt, bleibt er auf Gedeih und Verderb verfallen – und diese Hörigkeit wird in Zukunft um so belastender, als diese Frau für ihn nur ein hübscher Körper ist: sie hat keine Spur geistiger Interessen und erst recht keinen Schimmer von Baudelaires späterer Bedeutung als Dichter.
Da Baudelaire sich finanziell mehr und mehr ruiniert, wird er unter Vormundschaft gestellt. Dies ist nun ein Zwang, endlich mit dem Schreiben anzufangen. Und den Anfang macht ein sehr kluges, kunstkritisches Buch über den »Salon von 1845«, eine berühmte alljährliche Ausstellung der arrivierten Maler von Paris.
Seine schriftstellerische Arbeit hindert Baudelaire jedoch nicht daran, seine Gesundheit weiterhin durch Exzesse schonungslos aufs Spiel zu setzen. Zu seiner Alkoholsucht trägt gewiß auch der Umstand bei, daß seine geliebte Jeanne wenigstens in diesem Punkt kräftig mithält. Mit dreißig Jahren, so meint Baudelaires Biograph François Porché, sei der Dichter zweifellos schon Alkoholiker gewesen. Überdies nimmt er um diese Zeit auch schon Rauschgift. Zwar fasziniert Baudelaire immer noch der Körper Jeannes, doch täuscht er sich jetzt nicht mehr über ihre geistige Stumpfheit und ihre Gewöhnlichkeit hinweg – ein Sachverhalt, der ihn wohl auch in den Alkoholismus getrieben hat.
Seine Schulden türmen sich mehr und mehr. Gelegentliche Hilfe von seiten seiner Mutter nützt nicht viel. Und allmählich verliert dann auch Jeanne für den Schriftsteller jeden Reiz. Sie ist ohnehin meist betrunken, neigt zu Fülle und Schlampigkeit und betrügt ihn außerdem, wann gerade sich eine Gelegenheit dazu bietet. Naturgemäß kommt es immer öfter zu Streit und lautstarken Auseinandersetzungen, die literarisches Schaffen in ihrer Gegenwart unmöglich machen.
Gerade um diese Zeit hat Baudelaire eine Arbeit gefunden, die ihn sehr beschäftigt: er macht sich daran, die Werke des kurz zuvor gestorbenen Amerikaners Edgar Allan Poe ins Französische zu übersetzen. Aber diese Tätigkeit bringt ihm nicht übermäßig viel ein, auch wenn er sich ihr über siebzehn Jahre hin widmen wird. Die Misere wird immer schlimmer, zumal er Jeanne – ungeachtet ihres Verfalls, vielleicht aber gerade

deshalb – nicht im Stich läßt und sie wohl stets unterstützt hat.
Mögen es die äußeren Umstände sein, die seit Jahren so bedrückend sind, oder der Alkohol und auch der Drogenmißbrauch: zu allem kommen bei Baudelaire nun Krankheitserscheinungen hinzu, die sich fortwährend verstärken. Schnupfen, Migräne und Depressionen quälen ihn mehr denn je. Schon um sein sechsundzwanzigstes Jahr hat er Schübe depressiver Art gehabt, und es ist gewiß nicht leicht zu entscheiden, inwieweit dies alles bereits auf die spätere Paralyse hinweist. Seine Niedergeschlagenheit verläßt ihn jetzt kaum noch. Tagelang sitzt er in seinem Zimmer und denkt an den Tod. Er läßt sich dann außerhalb seines Zimmers nicht sehen. Briefe werden unter der Tür durchgeschoben, aber nicht beachtet.
Dann wieder folgen Perioden von Zorn und Wut. Er arbeite »nie anders als zwischen einem Streithandel und einer gerichtlichen Beschlagnahme«, schreibt er in dieser Zeit. Darüber hinaus pflegt er den Kontakt zu Straßenmädchen. In einem »Notizbuch der Liebe« sammelt er sorgfältig die Adressen jener Dirnen, die ihm besonders besuchenswert erscheinen.
Gerade in dieser Trostlosigkeit aber beweist Baudelaire, daß seine so groß klingenden Worte über sein literarisches Genie berechtigt sind: er tritt nun endlich als Dichter hervor. Ende Juni 1857 erscheint – übrigens bei dem Verleger Auguste Poulet-Malassis, der später ebenfalls an der Syphilis zugrunde geht – der Gedichtband ›Fleurs du Mal‹. In diesen ›Blumen des Bösen‹, die Stefan George ins Deutsche übersetzen wird, begründet Baudelaire den modernen Symbolismus. Wie der Titel besagt, ist es eben das Böse, Häßliche und Krankhafte, dessen Faszination Baudelaire hier auch dem Leser mitteilt, und zwar in einer eminent ästhetischen Form. Diese Gedichte sind sprachlich vollendet. Sie allein sicherten den Nachruhm Baudelaires.
Nicht nur die Nachwelt erkannte die Bedeutung des Dichters. Auch die Zeitgenossen wußten sein Werk zu schätzen. Schließlich wurde die allgemeine Neugier noch angeheizt durch einen Prozeß, in dem Baudelaire vom Staatsanwalt Gotteslästerung und Verletzung der öffentlichen Moral und guten Sitten vorgeworfen wurden. Schließlich wurden nur die letzten beiden Punkte von der Anklage aufrechterhalten, und das Gericht verurteilte Autor und Drucker zu Geldstrafen. Außerdem mußten sechs Gedichte aus dem Sammelband entfernt werden. Die Absicht der Richter erreichte natürlich, wie stets in solchen Fällen, just das Gegenteil. Durch den juristischen Wirbel wurde das Interesse an dem Buch nur gesteigert.

Trotzdem konnte der finanzielle Erlös angesichts des Schuldenberges des Autors nur einen Tropfen auf den heißen Stein darstellen. Außerdem markierten die ›Blumen des Bösen‹, Baudelaires einzige umfangreichere Dichtung, zugleich den Höhepunkt seines Schaffens.
Kurz vor der Veröffentlichung der ›Fleurs du Mal‹ war sein Stiefvater gestorben. Dieses Ereignis führt zu einer nun wieder engeren Verbindung zur Mutter, die ihn jetzt auch nach Kräften mit Geldzuwendungen unterstützt, sich dabei aber ihren beschränkten Möglichkeiten anpassen muß. Auch arbeitet Baudelaire mit wachsendem Eifer. Er muß diese Arbeit aber einem mehr und mehr verfallenden Körper abringen. Aus der Zeit um 1860 berichtet sein Biograph Porché, daß der Dichter zu den verschiedensten Selbstmedikationen greife. In keiner der verfügbaren schriftlichen Unterlagen sei ein Besuch bei einem Arzt erwähnt. Vermutlich habe Baudelaire befürchtet, daß ein Mediziner ihm wohl sofort den Genuß der betäubenden Drogen verboten hätte, von denen er so abhängig war.
So versucht der Schriftsteller, sich auf eigene Faust zu »kurieren«. In Briefen und persönlichen Aufzeichnungen ist die Rede von Jod-Kali, kalten Duschen und einem Extrakt aus isländischem Moos, dessen Zubereitung genau beschrieben wird.
Schon längere Zeit leidet Baudelaire unter Erbrechen. Dazu gesellt sich nun auch Schlaflosigkeit. Dagegen wiederum nimmt er bedenkliche Mengen von Betäubungsmitteln, die ihm dann zuweilen zwar Schlaf verschaffen, ihn aber mit Beklemmungen, Angstzuständen und Schweißausbrüchen aufwachen lassen, worauf er dann zur Linderung wieder zu Äther-Kapseln greift. Koliken behandelt er mit Opium. Erneutes Auftreten von Hautflecken, Migräne und starken Ermüdungserscheinungen läßt den Fortschritt der luetischen Infektion ahnen.
Es kann nicht verwundern, daß sich der gesundheitliche Verfall immer deutlicher abzeichnet. Am 13. Januar 1860 fühlt Baudelaire einen »Blutandrang zum Gehirn«. Er läßt den Kutscher zu einer alten Kräuterfrau fahren, bei deren Behandlung sich der Anfall auch zunächst so weit bessert, daß der »Patient« wieder aufstehen kann. Gleich darauf wird er wieder von starken Schwindelgefühlen und Übelkeit ergriffen. Geht er eine Treppe hinauf, wird er ohnmächtig. Es dauert Stunden, bis die Anfälle überwunden sind, und erst am Abend des nächsten Tages kann er in sein Zimmer zurückkehren.
Seine Geliebte Jeanne ist mittlerweile zu einem menschlichen Wrack geworden. Für Baudelaire ist sie jetzt »meine Paralytikerin«, wobei diese Bezeichnung vielleicht medizinisch näher an der Wirklichkeit sein

mag als er ahnt. Außerdem aber ist Jeanne derart dem Alkohol ergeben, daß stets eine Flasche Rum auf ihrem Nachttisch steht.
Baudelaire, der sich aus alter Anhänglichkeit noch immer für sie verantwortlich fühlt, mietet ihr im Dezember 1860 sogar eine Wohnung auf dem Lande in der Nähe von Paris und plant, dort mit ihr zu wohnen. Diese Absicht wird jedoch vereitelt durch den Umstand, daß sich plötzlich Jeannes Bruder bei ihr einnistet, in der frechen Überzeugung, der Liebhaber seiner Schwester müsse auch ihn unterhalten. Als Jeanne dann bald wieder einmal ins Krankenhaus geschafft werden muß, verkauft ihr Bruder währenddessen kurzerhand die Möbel.
Bei sich selbst verzeichnet Baudelaire 1861 auch Gehörshalluzinationen. Vor dem Einschlafen und auch im Schlaf vernimmt er deutlich Stimmen. Zur gleichen Zeit suchen ihn die schon zuvor auftretenden Selbstmordgedanken mit größerer Heftigkeit heim. Im folgenden Jahr wiederum macht Baudelaire in sein Notizbuch eine Eintragung, die erschauern läßt: »Heute, den 23. Januar 1862, ist mir eine eigentümliche Warnung zuteil geworden. Ich habe den Wind des Fittichs der Verblödung an mir vorüberstreifen gefühlt.« Ferner stellen sich erste Zeichen von Größenwahn ein, wenn der völlig mittellose, heruntergekommene, kaum noch gesellschaftsfähige Dichter völlig grundlos meint, er könne zum Direktor eines großen Theaters ernannt werden.
Porché schildert den Eindruck, den der Dichter 1864 macht: »Nun ist die Zeit jenes Baudelaire mit den langen, ergrauenden Haaren gekommen, der den Hals fröstelnd in ein violettes Tuch hüllt, jenes Baudelaire, den man wie einen Schatten, ein großes Heft unter dem Arm ... (in Tanzlokalen) umherirren sah.« Ein Mann, der zusehends menschenfeindlicher und einsamer wurde. Dabei ist zu bedenken, daß diese grauhaarige jammervolle Gestalt erst 43 Jahre alt ist.
Paris erscheint ihm nachgerade als die Hölle, als eine Stadt, die ihm das gebührende Ansehen versagt. So entschließt er sich auf Mitteilungen von Freunden hin zu einer Reise nach Belgien, um dort Dichterlesungen aus seinem Werk zu veranstalten. Das Resultat ist jedoch niederschmetternd. Schon die zweite und dritte Veranstaltung finden vor fast leerem Saal statt, worauf der Verein, der die Abende organisierte, das weitere Programm aussetzt und dem Dichter auch nur ein entsprechend gekürztes Honorar zukommen läßt.
Trotz dieser Abfuhr reist Baudelaire nicht wieder, wie eigentlich vorgesehen, nach Paris, sondern bleibt insgesamt ein Jahr in Brüssel. Nur durch seine Krankheit ist dieses immer erneute Hinauszögern seiner Rückkehr erklärbar. Ihm ist das Zeitgefühl zu einem guten Teil verlo-

rengegangen. Dann und wann stellt er in Briefen in Aussicht, er werde in Kürze, in einigen Wochen, in wenigen Tagen Brüssel verlassen, ohne sein Vorhaben auszuführen. Lange Zeiten verbringt er in fast vollkommener Lethargie.

Erst im Juli 1865, wohl in einer Pause der syphilitischen Krankheitsschübe, taucht er tatsächlich in Paris auf, nimmt jedoch nach knapp zwei Wochen wiederum Abschied und setzt sich erneut in die Bahn nach Brüssel. Dort hat er ab Dezember 1865 immer häufigere und heftigere Anfälle. Porché schreibt darüber nach Baudelaires eigenen Berichten: »Er befindet sich vollkommen wohl, da fühlt er plötzlich, ohne Vorbereitung, ohne erkennbare Ursache, Leere im Gehirn, Betäubung und dann einen fürchterlichen Schmerz im Kopf. Wenn er nicht schon ausgestreckt lag, ehe der Anfall einsetzte, stürzt er zu Boden, indem er sich an den Möbeln festzuklammern versucht und sie mit sich zieht. Darauf kalter Schweiß, Erbrechen von Galle oder weißem Schaum, tiefe Niedergeschlagenheit.«

Inzwischen hat er auch einen Arzt aufgesucht, der das Leiden des Patienten – vielleicht nur um diesen zu beruhigen – als Hysterie bezeichnet und Chinin, Digitalis, Belladonna, Morphium sowie Vichywasser, Baldrian und Äther verschreibt.

Im März 1866 unternimmt Baudelaire in Begleitung zweier Freunde noch einen Ausflug nach Namur. Bei der Besichtigung einer Kirche erleidet er einen seiner Schwindelanfälle und stürzt. Am nächsten Tag zeigen sich Merkmale geistiger Verwirrung, und seine Begleiter müssen ihn nach Brüssel zurückbringen. Es stellt sich eine Lähmung der rechten Körperseite ein. Auch Sprachstörungen machen sich jetzt bemerkbar. Zunächst kann der Kranke noch Briefe von wenigen Zeilen diktieren, die Sprachbeschwerden verschlimmern sich aber rapide, und als seine Mutter ihn Anfang Juli nach Hause holt, vermag er nur noch wenige Silben zu äußern.

Am 4. Juli wird Baudelaire in das Krankenhaus eines Dr. Émile Duval in Chaillot aufgenommen, wo nun die unaufhaltsame Verblödung vor sich geht. Vom Frühjahr 1867 an kann der Dichter nicht einmal mehr das Bett verlassen, und am 31. August dämmert der Paralytiker endlich hinüber. Er wurde nur 46 Jahre alt.

Rethel – der Zeichner der Holzschnittfolge »Auch ein Totentanz«

Unter den Malern, deren Persönlichkeit wohl durch Syphilis zerstört wurde, war auch Alfred Rethel. Zwar bestehen auch hier hinsichtlich einer Paralyse Zweifel, denn in einer 1975 erschienenen Arbeit von Frau Dr. Ute Schlemuth wird die Ansicht vertreten, es könne sich ebenso um eine Zerebralsklerose gehandelt haben.

Rethel wurde 1816 in der Nähe von Aachen geboren, wo sein Vater eine chemische Fabrik besaß. Mit dreizehn Jahren bezieht er bereits die Kunstakademie in Düsseldorf. Sieben Jahre danach arbeitet er am Städelschen Kunstinstitut zu Frankfurt. Der Zwanzigjährige ist nicht mehr nur Lernender, vielmehr findet er schon bald seinen eigenen Stil, der stark von den Romantikern beeinflußt ist. Er arbeitet mit solchem Erfolg als Illustrator, daß er aufgefordert wird, sich an einem Wettbewerb zu beteiligen: der Rathaussaal zu Aachen soll mit Fresken ausgestattet werden, denen Darstellungen aus dem Leben Karls des Großen zugrunde liegen. Bei diesem Wettbewerb wird Rethel Erfolgreichster. Und es sind vor allem diese Fresken, die ihm einen Platz in der Kunstgeschichte gesichert haben.

In Dresden, wohin Rethel schließlich übergesiedelt war, entstand eine Serie von sechs Holzschnitten, der berühmte ›Totentanz‹, der 1849 erschien. Diesen Blättern ist die Schuljugend mehrerer Generationen in den Lesebüchern begegnet. Das bekannteste der Bilder zeigt den Tod, wie er auf einem Klepper triumphierend über die Leiber erschossener Barrikadenkämpfer reitet.

Überdies war der Tod häufig Rethels Thema. Etwa in einer Zeichnung ›Der Tod als Diener‹, in der ein Gast auf einer zeitgenössischen Biedermeier-Gesellschaft plötzlich, vom Herzschlag getroffen, zusammenbricht. Und als Rethel ein Bericht Heinrich Heines über die Pariser Cholera-Epidemie von 1832 bekanntgeworden war, stellte er den geigenden ›Tod als Feind‹ dar. Ein anderes seiner populärsten Motive ist der Holzschnitt aus dem Jahr 1851, der den ›Tod als Freund‹ zeigt. Da läutet der Knochenmann die Sterbeglocke, während der Greis im Lehnstuhl sanft entschläft.

Rethels eigener Tod war freilich ganz und gar unfreundlich: er starb im Alter von nur 43 Jahren, von denen er die letzten sechs noch dazu in geistiger Umnachtung zugebracht hat. Das Leid traf ihn schon bald nach seiner Heirat im Jahr 1851. Zunächst erkrankte allerdings seine Frau an schwerem Typhus, von dem sie sich jedoch erholte. Bald jedoch zeigten sich bei dem Maler auffällige Anzeichen einer Erkrankung. Schon das Zögern des Schwiegervaters, einer Verbindung seiner Tochter Marie mit Rethel zuzustimmen, hatte darin seinen Grund, daß der junge Mann häufig von einer unerklärlichen Schwermut befallen wurde. Und der alte Herr sollte recht behalten: die Anfälle von Schwermut werden nach und nach so heftig, daß der Maler von sich aus den Entschluß faßt, deswegen einen Arzt aufzusuchen. Es ist Sanitätsrat Georg König in Köln.

Von dieser Konsultation setzt Rethel, der gerade bei Mutter und Schwester in Düsseldorf weilt, seine Frau Marie in Kenntnis. Dieser Brief aber zeigt bereits eine gewisse sprachliche Verwirrung, wie sie sich bei einer Paralyse abzeichnen kann.

Wenn Sanitätsrat König Rethel von dessen Schwermut sicher zu heilen verspricht, so mag das mehr als Beruhigung des Patienten gedacht gewesen sein. Andererseits bleibt zu bedenken, daß König – in Anbetracht der damals recht unzulänglichen Möglichkeiten einer Diagnose in diesem Stadium – vielleicht wirklich eine luetische Erkrankung nicht erwogen hat. Es war vielmehr noch gang und gäbe, Depressionen gerade bei Künstlern auf Arbeitsschwierigkeiten und künstlerische Selbstzweifel zurückzuführen, und von dieser »Krankheit« hoffte der Arzt den Patienten vielleicht wirklich befreien zu können.

In einem Brief Rethels, drei Wochen später an seine Frau geschrieben, manifestieren sich schon eindeutige Symptome einer aufkommenden Geisteskrankheit.

Sanitätsrat König in Köln war es auch, der Rethel alsbald zur Besserung seiner Gesundheit das italienische Klima empfahl. So übersiedelt Rethel im Herbst 1852 mit seiner Frau nach Rom. Doch die Hoffnung auf eine günstige Wirkung des südlichen Klimas trog. Zwar gelingen ihm noch einige Studien als Vorarbeit zu den Aachener Fresken, andere Skizzen verraten indessen bereits seine erschreckend zittrige Hand.

Schließlich wirft das geistige Ende seine Schatten voraus. Anfällen von Tobsucht folgen Zeiten tiefer Apathie. Besonders tragisch dabei ist, daß Rethels Frau inzwischen schwanger ist und er sich sehr auf das Kind freut. Als es dann geboren wird, hat er freilich kein Gefühl mehr dafür, daß dies sein Kind ist.

Ähnlich wie rund vierzig Jahre später Friedrich Nietzsche, wird Rethel von seinen Angehörigen heimgeholt. Darüber schreibt Heinrich Schmidt in einer Arbeit zu Rethels 100. Todestag: »Teilnahmslos saß der Künstler neben seiner Frau im Wagen, der die vom Schicksal Geschlagenen in die Heimat brachte. Auf dem Rücksitz wiegte eine römische Amme das junge Leben.«

Zunächst wird Rethel wieder nach Dresden gebracht, dann – auf Anraten der Ärzte – in eine Heilanstalt. Dabei fällt die Wahl auf ein Sanatorium in Endenich bei Bonn.
Zu dieser Zeit aber ist Rethel schon wieder in Düsseldorf bei seiner Mutter. Nach der Prognose der Ärzte in Endenich ist mit einem raschen Ende des Kranken zu rechnen, man kann ihn deshalb in die Obhut der Familie entlassen. Gleichwohl dämmert Rethel noch über sechs schwere Jahre dahin, und – wiederum wie im Fall Nietzsche – von der Mutter, nach deren Tod von der Schwester versorgt. Am 1. Dezember 1859 endlich verlöscht dieses von der Liebeskrankheit zerstörte Leben.

Edouard Manet

Ein weiterer Maler, dessen Leben von der Syphilis entscheidend beeinflußt wurde, war Edouard Manet. Er wurde am 23. Januar 1832 als Sohn eines höheren Ministerialbeamten in Paris geboren. Sein Vater hatte ihn für ein juristisches Studium vorgesehen, das besonders in Frankreich von jeher ein gutes Sprungbrett in das Beamtentum oder auch die Politik darstellte.
Nachdem Manet sich für diesen Plan nicht begeistern konnte, sollte es dann aber wenigstens die Laufbahn eines Marineoffiziers sein. In der Tat brachte Manet eine Fahrt als Schiffsjunge nach Südamerika hinter sich. Danach konnte er seine Eltern überzeugen, daß auch der Seemannsberuf für ihn nicht das Richtige war. Er durfte sich daraufhin endlich dem Gebiet zuwenden, dem schon immer sein Interesse galt: der Malerei.
1850 wurde er Schüler von Thomas Couture, einem zwar künstlerisch wenig bedeutenden, aber damals sehr geschätzten Maler, der später auch der Lehrer Anselm Feuerbachs werden sollte. Sechs Jahre blieb Manet bei Couture. Dann ging er, da ihm von Haus aus einige Mittel zur Verfügung standen, auf Reisen nach Italien, Holland, Belgien und Deutschland, um sich in den dortigen Museen eingehend mit den alten Meistern zu befassen. Als Maler wurde Manet zu einem der hervorragendsten Vertreter des französischen Realismus.
In seinen Spätwerken nähert Manet sich dem heraufkommenden Impressionismus. Er wurde sogar gelegentlich als »Vater des Impressionismus« bezeichnet, obwohl er mit den Repräsentanten dieses neuen Kunststils – von denen zum Beispiel Claude Monet und Edgar Degas zu seinen engen Freunden zählten – nie zusammen ausstellte.
Er gehörte dennoch zur Avantgarde seiner Zeit. Mitunter machte ihn dies zum Mittelpunkt künstlerischer Skandale. Das war besonders der

Fall, als er 1863 mit dem Gemälde ›Frühstück im Freien‹ an die Öffentlichkeit trat. Darauf war ein Picknick im Grünen dargestellt, an dem neben zwei korrekt gekleideten Herren eine splitternackte Frau teilnahm. Die Jury des ›Salon‹, der alljährlichen renommierten Kunstausstellung von Paris, lehnte das Bild natürlich rundheraus ab. Es war daraufhin in einer Schau der »Zurückgewiesenen« zu sehen. Dort erregte es prompt das zu erwartende öffentliche Ärgernis.

Traditionelle Kritik und breites Publikum standen Manet auch späterhin meist mißtrauisch und ablehnend gegenüber. Es gab aber auch enthusiastische Bewunderer seiner Werke, etwa Charles Baudelaire, Émile Zola oder Stéphane Mallarmé. Am Ende seines Lebens stellte sich auch für Manet die »offizielle« Anerkennung ein: 1881 erhielt er auf dem ›Salon‹ eine zweite Medaille, aufgrund deren er seine Bilder in Zukunft nicht mehr der Jury vorlegen mußte. Im Jahre 1882 wurde er sogar Ritter der Ehrenlegion.

Zu dieser Zeit hatte er allerdings schon das Endstadium der Syphilis erreicht, gegen das es kein Mittel mehr gab. Zuvor hatten ihn seine Zeitgenossen als Mann mittlerer Statur mit frühzeitiger Stirnglatze, stets korrekt gekleidet, vornehm, von »ausgesuchter Liebenswürdigkeit und Höflichkeit«, wie es Zola ausdrückte, als eine elegante Figur der besten Gesellschaft, beschrieben. Er wurde als der »typische Parisien« geschildert, der nachmittags mit der Elite der Stadt über die Boulevards flanierte.

Die Krankheit löschte diesen Glanz aus. Einige Autoren geben 1879, andere 1881 als das Jahr an, in dem sich bei Manet die Spätform der Syphilis manifestierte. Taktvoll wird zumeist von einem langwierigen »Rückenmarksleiden« gesprochen. Es handelte sich um eine Tabes dorsalis. Im Alter von nur 51 Jahren starb er am 30. April 1883 in Paris an den Folgen der Lues.

Spirochäten – auch im Hause Goethe zu Gast

Eine pathographische Reihe der »berühmten Syphilitiker« wird niemals vollständig sein können. Ob es sich um Persönlichkeiten der Kulturgeschichte handelt oder um jene der Politik (von ihnen wird im nächsten Kapitel die Rede sein) – von einigen ist schon allein deshalb nicht zu berichten, weil die Krankheit nicht entscheidend oder gar zerstörerisch in ihr Leben eingriff. In vielen Fällen mögen Berühmte und Unberühmte gestorben sein, ohne daß ihnen je bewußt geworden wäre, daß auch sie

»Amors vergifteter Pfeil« getroffen hatte. Wie schon erwähnt, äußert sich die Syphilis ja durchaus nicht immer in drastischen Früherscheinungen oder dramatischen Spätfolgen.
Nicht selten versucht die Nachwelt offenkundige Krankheitserscheinungen oder Berichte darüber anders zu deuten oder zu unterdrücken, um das Bild eines »Genius der Menschheit« nicht zu verdunkeln. Wie wir gesehen haben, wurden nicht selten Krankheitsberichte beiseite geschafft, wahrten – wie im Falle Beethoven – die Ärzte unverbrüchliches Schweigen.
Andererseits haben solche Versuche der Verschleierung dazu geführt, daß bei manchen herausragenden Gestalten die Gerüchte niemals verstummen wollten, auch sie hätten sich die »Liebeskeime« zugezogen, obwohl dies fast sicher auszuschließen ist.
Nur sehr zögernd nähert sich der Verfasser deshalb zum Schluß dieses Kapitels der Frage, wie weit die blasse Spirochäte auch im Hause Goethe heimisch gewesen ist. Die Frage stellt sich weniger bei Johann Wolfgang von Goethe, der im Jahre 1767 in Leipzig einen etwas geheimnisvollen Blutsturz erlitt, als bei seinen Vorfahren und Nachkommen.
»In seiner Nachkommenschaft erreichte das Pathologische eine furchtbare Höhe«, meint der Psychiater Paul Möbius in einer Studie ›Über das Pathologische bei Goethe‹ im Jahre 1898 über Johann Wolfgang von Goethe. Möbius denkt dabei in erster Linie an Goethes Sohn August, der 1830 mit 41 Jahren in Rom starb. Obwohl eine Sektion durch drei italienische Ärzte geschah, herrscht über sein Leiden und den frühen Tod keine Klarheit. Viele Biographen glauben aufgrund der Trunksucht von August von Goethe und des Sektionsberichtes an ein Leberleiden oder einen Gehirnschlag als unmittelbare Todesursache. Andere vermuten, daß August an Syphilis litt und an progressiver Paralyse starb.
August von Goethe war der einzige, der von fünf Kindern am Leben geblieben war. Nach der Geburt Augusts im Jahre 1789 waren aus der Verbindung mit Christiane Vulpius, die Goethe bekanntlich erst nach achtzehnjährigem Zusammenleben heiratete, ein totgeborener Knabe, 1795 wiederum ein Knabe, der nur vierzehn Tage alt wurde, und 1802 ein Mädchen hervorgegangen, dessen Leben nur wenige Stunden währte. Die Todesursachen sind unbekannt geblieben. In jüngster Zeit glauben manche Mediziner, es könnte auch das Problem einer Rhesus-Unverträglichkeit zwischen Mutter und Leibesfrucht eine Rolle gespielt haben.
Von Goethes Vater Johann Caspar hieß es, er habe sich in jungen Jahren mit Syphilis infiziert. Dies werde berichtet in den ›Nichtärztlichen Tage-

büchern‹ des berühmten Frankfurter Arztes Johann Christian Senckenberg (1707–1772).
Spürt man diese Stelle heute im Archiv der Senckenberg-Bibliothek auf, so findet sich in kaum lesbarer Schrift die folgende Eintragung auf Blatt 285 des Bandes 21:
»Rath Goethe als er superiore anno zu Aachen war, sagte ein Franzos, als er im Kreuze klagte, war malum hypochondraeum (sed ex femina impura malium contraxerat coelebs).
Vous n'avez pas reçu cette maladie dans l'église, wollte sagen, er habe sie in dem pordel geholt.«
Sehr überzeugend klingt diese kurze Randbemerkung allerdings nicht gerade. Dies um so weniger, wenn man weiß, daß Senckenbergs »Nichtärztliche Tagebücher« eigentlich mehr aus einzelnen Zetteln bestehen, die später geordnet und in Papierbände geklebt wurden. In diesen Notizen hielt der Verfasser Augenblickseinfälle fest, vor allem aber den Gesellschaftsklatsch, wie er damals in den Frankfurter gehobenen Kreisen kursierte. Auch ist zu berücksichtigen, daß Senckenberg – Hausarzt von Goethes Mutter – eine intime Feindschaft zu Goethes Großvater mütterlicherseits, zu Johann Wolfgang Textor, pflegte und deshalb möglicherweise pikante Gerüchte über die gesamte Familie Goethe nur zu gerne festhielt.
Goethes Vater heiratete erst mit 38 Jahren; angeblich erhielt er erst zu diesem Zeitpunkt von seinem Arzt die Eheerlaubnis. Sollte er tatsächlich die Syphilis gehabt haben, so wurde er jedenfalls gründlich ausgeheilt. Johann Caspar Goethe erreichte ein Alter von 72 Jahren. Er war, wie ihn der angesehene deutsche Psychiater Ernst Kretschmer nennt, »ein berufsloser Sonderling, der zum Schluß an einer arteriosklerotischen Seelenstörung litt«.
Goethes Mutter Elisabeth war die Tochter des Frankfurter Stadtschultheißen Johann Wolfgang Textor und zur Zeit der Eheschließung erst siebzehn Jahre alt; bei der Geburt Johann Wolfgangs war sie achtzehn; Goethes Schwester Cornelia war ein Jahr jünger als Goethe. Goethe hing an ihr in seiner Jugend mit besonderer Zärtlichkeit. Cornelia war freilich eine unglückliche, im einmütigen Urteil der Psychiater pathologische Persönlichkeit, kränklich, uncharmant, unschön und im Gefühlsleben hoffnungslos verkümmert. Ihr Bruder nennt sie – die im Jahre 1777 mit 27 Jahren stirbt – ein »indefinibles Wesen«, von dem man hätte sagen können, es sei ohne Glaube, Liebe und Hoffnung.
Goethes Eltern bekamen neben Wolfgang und Cornelia weitere vier Kinder: einen Sohn, Hermann Jakob; er wurde nur sechs Jahre alt. Die

Todesursache ist unbekannt. Es folgten drei weitere Kinder, Katharina Elisabeth, Johanna Maria und Georg Adolf, die bald nach der Geburt starben.

Es hat einige Stimmen gegeben, wonach Goethe an angeborener Syphilis gelitten habe. Sie waren jedoch nie sehr überzeugend und sind mittlerweile weitgehend verstummt. Eines der gewichtigsten Argumente dagegen ist die Tatsache, daß bei einer Syphilis der Mutter gewöhnlich die erstgeborenen Kinder am stärksten, die späteren möglicherweise weniger betroffen werden.

Stärkere Resonanz fand die Auffassung, daß sich Goethe in jungen Jahren in Leipzig infiziert und sich sein Leben lang mit der Krankheit herumzuschlagen gehabt hätte. Auch diese Vermutung besitzt heute nur noch wenige Anhänger. Trotzdem mag es in einem Buch über diese Krankheit und ihre berühmten Opfer erlaubt sein, die Frage, ob die »blasse Spirochäte« auch im Hause Goethe »geisterte«, gründlich zu betrachten.

Einer der Angelpunkte für eine medizinische Betrachtung des Lebens des größten deutschen Dichters ist die Erkrankung Goethes im Juli 1767. Er selbst berichtete darüber in ›Dichtung und Wahrheit‹: »Eines Tages wachte ich mit einem heftigen Blutsturz auf . . . Und so schwankte ich mehrere Tage zwischen Leben und Tod, und selbst die Freude an einer erfolgenden Besserung wurde dadurch vergällt, daß sich bei jener Eruption zugleich eine Geschwulst an der linken Seite des Halses gebildet hatte, die man erst jetzt, nach vorübergegangener Gefahr, zu bemerken Zeit fand.« Goethe selbst glaubte, daß es sich dabei um eine Lungenblutung gehandelt habe. Diese Meinung wird heute von vielen Ärzten geteilt, von anderen jedoch entschieden abgelehnt. Schon Möbius wendet sich gegen die Annahme einer solchen durch Tuberkulose verursachten Blutung. Er hält Magengeschwüre oder nervöse Störungen als Ursachen für wahrscheinlicher. Andere Ärzte wiederum, allen voran Wilhelm Alexander Freund, glauben an eine syphilitische Infektion. Freund meint dies vor allem aus einer gründlichen Betrachtung der von Goethe zu dem Thema seiner Krankheit gemachten Äußerungen entnehmen zu können. Freund spricht dabei das Wort Syphilis freilich nie aus, sondern schreibt nur von der »spezifischen Krankheit«, wie er auch eindringlich um Entschuldigung bittet, daß er das Thema überhaupt behandelt.

Werden – so hat sich Freund gefragt – »nicht gewisse Goetheaner meine Publication als Verunglimpfung Goethes hinstellen? Hier aber nehme ich den Schutz, den mir mein ärztlicher Beruf gewährt, in Anspruch. Ein

schlechter Kerl von Arzt, welcher sein Besserwissen von solchen Dingen frivol und gleisnerisch benutzt. Ich handle in gutem Glauben und setze Wahrheit und Klarheit gegen Unrichtigkeit und Dunkelheit. Und dann – wer hat denn angefangen? Wird aller Orten von Blutsturz, Halsgeschwulst, Verdauungsstörung geschrieben, veröffentlicht man Briefe über Arzneiwirkungen, beschreibt man Goethe's Art zu leben, zu essen, zu trinken, zu schlafen, seine verschiedenen späteren Krankheitszufälle, seine Curen, so findet der Arzt keine Ursache, auf halbem Wege stehen zu bleiben, zumal wenn es gilt, offenbare Unrichtigkeiten zu berichtigen.« Freund betont schließlich: »Daß bei meiner Annahme des Wesens der Erkrankung bei Goethe sich alle folgenden Erscheinungen an ihm selbst und an seinen Kindern, mit Exculpirung seiner Frau, ungezwungen erklären lassen, bedarf keiner weiteren Auseinandersetzung.«
Auch Professor Erich Hoffmann glaubt, daß sich Goethe 1767 in Leipzig syphilitisch infizierte. Er vermutet indessen noch eine weitere Infektion – eine Superinfektion. Sie sei einer der Gründe für Goethes Reise nach Italien im September des Jahres 1786 gewesen. Wieso er zu dieser Meinung kommt, ist freilich nicht aus dem Aufsatz Hoffmanns ersichtlich, den er in seinen letzten Lebensjahren geschrieben hat. Er gibt vor allem keinen Hinweis, bei wem und wann sich Goethe angesteckt haben sollte.
Sicher hat Hoffmann nicht ganz unrecht, wenn er die Reise eigentlich als »Flucht« bezeichnete. Goethe trat sie bekanntlich von Karlsbad aus an, ohne einen Menschen zu informieren. Viele Wochen hinweg wußte in Weimar niemand – weder der Herzog und Freund Karl August noch Frau von Stein –, wo sich der Dichter befand.
Erst Ende des Jahres schreibt er Brief um Brief an die Weimarer Geliebte, die Goethes »Weglaufen« so tief enttäuscht hatte. Unter diesen Briefen befinden sich zwei, die in den meisten Briefsammlungen oder Biographien unterschlagen werden, Hoffmann aber zumindest einen Indizienbeweis für seine These zu liefern scheinen. So schreibt Goethe Ende Dezember 1786 aus Rom an Frau von Stein: ». . . ich habe mich ganz hingegeben und es ist nicht allein der Kunstsinn, es ist auch der moralische, der große Erneuerung leidet. Viel erleichtern würde mir diese sonderbare Hauptepoche meines Lebens, wenn ich ein freundliches Wort von Dir vernähme, da ich jetzt alles allein austragen muß. Doch ich will dirs nicht abzwingen, folge deinem Herzen, und ich will meinen Weg im stillen endigen.«
In einem zweiten Schreiben des gleichen Tages fährt er fort: »Daß Du krank warst, durch meine Schuld krank, zieht mein Herz zusammen, so

daß ich es Dir nicht ausdrücken kann. Verzeihe mir, ich kämpfe selbst mit Tod und Leben, und keine Zunge kann sagen, was in mir vorgeht. Dieser Sturz brachte mich zu mir zurück. Meine Liebe! Meine Liebe!«
In einem Schreiben vom 23. Januar 1788 informiert Goethe außerdem den Herzog Karl August von Sachsen-Weimar: »Die Hauptabsicht meiner Reise war, mich von den physisch-moralischen Übeln zu heilen, die mich in Deutschland quälten und mich zuletzt unbrauchbar machten; sodann den heißen Durst nach wahrer Kunst zu stillen. Das erste ist mir ziemlich, das letzte ganz geglückt.«
Erich Hoffmann scheint die Formulierung »durch meine Schuld krank« offenbar zumindest ein gewichtiges Indiz für die Vermutung, daß Goethe Frau von Stein infiziert hat. Professor Hugo Hecht, USA, widerspricht dieser These in einem im Jahr 1963 im ›Hautarzt‹ erschienenen Artikel mit dem bezeichnenden Titel ›Die Fabel von Goethes Syphilis‹ jedoch sehr eindeutig. Hoffmann schreibe im gleichen Artikel von einer »tiefen Seelenfreundschaft«, was mit Geschlechtsverkehr kaum zu vereinbaren sei. Auch sei man sich darin einig, daß die Liebesaffäre mit Frau von Stein rein platonischer Natur gewesen sei, da sie für frigid und tugendhaft gegolten habe. Auch gebe es in der umfangreichen Korrespondenz der beiden keinerlei Andeutung über eine Geschlechtskrankheit.
Wenn Goethe Frau von Stein nicht infizierte, wie steht es dann um seine angebliche Infektion? Hoffmann nimmt an, daß sich Goethe zum ersten Mal mit 19 Jahren in Leipzig angesteckt habe. Diese Infektion habe die lang andauernden Halsbeschwerden verursacht.
Goethes bereits zitierte Beschreibung seines Blutsturzes kann wohl kaum als eine Angina syphilitica interpretiert werden. Seine Beschreibung ist allerdings auch sehr ungenau, wie fast immer, wenn er – der immerhin ein großes Interesse für Medizin, vor allem für Anatomie besaß und sogar den berühmten Zwischenkieferknochen entdeckte – von einer Krankheit berichtet.
Hecht unterstellt, Goethes immerhin acht Jahre währende Liebe zu Charlotte von Stein sei platonisch gewesen. Der Brief Goethes an Frau von Stein beweist keineswegs eine venerische Infektion, wenngleich das ». . . durch meine Schuld krank . . .« tatsächlich etwas seltsam klingt. Aber auch das Argument von der frigiden Frau und dem platonischen Verhältnis ist schwach. Beides sind Vermutungen, sie genügen nicht, um allein schon jeden Verdacht auf ein venerisches Leiden auszuräumen. Selbst wenn Charlotte von Stein weitgehend oder ganz und gar frigide gewesen wäre, hätte es doch eine gelegentliche physische Verbindung

zwischen ihr und dem Dichter gegeben haben können. Und Hechts Hinweis, der Hofklatsch von Weimar hätte sich eines so pikanten Themas sicher bemächtigt und die Fakten genüßlich publik gemacht, ist schließlich auch nicht ganz überzeugend. Auch der »Hofklatsch« von Weimar konnte sich nur Themata bemächtigen, für die es zumindest einige Anhaltspunkte gab. Man kann sich durchaus vorstellen, daß Goethe Mittel und Wege gefunden hätte, eine solche Erkrankung und eine möglicherweise sogar recht langwierige Quecksilberschmierkur geheimzuhalten. Auch das hohe Alter, das Goethe erreichte, spricht nicht unter allen Umständen gegen eine syphilitische Infektion. Wenn man überhaupt eine Lues für denkbar hält, dann darf man auch nicht vergessen, daß es damals durchaus mit Hilfe des Quecksilbers zu einer Heilung oder zumindest zu einem Erlöschen der Infektiosität und zum Stillstand der Krankheit kommen konnte. Und spätestens seit der berühmten Oslo-Studie, die wir freilich erst seit einigen Jahzehnten kennen, weiß man, daß die gefürchteten Spätfolgen nicht die Regel, vielmehr die Ausnahme im Verlauf einer syphilitischen Erkrankung sind. Nach der Oslo-Studie, die selbst die erfahrensten Dermatologen ins Staunen versetzte, gingen immerhin 60–70 Prozent der völlig unbehandelten Syphilitiker ohne jegliche oder nur mit geringfügigen Stigmata der Krankheit durchs Leben.

Das alles bedeutet freilich nicht, daß sich Goethe in Leipzig oder später syphilitisch infiziert hätte. Der mysteriöse Blutsturz und der Brief an Frau von Stein reichen als Indizien nicht aus, so wenig befriedigend die Erklärungen dafür auch sind. Halten wir es deshalb mit der bewährten juristischen Devise: »Im Zweifel für den Angeklagten«. Also Freispruch für Johann Wolfgang von Goethe im Zusammenhang mit Syphilis!

Richard Friedenthal schreibt dazu in seiner Goethe-Biographie, die 1963 erschienen ist und sich so wohltuend von den bisher bekannten Hagiographien abhebt: »Es gibt auch noch« – neben Tuberkulose der Lungen und Halslymphdrüsen – »eine andere Deutung der Krankheit, und sie soll nicht unerwähnt bleiben. Die Hauptrolle spielt dabei ein ›Don Sassafras‹, den Goethe bei den Leipziger Liebhaberaufführungen einige Male gespielt hat. Sassafras war ein bekanntes Antilueticum der Zeit. In seinem Brief an den jungen Freund Breitkopf äußert Goethe sich kurz nach seiner Rückkehr warnend: ›Aber das Sachsen! Sachsen! Ei! Ei! das ist ein starker Tobak. Man kann auch noch so gesund und stark sein, in dem verfluchten Leipzig brennt man so geschwind wie eine schlechte Pechfackel. Nun, nun, das arme Füchslein wird sich nach und nach erholen. Nur eins will ich Dir sagen: hüte Dich ja vor der Lüder-

lichkeit! Es geht uns Mannsleuten mit unsern Kräften wie den Mägden mit der Ehre, einmal zum Henker eine Jungfernschaft, fort ist sie. Man kann so etwas wohl wieder quacksalben, aber es will ihm all nicht tun.‹
Das Gleichnis von dem in der Falle gefangenen Füchslein kehrt noch wieder in einem Gedicht, das er nach Leipzig schickt, als Zueignung seiner Liederchen. Da ist auch warnend vom ›Abgrund in der Nähe‹ die Rede, während man singt und küßt. Aber dieser Abgrund ist der ›dunkle Sack‹ seiner Traumbeängstigungen, dem er eben entgangen ist, der ›Herd der Ehe‹, zu dem man bald schleicht. Und so mahnt er übermütig:

'Der Fuchs, der seinen Schwanz verlor,
Verschnitt jetzt gern uns alle', so werdet ihr lachen;
'doch hier paßt nicht die Fabel ganz
Das treue Füchslein ohne Schwanz,
Das warnt euch für der Falle.'«

Friedenthal unterstreicht nachdrücklich: »Goethes physiologisches Lebensbild spricht gegen eine luetische Erkrankung, die wir sonst hinzunehmen hätten wie bei so vielen Großen der Geistesgeschichte.« Vor allem aber die Ärzte Bernhard Fränkel, Erich Ebstein und Professor Wolfgang Veit, der in seinem Buch über ›Goethe als Patient‹ eine sehr eingehende Betrachtung der verschiedenen Leiden des Dichters vornimmt, kommen zu dem Schluß, die Erkrankung sei nicht Syphilis, sondern Tuberkulose gewesen. »Es ist unmöglich, diese Tuberkulose als Lues zu deuten«, schreibt auch Chefarzt Dr. Richard Kühn in seinem 1949 erschienenen Buch ›Goethe – Eine medizinische Biographie‹, und Adrienne Häußler meint 1948 in einer Betrachtung ›Die Totgeburt und lebensunfähigen Kinder der Christiane Vulpius‹: »Die Leipziger Erkrankung kann nicht Ausdruck einer Syphilis gewesen sein, denn diese beginnt nicht mit einem Blutsturz. Von typischen luischen Erscheinungen, wie einem Primäraffekt, Hautsyphilis, Papeln u. dgl. mehr oder einer antisyphilitischen Kur Goethes oder auch Christiane Vulpius' ist bis zum heutigen Tage in der gesamten Goetheliteratur nichts erwähnt. Diese allein könnten eine Syphilisdiagnose rechtfertigen. Goethes Lebensführung sowie besonders freie Äußerungen in seinen Werken und seinen Briefen sind für einen Mediziner kein Beweismaterial.«
Magdalena Oberhofter hingegen meint in einem Buch, das sorgfältig alles Für und Wider von Goethes Erkrankung zusammenfaßt: die Frage der Syphilis sei von vielen medizinischen Autoren nicht klar entschieden. Es gebe ebenso viele Argumente dafür wie dagegen.
Daß Goethe in puncto Syphilis sehr vorsichtig war und ihre Gefahren

stets im Auge behielt, wenn er der »niederen Minne« nachging, steht fest. Er verflucht in seinen »Römischen Elegien«, wie auf Seite 96/97 zitiert wurde, die Geburt des »giftigen Schlammes«.

Der Herzog muß zur Behandlung

Ist eine Infektion zumindest bei Goethe recht unwahrscheinlich, so herrscht kein Zweifel, daß sein amourösen Erlebnissen stets zugetaner oberster Dienstherr und Freund, Karl August von Sachsen-Weimar, in Holland von einem vergifteten Pfeil Amors getroffen wurde. Mit erstaunlichem Freimut berichtet der Herzog in einem Brief vom 22. Januar 1788 an den Freund in Rom, daß er sich in Holland mit Syphilis infiziert und nach Mainz in die Behandlung von Geheimrat Christoph Ludwig Hoffmann begeben habe. Der stets optimistische Herzog ist darob freilich nicht allzu unglücklich. Er kennt das Risiko der Liebe und hofft überdies auf baldige Heilung. Den Freuden der Venus will er keineswegs abschwören, er bittet Goethe nur, selbst die nötige Vorsicht walten zu lassen.

Goethe antwortet darauf an Karl August: »Als ich Ihre liebe Hand unter einem Umschlag von Fr. v. Stein erblickte, dachte ich ein Wort aus Weimar von Ihnen zu erhalten. Es war noch aus Maynz es erfreute mich recht, da es mir Ihre Wiedergenesung versichert. Ich war gutmüthig genug, bey Lesung Ihres Briefs, den mir der Curier brachte, an Haemorroiden zu dencken und sehe nun freylich daß die Nachbarschaft gelitten hat. Wenn nur durch diese verdrüßliche Inoculation alles Böse aufeinmal aus dem Körper getrieben worden ist. Ich werde nicht verfehlen mit dem geheimnißvollen Sigillo ♀≏γαm den bösen Geistern zu trutzen. Sie schreiben so überzeugend, daß man ein cervello tosto sein müßte, um nicht in den süßen Blumen Garten gelockt zu werden. Es scheint daß Ihre gute Gedancken unterm 22. Jan. unmittelbar nach Rom gewürckt haben, denn ich könnte schon von einigen anmutigen Spazirgängen erzählen. So viel ist gewiß und haben Sie, als ein Doctor longe experientissimus, vollkommen recht, daß eine dergleichen mäßige Bewegung das Gemüth erfrischt und den Körper in ein köstliches Gleichgewicht bringt. Wie ich solches in meinem Leben mehr als einmal erfahren, dagegen auch die Unbequemlichkeit gespürt habe, wenn ich mich von dem breiten Wege, auf dem engen Pfad der Enthaltsamkeit und Sicherheit einleiten wollte.«

Im Schatten des Vaters

Hatte ein Gott dem Dichter den »Genuß ohne Gefahr« gewährt, so sind sich die Biographen und Mediziner bei seinem Sohn August nicht so sicher. Der am 25. Dezember 1789 geborene August, ein schönes Kind mit braunen Augen und blonden Locken, sollte in den vier Jahrzehnten seines Lebens schwer an der Last des großen Namens tragen. Goethe, der seinen Sohn sehr liebte, legte in den frühen Jahren Augusts nur wenig Wert auf geregelte Schulbildung und systematische Erziehung. In einem Brief an Karl Ludwig von Knebel im Jahre 1799 – August ist schon beinahe zehn Jahre alt – beschreibt er seine etwas fragwürdige Bildungsphilosophie: »Mein August wächst und hat zu gewissen Dingen viel Geschick: zum Schreiben, zu Sprachen, zu Allem, was angeschaut werden muß, sowie er auch ein sehr gutes Gedächtnis hat. Meine einzige Sorge ist bloß, das zu kultivieren, was ihm wirklich liegt, und alles, was er lernt, ihn gründlich erlernen zu lassen. Unsere gewöhnliche Erziehung jagt die Kinder ohne Not nach so vielen Seiten hin und ist schuld an so vielen falschen Richtungen, die wir an Erwachsenen bemerken.«
Zunächst erhält August überhaupt keinen regelmäßigen Unterricht. Später bemüht sich von 1797 bis 1802 ein Hauslehrer um den Jungen. Danach besucht August das Gymnasium in Weimar. Obwohl Goethe selbst und einige Freunde recht Lobendes über diese Zeit von 1805 bis 1808 zu berichten wissen, ist das im Juli 1807 ausgestellte Schulzeugnis des Gymnasialdirektors Christian Ludwig Lenz doch recht zurückhaltend: ». . . v. Goethe ist weder unfähig, noch ganz unaufmerksam; weiß aber wegen seines unverantwortlich häufigen Versäumens der Schulstunden viel weniger, als sich von ihm erwarten und fordern läßt. Dem ungeachtet kann man ihn nicht ganz unwissend nennen . . .«
Ob August von Goethe damals schon regelmäßig getrunken hat, vor allem wieviel, läßt sich nicht genau beantworten. Charlotte von Stein berichtet, August habe bereits mit elf Jahren dem Alkohol zugesprochen. Der Knabe sei im Januar 1800 auf Grund einer schweren Erkrankung seines Vaters recht betrübt gewesen: »Aber er ist schon gewohnt«, so äußerte sich Frau von Stein, »sein Leiden zu vertrinken. Neulich hat er in einem Klub von der Klasse seiner Mutter siebzehn Gläser Champagner getrunken, und ich hatte alle Mühe, ihn bei mir vom Weine abzuhalten.«
Jene Goethe-Verehrer, die blinder Heroisierung huldigen, schieben solche Äußerungen gerne darauf zurück, daß Frau von Stein eben gegenüber Christiane Vulpius und ihrem Anhang voreingenommen und unge-

recht gewesen sei. Sie habe es nie verwunden, daß sich Goethe 1788 nach seiner Rückkehr aus Italien des aus sehr einfachen Verhältnissen stammenden »Blumenmädchens« angenommen und es in seinem Gartenhaus zum Dauergast gemacht habe. In der Familie Vulpius aber sei die Trunksucht geradezu chronisch gewesen. Solche Betrachtungen übersehen, daß es sich in puncto Alkohol in Goethes Familie kaum anders verhielt und daß der Dichter selbst bis zu zwei Flaschen Wein am Tag zu konsumieren pflegte.
Neben der Liebe zum Alkohol äußert sich bei August auch schon sehr früh eine ausgeprägte Sinnlichkeit. Bald munkelt man in Weimar von seinen Liebesaffären, bei denen er sich offensichtlich nicht sonderlich wählerisch verhält. Längere Zeit ist seine Erkorene die Frau eines Soldaten, die mit diesem Verhältnis gegenüber jedermann lauthals prahlt.
Von 1808 bis 1811 studiert August Rechtswissenschaften und Nationalökonomie in Heidelberg und Jena. Die Urteile über ihn gehen in jener Zeit weit auseinander. Während Achim von Arnim nach Begegnungen mit August in Heidelberg meint, er zeige sich »so unjugendlich stumpf, wie es eigentlich kein echter Sohn von Goethe sein sollte«, berichtet Zacharias Werner dem Vater nach Weimar: »Über Ihren Herrn Sohn freuen sich alle Menschen. Mens sana in corpore sano: ist das nicht ein Ziel? Die Studenten respektieren ihn als ein Muster von Solidität, wiewohl er niemanden besucht.«
Etwas treffender ist wohl eine Charakterisierung, die eine Freundin der Mutter Goethes nach einer Begegnung mit August im Jahre 1808 in Frankfurt gibt: »Er ist ein lieber, braver Junge, gescheit, herzlich und treu. Genialisch wie sein Vater ist er nicht. Auch freut es ihn gewaltig, daß seine Mutter nun auch seines Vaters Frau ist. Er scheint dergleichen (gemeint war wohl Goethes viele Jahre nicht eheliche Bindung an Christiane, d. V.) garnicht zu lieben und wird gewiß ein bürgerlicher, wackerer Beamter werden ...« Vater Goethe hat keine Bedenken, die Protektion des Herzogs – der ja auch Taufpate ist – voll für August einzusetzen. August wird 1813 Hofjunker, 1815 Kammerjunker und Kammerrat und vertritt Vater Goethe in manchen Verhandlungen und Geschäften.
Im Jahre 1817 heiratet August die 20jährige Ottilie von Pogwisch, ein gebildetes, kapriziöses und lebenshungriges Mädchen. In dem ausgebauten Dachgeschoß des Goetheschen Hauses am Frauenplan bezieht das junge Paar seine Wohnung. Drei Kinder: Walther (1818–1885), Wolfgang (1820–1883) und Alma (1827–1844) werden geboren. Doch bald stellt sich heraus, daß diese von Vater Goethe lebhaft begrüßte, ja

eigentlich gestiftete Ehe nicht im Himmel geschlossen wurde. Die Gegensätzlichkeit der Naturen wird offenbar, Ottilie beginnt – unter offensichtlicher Duldung Augusts – das eine oder andere Liebesverhältnis anzuknüpfen. Augusts jäh wechselndes Temperament verstärkt sich; er trinkt mehr denn je. Selbst der Herzog bemerkt nun bekümmert über August: »Schade, daß er sich ans Trinken gewöhnt und etwas mild erzogen worden ist.«

Das Verhältnis zwischen Vater und Sohn bleibt über all die Jahre unverändert. Goethe liebt seinen Sohn aufs tiefste. Noch lange vor der Trauung mit Christiane Vulpius sorgt Goethe beim Herzog für die Legitimierung des Sohnes. August wiederum hängt mit rührender Zärtlichkeit am Vater, in dessen Schatten er – wie August weiß – für immer stehen wird. 1816, als Christiane, die Goethe 1806 endlich geheiratet hat, stirbt, notiert der Dichter, der es nicht über sich brachte, die Todesstunden bei seiner Frau zu verbringen: ». . . August ist in diesen Tagen meine stärkste Stütze . . .«

Im August 1826 erkrankt August schwer; desgleichen im Februar 1830. Wie so häufig in der Familie Goethes bleibt die Diagnose recht unklar. Es heißt, die Krankheit hätte die Unterleibsorgane und das Herz angegriffen. Auch um die psychische Verfassung Augusts steht es schlimm. Goethe bewährt sich auch hierbei wieder als fürsorglicher Vater. »Bei dieser Gelegenheit«, so schreibt Augusts Frau Ottilie, »hat man recht gesehen, wie lieb ihn der Vater hat. Denn er war sehr besorgt und kommt täglich herauf.« Manchmal freilich wird dem Sohn die Last des großen Namens und selbst die liebevolle Besorgtheit des Vaters zu viel. Dies wird deutlich in einem kleinen, sehr bezeichnenden Gedicht Augusts:

»Ich will nicht mehr am Gängelbande
wie sonst geleitet sein
Und lieber an des Abgrunds Rande
von jeder Fessel mich befreien.«

Man darf annehmen, daß der Plan zur nun folgenden Italienreise Augusts auch zunächst im Kopf des Vaters entstanden ist, wohl in Erinnerung an seine eigene Befreiung von »moralischen und physischen Übeln«, die er selbst einst vor 40 Jahren dort unten im Süden erfahren hatte. Mit 2000 Talern, die der Vater zur Verfügung gestellt hat – er hatte gleichfalls für August einen sechsmonatigen Urlaub von dessen Amtsgeschäften erwirkt –, und in Begleitung des getreuen Eckermann tritt August am 22. April 1830 seine Reise an, von der er nicht mehr zurückkehren wird.

Obwohl er auf der Reise einen Unfall erleidet und sich das Schlüsselbein bricht, ist August zumeist guter Dinge. »Ich sah ihn in Sorrent immer singend und tanzend«, berichtet ein Freund. »Er genoß in vollen Zügen den schönen Himmel, das schöne Klima und das Vergnügen, mit wenig Kosten die anderen froh und glücklich zu machen . . .« Aber gelegentlich brechen auch düstere Gedanken – vielleicht sogar eine Todesahnung – durch die Italienseligkeit. August spricht davon, daß er vielleicht in Italien sterben könne. »Mein armer Vater«, meint August zum Beispiel, »wird dann meine Kinder haben, die viel besser als ich beschaffen sind, ihm Freude zu machen; sie werden auch das Glück ihrer Mutter sein. Ich werde keinen Menschen fehlen. Glauben Sie mir, hinter meinem närrischen Treiben verbirgt sich ein ernsteres Herz, als man denkt.«

In Rom wartet wirklich das Ende auf August von Goethe. Von einem Ausflug in die Campagna kehrt August um zehn Uhr abends mit hohem Fieber zurück. Friedrich Preller, ein junger Maler, der August in diesen Tagen begleitet, berichtet über das Ende in dieser Nacht: »Ich durchwachte die Nacht an seinem Lager, auf dem er sich in heftigem Fieber umherwarf. Der Arzt, den ich am anderen Morgen herbeirief, vermutete eine versteckte Hautkrankheit. (In Rom wütete gerade eine Pockenepidemie.) Der Tag entschied nichts, und ich hielt es für gut, den Maler Meyer, der Tür an Tür mit Goethe wohnte, zu bitten, daß er die Nachtwache mit mir teile. In dieser Nacht, etwa um ein Uhr, als Meyer seine Wacht angetreten und ich mich etwa eine Stunde lang auf ein paar Stühlen ausgestreckt hatte, sprang Goethe plötzlich auf und umklammerte mich, daß ich glaubte, erdrückt zu werden. Mit Mühe brachten wir ihn ins Bett zurück. Im Augenblick aber, da ich ihm den Kopf auf die Kissen legte, schlug er die Augen groß auf und sank mit einem tiefen Atemzug zusammen. Der sogleich von mir gerufene Arzt machte mit seinem Ausspruch ›E morto!‹ allen Zweifeln ein Ende.«

Goethe, der geahnt hatte, daß August »außenbleiben« würde – er sprach nie von dem Tod des Sohnes –, nahm die Nachricht sehr gefaßt auf. Gegenüber dem Kanzler Friedrich von Müller zitierte er den Satz des Philosophen: »Non ignoravi, me mortalem genuisse« (ich habe gewußt, daß ich einen Sterblichen gezeugt habe). Seinem Freund Carl Friedrich Zelter in Berlin schreibt er: »Nemo ante obitum beatus, ist ein Wort, das in der Weltgeschichte figuriert, aber eigentlich nichts sagen will. Sollte es mit einiger Gründlichkeit ausgesprochen werden, so müßte es heißen: Prüfungen erwarten dich bis zuletzt. Dir hat es, mein Guter, nicht daran gefehlt; mir auch nicht, und es scheint, als wenn das Schicksal die Überzeugung habe, man sei nicht aus Nerven, Venen, Arterien und anderen

abgeleiteten Organen, sondern aus Draht zusammengeflochten ...«
Die italienischen Ärzte berichten über den Sektionsbefund: die Leber sei sehr vergrößert, weingelb und verhärtet. Die Gehirnhaut sei stark verdickt und mit der Gehirnoberfläche verwachsen gewesen. Im Grunde ist der Bericht recht wenig befriedigend. Wahrscheinlich ist er auch nicht vollständig überliefert worden. Dies hat schon Heinrich Düntzer vermutet, der in seinem 1880 erschienenen Werk ›Goethes Leben‹ über Augusts Ende in Rom schreibt: »Bei der Leicheneröffnung fand man die Leber dreimal zu groß, das Gehirn mißgebildet.«
Möbius, der in der bereits erwähnten Schrift ›Über das Pathologische bei Goethe‹ auch ausführlich auf die Krankheit Augusts eingeht, meint dazu: »Eine dreifache Vergrößerung der Leber (Holtei sagt sogar fünffach!) ist Unsinn. Wenn eine Vergrößerung der Leber überhaupt gefunden worden ist, so ist sie mit Wahrscheinlichkeit als Alkoholeinwirkung aufzufassen, als das erste Stadium der später in Schrumpfung ausgehenden ›Säuferleber‹.« Was die erwähnte Mißbildung im Gehirn angeht, so vermutet Möbius, »daß darunter wohl die Zertrümmerung eines Theiles des Gehirns durch einen Bluterguß zu verstehen sei, da ja nach einem Bericht von Kestner eine Ader in Augusts Kopf zerplatzt sei. Dies wiederum natürlich nur, wenn für den Tod nicht eine Herzlähmung verantwortlich war, an die nach Kestner zu denken ist.«
Möbius faßt zusammen: »Wir haben nun verschiedene Möglichkeiten. Wenn wir von der Pocken- und der Scharlach-Diagnose absehen, so kann es sich um einen apoplectischen Anfall gehandelt haben. Ursache eines solchen kann ein beliebiges Fieber nicht sein, es müßte gerade eine Perniciosa bestanden haben. Wahrscheinlicher ist, daß die Ursache des apoplectischen Anfalles eine schon vorhandene Gehirnerkrankung war, daß das Fieber nur den Anstoß gab. Die Gehirnerkrankung könnte Wirkung des Alkoholismus oder progressiver Paralyse gewesen sein. Wenn ein 40jähriger Mann an einem Gehirnschlage stirbt, denkt man zuerst an progressive Paralyse oder an deren Ursache. Handelt es sich nicht um einen Gehirntod, so wäre am einfachsten anzunehmen, August habe sich ein römisches Fieber zugezogen und bei diesem sei es zu der Lähmung des schon vorher kranken Herzens gekommen.«
Möbius findet, daß bei alledem »die Annahme, daß August durch eigene Hand gestorben sei, nicht unbedingt ausgeschlossen« werden dürfe: »Wäre es so gewesen, so hätten die Mitwisser alles thun müssen, um den Thatbestand zu verdecken. Das römische Regiment kannte gegen Selbstmörder kein Mitleid. Besonders aber mußte der alte Vater geschont werden. Kestner bemühte sich um diesen in rührender Weise. Er

schrieb sofort an den Kanzler von Müller, er möge sich aller Zeitungen u.s.w. bemächtigen, damit Goethe nichts erfahre, und an Cotta, er möge verhindern, daß die Todesnachricht in die Zeitungen komme. Er machte in Rom einen Anschlag an geeigneten Stellen, der die Bitte enthielt, man möge in den ersten acht Tagen über Augusts Tod nicht berichten. An den Kanzler schrieb Kestner auch, er habe in dem anliegenden Briefe dem Vater die letzten Lebensumstände gemeldet, ›die den Nachgebliebenen immer so theuer sind, und zur Beruhigung gereichen‹. Man weiß eben nicht, wie weit das Streben nach Beruhigung gereicht hat und die Mitwissenden zum Schweigen verpflichtet hat.«

Dieses Schweigen und das gekürzte Sektionsprotokoll machen eine eindeutige Aussage fast unmöglich. »Es raffte ihn eine nicht zum Ausbruch gelangte Pockenkrankheit dahin«, heißt es zum Beispiel in einem Goethe-Handbuch. »Er starb unter dem Einfluß eines nahenden Scharlachfiebers«, schreibt Goethe-Biograph Albert Bielschowski.

»Wahrscheinlich Alkoholvergiftung und Verschlimmerung durch hinzugetretene Paralyse«, vermutet der Schriftsteller Brunold Springer. »Seine seit Jahren geschwächte Konstitution, insbesondere das durch reichliches Trinken zu sehr beanspruchte Herz hat dem Pockenanfall nicht standgehalten«, schreibt Kurt Pfister in seinem Buch ›Söhne großer Männer‹. Eduard Engel, Verfasser eines zweibändigen Werkes über Goethe, meint zu August: ». . . wahrscheinlich an Gehirnschlag infolge schnellverlaufenden Sumpffiebers in Rom verstorben.« Wolfgang H. Veil, der sich besonders gründlich mit der Krankheit in Goethes Familie beschäftigt hat, glaubt an eine Gehirnhautentzündung, die durch Meningokokken verursacht wurde. Einer der bedeutendsten deutschen Psychiater, Ernst Kretschmer, notiert in seinem Buch ›Geniale Menschen‹: »Kurz er zeigte die Züge der schwersten erblichen Entartung, die in seinen letzten Lebensjahren ins ausgesprochen Geisteskranke übergingen. Er starb . . . wahrscheinlich an den Folgen seiner Trunksucht.«

Augusts Hoffnung, daß sich sein Vater an seinen Enkeln dereinst mehr als an ihm erfreuen würde, hat sich nicht erfüllt. Die Enkelin Alma starb mit nur sechzehn Jahren. Die beiden männlichen Nachkommen Walther und Wolfgang entwickelten sich zu Sonderlingen. Beide blieben unvermählt. Wolfgang, der etwas vitalere – er arbeitete zeitweilig im preußischen Gesandtschaftsdienst –, pflegte zu scherzen: »Mein Großvater war ein Hüne, ich aber bin ein Hühnchen.« Walther, der sich halb für Musik, halb für die Dichtkunst interessierte, kennzeichnete sein einsames Leben:

»Ich stehe stets daneben,
Ich trete niemals ein.
Ich möchte einmal leben!
Ich möchte einmal sein.«

Als Wolfgang krank wurde, schreibt Walther von Goethe in einem Brief im Jahre 1845, sie seien die »Überbliebenen von Tantalus Haus. Glauben Sie mir, das Reich der Eumeniden geht zu Ende.«
»Mit dem Tode dieser beiden Brüder hat der Jammer der Familie Goethe ein Ende«, schreibt Kretschmer. Und weiter: »Man stellt Goethe gerne als das Urbild kräftiger geistiger Gesundheit und ausgeglichener Seelenharmonie dar. Goethes Geschwisterkreis lehrt uns etwas ganz anderes. Wenn wir sehen, wie seine Brüder und Schwestern in zarter Jugend hinwelken, wie die einzig überlebende Schwester nur aufgespart ist, um in Bitterkeit, Schwäche und Umnachtung zu vergehen, während der Dichter nahe gestreift ist von demselben Los, dann spüren wir etwas vom wirklichen Menschenschicksal . . . Wir sehen dann das Genie wie die Gestalt der Iphigenie als ein letztes Aufblühen mitten unter den verzerrten Figuren eines entarteten Geschlechts.«
Kretschmers Kollege Möbius hat schon 1898 formuliert: »Man sagt, daß die Familien wie die Einzelnen eine bestimmte Lebensdauer haben. Der Stamm Goethes ist verdorrt, seine Familie trieb in ihm eine köstliche Blüthe und strömte damit ihre Kraft aus, nach ihm aber folgten nur noch lebensschwache Triebe. Der Genius erscheint auf der Erde nicht, um die Zahl der Menschen zu vermehren, seine Werke sind seine unsterblichen Kinder.«

9 Die Syphilis und die Staatsallmacht

Napoleon

In seiner Glanzzeit hatte er nicht weniger als vier Leibärzte um sich. »Ich glaube nicht an die Medizin«, so meinte Napoleon einmal, »aber ich glaube an Corvisart.« Jean Nicolas Corvisart des Marest war einer der bedeutendsten Ärzte jener Zeit. Mit der Übersetzung des Buches von Leopold Auenbrugger, ›Inventum Novum‹, bereitete er der Perkussion – dem Abklopfen des Körpers – den Weg, denn das Werk des Wiener Arztes war weithin unbeachtet geblieben. Auch auf dem Gebiet der Herzkrankheiten hat der Leibarzt des Kaisers, der im selben Jahr wie sein berühmtester Patient starb, nämlich 1821, sich einen Namen gemacht.
Der zweite Leibarzt Napoleons, Jean Dominique Larrey, war Chefchirurg der französischen Armee. Er hat allerdings Napoleon selbst gar nicht behandelt, sondern erwarb sich Verdienste durch bedeutende Reformen des Sanitätswesens im Heer. Der dritte, Alexandre Urbain Yvan, wurde vom Kaiser auch nur selten in Anspruch genommen. Ein vierter, der Chirurg Alexis Boyer, ist eher dadurch bekanntgeworden, daß er Professor für klinische Chirurgie an der »École de Santé« von Paris war und in einem elfbändigen Werk das chirurgische Wissen seiner Zeit zusammengetragen hat.
Den Arzt Barry Edward O'Meara, einen Iren, lernte Napoleon erst bei seiner Reise in die Verbannung auf dem englischen Kriegsschiff »Bellerophon« kennen. Und nur auf Drängen hoher britischer Stellen war O'Meara andererseits bereit gewesen, den Kaiser als Arzt in die Verbannung zu begleiten. Dieses Drängen aber hatte seinen Grund darin, daß O'Meara auf Befehl seiner Vorgesetzten Napoleon auch bespitzeln sollte.
Heinz Sponsel berichtet in seinem Buch ›Die Ärzte der Großen‹ darüber: »O'Meara fungierte als dreifacher Spion . . . Die englische Regierung wollte von ihm direkte Berichte über Napoleon einerseits und den Gouverneur der Insel andererseits; der Gouverneur seinerseits wollte

von ihm alles wissen, was auf Longwood gesprochen wurde ... Auch Napoleon bat ihn, ihn über alles zu informieren, was in Europa vorging. Der Regierung und dem Gouverneur war er als Militär verpflichtet. Für Napoleon spionierte er aus Freundschaft ...«

Die Familie des Exkaisers war es schließlich, die darauf bestand, daß als letzter Leibarzt dann Francesco Antommarchi den mehr und mehr hinsiechenden Patienten betreute. Antommarchi macht im September 1819 sozusagen seine Antrittsvisite und untersucht den Kranken: »Ich begab mich zum Kaiser«, schreibt er später, »sein Gehör war schwach, seine Gesichtsfarbe erdig, die Augen hatten eine bleierne Farbe, die Bindehaut war gelb und rötlich, der ganze Körper stark aufgedunsen und die Haut sehr blaß. Die Nasenlöcher waren verstopft, die Speichelabsonderung sehr stark, der Unterleib gespannt. Der Puls schwach, aber regelmäßig, mit 60 Schlägen in der Minute. Der linke Leberlappen schien verhärtet und schmerzte. Der Atem wurde beschwerlicher, wenn man senkrecht auf die Herzgrube drückte.«

Im August 1820 verschlimmerte sich Napoleons Befinden. Vor allem die Schmerzen in der Leber- und Darmgegend wurden beinahe unerträglich. In dieser schwierigen Situation alarmierte Antommarchi einen englischen Militärarzt, Dr. Archibald Arnott. Das war am 1. April 1821. Dr. Arnott verabreichte Napoleon die riesige Menge von 0,6 Gramm Calomel – eine Quecksilber-Chlorid-Verbindung, die damals häufig als Abführmittel verwendet wurde. Napoleon dämmerte dahin und hatte nur ab und zu einige lichte Momente. In seinem Testament strich er den Namen von Antommarchi, den er ursprünglich mit 200 000 Francs bedacht hatte, wieder aus.

Am 5. Mai des Jahres 1821 stirbt Napoleon. Antommarchi schrieb darüber: »Elf Uhr vormittags. Ich benetze dem Sterbenden fortwährend die Lippen und den Mund mit frischem Wasser, dem ein wenig Zucker und Orangenblütensaft beigemischt ist. Aber die Speiseröhre ist fest verschlossen. Er kann nichts mehr hinunterschlucken. Die Atmung ist von Schluchzen unterbrochen und von einer starken Bewegung der Bauchmuskeln begleitet. Die Augenlider bleiben starr ... Es ist elf Minuten vor sechs Uhr. Napoleon ist dem Ende nahe. Seine Lippen bedecken sich mit leichtem Schaum. Er hat aufgehört zu sein ... So vergeht der Ruhm ...«

Der »große Korse« war tot. Ein Kaiser war in der Einsamkeit von St. Helena gestorben. In der feuchten Stube eines Farmhauses auf dem Plateau von Longwood.

Es gibt kaum einen Zweifel, daß die Todesursache Napoleons Magen-

krebs war. Die Frage freilich, an welcher Krankheit Napoleon sonst noch gelitten hat, beschäftigt seit 150 Jahren Ärzte und Laien. Nach manchen Berichten sei Bonaparte als Kind rachitisch gewesen, unterernährt, sein Gesicht habe stets eine ungesunde gelbe Farbe gezeigt, in der Kadettenschule habe er häufig an Magenbeschwerden und Erbrechen gelitten.
Der französische Arzt A. Thooris studiert ein Porträt des jungen Korsen und »diagnostiziert« eine frühzeitige Störung der Schilddrüsen- und Hypophysenfunktion. »Das spitze, vorspringende Kinn«, so Thooris, »die eingezogene Unterlippe, der fieberhafte Glanz der Augen, die heftigen, brüsken Bewegungen . . .« seien eindeutige Symptome.
Sponsel spekuliert wohl, wenn er das wachsende Schlafbedürfnis Napoleons, die sich mehrenden »Absencen« in unmittelbaren Zusammenhang mit dem sinkenden Stern des Kaisers bringt: »Wenn er früher Schlachten zu seinen Gunsten entschieden hatte, weil er ›nachsetzte‹, so verlor er sie nun, weil er schlafen mußte, weil absolute Lethargie ihn überkam, weil Magenkrämpfe ihn peinigten.«
Der erst nach Napoleons Tod geborene französische Historiker Hippolyte Taine zählt eine ganze Reihe von Gelegenheiten auf, bei denen Napoleon von Krämpfen und anschließender Bewußtlosigkeit befallen wurde. Auch habe es bei dem Kaiser nicht an gelegentlichen Wutanfällen, noch an Entschlußlosigkeit und Geistesabwesenheiten gefehlt.
Es ist später von manchen Kommentatoren behauptet worden, der Kaiser habe an Epilepsie gelitten. Dieser Meinung sind aber gewichtige Autoren entschieden entgegengetreten. So stellt J. Haberkant in einigen Arbeiten des Jahres 1914 die Theorie auf, Napoleons Anfälle seien als das »besondere Delirium eines epileptoiden Psychopathen« zu betrachten. Seine Zustände seien durch Erregungen ausgelöst worden. In diesem Zusammenhang ist wichtig, daß Napoleon von nahezu allen Medizinern und Psychiatern als vollkommen skrupelloser Egoist und amoralischer Ehrgeizling von triebhafter Brutalität eingeschätzt wird. Solche Personen, so meint Hans Walter Gruhle, reagieren Konflikte häufig motorisch ab, was sich dann in großen psychogenen Anfällen äußere. Aber »auch von Napoleon kann man mit großer Bestimmtheit sagen«, so fährt Gruhle fort, »daß er nicht an Epilepsie litt«.
Schließlich schrieb auch der bekannte deutsche Psychiater und Neurologe Oswald Bumke in seinem 1919 veröffentlichten ›Lehrbuch der Geisteskrankheiten‹, auch die »berühmten ›Epileptiker‹ der Geschichte, die in das Bild der genuinen Epilepsie so gar nicht passen wollen, werden sich leichter verstehen lassen, wenn diese nicht verblödeten Fälle erst

allgemein aus der genuinen Epilepsie ausgeschieden worden sind«. Bei der von der echten Epilepsie klar zu unterscheidenden »Affektepilepsie« handelt es sich laut Bumke um eine Neurose. Dieser Deutung schließt sich Lange-Eichbaum voll an, der ebenfalls eine Epilepsie des französischen Imperators bestreitet.

Da Napoleon nicht nur kurz vor seinem Ableben von dem erwähnten englischen Militärarzt Arnott mit Quecksilber behandelt wurde, sondern schon viele Jahre früher von anderen Ärzten, tauchte auch der Verdacht auf, Napoleon habe unter anderem an Syphilis gelitten. Denn Merkurialpräparate, wie das meist bei Napoleon verwendete Calomel, waren eben das Standardmittel gegen die Krankheit der Venus. Eine solche Betrachtung übersieht freilich, daß in jener Zeit Quecksilber auch noch bei anderen Indikationen angewandt wurde, zum Beispiel bei Magen- und Darmbeschwerden.

Nun ist eine syphilitische Infektion Napoleons irgendwann im Laufe seines nicht nur auf dem Schlachtfeld tätigen Lebens absolut nicht auszuschließen. Wenn Napoleon jedoch an Syphilis gestorben wäre, hätten die von ihm keineswegs liebenswürdig behandelten Ärzte sicherlich nicht über die delikate Krankheit des Korsen geschwiegen, zumal England doch den Mann, der wie kein anderer Europas Staatenwelt durcheinanderwirbelte, als fast unbezwingbaren Erzfeind betrachtet hatte.

Napoleon ist keineswegs der einzige Staatsmann und Diktator gewesen, der möglicherweise zu Unrecht von einem Teil der Nachwelt als Syphilitiker diffamiert wurde. Von Mirabeau, dem Feuerkopf der Französischen Revolution, bis hin zu Lenin, Mussolini und Hitler reichen die Versuche, umstrittenen Gestalten der Weltgeschichte diese Krankheit zuzuschreiben. Gelegentlich äußert sich darin auch das Bedürfnis, ihre unverständlich erscheinenden Handlungen als krankhaft bzw. psychopathisch zu deuten. Wo die klassischen Geisteskrankheiten wie Schizophrenie oder manisch-depressives Irresein zur Erklärung nicht mehr ausreichten, vermutete man nur allzu gern syphilitische Geistesstörungen. Zu jenen, deren Tod mit der Syphilis in Verbindung gebracht wurde, gehört auch der Mann, der von sich behauptete, er nehme die letzten Fetzen der französischen Monarchie mit ins Grab.

Mirabeau – ein »Vetter des Satans«

Honoré Gabriel de Riqueti Graf von Mirabeau, den die Pocken im vierten Lebensjahr für immer gezeichnet hatten – sein Vater bezeichnet ihn als »Vetter des Satans« –, führte eines der ausschweifendsten Leben in einer ohnehin nicht zimperlichen Zeit. Mirabeau will Soldat werden, desertiert, wird aufgegriffen und in die Verbannung geschickt. Später wird er dann doch noch Offizier und auf das von den Franzosen unterworfene unruhige Korsika entsandt. Dort erlebt er neben kleinen militärischen Abenteuern auch Dutzende amouröser Natur. An Damen, die dem häßlichen, aber ungeheuer beredsamen Mirabeau ihre Gunst schenken, fehlt es später auch bei Hofe nicht, wo die Gräfin Dubarry das Regiment führt. Während einer neuen Haft, in die ihn sein Vater nehmen läßt, obwohl Mirabeau inzwischen verheiratet ist, findet er Gelegenheit, die Frau eines gewissen Präsidenten Monnier zu ver- und entführen. Offenbar ist diese Dame, Sophie de Monnier, eine der wirklich großen Lieben im Leben dieses »homme des femmes«.

Nachdem seine erste Schrift ›Essai sur le despotisme‹ einen überraschenden Erfolg hat, versucht Mirabeau im Exil von Amsterdam, für sich und Sophie de Monnier den Lebensunterhalt als Schriftsteller zu verdienen. Er schreibt gegen die Willkür des Hofes und die berüchtigten ›Lettres de cachet‹, mit deren Hilfe Menschen ohne Begründung gefangengesetzt werden können.

Als die von seinem Vater ausgesandten Häscher Mirabeau und Sophie in Holland aufspüren, kommt der junge Graf ins Gefängnis nach Vincennes bei Paris. Erst nach zwei Jahren befreit ihn dort der Vater, der nach dem Tode eines Enkels nun doch zur Versöhnung bereit ist.

Mirabeau gewinnt einen Prozeß, der ihm wegen der Entführung von Sophie gemacht wurde, erleidet eine Niederlage, als er – hauptsächlich aus finanziellen Gründen – ein Urteil zu erreichen versucht, das seine rechtmäßige Frau zwingt, wieder zu ihm zurückzukehren.

Später beginnt in Paris, wo die unterirdischen Seismographen schon das Ende des »ancien régime« registrieren, seine politisch-diplomatische Laufbahn. Er verfaßt für den Finanzminister Charles Alexandre de Calonne wirkungswolle Pamphlete, lernt im Dienste des Ministers und einiger Bankleute Charles Maurice de Talleyrand kennen, den künftigen Herzog von Talleyrand-Périgord, wird Ende 1785 in geheimer Finanzmission an den preußischen Hof geschickt. Dort erwirbt er sich schnell die Gunst Friedrichs des Großen.

Der König von Preußen ist ein schwerkranker Mann. Trotzdem führt er beinahe bis zu seinem Tode – am 17. August 1786 – die Regierungsgeschäfte. Er nimmt sich Zeit, mit dem geistvollen Franzosen über Politik und Philosophie zu parlieren. Mirabeau wiederum verfaßt in jener Zeit ein umfangreiches Werk ›Über die preußische Monarchie unter Friedrich dem Großen‹.

Mirabeau hat den großen König sehr bewundert. So sieht er befremdet, wie erleichtert man am Hof von Berlin das Hinscheiden Friedrichs registriert. »Man war seiner müde bis zum Hasse«, berichtet er nach Frankreich.
Friedrichs Nachfolger erhält am Tage seiner Thronbesteigung von Mirabeau ein Memorandum. Ebenso kühn wie unerbeten will er dem neuen Monarchen Ratschläge über seine künftige Regierungstätigkeit unterbreiten. In der Schrift klingen Töne an, wie sie bald in Europa nicht mehr ungewohnt sein sollen. Zunächst wirkt das Memorandum jedoch geradezu schockierend: Mirabeau schreibt, die Zeiten des Gottesgnadentums seien, wenn sie je zu Recht bestanden hätten, für immer vorbei. Die künftigen Herrscher müßten sich das Recht auf ihren Thron erst durch entsprechende Leistungen erwerben.
Der neue König teilt freilich keineswegs die frankophile Leidenschaft seines Vorgängers. Er goutiert Mirabeau nur sehr wenig. Der wiederum findet wenig Begeisterung für den farblosen Herrscher und geht nach Paris zurück. Dort steht es um die Staatsfinanzen – trotz des Reichtums des Landes – katastrophal. Die Generalstände jedoch, in denen die steuerlich privilegierten Schichten des Adels und der Geistlichkeit sowie die städtischen Körperschaften (Dritter Stand) vertreten sind, verweigern jegliche Reformen, die ihre Vorrechte beschneiden würden. Nur so aber flösse mehr Geld in die Staatskassen. Für kurze Zeit gelingt es dem »Finanzmagier« Jacques Necker durch höchst zweifelhafte Kreditspekulationen das Fiasko zu verschleiern – dann sind Frankreichs Finanz- und Wirtschaftslenker reif für den »Offenbarungseid«.
In dieser aussichtslosen Lage treten am 5. Mai 1789 die Generalstände in Versailles zusammen. Der Adel der Provence, wo sich der Stammsitz der Mirabeaus befindet, kann sich nicht entschließen, Mirabeau kandidieren zu lassen. So zieht der Graf als Deputierter des Dritten Standes, also der städtischen Körperschaft, von Aix-en-Provence in die Versammlung ein. Er wird dort und in der späteren Nationalversammlung eine große Rolle spielen. Er fordert mehr Rechte für das Volk, stellt sich gegen die Privilegien des Adels, schwärmt von dem Gedanken einer aufgeklärten Monarchie.
Auch nach dem Sturm auf die Bastille und mitten im Hexenkessel des revolutionären Paris behält der redegewaltige Graf seine Besonnenheit. Mirabeau schätzt zwar den weichen Ludwig XVI. nicht sonderlich. Trotzdem will er an der Monarchie festhalten, wenn auch in veränderter Form. Königin Marie Antoinette, die Tochter Maria Theresias, die einmal emphatisch verkündet hatte: »Wir werden niemals unglücklich ge-

nug sein, um auf einen Mirabeau zurückzugreifen«, ist nun – angesichts ihrer täglich schwieriger werdenden Lage – doch bereit, Mirabeau zu einer Unterredung zu empfangen. Am 3. Juli 1790 um acht Uhr morgens treffen sich die Königin und Mirabeau wie Verschwörer in einem Garten von Saint-Cloud. Mirabeau ist hingerissen. Die Königin und er, ein solches Gespann müßte die verfahrene Staatskarosse Frankreichs wieder auf den richtigen Weg bringen. »Madame, die Monarchie ist gerettet«, ruft der stets Begeisterte zum Abschied.
Sofort versucht er, sich mit General Marie Joseph de Motier, Marquis de La Fayette, dem Chef der Nationalgarde, zu verständigen. La Fayette hatte als junger Mann Ruhm als Offizier der amerikanischen Nordstaaten im Freiheitskrieg gegen England gewonnen. Der Hof vertraut La Fayette, die einfachen Bürger verehren ihn. Während des Oktoberaufstandes im vergangenen Jahre, als das Volk hinaus nach Versailles gestürmt war und König und Königin auf recht schmähliche Weise nach Paris geholt hatte, hatte La Fayette die schlimmsten Ausschreitungen verhütet. Mirabeau schätzt La Fayette zwar nicht besonders und hält dessen militärischen und politischen Ruf für weit übertrieben. Es gelingt ihm auch nicht, ein festes Bündnis mit dem General zu schmieden.
Vielleicht sind auch die vielen Widersprüche schuld daran, die Mirabeaus Politik in jener kurzen Zeit vor seinem Ende kennzeichnen. Ist er wirklich Revolutionär und ein echter Vertreter des Dritten Standes, neigt er im Geheimen nicht doch zu der Partei der Aristrokaten, dem Kreis, dem er entstammt? Ist er Monarchist, Anhänger der absoluten oder der konstitutionellen Form, wo sich der König die Macht mit dem Volk teilen muß? Niemand vermag es trotz der Fülle von Ideen und Vorschlägen, die Mirabeau unentwegt gebiert, so ganz genau zu sagen. Jean Paul Marat, einer der Radikalsten, meint, der Graf frühstücke mit den Jakobinern, diniere mit dem »Klub von 1789« und soupiere mit den Anhängern der Monarchie.
Schließlich sickert auch noch die Begegnung mit Marie Antoinette durch und daß Ludwig XVI. die Schulden des Grafen beglichen und ihm eine hoch bemessene Rente ausgesetzt hat. Daraufhin geht bei den Jakobinern der Ruf um: »Ein Verräter ist unter uns«, und Marat droht Mirabeau unverblümt mit dem Galgen. Doch in den Redeschlachten in der Nationalversammlung, auf den Plätzen in Paris, wo sich das Volk versammelt, unterliegen die Extremisten immer wieder der Persönlichkeit und Redegewandtheit dieses schillernden Mannes.
Mirabeau entfaltet nun eine geradezu besessene Aktivität. Dabei wechselt er zwischen Euphorie, Tränen und der ersten Vorahnung des Endes.

»Er stürzt sich mit der Raserei eines Verurteilten in jenen letzten Tagen in Vergnügungen, verließ Frau Le Jay um einer italienischen Sängerin, der Morichelli, willen, diese wieder für irgendeine Eintagsgeliebte, um ein Abendessen mit Tänzerinnen, um Abenteuer einer Stunde.« Wenn ihn sein Sekretär Pellenc zur Vorsicht mahnte und ihn daran erinnerte, daß er doch schließlich auch nur ein Mensch sei, antwortete er ihm: »Sie haben recht, aber das ist noch nicht lange her, denn früher hatte ich mehr Lebenskraft in mir als zehn Männer, die deren genug haben.«
»Die Zügellosigkeiten seines ganzen Lebens«, so berichtet einer seiner Biographen, Henri de Jouvenel, »gingen zu Beginn des Jahres 1791 in einer ungeheuerlichen Verwirrung auf, in der Arbeiten und Feste, körperliche Qualen und Seelenängste und die üblen Folgen der Popularität wild durcheinanderwirbeln.«
Am 27. März 1791 steht Mirabeau noch fünfmal auf der Rednertribüne der Nationalversammlung. Doch einen Tag später packen ihn Schmerzanfälle, die nur durch starke Betäubungsmittel zu lindern sind. Sein Arzt, Pierre Jean George Cabanis, von dem es heißt, er habe sich mehr durch Geist als ärztliche Kunst ausgezeichnet, findet den Grafen »dem Ersticken nahe, mit größter Anstrengung atmend, das Gesicht geschwollen ... mit aussetzendem und flackerndem Pulse ...«
Im Nu läuft durch Paris die Nachricht, daß Mirabeau im Sterben liege. Weinende Menschen versammeln sich vor seinem Haus. Ein junger Mann bietet sein Blut an, um das vergiftete Mirabeaus zu ersetzen. »Mein Freund«, sagt Mirabeau am Morgen des 2. April zu seinem Arzt, »heute werde ich sterben.« Und als er sieht, daß Cabanis in Tränen ausbrechen will, tröstet ihn Mirabeau: »Nein, keine Schwäche, das wäre Ihrer und meiner nicht würdig. Auch diesen Augenblick müssen wir beide noch zu genießen verstehen. Geben Sie mir Ihr Wort, daß Sie mich nicht unnötig leiden lassen.«
Es wurde dann doch kein schmerzloser Tod. Erst nach großen Qualen endet Mirabeaus Leben am Abend dieses Tages. Dreihunderttausend Menschen folgten seinem Sarg.
Zunächst argwöhnten viele, er sei von Gegnern vergiftet worden. Die Ärzte hatten offensichtlich keine eindeutige Diagnose stellen können; auch die Sektion hatte keine Klarheit gebracht. »Man glaubt«, so heißt es bei Brunold Springer, einem Autor, der oft äußerst voreilig mit dem Urteil »Syphilis« bei der Hand ist, »daß er vom Übermaß geistiger Erregungen und Anstrengungen im Bunde mit ununterbrochenen Ausschweifungen mit 42 Jahren überwältigt worden sei – den Dolchstoß gab ihm aber die Syphilis.« Viele andere Autoren vertreten die gleiche Mei-

nung. Adolf Braun etwa schreibt: »Die Syphilis verschuldete direkt oder indirekt sein frühes Ende.«

Solche Auffassungen gehen wohl zumeist auf ein Buch von Louis Nicolardot zurück: ›Les cours et les salons du XVIII siècle‹, Paris 1879. Nicolardot behauptet, nicht nur Mirabeau, sondern auch Ludwig XV., Moritz Graf von Sachsen, der Marquis d'Argens, der Herzog von Aiguillon, der Graf von Tilly und viele andere Aristrokraten seien von der Syphilis befallen gewesen. Im Falle Ludwigs XV. stützt sich Nicolardot auf Berichte, daß dieser König Bücher über die Behandlung der Syphilis las.

Wieweit Nicolardots und andere Behauptungen im Falle Mirabeaus zutreffen, läßt sich heute kaum mehr entscheiden. Bei der Lektüre der überaus vagen Berichte über Mirabeaus Ende gewinnt man den Eindruck, Mirabeau sei nierenkrank gewesen und sein plötzliches Ende durch eine Urämie verursacht. Eine schwere Darmentzündung kam offenbar hinzu. Von einem »Blutharnen« war mehrmals in den Briefen die Rede, die Mirabeau aus dem Gefängnis von Vincennes schrieb.

Natürlich aber ist auch an eine schwere konstitutionelle Syphilis zu denken, die sich an fast allen Organen äußern kann. So wären zum Beispiel syphilitisch verursachte Schrumpfnieren oder Gummata im Nierenbereich möglich gewesen.

Ob Mirabeau an Syphilis gelitten hat und schließlich – nach einem allgemeinen Raubbau an seinem Körper – an ihr zugrunde gegangen ist, diese Frage muß letztlich genauso offenbleiben wie jene, ob es ihm gelungen wäre, die Revolution in maßvollere Bahnen zu lenken. »Ich nehme die letzten Fetzen der Monarchie mit mir«, soll er wenige Stunden vor seinem Tode gesagt haben. Aber hätte er bei aller Vergötterung durch das Volk nach 1792 wirklich die Herrschaft der Guillotine und die allgemeine Schreckensherrschaft verhindern können? Wäre er nicht vielleicht sogar eines ihrer ersten Opfer geworden? Die Geschichte gibt darauf keine Antwort. Sie weiß nur, daß am 21. Januar 1793 das Haupt des Königs durch die Guillotine fiel.

Der fröhliche Sohn der Queen

Auch im puritanischen England zur Zeit der strengen Königin Victoria hat die »Krankheit der Venus« sich erlauchte Opfer gesucht. Eduard VII., der älteste Sohn der Queen Victoria, bis zu seiner Krönung 1901 Prinz von Wales, war einer der anspruchsvollsten Gäste gut assortierter Etablissements Europas. Sehr zum Ärger seiner Mutter war er überdies

in nicht wenigen Scheidungsaffären des britischen Hochadels sozusagen »Kronzeuge«.
Wieweit er selbst von den venerischen Krankheitsmöglichkeiten angesichts seiner hektischen amourösen Betätigungen verschont blieb, ist nicht bekannt. Englische Gazetten sprechen von einer Gonorrhoe, die Eduard in Karlsbad erworben und an seine Gattin Alexandra weitergegeben habe. Von seinem Neffen, Prinz Alfred, heißt es, er sei 1899 an zerebraler Syphilis gestorben.
Der älteste Sohn Eduards, Albert Victor, Herzog von Clarence, starb bereits mit 28 Jahren. Offiziell wurde eine Lungenentzündung als Todesursache angegeben, aber es hält sich bis heute die keineswegs abwegige Vermutung, der Herzog sei einer zerebralen Syphilis erlegen.
Im November 1970 wurde in London von der »Sunday Times« sogar die schockierende Behauptung aufgestellt, dieser Enkel der Königin Victoria sei identisch mit dem seinerzeit weithin berüchtigten »Jack the Ripper«, der 1882 in Londons schlecht beleumundetem East End mindestens fünf Prostituierte auf grauenhafte Weise ermordete und damit nicht nur das britische Inselvolk entsetzte.
Die ›Sunday Times‹ berief sich auf einen Artikel, den der achtundachtzigjährige Chirurg Dr. Thomas E. A. Stowell in der gerichtsmedizinischen und kriminologischen Zeitschrift ›The Criminologist‹ veröffentlicht hatte. Darin gab Stowell an, er wisse, wer Jack the Ripper gewesen sei, wolle aber dessen Namen nicht preisgeben. Er könne nur so viel enthüllen: es handle sich um einen jungen, unverheirateten Mann, der sich auf einer Weltreise mit sechzehn Jahren die Lues zugezogen habe. Seine Großmutter sei der Typ der strengen viktorianischen Matriarchin gewesen, die sich tiefen Respekts erfreut habe. Sein Vater, dessen Adelstitel der Sohn hätte erben sollen, habe lebensfrohe Weltoffenheit gezeigt und viel zur Verbesserung des internationalen Rufs Englands beigetragen.
Dieser junge Mann, so fuhr Stowell fort, sei von dem königlichen Leibarzt Sir William Gull behandelt worden, mit dessen Tochter Caroline Acland er selbst, Stowell, enge Freundschaft gepflegt habe. Miss Acland wiederum habe ihm den Namen des Verdächtigen, den sie in den Krankenpapieren ihres Vaters erspäht hatte, anvertraut. Aus diesen Angaben schloß die ›Sunday Times‹, es gäbe nur eine Persönlichkeit, auf die all diese Charakteristiken zuträfen: eben den 1892 gestorbenen Herzog von Clarence, dessen jüngerer Bruder dann 1910 als Georg V. den englischen Thron bestieg.
Nur wenige Tage nach diesen Publikationen starb Stowell, der in einem Leserbrief an die ›Times‹ zuvor noch einmal betonte, er habe nie ange-

deutet, daß der Mörder königlichen Blutes sei. Stowells Sohn ließ wissen, sein Vater habe zwar eine Akte zu dem Thema »Jack the Ripper« hinterlassen, er selbst habe jedoch beim Durchlesen festgestellt, daß die Unterlagen nichts von Bedeutung enthielten. Im Einvernehmen mit der Familie habe er deshalb die Papiere vernichtet.
Beamte des Buckingham-Palasts gaben außerdem bekannt, nach den offiziellen Unterlagen könne der Herzog von Clarence nicht der berüchtigte Mörder gewesen sein, denn Seine Durchlaucht habe sich zumindest an zwei der fraglichen Mordtage nicht in London aufgehalten.
Das Rätsel um die Person Jack the Ripper bleibt somit ungelöst. Zukünftige Generationen haben also Anlaß zu neuen Spekulationen. Nicht einmal eine syphilitische Erkrankung des jungen Duke of Clarence ist erwiesen.

Eine Vater-Sohn-Tragödie

Im Fall eines anderen Mitglieds der britischen Hocharistokratie aber, das überdies ein Freund des damaligen Herzogs von Windsor war, ist die Syphilis verbürgt. Es handelt sich um Randolph Churchill, den Vater des Mannes, der einmal zu den größten Politikern dieses Jahrhunderts zählen sollte: Sir Winston Churchill.
Lord Randolph Churchill, 1849 als zweiter Sohn des 7. Herzogs von Marlborough geboren, war mittelgroß, besaß etwas hervortretende Augen und einen mächtigen Schnurrbart. Er hatte die übliche Oxford-Ausbildung absolviert und ohne großes Zutun einen Sitz im Parlament erworben, wo er zunächst kaum sonderlich auffiel. Im Laufe der Jahre aber brachte er es sogar zum Minister Ihrer Majestät und zum möglichen Anwärter für den Posten des Premierministers; eine Karriere, die sicher nicht ohne den Einfluß seiner klugen und schönen Frau Jennie, einer geborenen Jerome aus Brooklyn, New York, zustande gekommen war.
Gerade siebenunddreißig, legte Randolph jedoch von einem Tag zum anderen sein Amt nieder und zog sich zur allgemeinen Verwunderung ins Privatleben zurück. Einer der Gründe dafür war ein Ereignis, das fast zwei Jahrzehnte zurücklag. Damals – es war noch in den Oxforder Studienjahren – hatte Lord Randolph sich am Morgen nach einer durchzechten Nacht zu seinem Schrecken im Bett einer älteren Prostituierten wiedergefunden. Der unverzüglich zu Rate gezogene Arzt wandte ein Desinfektionsmittel an, aber das war vergebliche Mühe: drei Wochen darauf hatte der Oxfordschüler seinen syphilitischen Schanker. Zwar

verschwand das Geschwür nach einer Quecksilberkur. Einige Jahre lang schien es, als sei Randolph geheilt. Dann aber meldete sich die Krankheit von neuem – und jetzt bereits in einer ihrer späteren Formen.
Erschüttert – wiewohl selbstverständlich ohne die wahren Ursachen zu kennen – erlebte die englische Öffentlichkeit, wie Lord Randolph immer reizbarer, unberechenbarer und streitsüchtiger wurde. Nur seine Eltern und seine Frau Jennie kannten die Gründe. Und die Eltern vor allem waren davon tief betroffen, daß Randolph jedes Interesse sowohl an seiner hübschen Frau als auch an den beiden Söhnen Winston (geboren 1874) und John (geboren 1880) verloren zu haben schien.
Es ist wie eine bedrückende Vater-Sohn-Tragödie, die Briefe Winston Churchills aus jener Zeit an den Vater zu lesen. Er fleht ihn an, ihn »doch wenigstens alle paar Jahre einmal im Internat zu besuchen ...«
Kaum einer wagt den Lord noch einzuladen, der sich auf Gesellschaften immer unberechenbarer benimmt. Einmal ist es die Menüfolge, die ihn in Wut geraten läßt, ein andermal sind es bestimmte Gäste. Auch seine Partei, die Konservativen, zu deren größten Hoffnungen Randolph einmal zählte, sieht seine Auftritte im Parlament nur noch mit Sorge und Beklemmung.
Gewiß läßt sich nicht genau trennen, wieweit hier jeweils eine ohnehin schwierige, egozentrische Persönlichkeit schon unter dem Einfluß der Krankheit steht. Nach dem 40. Lebensjahr verfällt dieser Mann physisch und psychisch jedoch so rapide, daß das Gesamtbild nur noch mit den zerebralen Veränderungen durch die Syphilis zu erklären ist.
Ralph G. Martin schreibt in der berühmten Biographie, die allerdings nicht dem Lord, sondern seiner Frau Jennie gilt: »Randolphs Zustand hatte sich verschlechtert. Seine Krankheit hatte das letzte Stadium erreicht, in dem aus Gehen Stolpern wird und die Füße sich nach außen bewegen und auf den Boden stampfen. Geschwüre, die nicht abheilen wollen, brechen am ganzen Körper auf. Der Kranke verliert die Kontrolle über seine Blase; die Gelenke seiner Beine und Füße schwellen zu schmerzhaften Massen von Gebein. Das Gehirn wird meist ja besonders arg betroffen. Bei Randolph hatten die syphilitischen Keime gnadenlos zugeschlagen – sie hatten ihn überall attackiert.« Offenbar handelte es sich um eine Tabo-Paralyse, wie dies auch aus einem Zeitungsbericht hervorzugehen scheint, der kurz von einem Besuch Randolphs und Jennies in den USA erschienen ist. Winston Churchill, der eben zwanzig geworden ist, erschrickt, als er seinem Vater vor dem Weihnachtsfest 1894 nach Jahren wiederbegegnet: er sieht einen Menschen, geistig und körperlich »schwach und hilflos wie ein Kind«.

Wenige Wochen darauf, am 24. Januar 1895, stirbt Lord Randolph Churchill. Und auf den Tag genau siebzig Jahre später wird ein anderer Churchill aus dieser Welt gehen, der – im Gegensatz zu seinem unglücklichen Vater – zu den Unsterblichen in der Geschichte Englands, ja der Welt gehören wird: Sir Winston Churchill. – Man zögert, sich vorzustellen, welchen Lauf die Dinge genommen hätten, wenn sein Vater die Krankheit auf ihn übertragen hätte. Das hätte allerdings nur geschehen können, wenn Randolph Churchill vor Winstons Geburt dessen Mutter infiziert hätte.

Lenin – Legende und Wirklichkeit

Im Januar 1924 schloß in Rußland ein Mann die Augen, der noch zehn Jahre vorher nur einem kleinen Kreis radikaler Sozialisten bekannt gewesen war: Wladimir Iljitsch Uljanow, der sich seit der Emigration aus seiner russischen Heimat im Jahr 1899 »Lenin« nannte.

Anfangs ein hoffnungsloser Sektierer, der allein mit seiner Unduldsamkeit 1903 die sozialistische Partei Rußlands gespalten hatte, war er kein Mann, den die Führer der großen westeuropäischen sozialistischen Parteien sonderlich ernst genommen hätten. Dann aber war mit dem Ersten Weltkrieg der Zusammenbruch der II. Internationale gekommen; und ob im Lager der Mittel- oder der Westmächte: aus den untereinander verschworenen Sozialisten waren eifrige Patrioten geworden, denen das vaterländische Hemd näher als der internationale Rock war.

Minderheiten aus den jetzt verfeindeten Lagern dieser Sozialisten trafen sich zu geheimen Konferenzen in der Schweiz. Dort predigte Lenin unermüdlich, der Krieg der bourgeoisen Mächte müsse in einen Kampf der Arbeiterklasse gegen die Imperialisten umgewandelt werden. Insgeheim glaubte der Revolutionär manchmal selbst nicht mehr an die von ihm geschürte Revolution. Seine Generation, so vertraute er den Genossen in Zürich an, werde die Weltrevolution wohl kaum erleben.

Der März 1917 jedoch brachte dem vom Krieg schwer betroffenen zaristischen Rußland den Zusammenbruch. Es kam zu einer Revolution, die von recht bürgerlich-liberalen Kräften ausgelöst wurde. Ihr Fehler war, daß sie diesen Krieg noch an der Seite der Gegner Deutschlands fortsetzen wollten. Da ließ – wie man weiß – der deutsche Generalstab unter seiner Obhut Lenin und einige andere Mitglieder seines bolschewistischen Kaders aus der Schweiz durch Deutschland nach Rußland bringen.

Der deutsche Generalstab hoffte, Lenin werde dort »seine« Revolution machen und so die deutsche Ostfront entlasten. In der Oktoberrevolution gelangten dann die Bolschewisten unter Lenin an die Macht, und Waffenstillstandsverhandlungen wurden eingeleitet.
Lenin hatte für sein gigantisches Vorhaben, das rückständige bäuerliche Rußland in einen modernen sozialistischen Arbeiter-und-Bauern-Staat zu verwandeln, im Grunde genommen nur von 1917 bis 1922 Zeit. Denn der Mann, der am Morgen des 21. Januar 1924 in seinem fünfzig Kilometer von Moskau entfernten Landhaus in Gorkij starb, hatte mit dem Lenin weniger Jahre zuvor nicht mehr sehr viel zu tun.
Bereits Ende 1921 läuteten, wie es Lenin einmal selbst ausdrückte, bei dem damals gerade einundfünfzigjährigen Diktator zum ersten Mal die Alarmglocken: der Begründer der Sowjetunion, der nie das Urbild strotzender Gesundheit war, wie manche offiziellen Darstellungen glauben machen wollen, litt immer häufiger an Kopfschmerzen, Schwindel und Schlaflosigkeit. Natürlich konnte man dies zunächst als Folge von Überarbeitung und nervöser Schwäche bei einem Manne deuten, für den Arbeitstage von achtzehn und zwanzig Stunden nicht Ausnahme, sondern beinahe die Regel waren.
Theoretisch – und manchen viel später abgegebenen »Diagnosen« entsprechend – hätte es sich dabei auch um jenes berühmte neurasthenische Erschöpfungsstadium handeln können, das als Vorbote für eine spätere progressive Paralyse keineswegs obligatorisch, aber recht häufig ist.
Lenin selbst, der russischen Ärzten gegenüber etwas skeptisch war und deshalb in der Medizin auch nicht auf das Parteibuch sah, hat offensichtlich auf die Konsultation ausländischer Spezialisten gedrängt. So kamen aus Deutschland im März und April 1922 Professor Felix Klemperer und Professor Otfrid Foerster nach Moskau. Es war gerade zur Zeit des XI. Parteitages. Klemperer war ein angesehener Berliner Arzt. Otfrid Foerster galt zu jener Zeit als der führende deutsche Neurologe. Klemperer gab am 5. April, als er von Moskau nach Berlin zurückgekehrt war, der ›New York Times‹ ein Interview. Es war recht vorsichtig gehalten und löste zunächst keine tieferen Befürchtungen wegen Lenins Gesundheitszustand aus. »Wir (Klemperer und Foerster) trafen ungefähr gleichzeitig ein«, berichtete Klemperer. »Wir wurden sehr gut aufgenommen. Die ersten Auskünfte erhielten wir vom Volkskommissar für Gesundheitswesen, Dr. Semaschko, der uns zwei seiner Assistenten als ständige Mitarbeiter zur Verfügung stellte: Dr. Rosanow und Frau Dr. Maretzka. Wir untersuchten Lenin und stellten nur eine mäßige Neurasthenie fest, die auf seine Überarbeitung zurückzuführen war. Ernsthaftere Be-

schwerden, wie zum Beispiel eine Affektion des Nervensystems oder der inneren Organe, waren nicht vorhanden. Abgesehen von einigen allgemeinen Vorschriften über Bewegung und Diät waren medizinische Ratschläge nicht nötig. Wir empfahlen, daß Lenin sich eine Zeitlang schonen und Urlaub nehmen sollte.«

Am letzten Tag des XI. Parteitages, während die beiden deutschen Ärzte in Moskau weilten, wurden die Mitglieder des 27köpfigen Zentralkomitees gewählt. Dieses neue Zentralkomitee wiederum berief am Tag danach das aus sieben Mitgliedern bestehende Politbüro und – zum ersten Mal in der Geschichte der bolschewistischen Partei – einen Generalsekretär. Diesen wichtigen Posten erhielt Josef Stalin, Mitglied des Zentralkomitees und des Politbüros und bisher Volkskommissar für die nationalen Minderheiten und Volkskommissar der sogenannten Arbeiter- und Bauerninspektionen.

Stalin hatte sich damit die ideale Ausgangsposition für die Nachfolge Lenins gesichert. Offenbar rechnete er fest damit, daß dessen Krankheit unaufhaltsam fortschreiten würde. Die Vermutung, daß er trotz der verhältnismäßig positiven Berichte der beiden deutschen Ärzte Lenins Gesundheitszustand durchschaute, liegt nahe. Sie läßt sich natürlich nicht mit letzter Sicherheit beweisen.

Bevor Lenin nach dem Kaukasus in Urlaub reisen sollte, entschlossen sich die Ärzte, die Kugeln zu entfernen, die sich in Lenins Körper seit dem Attentat der Sozialrevolutionärin Fanny Kaplan im Jahre 1918 befanden. Angeblich hatte Professor Klemperer dies vorgeschlagen, da er vermutete, daß Lenins häufige Kopfschmerzen von einer ständigen Vergiftung durch die Bleikugeln herrühren könnten.

Die Operation wurde am 23. April durch Professor Moritz Borchardt ausgeführt. Sie dauerte nur kurz, und Lenin konnte bereits am nächsten Tag das Krankenhaus verlassen. Er überwand den Eingriff sehr rasch; die Kopfschmerzen und die Schlaflosigkeit besserten sich freilich nicht.

Am 26. Mai 1922 traf Lenin ein Schlaganfall. Er äußerte sich in heftigen Kopfschmerzen, starkem Erbrechen und Lähmungen des rechten Beines und Armes. Auch Lenins Sprachvermögen war leicht gestört.

Solche Schlaganfälle – und jeder Neurologe und Psychiater mußte damals bei einem Mann in mittleren Jahren daran denken – können syphilitischen bzw. paralytischen Ursprungs sein. Offensichtlich dachte sogar Lenin selbst an diese Möglichkeit, jedoch weniger als Folge einer erworbenen Syphilis, sondern als Resultat einer angeborenen oder, wie man damals noch vielfach glaubte, »ererbten« Lues.

Ob Klemperer oder Foerster, beide mit den Erscheinungen der Neuro-Syphilis glänzend vertraut, bereits bei ihrer Untersuchung im März/April des Jahres einen Verdacht in dieser Richtung hegten, ist nicht bekannt. Er wäre leicht durch Blutabnahme und die entsprechenden Wassermann- und Meinicke-Reaktionen, die zu jener Zeit ja schon Standard-Maßnahmen bei den meisten neurologischen Erkrankungen waren, zu klären gewesen. Zumindest hätten sie, wenn vielleicht auch nicht völlige Klarheit, so doch wichtige Anhaltspunkte für ein weiteres diagnostisches Vorgehen gebracht. Einer der nächsten Schritte wäre vermutlich gewesen, die Gehirn- und Rückenmarksflüssigkeit Lenins durch eine Lumbal- oder Okzipital-Punktion zu untersuchen.
Man kann als sicher voraussetzen, daß im Mai 1922 von den sowjetischen Instanzen die serologischen Reaktionen überprüft wurden. Ob es sich dabei nur um das Blutserum oder auch die Gehirn- und Rückenmarksflüssigkeit handelte, weiß man nicht. Lenin, den selbst die Angst vor dem Ausbruch einer Paralyse bedrückte, hätte sich wohl kaum den notwendigen Punktionen widersetzt.
Jeder erfahrene Neurologe und Psychiater wußte um jene Zeit freilich längst, daß der Ausbruch einer Neuro-Syphilis im Falle einer angeborenen Syphilis fast immer sechs bis höchstens zwanzig Jahre nach der Geburt – wenn überhaupt – erfolgt. Lenin war mit 51 Jahren längst aus dem Alter, in dem hier noch eine Gefahr gedroht hätte.
Immerhin wurde eine Gruppe von Medizinern nach Astrachan in die Heimat von Lenins Großeltern väterlicherseits entsandt, einem Gebiet, in dem die Syphilis offensichtlich zum Teil endemisch herrschte und häufig auch auf nichtgeschlechtlichem Weg übertragen wurde.
Nach einer Äußerung von Aleksey Iwanowitsch Rykow, einem alten Bolschewiki, der es nach Lenins Tod sogar zu dessen Nachfolger als Vorsitzender des Rats der Volkskommissare brachte, entdeckten sie dabei »so viel Schmutz«, daß es besser gewesen sei, nicht davon zu reden. Rykow ist im übrigen später in der Ära der stalinistischen Säuberungen umgebracht worden.
Anfang Juni 1922 wurde Professor Klemperer zum zweiten Mal von Berlin nach Moskau geholt. Er gab auch diesmal wieder einen verhältnismäßig beruhigenden Bericht. Lenins Krankheit beruhe in erster Linie auf seiner seit Jahrzehnten dauernden chronischen Überarbeitung. Lenin sei allerdings derzeit nicht in der Lage, sich längere Zeit geistig zu beschäftigen. Längeres Schreiben oder Lesen führe zu starken Kopfschmerzen.
Im Herbst des Jahres 1922 bessert sich Lenins Gesundheitszustand

deutlich; es verschlechtern sich jedoch zusehends die Beziehungen zu Stalin. Lenin beginnt offenbar zu ahnen, daß sein Generalsekretär ein hemmungsloser Machtmensch ist, für den – im Gegensatz zu Lenin – Partei und Staat nur Mittel sind, egoistische Ziele durchzusetzen.
Die erste Auseinandersetzung zwischen Lenin und Stalin entzündete sich an der Frage, wie weit den sowjetischen Republiken eine gewisse Autonomie einzuräumen sei. Lenin war dazu bereit, während Stalin mit der ihm eigenen Brutalität den großrussischen Zentralismus und Chauvinismus durchexerzierte. Paradebeispiel für sein rücksichtsloses Vorgehen war ausgerechnet Georgien, Stalins eigene Heimat.
Lenin – der gerade an starken Zahnschmerzen leidet – schreibt seinen berühmten Brief vom 26. September 1922 an das Politbüro: »Dem großrussischen Chauvinismus erkläre ich den Kampf auf Leben und Tod. Sobald ich erst den verfluchten Zahn los bin, werde ich mich mit allen gesunden Zähnen auf ihn stürzen. Man muß unbedingt darauf bestehen, daß im Zentralexekutiv-Komitee der Union der Reihe nach ein Russe, ein Ukrainer, ein Georgier usw. den Vorsitz führt. Unbedingt! Ihr Lenin.«
Schon aber gibt es neue Anzeichen für einen weiteren Zusammenbruch Lenins. Auf dem IV. Weltkongreß der Kommunistischen Internationale hält Lenin – trotz der Bedenken der Ärzte – ein Referat über die Ergebnisse der russischen Revolution und die Perspektiven der Weltrevolution. Doch während seiner Rede – die er auf Deutsch hält – verläßt ihn die Kraft. Seine Stimme wird immer schwächer, er sucht mühsam nach Worten, der Körper ist schweißbedeckt.
Am 16. Dezember 1922 läuten die Alarmglocken zum zweiten Mal: Lenin trifft ein neuer Schlaganfall. Er dauerte dreißig Minuten und lähmte Lenins rechten Arm und sein rechtes Bein für immer. Das Zentralkomitee beschloß daraufhin, Stalin persönlich die Verantwortung dafür zu übertragen, daß Lenin in Zukunft die Anordnungen seiner Ärzte genau befolge. Dadurch gewann Stalin natürlich entscheidende politische und persönliche Macht über Lenin.
Ende des Jahres verstärken sich die Spannungen zwischen den beiden Kreml-Mächtigen. Offensichtlich hatte Stalin die Krupskaja, Lenins Frau und Revolutionsgefährtin aus den frühen sibirischen Tagen, mehrmals sehr grob behandelt und ihr vorgeworfen, sie lasse zu, daß Lenin sich beim Diktat von Briefen und anderen Schriftstücken überanstrenge. Von den behandelnden Ärzten verlangte Stalin eine Verordnung, nach der Lenin lediglich fünf bis zehn Minuten täglich diktieren durfte.

Trotzdem versuchte Lenin alle Kräfte zusammenzuraffen, um weiter zu diktieren. Briefe und Notizen waren das einzige Mittel, für kurze Zeit noch ein wenig an der ihm entgleitenden Macht festzuhalten. Zu den wichtigsten dieser Schriftstücke gehört eine Sammlung von Notizen, die er Ende Dezember 1922 bis zum Beginn des Jahres 1923 verfaßte und die als sein »politisches Testament« in die Geschichte eingegangen sind. Es enthält eine Kampfansage gegen Stalin und ein leidenschaftliches Plädoyer, die Partei vor einer Spaltung zu bewahren.

Zwei Monate später, am 5. März 1923, war in Lenins Augen der Bruch mit Stalin endgültig. Er gab den Abbruch »aller persönlichen und kameradschaftlichen Beziehungen« zu seinem Generalsekretär bekannt.

Ohne Zweifel hätte dies Stalins politisches Ende bedeutet, wäre Lenin noch handlungsfähig gewesen. Der jedoch lag isoliert, ohne Verbindung mit den Mitgliedern des Zentralkomitees und des Politbüros auf dem Krankenbett. Es sollte bis zur »Entstalinisierung« durch Chruschtschow im Jahre 1956 dauern, bevor die Partei alle Einzelheiten über die letzten Gedanken und Wünsche ihres ersten Führers erfuhr.

Noch in den ersten Märztagen 1923 hoffte Lenin, an dem bevorstehenden XII. Parteitag im April teilnehmen zu können. Am 10. März jedoch erlitt er einen neuen, sehr schweren Schlaganfall. Die Lähmungen wurden umfangreicher und – was am schlimmsten war – Lenin verlor die Sprache. Er konnte nur noch mühsam wenige Worte hervorbringen.

Vier Tage später veröffentlichte die sowjetische Regierung eine Erklärung über die Verschlechterung von Lenins Zustand. Gleichzeitig wandte sie sich über ihre Botschafter an eine Gruppe von Ärzten mit der Bitte, sofort zur Konsultation nach Moskau zu kommen. Es handelte sich um den Breslauer Neurologen Otfrid Foerster, der Lenin schon zu Beginn der Krankheit behandelt hatte, dem Internisten Oskar Minkowski, ebenfalls aus Breslau, um den Psychiater und Neurologen Oswald Bumke, damals in Leipzig, später Ordinarius in München, um Professor Max Nonne, Spezialist auf dem Gebiet neurologischer Erkrankungen syphilitischer Grundlage, und um den 70jährigen Professor Adolf von Strümpell, Internist und Neurologe.

Neben den deutschen Spezialisten wurde noch Professor Salomon Eberhard Henschen aus Stockholn hinzugezogen. Henschen war ebenfalls Neurologe und galt als besonders erfahren in der Behandlung von Aphasien, von Sprachstörungen, wie sie nach Schlaganfällen so häufig auftreten.

An der russischen Grenze wartete auf die Ärztegruppe ein Salonwagen, der sie nach Moskau brachte. Es begannen intensive Untersuchungen

Lenins durch jeweils zwei der Ärzte. Die Professoren von Strümpell und Henschen fanden Lenin im Bett, aber bei vollem Bewußtsein, er reagierte auf die Wünsche der Neurologen, die Zunge zu zeigen, die Augen zu schließen oder zu öffnen; er konnte die linke Hand und den linken Arm bewegen. Die rechte Körperhälfte war jedoch gelähmt, das Sprachvermögen fast völlig geschwunden. Die Pupillen reagierten gut.
Als ihn andere Ärzte an den darauffolgenden Tagen untersuchten, ging es Lenin wesentlich schlechter. Er brachte kein Wort hervor, wirkte apathisch und reagierte nicht auf die Bitten, bestimmte Körperteile zu bewegen.
Nach vier Untersuchungstagen versammelten sich die Mediziner zur gemeinsamen Konsultation und zur Beratung mit den Kreml-Führern. Adolf von Strümpell, der Senior der Ärzte-Schar, referierte über die Krankheit. Man sei – so versicherte er – der einstimmigen Meinung, es läge keine Paralyse vor. Alle Diagnosen, so meinte Strümpell – nach den Erinnerungen Bumkes –, könnten freilich nur mit einer gewissen Wahrscheinlichkeit gelten; je älter der Arzt, um so zurückhaltender würde er in der Voraussage.
Der Aufenthalt der deutschen Ärzte – im Fall von Professor Bumke auf nur vier Tage berechnet – dehnte sich auf mehrere Monate aus. Die deutsche Regierung, die sich gerade durch den Abschluß des Vertrags von Rapallo mit den Sowjets außenpolitisch einige Bewegungsfreiheit verschaffte, ließ die Ärzte wissen, es läge durchaus im Interesse der deutsch-russischen Beziehungen, wenn sie noch in Moskau blieben und Lenin so intensiv wie möglich betreuten. Professor Otfrid Foerster blieb bis zu Lenins Ende in Rußland. Lenin starb am 21. Januar 1924 um sechs Uhr 50 in Gorkij.
Sein einbalsamierter Körper wurde in ein auf dem Roten Platz aufgebautes Mausoleum gebracht. Die Obduktion bestätigte, daß der sowjetische Führer an einer schweren Sklerose der Hirnarterien gelitten hatte. Besonders die Karotis, die dreiviertel aller Hirnzellen mit Blut und Sauerstoff versorgt, war an der Eintrittstelle in die Gehirnschale massiv verkalkt. Man konnte das Blutgefäß mit der Pinzette wie einen Knochen beklopfen. Bestimmte Arterienzweige in der linken Hälfte des Gehirns, die dem dort gelegenen Bewegungs- und Sprachzentrum Nahrung zuführen, erwiesen sich als ungewöhnlich stark verkalkt, sie waren fast überhaupt nicht mehr durchlässig. Da die verstopften Gefäße gar kein oder nur noch wenig Blut in die einzelnen Hirnabschnitte bringen konnten, waren die entsprechenden Gehirnteile »aufgeweicht« und funktionsunfähig.

Am schlimmsten aber war der Verschluß der großen zum Hirn führenden Arterie, eine Erkrankung, die sich mit den heutigen Mitteln der Chirurgie beheben läßt. Damals kam sie jedoch einem Todesurteil gleich.
In dem Obduktionsprotokoll, von Gesundheitskommissar Semaschko unterzeichnet, hieß es, die ungewöhnlich intensive Sklerose des Gehirns sei auf »Abnutzung« zurückzuführen und eine Folge der ungewöhnlichen Arbeits- und Geistesleistung Lenins während vieler Jahrzehnte. Diese »Abnutzungssklerose«, erworben im Dienst an der Weltrevolution, paßte selbstverständlich ausgezeichnet in das nun beginnende Bemühen, Lenin zum Gottvater des Weltproletariats zu erheben.
Natürlich wollten die Männer im Kreml ganz genau wissen, welche Geheimnisse die Hirnzellen ihres einstigen Chef-Genossen bargen. Oskar Vogt – 1870, also im gleichen Jahr wie Lenin, in Husum geboren –, seit 1913 Professor in Berlin und ab 1931 Direktor des Kaiser-Wilhelm-Instituts für Hirnforschung, erhielt zusammen mit seiner Frau Cécile, die gleichzeitig seine engste Mitarbeiterin war, den Auftrag, in Moskau ein Institut zur Erforschung des Gehirns von Lenin einzurichten. Die deutsche Regierung ermutigte Vogt, diese Einladung zu akzeptieren. Vogt durfte deshalb neben seinem neuen Moskauer Amt auch seine Berliner Position behalten.
Nie zuvor in der Geschichte wurde ein menschliches Gehirn dermaßen gründlich inspiziert. Im Laufe von zweieinhalb Jahren zerlegten Vogt und seine Mitarbeiter das Gehirn Lenins in Tausende von feinsten Schnitten – jeder von ihnen etwa ein hundertstel Millimeter dick.
Vogt entdeckte dabei ungewöhnlich viele und große sogenannte Pyramidenzellen, die nach seiner Meinung für Assoziation und Ideenreichtum ausschlaggebend sind. Gleichzeitig aber sah der Berliner Hirnforscher auch die ausgedehnten Zerstörungen, die Lenins Hirnzellen betroffen hatten, sowie die schweren Veränderungen der Blutgefäße.
In einem Vortrag erstattete Vogt am 10. November 1929 im »Pantheon der Gehirne« des neuen Moskauer Instituts einen Bericht über seine Untersuchungen. Er äußerte sich dabei sehr ausführlich über die erwähnten Pyramidenzellen und zog den Schluß: »Aus all diesen Gründen läßt unser hirnanatomischer Befund Lenin als einen Assoziationsathleten erkennen.«
Das Schweigen der Wissenschaftler und die eine oder andere ungeschickte Formulierung erlaubte es den Gegnern Lenins und seiner Partei, das Gerücht von der syphilitischen Gehirnerweichung des Diktators am Leben zu erhalten. Selbst heute sind die Zweifel über seine »wahre«

Krankheit und Todesursache nicht verstummt. Ziemlich genau fünfzig Jahre nach jenen Ereignissen Anfang und Mitte der zwanziger Jahre hat zum Beispiel der Arzt und Psychiater Dr. Günter Hesse, Karlsruhe, den Fall Lenin unter neuen Aspekten wieder aufzurollen versucht. Dies geschah in einer umfangreichen Arbeit, die im März 1975 im ›Deutschen Ärzteblatt‹ veröffentlicht wurde.

Hesse sieht sich durch die Veröffentlichungen zum 50. Todesjahr Lenins – die »alle Beteiligten, den Patienten und seine Ärzte, in strahlendem Licht gezeigt« – veranlaßt, insbesondere die Mitwirkung der deutschen Kapazitäten kritisch zu betrachten. Hesse hat im Mai 1974 von Folke Henschen in Stockholm erfahren, daß Professor Otfrid Foerster, der den offiziellen Obduktionsbericht mitunterzeichnet hat, sich u. a. über Lenins wahrscheinlich vom Vater ererbte epileptische Anfälle ausgeschwiegen hat. Außerdem habe Foerster »als Krankheit und Todesursache Lenins der vom sowjetrussischen Gesundheitskommissar Semaschko unter die Leute gebrachten ›Abnützungssklerose‹ seinen medizinischen Segen gegeben, obwohl die Anamnese und die Obduktionsbefunde in ganz andere Richtung deuten.«

Bis heute vertuscht worden sei überdies eine Jod-Salvarsan-Kur, die bei Lenin in den letzten Lebensjahren, nämlich 1922/23, vorgenommen wurde. Schließlich aber zitiert Hesse die Töchter des Neurologen Adolf von Strümpell, Regine Strümpell und Anna Klapheck, Düsseldorf; sie hatten in einem Leserbrief an die ›Frankfurter Allgemeine‹ Tagebucheintragungen ihres Vaters publiziert. Darin wird u. a. festgestellt: »Diagnose Endareriitis luetica mit sek. Erweichung am wahrscheinlichsten. Lues freilich nicht sicher (WaR im Blut und Liquor negativ, Liquor normal!)«

Hesse, der nicht gerade zu den Verehrern des Begründers des ersten Arbeiter-und-Bauern-Staates oder seiner Anhänger gehört, hat mit seinem Elaborat einige weitere Artikel ausgelöst, unter denen vor allem derjenige des Bonner Pathologen Professor Herwig Hamperl zu nennen ist. Hamperl war in den Jahren 1929/30 als Stipendiat der Notgemeinschaft der Deutschen Wissenschaften an dem Hirnforschungsinstitut von Professor Vogt in Moskau tätig.

Hamperl bestätigt voll die pathologisch-anatomische Diagnose des Sektionsbefundes und geht dann der Frage nach, wieso es zu der immer wieder auftauchenden Vermutung einer syphilitischen Gehirnerkrankung bei Lenin gekommen sei. »Wenn man von der politisch motivierten Absicht absieht, den Gründer einer welterschütternden Bewegung als geisteskrank hinzustellen, dürfte hier auch ein sprachlich bedingter Irrtum eine Rolle spielen. Im Englischen bezeichnet man nämlich Lähmungen, wie sie bei Lenin infolge von Gehirnerweichungen aufgetreten waren, schlechtweg als ›Paralysis‹. Wenn man aber im Deutschen von einem Patienten sagt, er leide an einer Paralyse, dann denken wir in erster Linie an die luische progressive Paralyse. So kommt es, daß man auch dem amerikanischen Präsidenten Wilson, der ebenso wie Lenin an einer zerebralen Sklerose mit entsprechenden Lähmungen (Paralyse) litt und ihr erlag, eine Syphilis des Gehirns andichtete.«

Interessant ist auch ein Bericht, den Dr. Otto Wulfstein gibt, Facharzt für Psychiatrie und Neurologie, Schüler und ehemaliger Mitarbeiter von Max Nonne. »Professor Nonne hat bekanntlich 1923 an der Behandlung Lenins in Moskau teilgenommen. 1949 hat er mir und anderen ärztlichen Zuhörern über die Behandlung Lenins eingehend berichtet. Ich erinnere mich an viele Einzelheiten, möchte aber der gebotenen Kürze wegen nur zwei Gesichtspunkte mitteilen. Ich stellte Herrn Prof. Nonne verschiedene Fragen, deren Inhalt sich durch Gerüchte erklärte, die mir als Student zu Ohren gekommen waren.

1. Litt Lenin an einer syphilitischen Hirnerkrankung? Prof. Nonne hat diese Frage entschieden verneint. Entsprechende Gerüchte entbehrten jeder Grundlage. Es habe sich um eine Hirnarteriosklerose gehandelt. (Dies ist deshalb besonders wichtig, weil Nonne – Verfasser der bekannten Monographie ›Syphilis und Nervensystem‹ – zur damaligen Zeit als europäische, vielleicht weltweit als die Kapazität auf dem Gebiet der Hirnlues galt).

2. Haben Sie Lenin zisternal punktiert? Auch diese Frage verneinte Nonne und berichtete im einzelnen, daß die zugestandenen Untersuchungsgänge sehr dürftig waren.

Wer Nonne gekannt hat, weiß, daß es sich um einen furchtlosen, kompromißlos logisch denkenden, leidenschaftlichen Wissenschaftler gehandelt hat, dessen Worte Gewicht haben.«

War es vorher schon nicht vorstellbar, daß sich hochangesehene deutsche Wissenschaftler gleichsam zu einer »Verschwörung des Schweigens« über Lenins wahre Todesursachen zusammenfinden würden, so ist dies nun nach den Berichten von Hamperl und Wulfstein noch weniger denkbar. Hesses Darlegungen wären zudem überzeugender, wenn sie nicht in einem streckenweise geradezu geifernden Ton, sondern sachlich gehalten wären.

Daß es dem Neurologen und Experten für Fragen der Neuro-Syphilis, Max Nonne, nach dem Bericht Wulfsteins verwehrt wurde, bei Lenin eine Zisternalpunktion vorzunehmen, ist zwar bemerkenswert. Es muß jedoch nicht viel besagen. Wahrscheinlich war dies längst insgeheim durch sowjetische Ärzte geschehen. Vielleicht wollte man auch, nachdem diese Untersuchungen keine Hinweise auf Syphilis ergaben, dem Kranken lediglich einen weiteren Eingriff ersparen.

Wer den Sowjets die schlimmsten Manipulationen zutraut, könnte sogar auf den Gedanken verfallen – wenn man schon Syphilis bei Lenin annehmen will –, die Krankheit sei verhältnismäßig frühzeitig diagnostiziert und energisch mit Salvarsan, Jod und vielleicht sogar mit Quecksilber behandelt worden. Auch dann bleibt vor allem bei älterer Syphilis eine »Serum-Narbe« zurück: die serologischen Reaktionen fallen also nach wie vor positiv oder schwach positiv aus, selbst wenn die Krankheit klinisch geheilt ist. Manchmal allerdings ergeben sich negative Reaktionen, wenn in Wirklichkeit Syphilis oder Paralyse bestehen. Man könnte dann – abenteuerlich genug – weiter spekulieren, daß erst nachdem diese Spur »verwischt« worden war, das große Ärztekonzil in Moskau stattfinden durfte.

Eine solche Betrachtung übersähe freilich, daß selbst in diesem Fall ein solch hochqualifiziertes Team nicht hätte getäuscht werden können, denn die Reaktionen, also der Nachweis von Syphilis-Reaginen im Blut und in der Gehirn- und Rückenmarksflüssigkeit, ist ja nur ein Hinweis auf eine Neuro-Lues. Einige andere Erscheinungen – man braucht nur an die Pupillenstarre oder an die erhöhte Anzahl von Lymphozyten und Eiweißbestandteilen im Liquor zu denken – wären nach wie vor vorhanden. Die Obduktion hätte überdies die für eine Paralyse typischen Anzeichen ergeben: verdickte und verklebte Hirnhäute, zerstörte Nervenzellen, reduziertes Gewicht des Gehirns, vermehrte Plasmazellen usw. Auch gegen eine Endarteriitis luetica – nach dem Krankheitsbild (Schlaganfall, Halbseitenlähmung, Aphasie u. a.) ohnehin wahrscheinlicher als Paralyse – sprechen die Befunde.

Man sollte die These von Lenins Neurosyphilis für immer ad acta legen. Lenin ist – auch ohne Paralyse – eine tragische Figur.

Verdacht auch bei Mussolini

Wurde Lenin vor allem von rechtsstehenden Kreisen als Syphilitiker apostrophiert, so widerfuhr Benito Mussolini das gleiche aus der linken Ecke. Die Behauptung, der »Duce« habe an Syphilis gelitten, wurde zum ersten Mal von einer russischen Revolutionärin aufgestellt, die beiden Männern – Lenin wie Mussolini – einst sehr verbunden war: Angelika Balabanow.

Neben Rosa Luxemburg und Clara Zetkin gehörte die kleine dunkelhaarige Frau, die 1870 in der Ukraine geboren wurde und aus wohlhabendem Hause stammte, zu den prominentesten weiblichen Vertretern des internationalen Sozialismus.
Angelika Balabanow war Mitglied des Vorstandes der italienischen sozialistischen Partei, Sekretärin der Zimmerwald-Bewegung, Vertreterin Italiens in der Kommunistischen Internationale und für kurze Zeit sogar Volkskommissarin für Äußeres in der ukrainischen Sowjetrepublik. Obwohl sie niemals formell der bolschewistischen Partei angehörte, wurde ihr nach der Revolution aufgrund ihrer Verdienste eine 25jährige Parteimitgliedschaft zuerkannt. Als die bolschewistische Partei nach Lenins Machtergreifung immer mehr in den Terrorismus abglitt, vollzog die Balabanowa den Bruch mit Moskau.
Am Beginn ihrer Karriere war die Balabanowa vorwiegend in der Schweiz und in Italien tätig. Vor allem in Lausanne versuchte sie die italienischen Saisonarbeiter für die Sache des Sozialismus zu gewinnen. In Lausanne begegnete sie im Jahre 1902 einem gerade 19jährigen Mann, der sich anarchistischen und sozialistischen Ideen verschrieben hatte: Benito Mussolini. Sein Vater, Dorfschmied, Gastwirt und Revolutionär in Forli in der Romagna, hatte dem Sohn den Vornamen Benito gegeben zur Erinnerung an den von ihm bewunderten mexikanischen Rebellen gegen Kaiser Maximilian, Benito Juárez García.
Benito Mussolini hatte eine Lehrerausbildung absolviert, war danach seiner sozialistischen Anschauungen wegen mit der Obrigkeit in Schwierigkeiten geraten und in die Schweiz ausgewichen. Damit entzog er sich zugleich der militärischen Einberufung. Mussolini war zwar weder ein Feigling noch ein Weichling – für einen gläubigen Sozialisten schickte es sich indes damals einfach nicht, militärischen Dienst zu leisten.
Lausanne – wie Zürich und noch mehr Genf – wimmelte damals von russischen Emigranten. Bedeutendste Erscheinung war in jenen Jahren Georgij Walentinowitsch Plechanow, der Lehrmeister der russischen Marxisten, zu dessen Jüngern um die Jahrhundertwende auch Lenin gehörte, der mit Plechanow und Martow die illegale Zeitung ›Iskra‹ herausgab.
Mussolini traf hier neben vielen anderen russischen Revolutionären und Anarchisten die genannte Angelika Balabanow. Obwohl in den späteren Biographien des »Duce« die einstige Freundin nur eine winzige Rolle spielt, hat sie ohne Zweifel Mussolini sehr beeindruckt und beeinflußt. Man darf unterstellen, daß sie einige Zeit weit mehr als nur befreundet waren. Mussolini, ein großer Frauenverehrer, behauptete später im

Falle Angelika Balabanow freilich ebensowenig galant wie überzeugend, das Verhältnis sei platonisch gewesen. Für eine andere Beziehung, so meinte Mussolini, war die wackere, intelligente und beredte Sozialistin nicht reizvoll genug gewesen.
Vielleicht spielte wiederum auch eine kleine persönliche Rachsucht eine Rolle, wenn die Balabanowa in ihrem Buch ›Mein Leben als Revolutionärin‹ behauptet, Mussolini habe sich in der Schweiz syphilitisch infiziert. Überdies habe er ihr verraten, daß bereits sein Vater ein Syphilitiker und Alkoholiker gewesen sei.
Nicht nur »linksstehende« Biographen des »Duce« halten die Syphilis Mussolinis für gegeben, sondern auch ein so unverdächtiger Autor wie der Engländer Sir Ivone Kirkpatrick behandelt die Krankheit als Tatsache. Daß Mussolini bei seinen Festnahmen in der Schweiz gesundheitspolizeiliche Untersuchungen, insbesondere die von ihm verabscheuten »anthropometrischen Messungen«, über sich ergehen lassen mußte, steht fest. Wohin die einschlägigen Akten gewandert sind – ob sie vielleicht in der faschistischen Ära von den Schweizer Behörden an Mussolini ausgehändigt worden sind –, ist nicht mit Sicherheit geklärt.
Nach kurzen Aufenthalten in Deutschland und Frankreich geht Mussolini 1904 wieder nach Italien zurück. Er arbeitet vorübergehend sogar als Lehrer, widmet sich aber bald dem politischen Journalismus. Im Dezember 1912 wird er sogar mit 29 Jahren Chefredakteur des sozialistischen ›Avanti‹, Stellvertreterin ist die Gefährtin aus alten Lausanner Tagen: Angelika Balabanow.
Bei Ausbruch des Ersten Weltkrieges tritt Mussolini zunächst mit aller Energie dafür ein, daß sich Italien neutral verhalte. Er bewegt sich damit auf der Linie der Mehrheit der sozialistischen Parteitage. Doch dann plädiert der »Neutrale« plötzlich recht heftig für den Kriegseintritt Italiens an der Seite der Alliierten.
Mussolini gerät damit in Gegensatz zu seinen Parteifreunden. Er muß die sozialistische Partei verlassen und gründet eine eigene Zeitung: ›Il Popolo d'Italia‹. Geldgeber dafür findet er nicht nur im eigenen Lande. Selbstverständlich war man vor allem in Frankreich und England an der Existenz eines Blattes interessiert, das sich so entschieden für den Kampf gegen die Mittelmächte aussprach.
Die Jahre nach dem Krieg, Inflation, Arbeitslosigkeit, Enttäuschung über die Behandlung der Kriegsteilnehmer – Mussolini hatte als Bersagliere gedient und es bis zum Unteroffizier gebracht – schaffen dann das Klima für radikale Parteien wie die am 23. März 1919 in Mailand von Mussolini gegründete Bewegung der Fasci di Combattimento, die auf

sein Betreiben im November 1921 in den Partito Nazionale Fascista umgewandelt wurde. Die Ziele der Faschistischen Partei Italiens sind noch verschwommener als jene der Deutschen Arbeiterpartei, der ein ehemaliger Gefreiter namens Adolf Hitler im September 1919 in Deutschland beitritt und die sich seit dem 24. 2. 1920 Nationalsozialistische Deutsche Arbeiterpartei (NSDAP) nennt.
Anders als Hitler erringt Mussolini schon 1922, nach dem berühmten Marsch auf Rom, die Macht, die er mit allen Mitteln einer Diktatur festhält. Der Sozialist von einst gilt fortan als Todfeind für die einstigen Genossen. In diesem Zusammenhang wird die Geschichte seiner Krankheit natürlich weidlich ausgeschlachtet und auch die Frage aufgeworfen, ob der Duce nicht an einer Syphilis des Nervensystems leide.
Mussolinis Verfall in den ersten Jahren des Zweiten Weltkrieges gibt solchen Spekulationen tatsächlich mannigfache Nahrung. Aus dem »Über-Cäsar«, wie ihn Brunold Springer in den ›Genialen Syphilitikern‹ apostrophiert, aus dem Mann, der noch 1934 seinen Besucher Hitler demütigenden protokollarischen Prozeduren aussetzt, ganz zu schweigen davon, wie er einst westliche Staatsmänner behandelte, ist ein Satrap des deutschen Führers geworden.
Die physische und psychische Degeneration des Duce ist unübersehbar. Verschiedenen Diplomaten und Gefährten seines engeren Kreises ist dies nicht entgangen. 1940, als Mussolini immerhin erst sechsundfünfzig Jahre alt war, machte er auf Sumner Welles, den stellvertretenden amerikanischen Außenminister, einen um fünfzehn Jahre älteren Eindruck. Der französische und der amerikanische Botschafter bemerken ebenfalls – wie der britische Arzt Hugh L'Etang in einer Studie ›Pathology of Leadership‹ hervorhebt –, daß sich der italienische Regierungschef »in einer Periode des intellektuellen Niedergangs« befindet. Sie registrieren ein auffälliges Nachlassen seines einst sehr bemerkenswerten Sprachtalents. Der italienische Polizeichef habe Mussolinis Schwiegersohn, Außenminister Galeazzo Ciano – der 1944 wegen verräterischer Bestrebungen hingerichtet wird –, dringend nahegelegt, der Duce solle sich einer Syphilis-Therapie unterziehen.
Bei jener berühmten Sitzung des Großen Faschistischen Rates im Juli 1943, welche die Entmachtung des Diktators einleitet, wirkt Mussolini unkonzentriert, ja geradezu senil. Obwohl es in Rom schon beinahe die Spatzen vom Dach pfeifen, daß eine mächtige Gruppe in der Partei, allen voran sein alter Kampfgefährte Dino Grandi, eine Verschwörung vorbereiten, an der sogar der so vorsichtige König Viktor Emanuel III. mitwirkt, schöpft der im allgemeinen krankhaft mißtrauische Duce kei-

nen Argwohn. Es scheint, als sei sein Wille gelähmt.
Ohne Rückendeckung begibt sich Mussolini nach der Sitzung des Rates, die mit einem Mißtrauensvotum gegen ihn geendet hatte – wobei noch jeder einzelne seiner Abstimmungsgegner vor Mussolinis Rache zitterte –, zu einer Audienz beim König. Viktor Emanuel versichert ihn seines Schutzes – und läßt Mussolini am Ausgang verhaften. Willenlos gestattet der Duce, daß er im Krankenwagen in eine Kaserne gebracht und unter Arrest gestellt wird. Er war krank, verbraucht, mutlos.
Erst sein »Achsen-Freund« Hitler wird ihn am 12. 9. 1943 durch ein Kommando deutscher Fallschirmjäger unter Otto Skorzeny aus dem Hotel-Gefängnis auf dem Gran Sasso befreien und zum Herrscher der Republik von Salò machen, jenem noch von den amerikanisch-englischen Invasionstruppen freien Teil Italiens.
Auch Hitler ist natürlich der physische und intellektuelle Abstieg seines Freundes nicht entgangen. Nach Beratungen mit seinem Leibarzt Dr. Theodor Morell schickt Hitler einen deutschen Arzt zu Mussolini, Dr. Georg Zachariae, dazu einen Masseur namens Horn, der angeblich gleichzeitig für die SS Spitzeldienst zu leisten hat. Zachariae stellte bei Mussolini beträchtliche Oberbauchbeschwerden fest, eine vergrößerte Leber und ein Magen- und Zwölffingerdarmgeschwür.
Sehr aussagekräftig ist der Bericht allerdings nicht, den der Internist Dr. Georg Zachariae über seine Begegnungen mit Mussolini später abgegeben hat. Von der Untersuchung im Jahre 1943 im Westendkrankenhaus Berlin berichtet er in seinem Buch nur, daß die üblichen serologischen Untersuchungen – Wassermann- und Meinicke-Reaktionen – keinen Befund ergeben hätten. Zachariae hat den Duce offenbar auch neurologisch untersucht. Dabei beschränkte er sich aber darauf, einige Reflexe zu überprüfen. Der Arzt erwähnt ausdrücklich Gerüchte über eine Syphilis Mussolinis und fügt hinzu, auch seine neurologische Untersuchung habe keinen Hinweis darauf ergeben, daß daran etwas Wahres sei. Und Mussolini selber habe ihm gegenüber energisch bestritten, jemals die Lues gehabt zu haben.
Daß Mussolini eine frühere Syphilis nicht zugab, beweist wenig. Auch die negativen Serum-Reaktionen besagen nicht viel. Schon eher hätten eine Untersuchung der Hirn- und Rückenmarksflüssigkeit entscheidende Anhaltspunkte für eine Lues des Zentralnervensystems geben können. Ob eine solche Untersuchung etwa bei anderer Gelegenheit veranlaßt wurde, ist bis heute unklar geblieben. Bei Mussolinis Verfall kann es sich genausogut um die Folge einer fortgeschrittenen Sklerose gehandelt haben – vor allem einer zerebralen Sklerose – wie etwa um

den Beginn einer Paralyse. Eine solche Feststellung kann jedoch nur anatomisch-pathologisch mit absoluter Sicherheit auf dem Sektionstisch getroffen werden.

Nach seiner Befreiung durch deutsche Truppen hatte sich Mussolini zunächst vom politischen Leben zurückziehen wollen. Erst nachdem Hitler dies nicht zuließ, erklärte der Duce sich schließlich bereit, eine Gegenregierung zu bilden. Diese Regierung der »Repubblica Sociale Italiana«, wie sie sich nannte, wählte Gargnano am Gardasee zur Residenz.

Am Gardasee fand sich neben Mussolinis Ehegefährtin Rachele auch seine Geliebte Clara Petacci ein. Clara war die Tochter eines Arztes, der sich in der faschistischen Ära reichlich unbeliebt gemacht hatte. Sie war mit Mussolini seit der Zeit des Abessinien-Krieges befreundet. Mussolini behandelte sie zwar beinahe ebenso schlecht wie alle seine anderen Freundinnen oder seine Frau. In Wirklichkeit aber übte Clara Petacci auf Mussolini einen beträchtlichen Einfluß aus. Gegen Ende April 1945 war der Zusammenbruch der deutschen Front in Italien offenkundig. Trotzdem veranstaltete Mussolini noch am 25. April in Mailand eine letzte Sitzung seines Schattenkabinetts, als die Nachricht eintraf, die amerikanischen Panzer stünden bereits fünfzig Meilen vor Mailand.

Mussolini entschloß sich daraufhin, die Stadt im Auto zu verlassen und nordwärts zu fliehen – wohl mit der Absicht, in die Schweiz zu gelangen. Am Abend des 25. April erreichte er Como. Am nächsten Tag ging die Fahrt weiter nach Menaggio, wohin einer seiner treuesten Anhänger, Parteichef Alessandro Pavolini, mit über tausend Faschisten kommen sollte.

In Menaggio wartete aber nicht Pavolini, sondern Clara Petacci, deren Bruder Marcello und dessen Ehefrau. Alle drei hatten ausgezeichnete gefälschte spanische Papiere. Nach einem vergeblichen Versuch mit drei Wagen weiter nach Norden zu fahren, kam schließlich auch Pavolini an. Er hatte zwar einen Panzerwagen zur Verfügung, aber die erwarteten tausend Faschisten entpuppten sich lediglich als zwölf Mann.

Noch einmal schien Mussolini allerdings Glück zu haben, als in Menaggio eine motorisierte deutsche Kampfgruppe von über dreihundert Mann unter dem Kommando eines Majors Kritz auf dem Wege nach Österreich eintraf. Dieser Gruppe schlossen sich Mussolini und seine Begleiter an. Sie verließen Menaggio im frühen Morgengrauen des 27. April. Bald aber wurde der Fahrzeugpulk von italienischen Partisanen aufgehalten. Sie wollten die Weiterfahrt nur erlauben, wenn die Kolonne nach etwa mitreisenden italienischen Faschisten durchsucht werden durfte. Während dieser Verhandlungen gelang es Mussolini, aus

dem italienischen Panzerwagen auf einen deutschen Lastwagen umzusteigen und bis nach Dongo zu kommen. Dort wurde der Konvoi von den Partisanen der Absprache gemäß überprüft. Alle Insassen der italienischen Wagen wurden sofort festgenommen. Schließlich entdeckten die Partisanen auch den Duce, mit einem deutschen Soldatenmantel und Stahlhelm als »betrunkener Landser« getarnt.
In der Magistratur von Dongo wurde Mussolini nur kurz verhört. Seine Minister, die ihn hierhin begleitet hatten, wurden noch am gleichen Tag umgebracht. Auch für Mussolini und Clara Petacci, die an seiner Seite geblieben war, war das Ende gekommen. Über den genauen Ablauf dieser Ereignisse gehen auch heute noch die Meinungen auseinander. Fest scheint zu stehen, daß ein in Mailand residierendes, von Kommunisten beherrschtes »Komitee der Nationalen Befreiung« einen Vertreter nach Dongo entsandte, wahrscheinlich mit dem Befehl, den Gefangenen nach Mailand zu bringen. Es handelte sich bei diesem Abgesandten um Walter Audisio, genannt »Oberst Valerio«. Er überzeugte den örtlichen Partisanenchef davon, daß es unmöglich sei, ihren Arrestanten ungestört durch amerikanische Truppenkontrollen zu bringen. Überdies sei Mussolinis Tod bereits eine beschlossene Sache.
Mussolini und Clara Petacci waren inzwischen nach Giulino di Mezzagra gebracht worden. Am Nachmittag tauchte dort Audisio auf.
Er erklärte den Gefangenen: »Ich will Sie retten!« Mussolini schenkte ihm offenbar Glauben, während Clara Petacci skeptisch reagierte.
Beide wurden in ein Auto gebracht, nach der Villa Belamonte am Comer See transportiert und dort vor eine Mauer gestellt. »Ehe sie überhaupt wußten, wie ihnen geschah«, schreibt Sir Ivone Kirkpatrick in seiner Mussolini-Biographie, »wurden sie aus nächster Nähe von Maschinengewehrgarben niedergemäht.«
Andere – und in diesem Fall wohl verläßlichere – Berichte schildern Mussolinis und Clara Petaccis Ende anders. Danach hat Audisio oder ›Valerio‹ den beiden Gefangenen erklärt: »Ich bin beauftragt, im Namen des Freiwilligen Befreiungskorps dem italienischen Volk Gerechtigkeit widerfahren zu lassen.« In dieser Sekunde schrie Clara Petacci, die früher als Mussolini merkte, was gespielt wurde, gellend auf: »So könnt ihr uns doch nicht töten, das geht doch nicht.«
Valerio rief: »Geh aus dem Weg, sonst wirst du zuerst erschossen!« Valerio drückte auf seine Maschinenpistole. Ihr Mechanismus versagte. Valerio riß seine Pistole aus dem Halfter. Auch sie hatte eine Ladehemmung. Einer seiner Helfer reichte Valerio eine französische Maschinenpistole. Jetzt konnte der Partisan sein Vorhaben ausführen. Die ersten

Schüsse trafen Clara Petacci, zwei weitere Salven Mussolini. Wenige Stunden danach wurden weitere fünfzehn Faschisten »hingerichtet«. Es war der 28. April 1945.
Am 29. April wurden die Leichen Mussolinis und Clara Petaccis nach Mailand gebracht. Zuerst lagen die beiden Toten auf der Straße. Als sich immer mehr Schaulustige versammelten, wurden sie zusammen mit anderen an den Füßen am Querbalken eines Tankstellen-Gerüsts aufgehängt. Unbeschreibliche Szenen spielten sich ab. Erst als Mailands Kardinal Schuster den zuständigen Polizeichef anrief und drohte: »Entweder nehmen Sie die Leichen ab oder ich tue es persönlich« und sich die alliierten Offiziere, die das Schauspiel anwiderte, einschalteten, wurden die Leichen abgenommen. Am 3. Mai wurden die entsetzlich zugerichteten Überreste Mussolinis, Clara Petaccis und anderer Faschistenführer auf dem Friedhof von Musocco in einem Massengrab beerdigt.
Einige Tage davor war Mussolinis Leichnam im Gerichtsmedizinischen Institut von Mailand obduziert worden. Nach dem Ergebnis, so berichtete Alberto Cacallari 1955 im ›Corriere della Sera‹, hätte Mussolini noch mindestens zwanzig Jahre weiterleben können. Seine Organe seien zu Lebzeiten im wesentlichen intakt gewesen, ein Magengeschwür – von dem früher oft die Rede gewesen war – konnte nicht entdeckt werden, ebensowenig eine ausgedehnte Sklerose der Blutgefäße.
Man braucht diesem Bericht sicherlich keine allzu große Bedeutung beizumessen. Der Zeitpunkt, zu dem die Obduktion stattfand, wie wohl auch der Zustand der Leiche des Duce, lassen medizinische Aussagen recht zweifelhaft erscheinen. Vor allem der Befund, es hätten keine Anzeichen für eine intensivere Sklerose vorgelegen, erscheint fragwürdig. Nach allen Erkenntnissen der heutigen Medizin beginnt der Prozeß der Sklerose der Blutgefäße wesentlich früher, als man bisher glaubte. Klare sklerotische Erscheinungen finden sich bereits bei zwanzigjährigen Menschen. Daß der vorzeitig gealterte Mussolini frei von Sklerose gewesen sein soll, klingt unwahrscheinlich. Wenn er – wie man annehmen darf – tatsächlich nicht an Paralyse gelitten hat, wäre sein Zustand kaum anders als durch eine schwere Arteriosklerose zu erklären.
Teile des Gehirns von Mussolini wurden nach den USA gebracht und dort untersucht. Auf Verlangen von Rachele Mussolini, der rechtmäßigen Frau des Duce, wurden sie später wieder nach Italien gesandt.
Prompt wurde natürlich nach seinem Tod und dem Zusammenbruch der Achsenmächte die Geschichte von Mussolinis Paralyse in einigen Zeitungen wieder aufgewärmt. So schrieben zum Beispiel die ›Basler Nachrichten‹ am 11. Mai 1945:

»Schweizer Ärzten ist nicht unbekannt, daß Mussolini in den Jahren anfangs des Jahrhunderts, da er in Lausanne und in Genf weilte, sich syphilitisch angesteckt hat und an beiden Orten ärztlich behandelt wurde, aber vor Beendigung der Behandlung davongelaufen ist. Sowohl in der Poliklinik in Lausanne wie in der Poliklinik in Genf war diese Tatsache, auch später noch, hauptsächlich in Arztkreisen bekannt, bis dann bei seiner Machtübernahme in Genf die Krankengeschichte auf Verlangen des italienischen Staates zum Verschwinden gebracht werden mußte. Nun aber zeigt die politische Tätigkeit Mussolinis ganz deutlich das Bild der progressiven Paralyse (Gehirnerweichung), und der Sachkenner konnte gerade in den Bildern der letzten Jahre den sogenannten paralytischen Zerfall deutlich herauslesen.«

Dieser Bericht stieß freilich auch auf entschiedenen Widerspruch. So schrieb zum Beispiel der Schweizer Psychiater Walter Morgenthaler:

»Wir wissen nicht, wo der Schreiber seine hirnanatomischen und klinisch-psychiatrischen Fähigkeiten her hat. Sicher ist aber, daß er keine Erfahrung in der Beobachtung beginnender Paralysen und auch keine richtige Kenntnis der Literatur hat. Wenn Mussolini an einer Paralyse gelitten hätte, auch an einer leichten, stationären Form, so wären sicher sogar die Italiener selber schon viel früher mit ihm fertig geworden. Mehr noch, er wäre auch der kritiklosesten Umgebung gegenüber niemals imstande gewesen, den Umsturz durch lange Zeit planvoll vorzubereiten und dann die Macht an sich zu reißen, noch viel weniger aber, sich jahrelang zu behaupten.«

Obwohl Morgenthaler und nach ihm andere Ärzte recht eindrucksvoll argumentierten, wird die »Paralyse« des Duce weiterhin in manchen Berichten und Biographien erwähnt. Immerhin: er hat offensichtlich in seiner Jugend tatsächlich an Syphilis gelitten. So klingt die Geschichte von seiner Paralyse zumindest eine Spur glaubwürdiger als Berichte über diese Erkrankung bei jenem Mann, dessen Freundschaft dem Duce den Untergang bescherte.

Hitler und die syphilitische Pest

Es konnte kaum ausbleiben, daß auch ein Mann mit der Syphilis in Verbindung gebracht wurde, der sich literarisch recht ausgiebig mit dieser »Pest« beschäftigt hatte: »Die Syphilis ist«, so schrieb Adolf Hitler in ›Mein Kampf‹, eine »entsetzliche gesundheitliche Vergiftung des Volkskörpers.« Die Regierung – gemeint war natürlich die Weimarer – versage gegenüber diesem Problem vollständig.

Hitler schreibt weiter: »Besonders der Syphilis gegenüber kann man das Verhalten der Volks- und Staatsleitung nur mit vollkommener Kapitulation bezeichnen. Bei einer ernstgemeinten Bekämpfung mußte man schon etwas weiter ausgreifen, als dies in Wirklichkeit geschah. Die Erfindung eines Heilmittels fraglicher Art sowie dessen geschäftstüchtige Anwendung vermögen bei dieser Seuche nur wenig mehr zu helfen ... So hätte man unter Anwendung aller propagandistischen Hilfsmittel die Frage der Bekämpfung der Syphilis als die Aufgabe der Nation erscheinen lassen müssen, nicht als auch eine Aufgabe. Man hätte zu diesem Zweck ihre Schäden als das entsetzlichste Unglück in vollem Umfange, und zwar unter Anwendung aller Hilfsmittel, den Menschen einhämmern müssen, bis die ganze Nation zur Überzeugung gekommen wäre, daß von der Lösung dieser Frage eben alles abhänge, Zukunft oder Untergang ...«.
Hitler fordert »ungeheure Opfer und Arbeiten«, um der Lues ernstlich zu Leibe zu rücken. In seinen Augen ist die Prostitution die Hauptschuldige des Übels. Wer sie beseitigen will, »muß in erster Linie die geistige Voraussetzung zu derselben beseitigen helfen. Er muß mit dem Unrat unserer sittlichen Verpestung der großstädtischen ›Kultur‹ aufräumen, und zwar rücksichtslos und ohne Schwanken vor allem Geschrei und Gezeter, das natürlich losgelassen werden wird. Wenn wir die Jugend nicht aus dem Morast ihrer heutigen Umgebung herausheben, wird sie in demselben untersinken.«
Dem Autor von »Mein Kampf« war die »sinnlich schwüle Atmosphäre der Großstadt« mit ihren Lastern aus Wiener und Münchner Tagen nicht ganz fremd. Ob er sich dabei venerisch infiziert hat, wie sein Jugendfreund Josef Greiner wissen will, bleibt fraglich, zumal es sich dabei ja auch um eine Gonorrhoe gehandelt haben könnte. Auch daß sich Hitler 1935 als Leibarzt in der Person von Theodor Morell ausgerechnet einen Facharzt für Haut- und Geschlechtskrankheiten aussuchte – Morell war ihm von seinem Leibfotografen Heinrich Hoffmann vermittelt worden, der von dem Arzt tatsächlich wegen eines Trippers behandelt worden war –, will nicht allzu viel besagen. Morell – er besaß eine Praxis am Kurfürstendamm und hatte viel Zulauf aus Film- und anderen Künstlerkreisen – war nicht nur auf seinem Fachgebiet, sondern auch im Bereich der inneren Medizin recht gut zu Hause. Vor allem war er, was dem pillenfreudigen »Führer« sehr imponierte, ausgezeichnet über die neuesten therapeutischen Verfahren und Arzneimittel-Spezialitäten unterrichtet. Die Batterien von Vitamin-, Hormon-, Anregungs-, Beruhigungs- und vielen anderen Präparaten, mit denen Morell Hitler traktierte, wurden

im Laufe der Jahre auch ständig größer. Eine besondere Rolle spielten dabei »Dr. Kösters Antigas-Pillen«, die der ständig an Magen- und Darmbeschwerden leidende Hitler erhielt.
Als Zeuge dafür, Hitler habe an Syphilis und in den letzten Jahren auch an progressiver Paralyse gelitten, fungierte »Medizinalrat« Felix Kersten, der Leibmasseur Heinrich Himmlers. Kersten hatte es verstanden, dem SS- und Polizeichef durch Massagen zeitweise Befreiung oder Linderung von heftigen Magen- und Darmbeschwerden zu verschaffen. Er erwarb sich das Vertrauen Himmlers. Nach seinem eigenen Bericht nutzte Kersten seinen Einfluß aus, um viele Juden und Widerstandskämpfer zu retten. Himmler, so berichtet in ›Totenkopf und Treue‹, habe ihm sogar eines der bestgehüteten Staatsgeheimnisse anvertraut. Am 12. Dezember 1942 bekam Kersten danach Einblick in die Krankengeschichte des Führers.
Hitler leide, so ging angeblich aus dem Krankenpapier hervor, das Himmler seinem Masseur zu lesen gab, schon seit längerer Zeit an progressiver Paralyse. Die von Himmler unter strengstem Verschluß gehaltene Krankengeschichte ging von der Kampfgasvergiftung Hitlers während des Ersten Weltkrieges aus. Der Gefreite Hitler sei im November 1918 im Lazarett in Pasewalk unzureichend behandelt worden. Es habe die Gefahr bestanden, daß Hitler erblinde. Überdies seien in Pasewalk Anzeichen einer Syphilis festgestellt worden. Auch diese Krankheit sei im Lazarett zwar behandelt, aber offensichtlich nicht kuriert worden. Deshalb hätten sich 1937, knapp zwei Jahrzehnte später, bei Hitler Anzeichen eingestellt, aus denen man schließen müsse, daß die syphilitischen Keime ihr Zerstörungswerk fortgesetzt hätten. Seit 1942 sei nicht mehr daran zu zweifeln, daß der Führer an einer progressiven Paralyse leide. Viele Anzeichen – auch wenn weder eine Starrheit der Pupillen, noch Sprachstörungen auftraten – sprächen dafür.
Es ist nicht ganz einfach, dem Bericht Kerstens zu glauben. Sollte der gegenüber Naturheilmethoden und medizinischem Außenseitertum sehr aufgeschlossene Himmler seinem Leibmasseur wirklich Staatsgeheimnisse dieses Kalibers anvertraut und von ihm gar therapeutische Heilungsvorschläge erwartet haben?
Auch Himmler mußte in Erfahrung gebracht haben, daß im Fall der Paralyse nur eine intensive Malaria-Kur, ausgeführt unter sorgfältigster psychiatrischer Kontrolle, einen Erfolg versprach. Es wäre für den Herrn der Gestapo ein leichtes gewesen, einige Kapazitäten der Neurologie und Psychiatrie wegen der Krankheit Hitlers einzuschalten und ihr unverbrüchliches Schweigen zu sichern. Niemand kann heute freilich

mehr daran zweifeln, daß Hitler, als er den Untergang Deutschlands heraufbeschwor, bereits seit Jahren ein schwerkranker Mann gewesen ist. Er selbst hat dies wohl auch gefühlt und sich dazu verurteilt, isoliert von seinem Volk, von seiner Bunkerklause aus einen Krieg zu führen, der ihn – je näher der Zusammenbruch kam – desto mehr zu absurden Vorstellungen verführte.

Schon in den Jahren vor dem Krieg fürchtet Hitler, von Krebs befallen zu sein. In Gesprächen mit Vertrauten, zum Beispiel mit Albert Speer, äußerte er öfters die Sorge, er werde den weiteren Ausbau des Reiches nicht mehr erleben. Er neigte überhaupt zur Hypochondrie und interessierte sich sehr für medizinische Details. Von seinen Ärzten verlangte er ausführlichste Berichterstattung über ihre Untersuchungen.

Hitler vertraute weder seinem Leibarzt Dr. Morell noch den anderen Ärzten völlig. Erwin Giesing, Facharzt für Hals-, Nasen- und Ohrenkrankheiten, der Hitler in den letzten Kriegsjahren behandelte, berichtet darüber: »Hitler konnte man nicht oft überzeugen. Es war sogar in medizinischen Fragen selbst dann kaum möglich, wenn Tatsachen einwandfrei gegen ihn sprachen.« Aus seiner »konstitutionellen Psychopathie und der hiermit verbundenen festen Meinung, alles besser zu wissen und auch alles besser zu können, erwuchs auch seine schwere Neuropathie. Das dauernde Hauptgewicht seiner körperlichen Beobachtung, das er auf seine Darm- und Verdauungstätigkeit legte . . . ist nur ein Zeichen. Auch seine häufige Selbstbeobachtung des Pulsschlages . . . sowie seine steten Gedanken an den baldigen Tod gehören dazu . . .«.

Dank der Hitler-Biographie Werner Masers, die viele Aussagen seiner Ärzte enthält – auch der oben zitierte Bericht Giesings ist dem Buch Masers entnommen –, wissen wir heute sogar über viele Details der Krankheiten Hitlers Bescheid. Wir kennen die Röntgenaufnahmen seines Schädels, die Befunde durch das EKG, die Zahl seiner Zahnkronen, selbst seine Blut- und Urin-Werte. Besonders aussagekräftig sind die Ergebnisse einer Untersuchung, die Dr. Morell am 9., 11. und 15. Januar 1940 auf Hitlers dringenden Wunsch veranlaßte. Die Ärzte kamen dabei – nach den von Maser veröffentlichten Berichten – zu folgenden Ergebnissen bei dem Patienten »A«:

»9. Januar 1940: Blutbild normal. Puls 72, Blutdruck 140/100.

11. Januar 1940: Zucker und Eiweiß im Urin = negativ, Urobilinogen = vermehrt, Wassermann (Reaktion auf Lues) = negativ, Urin-Sediment: mäßig, Calcium Carbonat. Vereinzelte Leukozyten.

15. Januar 1940: Harnzucker = negativ. Meinicke (MKR II): Reaktion auf Lues = negativ, Kahn (Reaktion auf Lues) = negativ.«

Bis auf den diastolisch erhöhten Blutdruck, einer damit zusammenhängenden Schädigung des Herzens (Hitler hatte eine erweiterte linke Herzkammer) und gelegentlichen, mit starken Blähungen verbundenen Magen- und Darmschmerzen lassen sich keine größeren organischen Beschwerden feststellen. Vor allem, und das ist in unserem Zusammenhang wichtig, ergeben die Serum-Reaktionen, ob es sich um die Wassermann-, die Meinicke- oder die Kahn-Reaktion handelt, keine Anzeichen für eine syphilitische Infektion, alle drei Reaktionen sind eindeutig negativ. Nun könnte man einwenden, daß in einigen Fällen trotz negativer Serumreaktion eine progressive Paralyse bestehen kann. Das ist jedoch selten und im Falle Hitlers um so weniger zu vermuten, als auch andere Paralyse-Symptome wie Pupillenstarre, Sprachstörungen usw. fehlen.

Viele ärztliche Betrachter haben vermutet, daß Hitler in seinen letzten Lebensjahren an der sogenannten Parkinsonschen Krankheit litt. Dabei handelt es sich um ein Leiden, daß 1817 von dem Londoner Arzt James Parkinson zum ersten Mal beschrieben wurde. Beim »Parkinson«, der vorwiegend erst in mittleren oder späteren Lebensjahren auftritt, handelt es sich um die Degeneration von Nervenzellen. Die Ursachen sind bis heute noch nicht geklärt. Die Krankheit beginnt meist einseitig. Ihre wesentlichsten klinischen Merkmale werden mit der »Symptom-Trias« Akinese, Rigor und Tremor erfaßt. Akinese bedeutet Bewegungsarmut, Tremor Zittern, Rigor ist eine Vermehrung des Muskeltonus.

Der Parkinson-Patient zeigt eine auffallende Langsamkeit in allen Bewegungen, sein Kopf und Rumpf sind – wie schon Parkinson betonte – nach vorne geneigt; die Ellbogen- und Kniegelenke gebeugt. Auffällig ist auch der Gang; die Kranken machen kleine, schlürfende Schritte, die Arme pendeln nicht wie beim Gesunden, sondern bleiben starr am Körper. Wenn der Patient sich drehen will, so tut er das mit dem gesamten Körper ohne getrennte Bewegungen des Kopfes und des Halses. Der Körper bleibt starr und steif wie bei einer Puppe. Die Sprache des Parkinson-Patienten ist meist leise und monoton, die Schrift ist zittrig und klein.

Da die Akinese auch die Gesichtsmuskulatur ergreift, erhalten die Kranken einen sofort in die Augen springenden starren Gesichtsausdruck: das unverkennbare »Maskengesicht«. Für die Umwelt ist der Tremor, das Zittern, meist das auffälligste Merkmal dieser Krankheit, die zwar das vegetative Nervensystem, aber nur selten den Geist in größere Mitleidenschaft zieht.

Viele, die Hitler in den letzten Kriegsjahren sahen, berichten von Sym-

ptomen, die zum Syndrom-Bild des Parkinsonismus gehören, vor allem vom starken Zittern der linken Hand Hitlers. So etwa schildert General Heinz Guderian den Eindruck, den sein oberster Befehlshaber im Jahre 1943 auf ihn machte: »Er war in den verflossenen Monaten sehr gealtert; sein Auftreten war nicht mehr so sicher wie damals, seine Sprache zögernd; seine linke Hand zitterte.«
Ein anderer Augenzeuge – er wird von Anton von Braunmühl zitiert –, der fest von der Diagnose Parkinsonismus überzeugt ist, berichtet über Hitler: »Sein Händedruck ist schlaff und weich, ohne jede Kraft, sein Kopf wackelt leicht . . . Sein linker Arm hängt schlaff herunter, und die Hand zittert stark. In seinen Augen liegt ein unbeschreiblich flackernder Glanz, der geradezu erschreckend und vollkommen unnatürlich wirkt. Alle seine Bewegungen sind die eines Greises.« Morell äußerte – nach einem Bericht von Johann Recktenwald – nach dem Kriege ebenfalls, daß Hitler mit 52 Jahren Symptome von Parkinsonismus gezeigt habe.
1969 haben die Amerikaner jene Protokolle freigegeben, die sie während Morells Zivil-Internierung im Lager 29 in Oberbayern angefertigt hatten. Seither ist klarer geworden, warum Hitler von Jahr zu Jahr mehr verfiel. Morell stand unter Erfolgszwang. Zuletzt verschrieb und verabreichte er in der Woche 120 bis 150 verschiedene Tabletten und zehn oder auch mehr Injektionen. Die Mittel, die Hitler bekam, waren durchaus wirksame Medikamente, darunter Brom-Nervacat, Cardiazol, Homatropin-Augentropfen, Intelan, zweimal täglich vor dem Essen, Optalidon, Sympatol zur Aktivierung der Herztätigkeit. Vor allem bekam er Jahre hindurch ein Pulver, Morells »Vitamultin«, das durch Zufall einmal analysiert worden ist und außer Coffein auch Pervitin enthielt. Daß diese Mittel – im Übermaß genossen, wie Hitler das tat – das Nervensystem auf die Dauer schädigen würden, liegt auf der Hand. Hitler war mehr oder weniger süchtig geworden. Hinzu kamen noch Kokainätzungen durch Dr. Giesing gegen Blutungen im Ohr.
So glänzend Werner Maser auch im Aufspüren von historischen Einzelheiten ist, seine medizinischen Kommentare über Hitlers Krankheit werden von medizinischen Experten keineswegs geteilt. Wenn Hitler unter der Paralysis agitans gelitten hat, wie viele Experten annehmen, so ist diese Erkrankung durch Morells Tablettenbehandlung vermutlich beschleunigt worden. Mit hoher Sicherheit auszuschließen ist also die progressive Paralyse, nicht aber der Parkinsonismus. Der Psychiater Oswald Bumke, der Hitler nie untersucht hat, schrieb in seinen Erinnerungen: »Was ist also Adolf Hitler gewesen? Schizoid und hysterisch, brutal, grausam, von Geltungsbedürfnis, Ehrgeiz und Machthunger be-

sessen, halbgebildet, unbeherrscht und verlogen, ohne Güte, ohne Verantwortungsgefühl und überhaupt ohne jede Moral – aber unzurechnungsfähig, nein, dafür hätte ich ihn, außer allenfalls für die letzte Zeit, bestimmt nicht erklärt.«

Im Gegensatz zu Hitler ist es nicht ganz ausgeschlossen, daß einer seiner unverhohlenen Bewunderer, Präsident und Marschall Idi Amin von Uganda, Prahlhans und skrupelloser Sadist, an einer Lues des Zentralnervensystems leidet. Dies behauptete jedenfalls im Juli 1976 nach dem dramatischen Zwischenfall von Entebbe Dr. Assael, Chef der Psychiatrischen Klinik des Rechovoth-Hospitals und Dozent für Psychologie an der Universität Jerusalem. Assael vermutet, daß Idi Amins Machtrausch auf eine nicht behandelte Syphilis zurückzuführen sei, die sich der ugandische Staatschef als britischer Soldat im Jahre 1955 zugezogen hatte. Der israelitische Arzt hatte 1968 Krankenabteilungen für Psychiatrie und Psychologie in Uganda aufgebaut und ist seinerzeit öfters von Amin konsultiert worden. Warum in den Zeitungsberichten dann allerdings von einer unbehandelten Syphilis Amins gesprochen wird, ist nicht klar. Selbst bei einer liquorpositiven und auch klinisch schon manifesten Neurosyphilis wäre bei entsprechender Penicillin-Therapie wenigstens eine Defektheilung erreichbar. Wenn man von diesem etwas mysteriösen Punkt absieht, könnten manche Züge des ugandischen Staatschefs tatsächlich ins Bild der agitatorisch-expansiven Form der Paralyse passen, die vor allem durch Größenwahnsinn geprägt ist. Auch der Verlust ethischer Hemmungen, der bei Paralyse nicht selten anzutreffen ist, läßt sich bei Amin nicht gerade ausschließen. Ob artikulatorische Sprachstörungen bestehen, ob es leichtere Anzeichen von Demenz gibt oder Pupillenveränderungen bestehen, vermögen nur seine Ärzte und enge Vertraute des ugandischen Diktators zu beurteilen. So muß vorderhand auch bei ihm die Antwort auf die Frage offenbleiben, ob die »Teufelsspiralen« diesmal auf afrikanischer Szene in die Politik eingriffen, ob Syphilis und Paralyse wieder einmal zur politischen Diffamierung benützt werden oder ob sie die sonst kaum begreifliche Persönlichkeitsentartung erklären soll. Von Napoleon bis Idi Amin – in jedem Fall ein makabres Kapitel neuer und neuester Geschichte.

10 Der Triumph des Penicillins

Im Dezember 1943 erschien in einer amerikanischen Fachzeitschrift, dem ›American Journal of Syphilis‹, ein Artikel, der eine Wende in dem nun schon beinahe ein halbes Jahrtausend währenden Kampf zwischen Mensch und Spirochäte einleitete. Sein Verfasser war John F. Mahoney, seit 1929 Chef des Forschungszentrums für Geschlechtskrankheiten beim Marine-Hospital auf Staten Island bei New York. Als Mitautoren zeichneten zwei Mitarbeiter Mahoneys, R. C. Arnold und A. Harris, ebenfalls erfahrene Wissenschaftler in der Behandlung einer Seuche, die im Krieg wieder stark anstieg – diesseits und jenseits des Atlantiks.

In den USA war man darüber um so mehr besorgt, als gerade in den Jahren zwischen den beiden Weltkriegen größere Erfolge im Kampf gegen die Geschlechtskrankheiten errungen worden waren. Zu verdanken war dies – so paradox es klingen mag – nicht zuletzt den Massenmobilisierungen im Ersten Weltkrieg. Bei den Musterungen der Soldaten vor ihrer Entsendung zum europäischen Kriegsschauplatz stellte sich heraus, daß rund 5,6 Prozent von ihnen an einer Geschlechtskrankheit litten.

Das war ein kaum vorstellbarer Schock für ein Land, in dem das puritanische Erbe tief wurzelte, wo taktvolle Bürger nicht einmal den Namen einer dieser Krankheiten in den Mund nahmen. Eine öffentliche Diskussion über staatliche Kontrollmaßnahmen schien nicht möglich. So hatte 1908 das Schatzamt einen Vorschlag der Gesundheitsbehörden, eine Broschüre über die Gefahren der Geschlechtskrankheiten zu publizieren, mit folgenden Worten abgelehnt: »Die Angelegenheit, die in diesem Bulletin behandelt werden soll, vereinbart sich nicht mit der Würde des Finanz-Departments der Regierung.«

Es gab auch noch keine modernen Arzneimittelfabriken im Land, die Gegenmittel herstellten. Man importierte sie aus Deutschland, damals tatsächlich noch die »Apotheke der Welt«. In den ersten Weltkriegsjahren, als Amerika noch neutral war, mußten deshalb deutsche Handels-

Unterseeboote nicht nur Farbstoffe, sondern auch Salvarsan-Präparate in die USA bringen. Die erfolgreichen Durchbrüche der englischen Seeblockade durch »U-Deutschland« unter Kapitän Paul Leberecht König erregten auch in den Vereinigten Staaten Begeisterung. Erst nach dem Kriegseintritt im Jahre 1917 ging man eilends an die Errichtung von pharmazeutischen Fabriken. Niederlassungen deutscher Firmen wurden enteignet, die deutschen Patente mißachtet.
Gleich nach dem Ende des Ersten Weltkrieges, 1919, verabschiedete der Kongreß dann schnell den sogenannten Chamberlain-Kahn-Act. Er bot die Grundlage für die Bildung einer Abteilung »Venerische Krankheiten« im öffentlichen Gesundheitsdienst und für staatliche Kontrollprogramme. 1935 führte Connecticut als erster Staat der USA sogar die Vorschrift ein, daß Heiratswillige erst die Eheerlaubnis erhalten können, nachdem sich Mann und Frau Blutkontrollen auf Syphilis unterzogen hatten.
Thomas Parran, Chef der Venerial Disease Division und ab 1937 Surgeon General, also Leiter des Öffentlichen Gesundheitsdienstes, startete dann eine Kampagne zur Ausrottung der Geschlechtskrankheiten von bisher unbekannter Intensität. Er schrieb auch ein Buch ›Shadow on the Land‹. Die Gefahren und die Kosten der Syphilis werden darin in krasser Form dargestellt. In ›Reader's Digest‹ veröffentlichte Parran eine Artikelserie, die begann: »Let's call it syphilis and get rid of it.« Parran hatte mit dieser unverhüllten Sprache Erfolg: Rhode Island führte staatliche Blutkontrollen für schwangere Frauen ein; Krankenhäuser begannen, jeden neuen Patienten automatisch auch auf Geschlechtskrankheiten zu prüfen. Behörden und private Firmen ließen neue Mitarbeiter – ehe sie eingestellt wurden – auf Syphilis untersuchen. Zahlreiche Ärzte halfen mit, um die vor allem bei der schwarzen Bevölkerung im Süden des Landes verbreitete Krankheit aufzuspüren und zu bekämpfen. »Free blood-tests and free icewater« verhießen die »fliegenden Kolonnen«, die durch Mississippi, Arkansas und andere Staaten zogen, um die Krankheit auszurotten.
Als Amerika in den Zweiten Weltkrieg eintrat, wurden rund 15 Millionen junger Männer gemustert. Jeder wurde auf Syphilis untersucht. Rund eine dreiviertel Million zeigten positive Serumreaktionen oder andere Anzeichen der Infektion. In eilig geschaffenen Zentren wurden 300 000 behandelt. Um die bisher übliche Therapiedauer von rund 18 Monaten abzukürzen, entwickelte der Syphilis-Experte Dr. Harry Eagle von der John-Hopkins-Universität ein besonderes Schnellverfahren. Trotzdem klettert bei allen Waffengattungen die Zahl der Neuinfektio-

nen steil in die Höhe. John F. Mahoney sieht in dem riesigen grauen Militärkrankenhaus auf Staten Island, wie sich die Säle füllen, wie die Krankheit der Venus aufs neue um sich greift. Mancher Soldat behauptet zwar zunächst, sich seine Infektion »extragenital« zugezogen zu haben, denn nicht nur in der deutschen Wehrmacht, auch in der amerikanischen Armee geht man mit Geschlechtskranken nicht gerade sanft um. Oft werden sogar Verfahren wegen »Selbstverstümmelung« eingeleitet.

John F. Mahoney besitzt auf seinem Gebiet jahrzehntelange Erfahrung. Schon von 1925 bis 1929 war er für den amerikanischen Gesundheitsdienst als Berater tätig; er hat auf Hawaii, in Irland, England und vor allem in Deutschland die Therapie der Syphilis studiert und zahlreiche Arbeiten über ihre Behandlung mit Salvarsan veröffentlicht. Mahoney hat miterlebt, welche Erfolge das Salvarsan gerade in den frühen Fällen von Lues erzielte. Er hat freilich auch Versager registrieren müssen, sogenannte salvarsan-refraktäre Fälle. Nicht selten waren sie – bei genauer Untersuchung – weniger auf die Medikamente als auf den Patienten zurückzuführen.

In den USA hatte man in den dreißiger Jahren die aus Deutschland übernommene Syphilis-Behandlung modifiziert und abgekürzt. Während in Deutschland nach den verschiedenen Kuren mit den Salvarsan-Präparaten plus Quecksilber und Wismut immer wieder – zumeist im

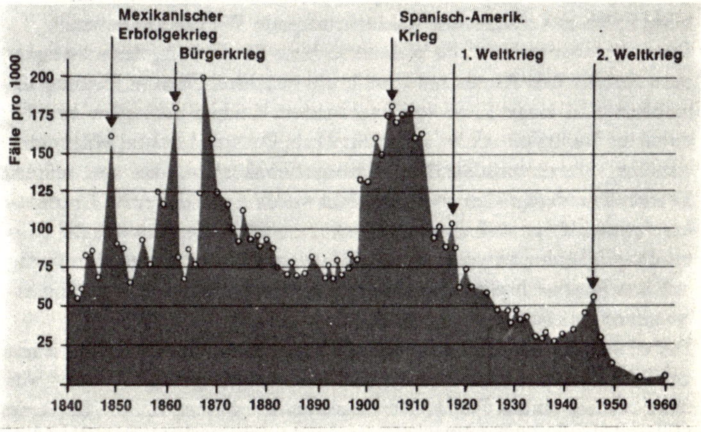

Entwicklung der venerischen Erkrankungen in der Armee der USA von 1840 bis 1960

dritten Stadium – Pausen eingelegt wurden, dominierte in den Staaten das »30-60-03-System«. Das bedeutete 30 Injektionen Salvarsan, 60 Injektionen Wismut, keine Pause (o) während der Salvarsan-Behandlung und zum Schluß eine dreijährige (3) Beobachtung des Patienten.
Da die Amerikaner zwischen den einzelnen Salvarsan-Kuren keine Pausen einlegten, verkürzte sich die Behandlungszeit. Vielen Patienten erschien sie trotzdem noch viel zu lang. Nach den ersten Spritzen wurde ihnen die Sache lästig. Sobald die äußeren Erscheinungen abgeheilt waren, brachen sie die Behandlung ab. Sie wiegten sich im Glauben, nun gesund zu sein. In Wirklichkeit bestand die Krankheit weiter und führte unter Umständen zu den gefährlichen Spätfolgen.
Bei der Gonorrhoe hat die Entdeckung der Sulfonamide durch Gerhard Domagk die Therapie grundlegend verbessert. Leider trübt, das müssen Mahoney und seine Kollegen in aller Welt in jüngster Zeit immer wieder registrieren, die zunehmende Häufigkeit unempfindlich gewordener Gonokokkenstämme das erfreuliche Bild. Immerhin: ein Chemotherapeutikum, so wirksam und so relativ ungefährlich wie die Sulfonamide bei Gonokokken, wünschten sich die Experten auch für die Spirochäten.
John F. Mahoney weiß, daß seit einigen Monaten in den USA eine antibakterielle Substanz erprobt wird. Der englische Forscher Alexander Fleming hatte sie 1929 entdeckt. Es handelte sich dabei um das Stoffwechselprodukt eines Schimmelpilzes, Penicillium glaucum. Nach Fleming sollte es verblüffende bakterientötende Wirkungen besitzen.
Doch die wissenschaftliche Welt hatte diese Entdeckung des schweigsamen schottischen Arztes zunächst kaum beachtet. Obwohl Fleming allmählich eine lange Liste von pathogenen Keimen aufstellen konnte, darunter Staphylokokken, Streptokokken, Pneumokokken, Milzbrandbazillen, Starrkrampfbazillen, Diphtheriebakterien, die von seinem »Penicillin« angegriffen und vernichtet wurden, galt das erste Antibiotikum zunächst nur als Laboratoriumskuriosität. Außerdem war der Bakteriologe Fleming zu wenig chemisch bewandert, um aus der Nährlösung mit dem Stoffwechselprodukt seines Schimmelpilzes reines Penicillin extrahieren zu können.
Dabei war der zunächst ungenutzten Entdeckung des Penicillins schon ein Jahr danach die eines anderen Antibiotikums gefolgt. Diesmal war der Forscher ein aus Frankreich eingewanderter Amerikaner, Dr. René Dubos.
Ihm gelang es, in Bodenproben einen Mikroorganismus zu finden, der Staphylokokken – die zu Eiterungen, Karbunkeln, Furunkeln, Wund-

infektionen und anderen Entzündungen führen können – abzutöten vermochte. Aus diesem Mikroorganismus gewann Dubos zunächst eine Wirksubstanz, die er Tyrothricin nannte, und schließlich eine kristalline Verbindung, der er den Namen Gramicidin gab.
Das Gramicidin, so erinnert sich Dubos, war das erste kommerziell hergestellte Antibiotikum. Es wurde äußerlich angewendet und diente, von einigen veterinärmedizinischen Nutzungen abgesehen, zu Anfang des Zweiten Weltkrieges vor allem zur Behandlung von Wundinfektionen. Seine Möglichkeiten waren allerdings beschränkt. So zeigten Tierversuche, daß sich eine innerliche Applikation verbot, weil das Mittel dann Nierenschäden hervorrief.

Ein Mauerblümchen wird berühmt

Aber schon der begrenzte Erfolg von Gramicidin veranlaßte 1939 den in der englischen Universitätsstadt Oxford tätigen Australier Sir Howard Walter Florey, nach ähnlichen antibiotisch wirksamen Stoffen in Mikroorganismen zu suchen. Zusammen mit Ernst Boris Chain, der 1906 in Berlin geboren und als junger Mann vor Hitler nach England geflüchtet war, überprüfte er systematisch alle bisherigen Veröffentlichungen, in denen von antibiotischen Substanzen die Rede war. Dabei stießen beide 1939 auch auf Alexander Flemings erste Mitteilung über das Penicillin im ›British Journal of Pathology‹ vom Mai 1929 und auf dessen zweiten Beitrag zum gleichen Thema im ›Lancet‹, einer hochangesehenen medizinischen Zeitschrift.
Das pharmazeutische »Mauerblümchen« erlebte seine glanzvolle Würdigung. Der Chemiker Chain machte sich umgehend an die Arbeit. Zusammen mit ein paar Mitarbeitern gelang es ihm, das Penicillin aus der Kulturflüssigkeit zu extrahieren und zu reinigen. Die ersten Tierversuche im August 1940 erwiesen dann die überragende bakterientötende Kraft des Penicillins. Langsam begriff man in Großbritannien: hier war eine vielleicht ebenso wirkungsvolle Substanz wie die in Deutschland entdeckten Sulfonamide. Und solche Chemotherapeutika waren gerade im Krieg im Hinblick auf die Wundinfektionen dringend gefragt.
England blieb zwar von einer Invasion verschont, doch es wurde von Luftangriffen heimgesucht. Eine industrielle Produktion des Antibiotikums wäre nur unter großen Schwierigkeiten möglich gewesen. Kurzerhand übernahmen einige pharmazeutische Konzerne in Amerika diese Aufgabe. Das Landwirtschaftsministerium und die Science Agency, von der US-Regierung mit beinahe unbeschränkten Mitteln ausgestattet, lei-

steten bei Forschung, Entwicklung und Produktion kräftige Hilfestellung. Schließlich fand sich eine weitere Schimmelpilzart (Penicillium chrysogenum), die noch viel höhere Penicillin-Mengen produzierte und als Zusatz für die Fermentation nur gewöhnliches Wasser benötigte, in das Mais eingeweicht worden war. Nun begann die Penicillin-Erzeugung im Tonnen-Maßstab.

Selbstverständlich gingen die ersten großen Mengen des neuen Antibiotikums an die Fronten, wo alliierte Truppen kämpften, nach Nordafrika und auf den asiatischen Kriegsschauplatz. Schon in den ersten Wochen seiner Anwendung rettete es Tausenden von Soldaten das Leben.

Der Krieg findet seine Opfer aber nicht nur auf dem Schlachtfeld, wie man im Marine-Hospital auf Staten Island und in unzähligen anderen Krankenhäusern sieht. Vielleicht – so hoffte man – war Penicillin aber auch gegenüber Spirochäten wirksam. Sie waren manchmal kaum minder gefährlich als feindliche Kugeln.

Mahoney studiert sehr gründlich Berichte, die seine Kollegen Alfred Newton Richards und vor allem Chester Scott Keefer für die oberste Gesundheitsbehörde des Landes über die klinische Anwendung von Penicillin erstattet haben. Besonders der 500 Fälle umfassende Report von Keefer ließ trotz aller Vorsicht erkennen, daß hier ein außerordentlich wirksames, bakterientötendes Mittel vorlag. Im Gegensatz zu allen bisher bekannten Chemotherapeutika scheint Penicillin kaum toxisch zu sein. »Eines der bemerkenswertesten Kennzeichen des Penicillins«, so hatte Keefer besonders hervorgehoben, »ist seine geringe Giftigkeit.«

Bei der Syphilis scheint Penicillin freilich zunächst keinen Fortschritt zu bringen. Spirochäten im Reagenzglas durch eine Penicillinlösung abzutöten, war nicht gelungen. Ohne sich viel zu versprechen, läßt Mahoney, nachdem er die ersten Penicillinproben bekommen hat, syphilitischen Versuchstieren einige Einheiten des Antibiotikums einspritzen. Und wenige Tage später sind die syphilitischen Geschwüre der Kaninchen abgeheilt. R. C. Arnold, Mahoneys Assistent, kann selbst bei intensivsten Untersuchungen keine Spirochäten mehr entdecken.

Ein junger norwegischer Seemann im Marinehospital auf Staten Island, der sich erst vor wenigen Wochen eine Syphilis zugezogen hat, wird von Mahoney als erster menschlicher Testfall für die Wirkung von Penicillin ausgewählt. Acht Tage hintereinander läßt Mahoney diesem Patienten in Abständen von vier Stunden jeweils 25 000 Einheiten Penicillin in die Muskeln injizieren, insgesamt 1,2 Millionen Einheiten, eine für damalige Zeiten ernorm hohe Dosis.

Schon am nächsten Tag, nach siebzehn Stunden, sind weder im Geschwür noch im Blut des Matrosen, die beide vorher mit Spirochäten übervölkert waren, die blassen Mikroorganismen aufzuspüren. Auch die Blutreaktionen – Mahoney hatte die in den Vereinigten Staaten häufig verwendeten Flockungstests nach Kline, Kahn und Eagle angewandt – schlagen allmählich von stark positiv auf zweifelhaft und schließlich auf negativ um. Ein halbes Dutzend Untersuchungen in den nächsten Monaten gibt weiterhin nur negative Resultate.

Als noch drei andere Patienten, ebenfalls Seeleute aus Norwegen, mit Penicillin erfolgreich behandelt werden, erstatten Mahoney und seine beiden Mitarbeiter Arnold und Harris ihren ersten Bericht. Mahoney nennt ihn »preliminary report«, denn der erfahrene Syphilidologe weiß nur zu genau, mit welcher Vorsicht bei dieser heimtückischen Krankheit von Heilung gesprochen werden muß: »Da Syphilis eine Krankheit ist, die nach einer längeren oder kürzeren, von Symptomen freien Periode wiederzukehren pflegt, wird eine länger dauernde Beobachtung einer größeren Gruppe von Patienten nötig sein, um das Vertrauen zu festigen, das wir bei den ersten behandelten Fällen gewonnen haben.«

Nicht minder vorsichtig äußern sich die Ärzte P. A. O'Leary und Wallace Edgar Herrell nach der Behandlung einer Patientin in einem späteren Stadium der Syphilis: die Nase der Kranken zeigt ein spätes Syphilid, und in der Flüssigkeit des Rückenmarkkanals finden sich Anzeichen, daß auch das Nervensystem von den Erregern befallen ist. Im Gegensatz zu Mahoney versuchen es O'Leary und Herrell nicht mit intramuskulären Injektionen, sondern mit Infusionen durch einen intravenösen Dauer-Tropf. Unter dem Einfluß dieser Behandlung verschwindet im Laufe von etwa sechs Wochen das Geschwür auf der Nase vollständig; die syphilitischen Erscheinungen in der Rückenmarksflüssigkeit bessern sich zumindest leicht.

Arthur Leonard Bloomfield, Rantz und W. M. N. Kirby behandeln alsdann Fälle von frischer Syphilis mit intravenösen Infusionen. Auch bei der von ihnen verwendeten Dosierung von jeweils insgesamt einer Million Oxford-Einheiten ist der starke Einfluß des Penicillins auf die Spirochäten klar nachweisbar.

Kein Zweifel: Penicillin erwies sich hier als eine neue mächtige Waffe im Kampf gegen die Venuskrankheit. Noch wußte man aber viel zu wenig über Details der Wirkung, über die beste Applikationsart, über mögliche Schäden am Menschen, Höhe und Dauer der Dosierung. Die American Medical Association bildete deshalb eine Studiengruppe, die so schnell wie möglich einen umfassenden Bericht über die Syphilisbehandlung durch Penicillin vorlegen sollte.

Ein neues Zeitalter der Syphilistherapie

Zwei der berühmtesten Syphilis-Kenner des Landes, John H. Stokes, Altmeister der amerikanischen Dermatologen, und Dr. J. E. Moore, der im Nationalen Gesundheitsrat für das Problem der Geschlechtskrankheiten zuständig war, wurden zu Sprechern dieser Studiengruppe bestellt. In Zusammenarbeit mit Hunderten von Ärzten sowie 23 Kliniken mit Fällen von früher Syphilis und acht Kliniken mit Fällen später Syphilis ermittelte die Studiengruppe die Grundzüge der Penicillin-Behandlung, vor allen Dingen die sogenannte Zeit- und Dosisabhängigkeit des neuen Medikaments.

Im Juni 1944 erstattete die Gruppe ihren ersten vorläufigen Bericht. Er war ausgesprochen ermutigend. Insgesamt 1587 Patienten waren behandelt worden. Die Versuche variierten nach Dosierung und Zeitdauer. Bei einem Teil der Patienten wurde Penicillin mit den Schwermetallsalzen kombiniert.

Bei diesen großangelegten Untersuchungen, wie auch schon bei den früheren kleineren Therapieversuchen, war es verschiedentlich zu »Herxheimerschen Reaktionen« gekommen. Dabei handelt es sich meist um kurzfristiges Fieber und eine vorübergehende Verschlimmerung der lokalen Krankheitserscheinungen. Diese schon vor der Antibiotika-Ära wohlbekannte Reaktion entsteht oft nach der ersten Injektion eines anti-syphilitischen Mittels einschließlich des Salvarsans durch den schnellen Zerfall der Spirochäten, deren Endotoxine, also innere Gifte, freigesetzt werden. Sie ist von Professor Karl Herxheimer, Frankfurt, entdeckt worden.

Insgesamt war durch die amerikanischen Feststellungen aber klar geworden, daß mit einer genügend hohen Penicillin-Dosierung – 1,2 Millionen Einheiten und mehr – eine absolut ausreichende Wirkung bei der Frühsyphilis erzielt werden konnte. Die intravenöse Injektion war dabei offensichtlich der intramuskulären unterlegen. Je früher behandelt wurde, desto sicherer zeigte sich der Erfolg und desto schneller wurden die Serumreaktionen negativ.

Noch im gleichen Jahr, also 1944, wurde die Penicillin-Therapie als Standardbehandlung der Lues bei den amerikanischen Streitkräften und auch bei den britischen eingeführt. Die Ärzte waren sich natürlich darüber im klaren, daß damit die endgültige Entscheidung über den langfristigen Wert der Penicillin-Behandlung noch nicht gefallen sein konnte. Das galt besonders für die Spätsyphilis.

Immerhin: auch die ersten Berichte von Dr. Moore vom Nationalen Gesundheitsdienst über die Behandlung dieser Syphilisformen lauteten recht erfreulich. Sogar die Neurosyphilis, die auf die Schwermetalle fast überhaupt nicht reagierte, schien durch Penicillin günstig beeinflußbar zu sein, dies vor allem bei der sogenannten asymptomatischen Neurosyphilis, also bei Fällen, in denen noch keine eindeutigen klinischen Erscheinungen vorhanden sind, die Rückenmarks- und Gehirnflüssigkeit aber positive Reaktionen ergeben. Diese Liquor-Reaktionen konnten normalisiert und die erhöhte Zellzahl in der Flüssigkeit – ebenfalls ein Charakteristikum bei Neurosyphilis – gesenkt werden. Voraussetzung waren allerdings weit höhere Dosierungen als bei der Frühsyphilis. Gelegentlich wurden bereits bis zu 10 Millionen Einheiten gegeben.

Aber auch Therapieversager blieben nicht aus. Waren möglicherweise einzelne Stämme von Syphilis-Erregern bereits resistent geworden oder waren sie von Anfang an widerstandsfähig gegen das Penicillin? Ein Teil der amerikanischen Dermatologen griff deshalb zu kombinierten Kuren: Penicillin, Arsen- und Wismutpräparate. Bei Syphilis im dritten Stadium, das vorwiegend durch das Auftreten von Gummen geprägt wird, wurde weiterhin zusätzlich noch Jod verwendet.

Dermatologen sind vorsichtige Leute, deutsche Dermatologen in der Regel noch vorsichtiger als ihre amerikanischen Kollegen. So reagierte man im Nachkriegsdeutschland der Jahre 1945–1947 bemerkenswert zurückhaltend auf die Berichte über die »Wunderdroge« aus den Vereinigten Staaten.

Die Gründe waren vielfältig. Zunächst kannten die deutschen Ärzte die Wirkung von Penicillin einfach nicht aus eigener Anschauung. Zwar war es den Farbwerken Hoechst noch in der Kriegszeit gelungen, Penicillin herzustellen. Die Mengen waren jedoch so gering, sie reichten gerade für einige erste Versuche. Dabei hatte das Penicillin allerdings eine überragende Wirkung auf zahlreiche Infektionserreger bewiesen, wie zum Beispiel Staphylokokken, Streptokokken, Pneumokokken, Milzbrandbazillen, Starrkrampfbazillen, Milchsäurebakterien, Diphtheriebakterien – eine lange Liste von Menschheitsfeinden.

Vor allem die Gonokokken, die Erreger der am meisten verbreiteten Geschlechtskrankheit, der Gonorrhoe, »welkten« unter Penicillin innerhalb kürzester Zeit dahin. Nachdem schon Alexander Fleming die Empfindlichkeit der Gonokokken im Reagenzglas beobachtet hatte, wurde 1943 von Dr. Herrell von der Mayo-Klinik in Rochester und kurz darauf von Mahoney Penicillin zur Therapie des Trippers eingeführt. Nachdem rund 7000 Patienten behandelt worden waren, konnte eine strahlende Bilanz gezogen werden: die Heilungsquote betrug 97,4 Prozent. Die wenigen Prozent Versager waren vermutlich auf Unterdosierungen zurückzuführen. Die Befriedigung über diese Erfolge – die meisten Patienten waren nach einem ersten »Penicillin-Stoß« von meist 150 000 Einheiten in etwa zwei Tagen geheilt – war um so größer, als die bisherigen Medikamente gegen die Gonorrhoe, die Sulfonamide, in ihrer Wirkung rapide nachzulassen begonnen hatten.

Zunächst war nach Kriegsende Penicillin in Deutschland nur auf dem Schwarzen Markt erhältlich. Dann aber wurde das Antibiotikum von englischer und amerikanischer Seite auch deutschen Kliniken und Ärzten zur Verfügung gestellt – nicht zuletzt die Militärs hatten darauf gedrängt, damit die »Frauleins« liebesfreudigen Besatzern keinen Schaden antun konnten.

Nur wenige deutsche Ärzte konnten sich zunächst freilich entschließen, ihren Syphilis-Patienten nur Penicillin zu injizieren. Im Gegensatz zum Tripper, der enventuell auch erhebliche Komplikationen verursachte, handelt es sich – das wurde in diesem Buch ja schon oft betont – bei der Syphilis um eine chronische Krankheit, die den ganzen Organismus ergreifen kann. Sicher: Nach der Penicillin-Behandlung wurden die serologischen Reaktionen fast stets negativ. Aber niemand wußte, ob nicht irgendwo Keime schlummerten, die noch nach Jahrzehnten zu syphilitischen Aneurysmen, Paralyse oder Tabes führten. Die Beobachtungszeit beim Penicillin war eben noch viel zu kurz.

Die Mehrzahl der deutschen Dermatologen hatte überdies nicht das Gefühl, bisher der Syphilis ohnmächtig gegenüberzustehen. Die Salvarsane – zu dem noch von Paul Ehrlich herausgebrachten »Neosalvarsan« waren noch einige andere wie Natrium-Salvarsan, Silber- und Silber-Neosalvarsan usw. gekommen – wirkten vor allem bei der frühen Syphilis ausgezeichnet.

Im Stadium I, dem sogenannten seronegativen, wo also zwar schon ein Primäraffekt diagnostiziert, die Wassermann-Reaktion aber noch negativ war, kam man meist mit nur ein oder zwei Kuren aus. Jede dieser Kuren bestand aus zumeist zwölf Neosalvarsan-Injektionen in Dosierungen von jeweils 0,45 g. Vielfach wurden dabei auch noch 20-30 Wismut-Injektionen verabreicht.

Dieses Schwermetall hatten 1922 der französische Syphilidologe Constantin Levaditi und sein Mitarbeiter R. Sazerac in die Luestherapie eingeführt. Im Laufe weniger Jahre hatte das Wismut das Quecksilber fast ganz verdrängt. Es erwies sich als ebenso wirksam und war weit weniger toxisch als Quecksilber. »Bismogenol« und »Casbis« hießen die am meisten benützten Wismutpräparate in Deutschland.

Wann darf man heiraten?

Wer mit einer seropositiven primären Lues den Arzt aufsuchte, mußte freilich mit wesentlich länger dauernden Behandlungen rechnen. Zwei Neosalvarsan- und Wismut- oder Quecksilberkuren innerhalb von sechs bis acht Wochen und eine weitere in gleicher Stärke nach einer Pause von einigen Monaten galten als erforderlich.

Die Dauer einer Behandlung war besonders wichtig für Patienten, die heiraten wollten. Dies erforderte nämlich nicht nur die entsprechende Kur, sondern eine ausgedehnte Periode der weiteren ärztlichen Beobachtung. Dazu bemerkt Professor Erich Hoffmann, Mitentdecker der Spirochaeta pallida, in einem Werk über Geschlechtskrankheiten: »Früh behandelte Kranke mit frischer primärer seronegativer Syphilis dürfen aufgrund reicher Erfahrung als geheilt angesehen werden, wenn $1^1/_2$–2 Jahre nach Abschluß der Kur klinisch, serologisch und im Liquor nichts Krankhaftes mehr nachgewiesen werden kann; provokatorische Salvarsaninjektion (0,3–0,45 g Neosalvarsan) wird dabei zu noch größerer Sicherheit empfohlen. Die Heirat kann unter solchen Bedingungen frühestens nach $1^1/_2$–2 Jahren bei frischester primärer Lues unter Vorbehalt gestattet werden; sonst ist eine mindestens 3–4jährige Wartezeit geboten, je nach Alter der Infektion, Stärke der Kuren und Verlauf oder besser Kurve der Seroreaktionen.«

Professor Walther Krantz, Göttingen, betont noch 1949, welch schwere Verantwortung die Ärzte trügen, wenn es um die Erteilung einer Heiratserlaubnis für behandelte Syphilitiker ging. »Manchem Arzte wäre es am liebsten«, schreibt Krantz, »wenn von einer autoritären Stelle eine Verfügung erlassen würde, nach der er sich richten könnte und auf die man womöglich auch die Patienten verweisen könnte.« Solche Bestimmungen gab es aber nicht. Im Gesetz zur Bekämpfung der Geschlechtskrankheiten aus dem Jahre 1927 wurde lediglich mit Gefängnisstrafen bis zu drei Jahren bedroht, wer den Beischlaf ausübte, obwohl er über eine eigene Geschlechtskrankheit informiert war oder sie annehmen mußte. Die Strafverfolgung wurde außerdem nur auf Antrag vorgenommen. Ferner trat schon nach sechs Monaten eine Verjährung ein. Eine Heirat war hingegen nur dann mit bis zu drei Jahren Gefängnis strafbar, wenn der Kranke gegen besseres Wissen oder Vermuten dem Ehepartner sein Leiden verschwiegen hatte.

So kann es nicht überraschen, daß Krantz angesichts des Fehlens offizieller Bestimmungen klagt: »Gewiß wäre es sehr bequem, wenn der Arzt in jedem Falle nur in einem . . . Auskunftsbuche nachzuschlagen brauchte und dabei noch den Vorteil hätte, daß ein anderer die Verantwortung trüge. Die Notwendigkeit, mit seiner Entscheidung eine Verantwortung zu übernehmen, das ist es in erster Linie, was dem Arzt die Frage der Heiratserlaubnis so unangenehm macht.«

Krantz geht mit Hoffmann einig, wenn er – wirksame Behandlung vorausgesetzt – bei einer seronegativen primären Syphilis die Ehe schon nach zwei Jahren erlauben will. Bei frischer sekundärer Syphilis plädiert er für den Ablauf von drei bis vier Jahren nach der Infektion. Noch sicherer sei aber ein Zeitraum von fünf Jahren. »Wenn es möglich ist, ihn einzuhalten, sollte man es tun.« Krantz unterstreicht dabei, daß alle Erkrankungsfälle verschieden gelagert seien. Schließlich kam es ja schon bei der Behandlung entscheidend darauf an, welches Stadium die Krankheit erreicht hatte. Besonders ausgeprägte Therapiezeiten, wenn auch in vorsichtigster Dosierung, verlangten die syphilitischen Erkrankungen der inneren Organe, vor allem jene der große Blutgefäße.

Neben der Neurolues boten das schwierigste Therapieproblem syphilitisch geborene Kinder. Immerhin, auch hier hatte sich die Situation durch das Salvarsan wesentlich gebessert. Schwangere Frauen, die an Syphilis litten, konnten wesentlich gründlicher und erfolgreicher behandelt werden als in der Quecksilber-Zeit. »Wie für die erworbene, so bedeutet auch für die congenitale Lues die Einführung des Salvarsans in die Therapie einen gewaltigen Fortschritt, durch welchen die Heilung wesentlich günstiger gestaltet wird«, resümierte der Erlanger Dermatologe Leo Hauck.

Die Behandlung dauerte meist mehrere Jahre, und die zahlreichen intravenösen Injektionen bei den kleinen, oft sehr schwächlichen Patienten waren manchmal recht problematisch. Hier hatten jedoch das Myo-Salvarsan, das die Farbwerke Hoechst 1926 herausbrachten und das intramuskulär gespritzt werden konnte, sowie das »Spirocid« einen wesentlichen Vorteil gebracht. »Spirocid«, ein dreiwertiges Arsenpräparat, konnte in Form von Tabletten oder Saft oral verabreicht werden.

Bekannte Dermatologen, wie etwa Bodo Spiethoff, behandelten Kinder mit angeborener Lues bis zum neunten Lebensmonat mit täglich einer halben Tablette (0,25 g) Spirocid. Sie wurde sieben Tage lang morgens mit Milch gegeben. Danach kam eine Woche Pause, dann folgte wieder eine Behandlungswoche. Waren nach neun Monaten die Sero-Reaktionen noch unbeeinflußt, dann wurde sechs Monate lang mit Wismut behandelt. Vom dritten Lebensjahr an kam zu Spirocid und Wismut noch das Salvarsan.

Ein anderer bekannter Dermatologe, Professor Karl Zieler, Würzburg, behandelte die konnatale Syphilis noch etwas behutsamer: er begann mit einer viertel Tablette Spirocid, in Kamillentee gelöst, und steigerte erst später die Dosierungen – wie überhaupt die Syphilistherapie jener Jahre von den einzelnen Hautärzten nach den verschiedensten Kurschemata angewandt wurde.

Erich Hoffmann strich in diesem Zusammenhang heraus, daß es in den meisten Fällen gar nicht zu einer Syphilis des Neugeborenen kommen müsse. »Die angeborene Syphilis ist eine vermeidbare Krankheit geworden und durch systematische, genügend starke pränatale Salvarsan-Wismut-Behandlung so weitgehend sicher zu verhüten, daß fast regelmäßig die Geburt eines gesunden Kindes erzielt werden kann«, schrieb er. Es sei dazu lediglich notwendig, ab der zweiten Hälfte der Schwangerschaft im Falle von primärer Lues die Mutter mit zwei entsprechenden Maximalkuren zu behandeln.

Diese hochdosierten Kuren bestanden aus zehn bis zwölf kombinierten Salvarsan-Wismut-Injektionen, von denen wöchentlich je zwei verabreicht wurden, sowie einer Wiederholung dieser Therapie nach einer Pause von vier Wochen. Hoffmann befürwortete, Mutter und Kind auch nach der Geburt unbedingt bis zum vollen Kurmaß zu behandeln, wenn dies vorher nicht erreicht wurde. Die durch die Geburt bedingte Unterbrechung der Kur sollte möglichst kurz sein.

Bei Lues II empfiehlt Hoffmann mindestens drei kombinierte Kuren. Werden solche Kuren vor der Geburt versäumt, so sei nach der Diagnose sofort mit der Frühbehandlung des Säuglings zu beginnen. Dabei könne man davon ausgehen, daß Säuglinge höhere Dosen von Neosalvarsan vertrügen als Erwachsene. Sei bei Erwachsenen eine Dosierung von 0,01 g Neosalvarsan pro Kilogramm Körpergewicht schon recht hoch, so könne für Säuglinge nach vorsichtigen ersten Gaben eine Menge von 0,015 g auf jedes Kilogramm Gewicht bei wöchentlich zweimaliger Applikation als gut verträglich bezeichnet werden.

Hoffmann war 1910 auf den Bonner Lehrstuhl für Hautkrankheiten berufen worden. Er, der letzte aus der frühen Zeit der Syphilisforschung und -bekämpfung, gehörte zu den entschiedensten Anhängern der Salvarsan-Wismut-Anwendung. »Die Salvarsanbehandlungen«, so schrieb er in der 1941 erschienenen siebenten Auflag seines Werkes, ›Die Behandlung der Haut- und Geschlechtskrankheiten‹, »welche sich durch die größte Heilkraft bei weitestgehender Ausschaltung schädlicher Nebenwirkungen auszeichnen, verdanken diese Eigenschaften nicht nur der langjährigen, einzigartigen Erfahrung der herstellenden Farbwerke, sondern auch der exaktesten Prüfung ihrer parasitiziden Fähigkeit und

Toxizität in Tierversuchen durch das Frankfurter staatliche Institut für experimentelle Therapie; ferner werden sie erst nach Vorprüfung auf ihre Verträglichkeit in sachkundigen Kliniken ausgegeben. Darauf beruhen die so ungemein zahlreichen Dauerheilungen frischer und selbst älterer Syphilis, die durch . . . Statistiken klar erwiesen sind.«

Eine sterbende Krankheit?

Die im Jahre 1927 veranstaltete »Reichszählung der Geschlechtskranken« hatte gegenüber der Erhebung im Jahre 1919 gezeigt, daß die Geschlechtskrankheiten auf dem Rückzug waren. Auch in der Sowjetunion, in Frankreich, England und Schweden war ein deutlicher Rückgang gemeldet worden. Die Zahl der Gonorrhoe-Kranken hingegen war fast gleich geblieben. So lag es nahe, in der Abnahme der Syphilis vor allem einen Erfolg der Salvarsan-Behandlung zu sehen.
Der Arzt und Verfasser populärer Medizinbücher, Dr. Gerhard Venzmer, veröffentlichte angesichts dieser Fakten sein Buch ›Eine sterbende Krankheit – Vom Aufstieg und Niedergang der Syphilis‹. Es sei durchaus erlaubt, »die Syphilis ohne übertriebenen Optimismus eine sterbende Krankheit zu nennen«, heißt es darin. Dr. Theodor Grüneberg, Oberarzt an der Universitäts-Hautklinik in Halle, wollte für diese Meinung auch epidemiologische Gründe geltend machen. »Man vergißt allzu leicht«, so schrieb Grüneberg 1933 in der ›Deutschen Medizinischen Wochenschrift‹, »daß jede einzelne Geschlechtskrankheit, genau wie alle anderen Infektionskrankheiten, einer eigenen epidemiologischen Gesetzmäßigkeit unterliegt, die bestimmt wird von dem biologischen Kräfteverhältnis zwischen Erreger und Wirtsorganismus, das seinerseits wiederum abhängig ist von zahlreichen, zum größten Teil unbekannten oder nicht objektiv nachweisbaren Fakten. Konstitution, konkomitierende Krankheiten, zivilisatorische Einflüsse spielen dabei sicherlich eine große Rolle.«
Man muß – nach Grüneberg – in erster Linie auch an eine biologische Umstellung des Erregers denken, vergegenwärtige man sich den Verlauf der Krankheit: »Sie bietet im Laufe der Jahrhunderte ein vielgestaltiges, wechselvolles Bild, die Resultate eines unübersehbaren Komplexes der verschiedensten Bedingungen. So viel ist jedoch sicher, daß die Syphilis seit dem Jahre 1495 auch im ganzen genommen in ihren Erscheinungsformen eine erhebliche Wandlung durchgemacht und sich allmählich von einer unter dem Bilde akuter Infektion verlaufenden Seuche zu ei-

ner mehr chronischen, äußerlich gutartigen Erkrankung entwickelt hat, bei der in den letzten Dezennien, vielleicht infolge zivilisatorischer Einflüsse, die Spätveränderungen am Gefäß- und Zentralnervensystem zuzunehmen scheinen. Sicherlich ist neben einer allmählichen Änderung der biologischen Eigenschaften der Syphilis-Spirochäte eine immunbiologische Umstimmung des menschlichen Organismus durch Generationen hindurch verantwortlich zu machen.«

Grüneberg erntete mit diesen Thesen allerdings energischen Widerspruch. Professor Wilhelm Kolle (1868–1935), seit 1917 Chef des Paul-Ehrlich-Institutes, entgegnete apodiktisch: »Bei der Syphilis spielen, ebenso wie bei Gonorrhoe und Ulcus molle, epidemiologische Faktoren sicher keine Rolle. Es finden sich keine Anhaltspunkte dafür, daß die Virulenz des Erregers für den Menschen zu verschiedenen Zeiten eine unterschiedliche ist, oder daß eine bestimmte Disposition beim Menschen vorhanden sein muß, damit eine Infektion haften kann. Für den Menschen besteht gegen Syphilis keine natürliche Resistenz, und er erwirbt durch Überstehen der Krankheit keine echte Immunität, wie wir sie bei anderen Krankheiten, z. B. Pocken, Masern, Scharlach, Typhus, Fleckfieber, Diphtherie usw. kennen.«

Bei Syphilis gibt es nach Kolle nur eine Infektionsimmunität. Sie äußert sich darin, »daß eine Neuinfektion mit Schankerbildung nicht eintritt, solange der Erreger, wenn auch in latentem Zustande, im Körper vorhanden ist. Nach vollständiger Ausheilung durch geeignete Therapie ist der Mensch für eine frische Infektion genauso empfänglich wie zuvor . . .«

Aus heutiger Sicht sind viele Wissenschaftler doch etwas mehr geneigt, epidemiologischen Gesichtspunkten Rechnung zu tragen und eine mögliche biologische Umstimmung des Erregers zu diskutieren. So fußt zum Beispiel die im zweiten Kapitel diskutierte »Abstammungslehre« Hudsons und Cockburns der Treponemen darauf, daß es ursprünglich eine frei lebende Treponemen-Art gegeben habe. Daraus hätten sich im Laufe tausender Jahre bei unterschiedlichen klimatischen Bedingungen die verschiedenen Erregertypen gebildet – ob es sich dabei nun um Syphilis, Frambösie oder Pinta handle. Eine Ansicht übrigens, der sich auch Dr. Georges Causse, Leiter der Abteilung für Geschlechtskrankheiten und Treponematosen der Weltgesundheits-Organisation zu Genf, voll anschließt.

Die Geschichte der Infektionskrankheiten lehrt, daß sich über Jahrhunderte oder noch länger fast immer eine gewisse Form der »Koexistenz« zwischen Erreger und Wirt herausgebildet hat. Schließlich kann es nicht

im Interesse des Erregers liegen, seinen Wirt umzubringen. Geht der Wirt zugrunde, geschieht dasselbe mit dem Erreger. Die Syphilis ist wegen ihrer diversen Erscheinungsformen – sie imitiert zuweilen geradezu andere Leiden – oft als »Affe unter den Krankheiten« bezeichnet worden. So besteht kein Zweifel, daß die ekligen Schwären, die nach dem ersten »Auftritt« der Lues in Europa das Bild bestimmten, inzwischen weit diskreteren Hauterscheinungen gewichen sind. Die Syphilis hat sich neu »maskiert«. Diese Wandlung geht so weit, daß der Wiener Dermatologe Ernest Finger schon in den zwanziger Jahren zu bedenken gab, ob man die Lues denn überhaupt noch zu den Hautkrankheiten rechnen solle.
Eine Frage, die – wenn auch aus anderen Gründen – auch heute noch die Ärzte beschäftigt. Daß die Lues in Deutschland und vielen anderen Staaten zum Reservat der Dermatologie zählt, ist ja letzten Endes bei dieser im Grunde systemischen, also den ganzen Organismus erfassenden Erkrankung eine recht zufällige Tradition. Man wußte zu Anfang nicht mehr von ihr, als daß sie sich an der Körperoberfläche manifestierte. Die Folge: sie geriet, sobald sich bei den Medizinern ein Spezialistentum herausbildete, aus Überlieferung in die Domäne der Hautärzte.
Auf einer internationalen Tagung der Weltgesundheitsorganisation im Mai 1975 in Genf über die geschlechtlich übertragbaren Krankheiten kam es deshalb auch immer wieder zur Diskussion darüber, ob es nicht besser sei, die Geschlechtsleiden den Urologen zu überlassen oder gar, wie in England, die Venerologie als eigenständige Disziplin zu etablieren.
Doch zurück zur Geschichte der Penicillin-Therapie. Wir haben bereits betont, wie reserviert manche Dermatologen an die Penicillin-Therapie herangingen. Sie scheuten vor allem zurück, die Syphilis ausschließlich mit Penicillin zu behandeln. Die Literatur der Jahre zwischen 1945 und 1959 ist voll von Warnungen, sich von dem Penicillin nicht zuviel zu versprechen.
Auch eine erste Statistik der Weltgesundheitsorganisation im Jahre 1949 vermochte zunächst daran nicht viel zu ändern. Auf der Tagung der Deutschen Dermatologischen Gesellschaft 1949 in Heidelberg betonte Guido Miescher in seinem Referat, über den Wert der Penicillin-Behandlung bei Lues sei keineswegs das letzte Wort gesprochen. Er plädierte für eine kombinierte Behandlung mit Neosalvarsan plus Wismut.
Professor Alfred Stühmer, Ordinarius für Dermatologie an der Universität Freiburg, fühlte sich durch die Berichte über die reine Penicillin-Therapie der Lues geradezu verunsichert. Auf einem Fortbildungskon-

greß in München im Jahre 1951 warnte er vor einer Überschätzung des Penicillins: »Gar zu leicht wird dabei auch die in der Laienwelt bekannte segensreiche Wirkung des Penicillins gegenüber zahlreichen bakteriellen Erkrankungen voreilig auch auf das Gebiet der Syphilis übertragen, und man erwartet nun das Wunder von diesem wie seinerzeit im Jahre 1910 vom Salvarsan.«

Gleichzeitig aber meldeten sich zu diesem Zeitpunkt schon Stimmen, die sich für die reine Penicillin-Kur aussprachen. Um manche Fachgenossen nicht zu stark herauszufordern, geschah dies zunächst meist in recht vorsichtiger Form. So etwa auf dem erwähnten Kongreß, wo der Leiter der Poliklinik für Haut- und Geschlechtskrankheiten in Zürich, Professor W. Burkhardt, immerhin schon für den Kliniker die reine Penicillin-Anwendung zuließ: »Der Kliniker, der mehr als der Praktiker die Möglichkeit hat, seine Fälle zu einer regelmäßigen Nachkontrolle aufzufordern, darf es nach den heute vorliegenden günstigen Erfahrungen riskieren, eine reine Penicillinbehandlung anzuwenden. Er hat dazu sogar eine gewisse Verpflichtung. Nur auf diese Weise werden wir wissen, ob eine reine Penicillinbehandlung genügt. Unsere Syphilis-Patienten werden es vielleicht in Zukunft nicht mehr nötig haben, eine langdauernde Behandlung durchzumachen.«

Eines war klar: der große Durchbruch der Penicillin-Therapie bei Syphilis und Gonorrhoe hätte zur Folge, daß sich in Zukunft weniger die Fachärzte als die Praktiker mit diesen Infektionen befassen würden. Professor Stühmer meinte, geradezu von einem »Abgleiten« in die Hände des praktischen Arztes sprechen zu müssen. Jedenfalls würde aus einer langwierigen, manchmal viele Jahre währenden Therapie eine Behandlung von mehreren Wochen mit Penicillin-Injektionen und einigen Nachuntersuchungen. Das bedeutete, wirtschaftlich gesehen – und wer wollte dem Arzt und Facharzt die Berücksichtigung auch solcher Faktoren absprechen –, eine Einbuße an Patienten und Honoraren. Es spricht für die deutschen Dermatologen, daß sie diese Entwicklung nicht aufzuhalten versucht haben, obwohl es sicher etwas mehr als nur ein Scherz war, wenn der Dichter Gottfried Benn – im Hauptberuf Facharzt für Haut- und Geschlechtskrankheiten – einmal klagte, das Penicillin habe ihn brotlos gemacht.

Penicillin setzt sich durch

Mochten einige der älteren Autoritäten sich auch nur sehr zögernd von den bewährten und glänzend von ihnen beherrschten Kombinationskuren trennen, die Mehrzahl der Dermatologen wechselte in den späten fünfziger Jahren konsequent zur reinen Penicillintherapie über. Denn in der Zwischenzeit war die Lues-Therapie mit Penicillin weiter vorangekommen. Mahoney und die vielen anderen Ärzte, die Penicillin gegen die Syphilis verwandten, hatten mit wäßrigen Lösungen arbeiten müssen. Die dem Patienten injizierte Substanz erzielte so sehr schnell hohe Blutspiegelwerte. Sie wurde jedoch auch sehr schnell wieder über die Nieren ausgeschieden. Selbst als schon das verbesserte, kristallisierte Penicillin-G-Natrium zur Verfügung stand, gelang es kaum, einige Stunden nach der Injektion das Penicillin noch im Blut nachzuweisen. Lediglich der Gewebespiegel blieb etwas länger auf einem hohen Niveau. Man konnte zwar durch Coronamid und andere Substanzen eine gewisse Zeit eine »Nierenblockade« herbeiführen und somit die Ausscheidung des Antibiotikums verzögern. Doch das war ein nicht ungefährlicher Weg; er konnte auf die Dauer zu Nierenschädigungen führen. Auf der anderen Seite – das wurde immer klarer – verlangte gerade die Lues-Therapie über längere Zeit verhältnismäßig konstante Blut- und Gewebespiegel.

Zahlreiche Zusätze wurden deshalb dem Penicillin beigegeben, um eine verzögerte Ausscheidung der Substanz zu erreichen. Am wirksamsten dabei erwies sich die Verbindung mit Novocain – eine Substanz, die bereits 1905 von den Farbwerken Hoechst den Ärzten zur Verfügung gestellt werden konnte. In den USA heißt dieses Lokalanästhetikum »Procain«, deswegen sprach man bei diesem neuen Depot-Penicillin von Procain-Penicillin. Mit diesen schwer resorbierbaren Verbindungen konnten nun genügende Blutspiegel über 24 Stunden und länger aufrechterhalten werden.

Das Penicillin G in Kombination mit dem schwer löslichen Novocain-Salz wurde – in verschiedenen Zubereitungsformen – das »klassische« Lues-Präparat. 2,4 Millionen Einheiten davon konnten die frühen Formen der Krankheit, das erste und zweite Stadium, mit großer Sicherheit heilen. Auf solche Weise würden die Spätfolgen am nachdrücklichsten vermieden.

Wie aber würde Penicillin in Fällen wirken, wo es bereits zur Neuro-Lues gekommen war, in Fällen, bei denen die Infektion meist bereits jahrzehntelang zurücklag und die Patienten nicht oder nur unzureichend behandelt worden waren? Trotz ersten, außerordentlich ermutigenden Ergebnissen blieb in diesem Punkt ein Teil der Ärzte skeptisch. Sie behandelten solche Fälle unbedingt auch mit Schwermetallen und vor allem mit der bewährten Malaria-Kur, die in diesem Buch im siebenten Kapitel ausführlich dargestellt wurde.

Bernhard Dattner, ehemals enger Mitarbeiter Wagner von Jaureggs und Experte auf dem Gebiet der Malaria-Behandlung, gehörte dann zu den ersten Ärzten, die sich auch bei der Neurosyphilis sehr viel von der Penicillin-Therapie versprachen. Dattner war in den dreißiger Jahren in die USA emigriert und arbeitete in New York am Bellevue-Hospital.

Doch erst ein Bericht von Dr. Richard Hahn aus Baltimore und zwölf anderen amerikanischen Kollegen, veröffentlicht 1959 im Neurologischen und Psychiatrischen Archiv der Amerikanischen Medizinischen Gesellschaft, leitete einen radikalen Wandel ein. Es handelte sich dabei um eine ebenso gründliche wie großzügige Untersuchung an 1086 Patienten. Acht große amerikanische Kliniken, darunter das Hospital für psychische Erkrankungen in Boston, die Universitätskliniken von Michigan und Pennsylvania, das John Hopkins Hospital, an dem Dr. Hahn arbeitete, und das New Yorker Hospital waren daran beteiligt.

Über ein Jahrzehnt – von 1943 bis 1953 – hatte sich der Großversuch erstreckt. So konnte die Mehrzahl der behandelten Fälle mehr als fünf Jahre überwacht werden. Damit wurde sichergestellt, daß ein etwaiger therapeutischer Effekt nicht nur eine zeitweilige Besserung darstellte, wie sie bei der Neuro-Syphilis auch sonst gelegentlich beobachtet wird.

In den ersten Jahren des Experiments war es nur zu verständlich, daß man sich nicht allein auf das noch recht unerprobte Penicillin verließ. Um nichts zu versäumen, kombinierten die Ärzte die Penicillin-Behandlung mit der bewährten Fiebertherapie. Daß man dann aber mehr und mehr auf die Malaria als Bundesgenossen verzichtete und zur ausschließlichen Penicillin-Behandlung überging, zeigt das wachsende Vertrauen in das Antibiotikum auch bei Neuro-Lues. Von 1943 bis 1947 wurden noch 49 Prozent der Patienten zusätzlich zum Penicillin dem Fieber unterworfen. Von 1948 bis 1953 geschah dies nur noch bei 22 Prozent, wobei die Malaria in den letzten Jahren, nämlich nach 1950, überhaupt nicht mehr angewendet wurde.

Zu Behandlungsbeginn zeigten 56,3 Prozent der Patienten schwere Krankheitserscheinungen. Bei ihnen waren psychotische Symptome klar zu erkennen: sie litten unter Wahnvorstellungen, konnten sich in Zeit oder Raum nicht mehr orientieren, waren unfähig, sich zusammenhängend auszudrücken oder konnten sich sogar nicht mehr selbst anziehen. Weitere 21,5 Prozent waren mittelschwer, die übrigen 22,2 Prozent nur leicht erkrankt. Was die Dauer der Krankheitssymptome vor Behandlungsbeginn betrifft, so waren von weniger als drei Monaten bis zu mehr als 37 Monaten alle Stufen vertreten.

Die Penicillin-Behandlung bestand, ob mit oder ohne Fiebertherapie, in über 97 Prozent der Fälle in Injektionen von mehr als 2,4 Millionen Einheiten, in 58 Prozent in mehr als sechs Millionen Einheiten. An Behandlungskomplikationen war vor allem die schon erwähnte Herxheimer-Reaktion zu beobachten. Diese Reaktion klingt nach wenigen Stunden wieder ab. Sie ist nur selten wirklich gefährlich. Man nimmt an, daß bei der Herxheimer-Reaktion die Syphilisbakterien durch das Gegenmittel rasch zerstört werden. Dabei werden dann die Giftstoffe der Mikroorganismen frei, erzeugen Fieber oder verstärken vorübergehend die syphilitischen Krankheitserscheinungen.

Bei dem amerikanischen Großversuch traten solche Herxheimer-Reaktionen bei 14,9 Prozent der Patienten auf, die nur mit Penicillin behandelt wurden. Bei einem einzigen Patienten führte die Reaktion allerdings zum Tode. Bei allen anderen hingegen klang sie ohne Schäden wieder ab.

Für die weitere Krankheitsprognose scheint die Herxheimer-Reaktion sogar eher ein günstiges Zeichen zu sein. Es stellte sich nämlich heraus, daß fünf Jahre nach der Behandlung bei 70,4 Prozent der Patienten mit klinischer Herxheimer-Reaktion und bei 60,9 Prozent mit nur fiebriger Reaktion eine signifikante Besserung erreicht wurde. Unter den Patienten, die keine Herxheimer-Reaktion durchmachten, gelang dies nur bei 48,8 Prozent.

Auch war fünf Jahre nach der Penicillin-Therapie eine beträchtlich höhere Zahl der Personen arbeitsfähig, die eine klinische Reaktion gezeigt hatten, nämlich 59,8 Prozent, gegenüber 41,3 Prozent derer mit fiebriger Reaktion und 40,4 Prozent jener ohne Reaktion. In psychiatrischen Anstalten mußten – ebenfalls fünf Jahre nach der Behandlung – nur noch 17,1 Prozent der Patienten untergebracht sein, die eine klinische Reaktion hinter sich hatten, aber 29,8 Prozent jener mit fiebriger Reaktion und 31,3 Prozent derer ohne Reaktion. Hahn und seine Kollegen deuteten dies unter anderem mit dem Hinweis, daß eine Herxheimer-Reaktion öfter bei Patienten zu beobachten sei, bei denen ein aktiver Entzündungsprozeß im zentralen Nervensystem bestehe. Gerade solche Fälle seien einer Behandlung aber am zugänglichsten.

Insgesamt zeigte die Therapie außerordentlich günstige Ergebnisse, und dies bei einer Krankheit, von der man – vor der Fiebertherapie – zugeben mußte, sie sei überhaupt nicht zu behandeln. 82 Prozent aller Patienten, die schon vor Beginn der Behandlung noch arbeitsfähig waren, konnten auch sechs Jahre danach ihrer Arbeit nachgehen.

Auch waren 56 Prozent wieder arbeitsfähig, die zuvor nicht arbeiten konnten, aber auch nicht in einer psychiatrischen Klinik untergebracht waren. Sogar von denen, die vorher in einer psychiatrischen Anstalt sein mußten, konnten sechs Jahre später 33 Prozent wieder arbeiten. Am besten waren die Resultate natürlich, je früher die Krankheit behandelt wurde. So waren fünf Jahre später 92 Prozent der Behandelten mit ursprünglich milden Lähmungserscheinungen arbeitsfähig gegenüber 82 Prozent mit mittlerer und 37 Prozent mit schwerer Parese.

Drastisch gesenkt werden konnte mit Hilfe des Penicillin auch die Zahl der Todesfälle infolge Neuro-Syphilis. Sechs Jahre nach der Behandlung war in der Altersgruppe zwischen 30 und 39 Jahren nur ein Prozent der Patienten gestorben. Bei der Altersgruppe von 40 bis 49 Jahren waren es vier Prozent, und acht Prozent in der Gruppe von 50 bis 59 Jahren. Unter oder über diesen Altersstufen gab es nur relativ wenige Patienten, die in dem Bericht erfaßt waren. Dabei zeigte sich, daß bei den jüngsten Patienten zwar oft eine Besserung erzielt wurde, durch die Krankheit verursachte Todesfälle hier aber unverhältnismäßig häufig waren. Dies vor allem, weil es sich meist um eine angeborene Syphilis handelte, die das Nervensystem erfaßt und zerstört hatte.

Trotzdem war die Todesrate selbst unter den behandelten Opfern der Syphilis des zentralen Nervensystems immer noch beträchtlich höher als unter der normalen Bevölkerung. Dort betrug sie 1950 in den Vereinigten Staaten jährlich 10,8 pro Tausend der Bevölkerung. Bei der wegen Syphilis des Zentralnervensystems behandelten Gruppe hingegen bezifferte sie sich auf 37,7, war also nahezu viermal so hoch.

Die Verfasser der Untersuchung unterstrichen nachdrücklich, der beste Weg sei nach wie vor die Vorbeugung der Neuro-Syphilis durch möglichst prompte Diagnose und entsprechende Behandlung einer frühen Syphilis, bevor diese zu neurologischen Erscheinungen geführt habe.

Für die Behandlung der Neuro-Syphilis brachte so die Arbeit von Dr. Hahn und den übrigen Ärzten wertvolle Ergebnisse. Es stellte sich heraus, daß die Behandlungsergebnisse keinen entscheidenden Unterschied aufwiesen, ob nun eine Kombination von Penicillin und Fiebertherapie oder nur Penicillin angewendet wurde. Es schien auch nicht nötig, routinemäßig Penicillin-Kuren zu wiederholen, falls die Dosierung der ersten Kur genügend hoch war. Als notwendige Dosis wurden rund

sechs Millionen Einheiten festgestellt.
Während in den USA aufgrund des Hahn-Berichtes Penicillin das gesamte übrige Behandlungsrepertoire bei Paralyse verdrängte, konnte man sich in der Bundesrepublik nicht so schnell von der Kombination mit Fieber trennen. Auch in Österreich hielt man daran fest. »Trotz mancher gegenteiliger Meinung stehen wir auf dem Standpunkt, daß eine alleinige Penicillintherapie nur bei malariakontraindizierten Fällen zur Anwendung kommen soll«, schrieb K. Weingarten, Wien, noch 1960 in dem von Professor Hans Hoff herausgegebenen Werk ›Therapeutische Fortschritte in der Neurologie und Psychiatrie‹.
In den darauffolgenden Jahren mußte die Fieberbehandlung freilich bis auf wenige Sonderfälle – auch in den psychiatrischen Kliniken der Bundesrepublik – dem Penicillin weichen. Das historische Verdienst Wagner von Jaureggs wird damit nicht geschmälert.
Er selbst hat oft den Wert der Frühbehandlung der Syphilis zur Vorbeugung gegen die Paralyse betont: »Das Schicksal des Luetikers liegt daher nicht in der Hand des Psychiaters, sondern in der Hand des ärztlichen Praktikers. Nachdem der Psychiater den richtigen Weg gezeigt hat, wird es ihn nicht kränken, wenn er eines Tages keine Paralytiker mehr zu behandeln hat.«
Die große Bilanz in der Syphilisbehandlung der Lues wurde im Jahre 1973 von einer Studiengruppe der Weltgesundheitsorganisation gezogen. Die Erfahrung von drei Jahrzehnten zeigte Penicillin als das überragende Präparat gegen diese Krankheit. Schon eine Konzentration von 0,03 Einheiten Penicillin auf einem Millimeter Serum erwies sich als ausreichend, um die Spirochäten abzutöten. Unter fast allen penicillin-empfindlichen Mikroorganismen hatten sich die Treponemen sogar als besonders angreifbar gezeigt. Am günstigsten für die Lues-Behandlung hatte sich vor allem Bezathin-Penicillin erwiesen. Dieses Depotpräparat kann über drei bis vier Wochen einen treponemiziden Penicillin-Spiegel aufrechterhalten.
Von Zeit zu Zeit tauchen Meldungen auf, einzelne Treponema-Stämme seien gegen Penicillin resistent geworden, der Erfolg dieser Therapie sei in Zukunft in Frage gestellt. In Wirklichkeit ist bis heute ein resistenter Stamm nicht gefunden worden. Zwar wurden zuweilen auch nach einer Behandlung noch Erreger an einigen Plätzen des Organismus nachgewiesen, vor allem in Fällen von fortgeschrittener Neurolues. Solche vereinzelten Beobachtungen könnten aber darauf zurückzuführen sein, »daß eine zu geringe Dosis zu spät während des Krankheitsverlaufes gegeben wurde, zeigen aber nicht notwendigerweise die Entwicklung eines

ernsten Problems wie etwa penicillin-resistente Mutanten an«, schrieb dazu Dr. Frederick Sparling von der medizinischen Fakultät der Universität in Chapel Hill, North Carolina, im März 1971 im ›New England Journal of Medicine‹. Werden Treponemen nach abgeschlossener Behandlung entdeckt, handelt es sich um eine neue Infektion.
Penicillin bleibt also nach wie vor das wirksamste Mittel gegen die Lues in allen Stadien. Dabei ist freilich zu bemerken, daß diese Therapie zwar die Krankheitserreger vernichten, bereits entstandene Schäden aber nicht mehr rückgängig machen kann.
Der Triumph des Penicillins als Mittel gegen die Syphilis ist vollendet. Da auch in der Medizin – und hier sollte der Satz noch mehr als anderswo gelten – das bessere der Feind des Guten ist, mußten hier die Salvarsane endgültig das Feld räumen. Dort, wo einst in den Farbwerken Hoechst der alte Salvarsan-Betrieb stand, erhebt sich heute eine Kraftzentrale, die einen Teil des Dampfbedarfs des Werkes deckt. Noch bis Anfang der siebziger Jahre verkaufte Hoechst Salvarsanpräparate, denn noch immer gab es ältere Ärzte, vor allem in Entwicklungsländern wie Indonesien und einigen Staaten Afrikas und des Nahen Ostens, die Antibiotika ablehnten und weiterhin auf die Heilkraft der traditionellen Arsenverbindung bei Syphilis eingeschworen waren. Doch wurde ihre Zahl immer weniger und weniger. 1973 verkaufte Hoechst noch für ganze tausend Mark Salvarsanzubereitungen, während der Gesamtumsatz des pharmazeutischen Bereiches des Unternehmens im gleichen Jahre fast zwei Milliarden DM betrug. Es ist verständlich, daß die Firma nun den Verkauf von Salvarsanpräparaten endgültig einstellte. Die Salvarsan-Zeit, mit der Paul Ehrlich die Chemotherapie begründete, war unwiderruflich vorbei.
Noch heute hingegen werden – etwa in Frankreich – gelegentlich Penicillinkuren mit mehreren Wismutgaben ergänzt. Hier argwöhnen andere Dermatologen, dies geschehe weniger in der Erwartung einer wirksameren Therapie, sondern lediglich aus der Berechnung, daß der Patient nach eigentlich abgeschlossener Behandlung noch einige Male den Arzt aufsuchen muß und auf diese Weise dessen Honorar erhöht. Ein Gesichtspunkt übrigens, der nur dann abzulehnen ist, wenn man weiß, daß die Dermatologen fast am Ende der ärztlichen Verdienstskala stehen und nur die Kinderärzte finanziell noch tiefer rangieren.
Erweist sich ein Luespatient gegenüber dem Penicillin als allergisch, so können andere Antibiotika angewendet werden: Tetracycline, auch Erythromycin und Cephalosporine.

Wenn Syphilis nicht behandelt wird

In der breiten Öffentlichkeit scheint die Meinung unausrottbar, daß eine unbehandelte Syphilis zur Paralyse führen müsse, wenn nicht vorher der Tod den Patienten erlöse. Diese Auffassung ist – wie in diesem Buch mehrfach betont – natürlich falsch.

Auf breiter Basis aber wurde diese Frage erst in den sechziger Jahren durch die Neufassung der mittlerweile in Fachkreisen viel zitierten Oslo-Studie geklärt. Sie ist dem norwegischen Arzt Caesar Boeck, der um die Jahrhundertwende in Oslo praktizierte, zu verdanken.

Wie viele seiner zeitgenössischen Kollegen war Boeck von der Unzulänglichkeit des Quecksilbers in der Lues-Therapie überzeugt. Im Gegensatz zu anderen Ärzten aber zog er aus seiner Unzufriedenheit eine radikale Schlußfolgerung: syphilitische Patienten, die er zu betreuen hatte, wurden nicht mit Quecksilber oder Jod behandelt. Boeck sorgte lediglich dafür, daß sie, je nach Lage des Falles, durchschnittlich drei bis sechs Monate in einem Krankenhaus isoliert wurden. Nach Abheilung ihrer Geschwüre und anderer infektiöser Erscheinungen wurden sie wieder entlassen.

Das hat Boeck zwanzig Jahre so gehalten, nämlich von 1891 bis 1910. Er blieb davon überzeugt, daß keine der damaligen Behandlungsmethoden seinen Patienten wirklich helfen konnte, durch medizinisches »Nichtstun«, würden ihnen jedoch all jene Unannehmlichkeiten erspart bleiben, mit denen so manche Syphilis-Behandlung seinerzeit noch verbunden war. Was aber wurde aus jenen Syphilitikern, die nie Quecksilber oder Jod erhalten hatten? Boecks Landsleute Edwin Bruusgaard und T. Gjestland gingen viele Jahre später den Spuren dieser Patienten nach. Gjestland veröffentlichte 1955 das Resultat seiner Bemühungen unter dem Titel: ›Die Oslo-Studie unbehandelter Syphilis‹. Gjestland hatte dabei die Krankengeschichten von 331 Männern und 622 Frauen zur Verfügung, die zweifelsfrei Syphilitiker gewesen waren.

Das Ergebnis war, zumindest für den Laien, beinahe sensationell. Nur wenige der unbehandelten Fälle hatten sich bis in die letzten Lues-Stadien entwickelt. Im Gegenteil, die große Mehrzahl der in der Studie erfaßten Patienten blieb vor den schweren Spätfolgen verschont. Unter den 331 Männern trat eine »gutartige«, eine benigne tertiäre Lues in 15,4 Prozent der Fälle auf. Bei 14,2 Prozent kam es zu der schwereren Form der cardiovaskulären Lues, und gar nur 9,4 Prozent wurden Opfer einer Neurosyphilis. Das bedeutet: bei mehr als 60 Prozent, obwohl infiziert und unbehandelt, äußert sich keinerlei Spätform der Syphilis. Noch

günstiger war das Zahlenverhältnis bei den 622 Frauen. Hier lauteten die Prozentsätze: 17,5 Prozent benignes tertiäres Stadium, 7,6 Prozent cardiovaskuläre Lues und 5 Prozent Neurosyphilis.
Boeck hatte seinerzeit in Oslo noch aus der Überzeugung gehandelt, seinen syphilitischen Patienten – indem er ihnen die Mühsal einer in seinen Augen ohnehin nutzlosen Behandlung ersparte – am besten zu dienen. Eine jüngere Statistik über den Verlauf der unbehandelten Lues stammt dagegen aus einem Projekt, bei dem Kranke bewußt zu Versuchszwekken dienten. Dieses fragwürdige Experiment hat später auch zu Recht Empörung ausgelöst.
Es begann im Herbst 1932 in den Südstaaten der USA, und zwar im Kreis Macon County in Alabama. Um Erkenntnisse über den Verlauf der unbehandelten Syphilis zu gewinnen, wählte der amerikanische Öffentliche Gesundheitsdienst unter der dortigen ländlichen Negerbevölkerung sechshundert Männer aus; sie erklärten sich bereit, an einem Großversuch bis zu ihrem Lebensende teilzunehmen. Vierhundert dieser Neger befanden sich zu dieser Zeit im Stadium einer latenten Syphilis. Die übrigen zweihundert waren nicht infiziert. Sie dienten nur als Kontrollgruppe.
In regelmäßigen Abständen sollten alle Teilnehmer an diesem Projekt ärztlich untersucht werden. So ließ sich verfolgen, wie sich das medizinische Gesamtbild bei Syphilitikern und Nichtsyphilitikern im Lauf des weiteren Lebens veränderte.
Das Projekt wurde bis Anfang der siebziger Jahre fortgesetzt, obgleich schon zu Beginn mit dem Salvarsan und dessen Nachfolgepräparaten recht wirkungsvolle Mittel gegen die Lues zur Verfügung standen und erst recht später – nach der Entdeckung des Penicillins – sogar eine völlige Heilung der Erkrankten möglich gewesen wäre.
Wie zuvor die Daten aus Oslo, so erwies auch diese Tuskegee-Studie (sogenannt nach der Kreisstadt des Macon County, in der die Untersuchungen vorgenommen wurden), daß die Syphilis durchaus nicht immer – ja eigentlich nur in Ausnahmefällen – zu Paralyse oder Tabes dorsalis und anderen Spätfolgen führt, sondern meist bis ins hohe Alter der Kranken gutartig verläuft. Andererseits überraschte es ebensowenig, daß es bei diesen Syphilitikern prozentual weit mehr Krankheitssymptome anderer Art gab, daß sie überdies auch eine kürzere Lebensdauer hatten als die Mitglieder der Kontrollgruppe.
In einem 1936 veröffentlichten ersten Bericht über das Tuskegee-Projekt heißt es, nur ein Viertel jener Syphilitiker, deren Infektion fünfzehn Jahre zurücklag, zeige einen normalen Gesundheitszustand. Bei den Sy-

philitikern, die noch nicht das Alter von vierzig Jahren erreicht hatten, wären Erkrankungen an Herz und Gefäßen, zentralem Nervensystem oder Knochen und Gelenken viermal häufiger als in der Vergleichsgruppe derselben Altersstufen.
1954 publizierte Zahlen ergaben, daß nichtbehandelte luetische Patienten unter fünfzig Jahren gegenüber den nicht-syphilitischen Kontrollpersonen eine um siebzehn Prozent geringere Lebenserwartung hatten. Bei den Patienten zwischen 50 und 65 Jahren war die Lebenserwartung um etwa vierzehn Prozent, bei den noch älteren um rund sechs Prozent vermindert.
1963 erwies sich dann: von den ursprünglich zur Studiengruppe zählenden Syphilitikern waren 59 Prozent gestorben, 21 Prozent noch am Leben. Die Vergleichszahlen der Kontrollen: 45 Prozent tot, 34 Prozent am Leben. In beiden Gruppen waren je zwanzig Prozent der Teilnehmer im Laufe der Jahre der ärztlichen Überwachung entglitten und nicht mehr auffindbar.
1972, also vierzig Jahre nach Beginn des Tuskegee-Projekts, hatten von den ursprünglich 400 Syphilitikern immerhin noch 76 überlebt. Von diesen waren allerdings 75 zu irgendeinem Zeitpunkt wegen anderer Erkrankungen mit Antibiotika behandelt worden; davon wiederum dreißig Prozent in Dosierungen, wie sie auch zur Heilung einer Syphilis ausreichen konnten.
Inzwischen war jedoch das Tuskegee-Experiment einer breiten Öffentlichkeit bekannt geworden. Ein derartiger Sturm der Entrüstung hatte sich daraufhin erhoben, daß vom US-Ministerium für Gesundheit, Erziehung und Wohlfahrt ein spezieller Untersuchungsausschuß eingesetzt werden mußte. Dieser Ausschuß stellte in seinem Abschlußbericht vom April 1973 – von einer abweichenden Meinung des Vorsitzenden abgesehen – einhellig fest, daß das Tuskegee-Projekt vom Anbeginn an ethisch nicht zu rechtfertigen gewesen wäre. Die Beteiligung sei zwar freiwillig gewesen, doch hätten die Teilnehmer kaum die damit verbundenen Risiken erkennen können. Auf alle Fälle hätte man aber ab 1953, als Penicillin allgemein zur Verfügung stand, die Patienten mit Antibiotika behandeln müssen.
Der Ausschuß empfahl, das Experiment sofort abzubrechen und den noch überlebenden Syphilitikern entsprechend zu helfen. Das ist dann auch geschehen.

Geschlechtskrankheiten auf dem Rückzug?

Mit den idealen Therapiemöglichkeiten des Penicillins müßten Syphilis und Tripper, so sollte man meinen, eigentlich schon längst der Garaus gemacht worden sein. Schließlich ist es ja auch gelungen, andere bakterielle Infektionen, die einst die Menschheit bedrohten, nahezu auszurotten oder zumindest zurückzudrängen. Man denke nur an die Malaria oder die Pocken.

Tatsächlich hatten die Ärzte noch Mitte der fünfziger Jahre allen Anlaß zu hoffen, daß auch Syphilis und Gonorrhoe – zumindest in den hochzivilisierten Ländern Europas und Amerikas – bald nur noch Ausnahmen darstellen würden. In einigen Staaten glaubte man dies sogar noch Mitte der sechziger Jahre. Die erste Nachkriegszeit brachte, wie das schon immer üblich war, recht hohe Zacken in den Zahlenkurven der Neuerkrankungen. Sie waren jedoch bald wieder abgesunken.

So betrug etwa in den Vereinigten Staaten die den Gesundheitsbehörden gemeldeten neuentdeckten Fälle von primärer und sekundärer Syphilis im Jahre 1950 noch etwa 32 000. 1957 dagegen waren es nur noch 6251. Eine ähnliche Entwicklung zeigte die Gonorrhoe in den USA, wenn auch nicht ganz so markant: 1950 noch fast 304 000 Neuerkrankungen, 1957 nahezu ein Drittel weniger, nämlich rund 216 500.

Eine gleichartige, wenn auch zeitlich verschobene Kurve läßt sich für die Geschlechtskrankheiten in Deutschlands größtem Bundesland Nordrhein-Westfalen ablesen. Hier betrugen die Neuerkrankungen pro 10 000 der Bevölkerung 1946 noch 59,05 und erreichten 1966 den bisher absoluten Tiefstand von 7,33 je 10 000.

Weltweit gab es natürlich in einzelnen Ländern mannigfaltige Abweichungen und sozusagen »individuelle« Höhen und Tiefen. Der Trend aber war der gleiche. Nur noch ein paar Beispiele. Wird bei den Neuanmeldungen von Fällen primärer und sekundärer Syphilis je 100 000 der Bevölkerung das Jahr 1950 willkürlich mit hundert Prozent angesetzt, so sinkt diese Zahl bis 1958 auf unter 20 etwa in Norwegen, Dänemark, Schweden und England. Auch bei der Gonorrhoe werden gegen Mitte und Ende der fünfziger Jahre häufig Tiefpunkte erreicht, so in England, Polen und Skandinavien.

Allerdings muß bei allen Zahlenangaben und Statistiken stets eine wichtige Einschränkung berücksichtigt werden. Selbst in den Ländern mit strikter Meldepflicht für die wichtigsten venerischen Infektionen liegen die Neuerkrankungen in Wirklichkeit weit über den offiziellen Angaben. Viele Fälle werden entgegen den Vorschriften nicht den Behörden

gemeldet. Fachleute schätzen für einige Länder sogar, daß diese Dunkelziffer bis zu 75 Prozent der tatsächlichen Erkrankungen betragen kann.
Insgesamt schien die Syphilis in den fünfziger Jahren dennoch schon fast besiegt. Wie schon in den ersten Jahrzehnten nach der Einführung der Salvarsantherapie mußten die Dermatologen nach frischen syphilitischen Primäraffekten oder Fällen des zweiten oder dritten Stadiums regelrecht fahnden, um sie ihren Studenten vorzustellen. Wurde früher der Lues in den Lehrbüchern ein besonderer Platz eingeräumt, so reduzierte sich ihre Darstellung auf wenige Seiten oder gar Zeilen. Fachzeitschriften für Geschlechtskrankheiten stellten ihr Erscheinen ein; das berühmte ›Archiv für Dermatologie und Syphilis‹ strich das Wort »Syphilis« aus seinem Titel.
»Auch der akademische Unterricht«, so erinnert sich Professor Hans-Joachim Heite, »an den Universitäten und die Themen auf Fortbildungskursen waren charakterisiert durch das Fehlen von Geschlechtskrankheiten. So stehen wir heute vor der eigenartigen Tatsache, daß es eine Ärztegeneration gibt, die etwa in den Jahren 1957 bis 1961 Staatsexamen gemacht haben mag und über die Geschlechtskrankheiten während Studium und Ausbildung nicht in adäquater Weise informiert wurde«. Wozu denn auch toten Wissensballast vermitteln, der später in der Praxis völlig brachliegen würde? Und selbst wenn ein akademischer Lehrer noch Wert darauf legen sollte, seinen Schülern praktische Beispiele der Symptome der wichtigsten venerischen Krankheiten zu vermitteln, so kamen ihm doch nur ganz selten dafür geeignete Krankheitsbilder unter die Hände.

Die Renaissance der Keime

Der Optimismus, der seinerzeit im Hinblick auf das bald zu erwartende Aussterben der Syphilis und auch des Trippers herrschte, erwies sich jedoch als verfrüht. Die Erreger beider Leiden lagen nicht in Agonie, wie vermutet, sondern vermehrten sich trotz Penicillin munter.
Sicherlich: die errungenen Erfolge sollten, vor allem bei der Lues, nicht übersehen werden. So wurden die Spätstadien und -schäden der Syphilis in fast allen Ländern ausgesprochen selten. Die Zahl der Neuerkrankungen aber sank zumindest nicht, wie eigentlich erwartet, weiterhin ab. Sie hielt sich vielmehr auf dem einmal erreichten Niveau oder stieg sogar wieder an. So erhöhten sich in den USA die neugemeldeten Fälle von

primärer und sekundärer Syphilis von den schon erwähnten 6251 im Jahre 1957 auf über 25 000 im Jahre 1973. In Portugal stieg diese Ziffer von einem Tiefpunkt 1964 bis 1967 um 140 Prozent. Sie hält sich seitdem ziemlich unverändert auf diesem hohen Niveau. Wenig anders sieht es in Dänemark aus, wo die Zahlen sogar noch bis 1971 geklettert sind. Auch in Frankreich ergibt sich seit 1955 wieder eine erstaunliche Steigerung. Bedrohliche Steigerungsraten sind ferner in Argentinien und Kuba zu verzeichnen, und sogar in Österreich machten die Neuinfektionen von 1972 bis 1973 einen großen Sprung von 1003 auf 1473.

In den meisten Staaten stieg die Kurve der Syphilis während der vergangenen vier bis fünf Jahre zwar nicht mehr an, fiel nun aber auch nicht mehr ab, sondern hielt sich auf ungefähr gleicher Höhe. Ist schon der Kampf gegen die Lues nicht von totalem Erfolg gekrönt, so sieht es noch weitaus schlechter bei der Gonorrhoe aus. Hier sind weltweit die Steigerungsraten geradezu enorm.

Schon ein Blick auf die Vereinigten Staaten macht das klar. 1957 gab es dort 216 476 Neumeldungen von Tripper, 1974 waren es 874 161. Nach einer Zusammenstellung von 1973 steht die Gonorrhoe in den USA unter den meldepflichtigen Infektionskrankheiten einsam an der Spitze. Während sie auf über 840 000 Fälle kam, blieben die an zweiter Stelle liegenden Windpocken noch unter 200 000, gefolgt von der Syphilis an dritter Stelle mit 87 469, ganz zu schweigen von Mumps, Hepatitis, Tuberkulose oder Masern, die alle zusammen kaum über 220 000 Fälle hinauskamen.

Auch in Mitteleuropa ist der Tripper inzwischen die häufigste Infektionskrankheit geworden. Weisen die Kurven in England, Polen und Norwegen noch eine gemäßigt steigende Tendenz auf, so verzeichnen die skandinavischen Staaten schroffe Anstiege. Schon recht frühzeitig versuchten die Amerikaner, auf solche Gefahren, besonders soweit diese die Syphilis betrafen, zu reagieren.

Der damalige Leiter des US-Gesundheitsdienstes Dr. Luther L. Terry tat genau das, was die Amerikaner in solchen Fällen – sehr oft mit gutem Erfolg – fast stets zu tun pflegen: er bestimmte eine »Task Force«. Das war in diesem Falle eine Gruppe von fünf Fachleuten, die das Syphilisproblem im Lande und die entsprechenden Kontrollprogramme untersuchen und dann Vorschläge für weitere Maßnahmen machen sollten, mit denen man den Liebes-Keimen nun doch endgültig den Garaus machen könne.

Die Gruppe trat zum ersten Male in New York am 13. September 1961 zusammen und legte der Gesundheitsbehörde schon zwei Monate später, nämlich am 29. Dezember 1961, ihren Bericht vor. Ein Arbeitstempo also, das in den Augen europäischer Komitees wohl an ein Wunder grenzen würde.

Ein Anti-Syphilis-Programm umriß die Task Force in den folgenden sechs Punkten, die hier gekürzt wiedergegeben sind:

1. Den Ärzten und ihren beruflichen Vereinigungen mußten die Tatsachen deutlicher vor Augen geführt und ihre gesteigerte Hilfe mobilisiert werden. Dies erfordere jährlich mindestens zwei Besuche eines qualifizierten Mitarbeiters der Gesundheitsbehörde bei den rund 100 000 praktischen Ärzten des Landes und einen bei den übrigen 130 000 Ärzten. Dazu sei die Einstellung von etwa 300 zusätzlichen Mitarbeitern der Gesundheitsbehörde notwendig.

2. Es müsse sichergestellt werden, daß alle Laboratorien, in denen Bluttests auf Syphilis vorgenommen würden, jedes positive Ergebnis auch tatsächlich mit dem Namen des jeweiligen Patienten meldeten. Dazu müßten weitere Mitarbeiter des Gesundheitswesens die in Frage kommenden 8000 Laboratorien besuchen. Ein solches Besuchsprogramm erfordere mindestens 75 spezielle Mitarbeiter.

3. Es sei dafür Sorge zu tragen, daß jeder Patient mit infektiöser oder früh-latenter Syphilis wieder und wieder nach seinen Kontaktpersonen befragt werde. Das betreffe nicht nur seine geschlechtlichen Partner, sondern ebenso Familienangehörige und enge Bekannte. Sie alle müßten gründlich untersucht werden. Allein 1961 seien durch die unvollständige Verfolgung solcher Spuren nachweislich 2300 Personen mit infektiöser Syphilis nicht behandelt worden. Nur durch möglichst lückenlose Befragungen und Untersuchungen könnte man aber vielleicht einmal die weitere Verbreitung der Krankheit verhindern.

Zur Verbesserung solcher Nachforschungen und »Spurensicherungen« müßten weitere 125 hauptamtliche Mitarbeiter vom Gesundheitsamt in Washington angestellt werden.

4. Sowohl für Fachleute als auch für die breite Öffentlichkeit müßte ein umfassendes und dynamisches Aufklärungsprogramm aufgestellt werden. Soweit es die Öffentlichkeit betreffe, seien vor allem die jüngeren Altersgruppen anzusprechen, bei denen die Wahrscheinlichkeit einer Infektion am größten erscheine. Hierzu gehöre eine enge Zusammenarbeit mit Kirchen, Schulen, Jugendorganisationen, Klubs und den Massenmedien wie Zeitungen oder Rundfunk- und Fernsehstationen. Das Aufklärungsmaterial müsse der US-Gesundheitsdienst in Zusammenarbeit mit den entsprechenden Behörden der einzelnen Staaten und der örtlichen Verwaltungen erstellen und den Zielgruppen zuführen.

5. Die Forschung auf den Gebieten der Syphilis-Immunologie, der Therapie und der Labormethoden zum Nachweis der Krankheit müßte fortgesetzt, diejenige über das Sexualverhalten der Heranwachsenden und der jugendlichen Erwachsenen außerordentlich verstärkt werden. Es herrsche ein schwerwiegender Mangel an Kenntnissen über Charakteristiken, Verhaltensweisen und Gewohnheiten gerade jener Bevölkerungsgruppen, die durch die Syphilis am meisten gefährdet seien.
6. Würden diese Vorschläge realisiert, so sei darauf zu achten, daß nach einem Anfangserfolg solcher Maßnahmen das Bekämpfungsprogramm auf allen behördlichen Ebenen mit gleicher Intensität fortgeführt werde. Es habe sich schon in der Vergangenheit gezeigt, daß nach den ersten Anzeichen einer Besserung der Situation eine vorzeitige Kürzung der für eine solche Kampagne vorgesehenen Mittel sofort wieder zu einem Anstieg solcher Infektionsfälle führte.

Der ›Terry-Report‹ als Anfangserfolg

Zusammenfassend schätzt der Bericht dann, daß für das vorgesehene Bekämpfungs- und Forschungsprogramm jährlich eine zusätzliche Summe von 3,5 Millionen Dollar notwendig sei. Außerdem müßte eine weitere halbe Million Dollar jährlich für die Verstärkung der Verhaltensforschung und intensivere Aufklärung ausgegeben werden.
Die Forderungen des ›Terry-Report‹ wurden zwar nicht voll erfüllt, doch blieb er auch nicht ohne Wirkung – soweit es die Anstrengungen der Behörden betraf. Im Jahre 1970 wurde im Verlag der amerikanischen Harvard-Universität in Cambridge, Massachusetts, von den American Public Health Association unter dem Titel ›Syphilis and other Venereal Diseases‹ eine Studie herausgegeben, die den Umfang eines Buches besitzt. Darin wird u. a. berichtet, daß aufgrund des Berichtes der Task Force an Dr. Terry die Anzahl der Außendienstmitarbeiter der Gesundheitsbehörden im Bereich der Geschlechtskrankheiten in der Tat mehr als verdoppelt worden sei. Durch diese Aktivität erkläre sich auch der in den unmittelbar darauf folgenden Jahren verzeichnete Anstieg der Meldungen neuer Syphilisfälle. Sei zum Beispiel 1960 nur 82,8 Prozent der neugemeldeten Fälle primärer und sekundärer Lues in Kontaktinterviews nachgegangen worden, so habe dies dank der besseren personellen Besetzung 1962, im ersten Jahr nach dem Terry-Bericht, schon bei 90,5 Prozent geschehen können.
Kein Zweifel: intensivere Nachforschungen und gestiegene Prozent-

sätze bei den Meldungen der Geschlechtskrankheiten an die Gesundheitsbehörden sind hier und dort sicher mit ein Grund für das statistische Hochschnellen der Krankheitsziffern. Doch läßt erfahrungsgemäß die staatliche Bereitschaft zu finanziellen Mehrausgaben für derartige Programme auch schnell wieder nach, besonders wenn die Aufmerksamkeit nicht immer von neuem darauf gelenkt wird.

So nehmen sich die finanziellen Aufwendungen der amerikanischen Bundesbehörden im Kampf gegen die Geschlechtskrankheiten auf dem Papier recht eindrucksvoll aus. 1949 wurden für diesen Zweck 17,37 Millionen Dollar zur Verfügung gestellt. 1955 schrumpften die Zuwendungen auf ganze drei Millionen Dollar, was den seinerzeitigen Glauben an das kurz bevorstehende Ende der venerischen Erkrankungen reflektiert. Für 1975 hingegen wird geschätzt, daß die Kriegsschatullen in diesem nicht enden wollenden Feldzug wieder mit 32,749 Millionen Dollar aus Bundesmitteln gefüllt wurden.

Auf den ersten Blick erscheint diese Rekordsumme sehr eindrucksvoll. Doch dieser Eindruck trügt. Die gleiche ›American Public Health Association‹, die 1970 noch den finanziellen Erfolg des ›Terry-Report‹ herausstrich, kommt 1975 nicht umhin, den Lesern vorzurechnen, daß zum Beispiel 1973 vom Bund zwar 31,544 Millionen Dollar für die Bekämpfung der Geschlechtskrankheiten zur Verfügung gestellt worden seien, daß aber – berücksichtigt man die inflationäre Entwicklung – diese Summe nur die Kaufkraft von wenig mehr als zwölf Millionen Dollar im Jahre 1949 darstelle. Da damals aber vom Bund 17,37 Millionen Dollar für den gleichen Zweck ausgegeben wurden, seien die finanziellen Aufwendungen zumindest des Bundes seither bei einem realistischen Vergleich sogar auf wenig mehr als zwei Drittel zurückgegangen.

Penicillin bleibt die ideale Waffe

In der Therapie beherrscht auch in den USA das Penicillin weiterhin die Szene. Obwohl einige amerikanische Autoren von einem vereinzelten Nachlassen der Empfindlichkeit einiger Treponema-Stämme gegenüber Penicillin berichtet haben, erblickt die Mehrheit der Venerologen im Penicillin nach wie vor die ideale Waffe gegen die Syphilis. Über die Behandlungsschemata – Zahl der Injektionen und der zu gebenden Einheiten – gibt es allerdings keine einheitliche Meinung. Generell läßt sich sagen, daß man in Amerika mit weniger Injektionen und kürzeren Behandlungszeiten auszukommen glaubt.

Es war deshalb zu begrüßen, daß die Weltgesundheitsorganisation

(WHO) im Jahre 1968 eine Behandlungsempfehlung ausarbeitete. Sie basiert auf den gegen die Lues heute am meisten angewendeten Zubereitungsformen von Penicillin, nämlich auf Benzathin-Penicillin G, auf Procain-Penicillin G mit zwei Prozent Aluminium-Monostearat (PAM) oder auf wäßrigem Procain-Penicillin G.
Um primäre und auch sekundäre Syphilis zu behandeln, empfiehlt die WHO die intramuskuläre Injektion von je 1,2 Millionen Einheiten Benzathin-Penicillin G in beide Gesäßhälften oder 2,4 Millionen Einheiten PAM, gefolgt von weiteren je 1,2 Millionen Einheiten drei und sechs Tage später. Wird wäßriges Procain-Penicillin G gegeben, so sollten acht Tage lang täglich 600 000 Einheiten gespritzt werden.
Bei einer latenten Syphilis wird die Dosis von Benzathin-Penicillin G auf insgesamt sechs bis neun Millionen gesteigert, wobei wiederum in jede Gesäßhälfte anderthalb Millionen Einheiten injiziert und nach sieben und vierzehn Tagen die gleichen Dosen wiederholt werden. Zeigt die Überprüfung der Rückenmarksflüssigkeit keine Reaktion, so genügt auch bei einer latenten Lues die für alle drei Penicillinarten schon für die primäre und sekundäre Syphilis angegebene Kur.
Für die Spätsyphilis nennt die WHO beim Benzathin-Penicillin G ebenfalls insgesamt sechs bis neun Millionen Einheiten, gegeben in den gleichen Abständen wie bei der latenten Syphilis mit positiver Reaktion im Test der Rückenmarksflüssigkeit. Auch beim PAM sollten insgesamt sechs bis neun Millionen Einheiten injiziert werden, und zwar je 1,2 Millionen in dreitägigen Intervallen. Für wäßriges Procain-Penicillin G werden täglich 600 000 Einheiten bis zu einer Gesamtdosis von ebenfalls sechs bis neun Millionen Einheiten angeraten.
Eine vorbeugende Therapie bei sicherem Kontakt des Patienten mit syphilitischen Läsionen entspricht derjenigen der primären Lues. Schwangere Patientinnen können ebenso behandelt werden wie andere Kranke.
Im Hinblick auf die congenitale Syphilis rät die WHO zu einer einmaligen Injektion von je 50 000 Einheiten Benzathin-Penicillin G pro Kilogramm Körpergewicht, wobei eine Gesamtmenge von fünf bis sechs Millionen Einheiten nicht überschritten werden sollte. Wird wäßriges Procain-Penicillin G genommen, so sollten insgesamt 100 000 Einheiten pro Kilo Körpergewicht über zehn Tage hinweg täglich verabreicht werden. Auch hier ist darauf zu achten, daß die Gesamtdosis fünf bis sechs Millionen Einheiten nicht überschreitet.
Die ›Deutsche Gesellschaft zur Bekämpfung der Geschlechtskrankheiten‹ in Freiburg empfiehlt bei der Penicillin-Therapie, unabhängig vom Stadium der Syphilis für die Dauer von zwei bis drei Wochen einen Peni-

cillin-Serumspiegel von 0,03 Internationalen Einheiten pro Milliliter Blut aufrechtzuerhalten.
Der Vorsitzende der Gesellschaft, Professor Heite, steht sehr in der Nähe der amerikanischen Vorstellungen, wenn er meint, nach einer Gesamtgabe von fünf Mega Penicillin sei eine frische Syphilis fast immer geheilt. Man könne auch bis zu sieben Mega gehen, eine noch höhere Dosierung sei jedoch sinnlos, denn »ich kann die Spirochäten nicht toter als tot machen«.
Im Prinzip könnten statt Injektionen auch Penicillin-Tabletten verabreicht werden. Freilich beharren fast alle dermatologischen Darstellungen geradezu dogmatisch auf den Injektionen. Das hängt vor allem damit zusammen, daß sehr viele Ärzte den meisten Patienten nicht immer zutrauen, diese Tabletten mit jener Regelmäßigkeit zu nehmen, die notwendig ist, um ständig einen ausreichenden Blutspiegel – in der Regel etwa 0,05 Penicillin pro Millimeter Serum – aufrechtzuerhalten. Da sich die Syphilis-Spirochäten im Gegensatz zu manchen Bakterien nicht alle zwanzig Minuten, sondern nur etwa alle 30 Stunden teilen, ist diese konstante Serumkonzentration besonders wichtig. Die Spirochäten müssen von dem Antibiotikum in jener Phase getroffen werden, in der sie ihre Zellwand synthetisieren.
Auch die verschiedene Absorption von oralem Penicillin spielt bei den Überlegungen mancher Ärzte eine Rolle. Doch ließen sich solche Unterschiede durch eine höhere Dosierung des oralen Penicillins leicht ausgleichen. Beim Tripper scheint sich die orale Penicillin-Behandlung immerhin weitgehend durchzusetzen.
Wenn ein Patient gegen Penicillin allergisch reagiert, werden andere Antibiotika verwendet, so die Tetrazycline und vor allem Erythromycin. Die WHO empfiehlt bei diesen beiden Antibiotika eine Dosis zwischen 30 und 40 Gramm, die im Verlauf von etwa zehn bis vierzehn Tagen gegeben werden. Da keines dieser oralen Antibiotika ganz die spirochätentötende Wirkung des Penicillins erreicht, müssen nach dieser Behandlung besonders intensive Untersuchungen vorgenommen werden, um die Heilung sicherzustellen.
Die Penicillin-Therapie der Lues ist derart einfach und verläßlich, daß es zumindest in Staaten mit einem gut organisierten Gesundheitswesen wie in der Bundesrepublik immer seltener zu Spätfolgen einer syphilitischen Erkrankung kommt. So schrieb Professor Johannes Hirschmann, Direktor der Neurologischen Klinik der Universität Tübingen, an den Verfasser: »Neuro-Lues einschließlich Tabes und progressive Paralyse sind zu einer außerordentlichen Rarität geworden. Pro Jahr laufen durch meine

Klinik höchstens zwei bis drei Fälle von Neuro-Lues, wobei es sich in der Regel um eine alte Tabes dorsalis handelt, die zur Kontrolle kommt, oder um bisher nicht diagnostizierte neurologische Erkrankungen, bei denen sich dann zufällig herausstellt, daß die Ursache eine Lues ist. Von einem Ansteigen der Krankheitsziffer der Neuro-Lues-Fälle kann vorerst hier in unserem Raume nicht die Rede sein. Während früher die Durchführung der Lues-Reaktionen im Blut bei jedem Patienten obligat war, beschränken wir uns jetzt nur noch darauf, diese Reaktionen durchführen zu lassen, wenn begründeter Verdacht besteht.«

Ähnliche Angaben machten auch die Leiter anderer Kliniken. Der Direktor der Neurologischen Universitätsklinik Münster, Professor Günter Brune, schätzt für sein Krankenhaus die entsprechende Fallzahl etwa gleich ein, fügt aber hinzu, daß die Lues-Reaktionen dort noch öfter vorgenommen würden. Auch Professor Hans-Georg Mertens von der Neurologischen Universitätsklinik Würzburg beziffert die neuen Fälle von Neuro-Lues in seinem Bereich auf nicht mehr als drei bis vier im Jahr.

Eine Ausnahme stellt die Neurologische Universitätsklinik Göttingen unter ihrem Leiter Professor Helmut Bauer dar. Dort spricht man von zwei bis drei Fällen vornehmlich meningo-vaskulärer Lues nicht im Jahr, sondern im Monat. Die Diskrepanz zu anderen Krankenhäusern erklärt man sich in Göttingen damit, daß bei jedem Patienten FTA-Test und TPHA-Test am Hamburger Hygiene-Institut vorgenommen werden. Wahrscheinlich sei dies die Ursache der Auffindung einer größeren Anzahl von Krankheitsfällen. In den letzten zwei bis drei Jahren habe man so in Göttingen sicher über hundert Patienten mit Neuro-Lues gesehen. Ganz selten komme sogar noch eine Paralyse vor.

Schließlich befaßt sich die WHO auch mit der Frage einer vorbeugenden Behandlung. Wenn sich ein Patient einer Infektionsmöglichkeit ausgesetzt hat, wenn sein Partner während des Verkehrs also bereits an einer syphilitischen Läsion gelitten hat, wäre es ein schwerwiegender Fehler, erste syphilitische Erscheinungen abzuwarten statt sofort mit der Behandlung zu beginnen. Als vorbeugende Dosis werden 2,4 Millionen Einheiten Benzathin-Penicillin G genannt. Manche Ärzte raten zu einer solchen vorbeugenden Injektion von Depot-Penicillin bereits dann, wenn zu erwarten steht, daß der Patient – etwa auf einer Reise nach Südostasien – den Verlockungen dörtiger Weiblichkeit erliegen wird. Umgekehrt gibt es auf St. Pauli in Hamburg nicht wenige »Venus-Dienerinnen«, die als Dauerschutz ihre tägliche Dosis Penicillin nehmen.

Der lange Weg zum Impfstoff

Besser als solch vorbeugende Behandlung, die höchstens zu einem Infektionsschutz von zwei oder drei Wochen führt, wäre für gefährdete Personengruppen natürlich eine Impfung. Wie bereits geschildert, haben besonders französische Dermatologen im vergangenen Jahrhundert von einem solchen Impfstoff geträumt. Und Albert Neisser unternahm seine berühmten Affenexperimente auf Batavia, die viele Erkenntnisse über die Pathologie der Syphilis lieferten, nicht nur, weil er dabei den Erreger der Krankheit zu entdecken hoffte, so wie einst den Gonokokkus. Neissers größtes Ziel war es vielmehr, einen Impfstoff zu entwickeln.
Obwohl seither ein Dreivierteljahrhundert vergangen ist, vermag selbst heute noch niemand zu prophezeien, wann es so weit sein wird, daß man sich gegen Syphilis genauso mit einer Impfung schützen kann wie gegen Pocken oder Kinderlähmung. Die Antwort auf diese Frage hängt entscheidend davon ab, welche Fortschritte die Immunologie insgesamt in den nächsten Jahren machen wird. Noch steckt diese Wissenschaft auf manchen Gebieten in den Kinderschuhen, aber niemand zweifelt daran, daß gerade sie in den nächsten Jahren wesentlich dazu beitragen wird, Krankheiten wirksamer zu bekämpfen und – noch wichtiger – nach Möglichkeit von vornherein zu verhindern.
Obwohl es sich bei der Syphilis um eine Krankheit handelt, die mit Sicherheit nun schon bald ein halbes Jahrtausend die Menschen drangsaliert, sind die immunologischen Kenntnisse von ihr ausgesprochen dürftig. Das hängt in erster Linie damit zusammen, daß es erst in allerjüngster Zeit gelungen ist – wenn die entsprechenden Berichte aus den USA bestätigt werden sollten –, ihre Erreger auf Nährboden zu züchten. Daher weist der Steckbrief der Pallida, wie schon im ersten Kapitel erwähnt, auch noch so viele Lücken auf. Man weiß wie sie aussieht, kennt ihre Art sich zu vermehren, man weiß, daß sie in erster Linie aus fettähnlichen Eiweißsubstanzen besteht, aber ihre biochemische Feinstruktur ist noch wenig erforscht.
Lange Zeit wußte man auch so gut wie gar nichts über die Antigene, welche die Treponemen – wie alle anderen Mikroorganismen – an ihrer Oberfläche aufweisen. Von diesen Merkmalen aber hängt wiederum die Art der Antikörper ab, die von dem Organismus gegen die Parasiten gebildet werden. Einige Zeit glaubte man, daß die Immunmechanismen des Körpers überhaupt nur einen einzigen spezifischen Antikörper gegen das Treponema pallidum bilden. Diese Anschauung freilich konnte schon vor einigen Jahrzehnten für immer zu den Akten gelegt werden.

Der Organismus antwortet keineswegs mit einem einzigen Antikörper, sondern mit einem ganzen Bündel von Antikörpern, so wie es dem Antigen-Mosaik der Syphilis-Erreger entspricht.
Eine Aufzählung dieser verschiedenen Antikörper, die natürlich auch während der einzelnen Phasen der Reaktion wechseln, veröffentlichte der ungarische Professor K. Király, Vorgänger von Dr. Georges Causse als Leiter der Abteilung für venerische Krankheiten und Treponematosen der Weltgesundheitsorganisation (WHO), in einer 1973 erschienenen Zusammenfassung.
Grundsätzlich ist – wie bereits in Kapitel 5 erwähnt – zwischen den unspezifischen und den spezifischen Antikörpern zu unterscheiden. Es liegt auf der Hand, daß die unspezifischen Antikörper – etwa jene vom Cardiolipin-Typ – für die Entwicklung eines Impfstoffes nicht in Frage kommen, denn nur von den Antikörpern, die spezifisch mit den Syphilis-Treponemen reagieren, könnte eine Schutzwirkung ausgehen. Die verschiedenen Antikörper bei der Lues werden heute noch – das wird sich in Zukunft wohl ändern – nach den verschiedenen Testsystemen benannt, mit deren Hilfe sie nachgewiesen werden. So spricht man von Agglutininen, Immobilisinen, von Fluoreszenz-Antikörpern usw. Diese Antikörper gehören zu einer der fünf großen Gruppen von bekannten Immunglobulinen.
Wieder ein anderer Antikörper ist das im Agglutinationstest aktive Agglutinin. Es ist zwar als einer der ersten Antikörper bei syphilitischen Patienten nachgewiesen worden, aber noch kaum erforscht. Auch dieses Agglutinin reagiert mit zwei Treponema-Antigenen, einem hitzebeständigen und einem hitzelabilen. Ein weiterer Antikörper bewirkt, daß die Treponemen unter bestimmten Bedingungen an roten Blutkörperchen, Thrombozyten und auch an anderen Bakterien haften. Schließlich entdeckten 1948 Nelson und Mayer wiederum Antikörper der IgG-Klasse der Immunglobuline. Da sie mit Hilfe des Komplements die pathogenen Treponemen immobilisieren, werden sie Immobilisine genannt.

Forschungspole in Ost und West

Schon diese Vielfalt von verschiedenen Antikörpern zeigt, wie schwierig es ist, die immunologischen Verhältnisse bei der Syphilisinfektion zu erforschen. Besonders intensiv wird diese Aufgabe an zwei Orten bearbeitet: in Los Angeles durch Professor James N. Miller, den Leiter der Abteilung für medizinische Mikrobiologie und Immunologie an der medizinischen Fakultät der Universität von Kalifornien, und von Mieczyslaw Metzger, Professor für Mikrobiologie und Leiter der Abteilung Medizinische Mikrobiologie des nach dem polnischen Immunologen Ludwik Hirszfeld (1884–1954) benannten Instituts für Immunologie und Experimentelle Therapie in Breslau (Wroclaw). Da wie dort wird versucht, die Grundlagen für die Entwicklung eines Impfstoffes gegen die Syphilis zu schaffen. Dazu braucht man zunächst genügende Mengen von Syphilis-Spirochäten.

Besonders zu Versuchen mit Spirochäten geeignet sind Kaninchen und einige Affenarten. Affen zu verwenden, ist natürlich sehr teuer. So fungiert das Kaninchen als Standardtier in den Lues-Laboratorien der ganzen Welt.

Um eine Vakzine zu entwickeln, müssen die Treponemen unschädlich gemacht werden. Sie dürfen nicht mehr infektiös sein. Nun ist es zwar durchaus einfach, die ohnehin so ungemein empfindlichen Spirochäten abzutöten und damit ungefährlich zu machen. Viele chemische Substanzen sind in der Lage, die Erreger zu vernichten. Zugleich jedoch verlieren die Spirochäten damit auch ihre immunogenen Eigenschaften. Das heißt: die so behandelten Spirochäten sind dann zwar harmlos geworden, sind aber nicht mehr imstande, eine immunologische Reaktion in dem Organismus hervorzurufen, in den sie übertragen werden.

Miller und Metzger fanden aus diesem Dilemma einen Ausweg. Miller setzte in Los Angeles die Treponemen einer Gamma-Strahlung aus. Sie stammte aus einer Kobalt-60-Bombe, wie sie in der Tumor-Behandlung angewendet wird. Aus Experimenten anderer Wissenschaftler wußte man bereits: Gammastrahlen – zu denen auch die Röntgenstrahlen gehören – zerstören in lebenden Zellen, darunter auch einigen Bakterienarten, die Infektiosität, belassen jedoch den Mikroben die antigenen Eigenschaften. Das gleiche Phänomen zeigte sich bei den Versuchen Millers mit Treponema pallidum. Erhielten frisch isolierte Spirochäten eine Gammastrahlen-Dosis von 520 000 r, so waren sie zwar nicht mehr pathogen, wirkten aber weiter als Antigen. Sie wurden durch die Bestrahlung nicht einmal abgetötet, sondern blieben beweglich.

Miller wollte ganz sicher sein, daß die bestrahlten Treponemen tatsächlich keine Lues mehr hervorriefen. Er injizierte die Mikroorganismen gesunden Kaninchen und überprüfte deren Hodengewebe jeweils nach 12, 24 und 37 Wochen. Das Resultat blieb stets negativ. Auch an anderen Stellen zeigten sich bei den Tieren keine syphilitischen Erscheinungen.

Metzger fand noch eine andere Methode, um Treponemen zu inaktivieren. Wenn man die Mikroorganismen bei einer Temperatur von vier Grad Celsius unter Zusatz von Penicillin etwa sieben bis zehn Tage lagert, werden sie abgetötet. Sie sind dann auch nicht mehr pathogen, aber immer noch immunogen. Das gleiche Ergebnis erzielte Metzger später, als er auf das Penicillin verzichtete. So konnte er seine weiteren Versuche ohne das Antibiotikum ausführen. Das hat einen wesentlichen Vorteil: das Versuchsergebnis kann nicht durch Penicillin beeinflußt werden. Metzger stellte ferner fest, daß die Treponemen nicht länger als zwölf Tage gelagert werden dürfen; danach verlieren sie ihre immunogenen Eigenschaften.

Verwendet Miller also strahlen-behandelte, aber noch lebende und bewegliche Treponemen, so nimmt Metzger Erreger, die völlig abgetötet sind. Dies bietet eine zusätzliche Sicherheit gegen eine Infektion durch derartige Spirochäten. Lieferanten der Spirochäten sind bei Miller wie bei Metzger die Hoden von mit Lues infizierten Kaninchen.

In den USA wie in Polen war das Ergebnis der Impfung von Kaninchen mit inaktivierten Lues-Treponemen ähnlich: die behandelten Tiere wurden tatsächlich gegen die Syphilis-Erreger immun. Das hat auch geholfen, eine alte Streitfrage zu schlichten, die schon zu Neissers Zeiten die Gemüter erhitzt hatte: ob die Syphilis-Erreger eine Immunität hervorrufen, ob die Krankheit in strengem Sinne überhaupt geheilt werden könne?

Neisser, der von 1882 bis zu seinem Tod im Jahr 1916 im Pfeiffer-Institut der Breslauer Universität gearbeitet hat, wollte von einer regelrechten Immunität nach Syphilis überhaupt nichts wissen. Der Amerikaner Alan Mason Chesney zeigte dann 1927, daß an Lues erkrankte Kaninchen nach einer Kur – die seinerzeit noch mit Salvarsan-Präparaten ausgeführt wurde – durchaus eine Resistenz gegen eine Neuinfektion aufwiesen.

Doch war dies wirklich ein Beweis für eine post-kurative Immunität? War es nicht möglich, daß die Kur nur die Symptome der Krankheit abgeheilt hatte, Infektionsherde, einzelne Spirochäten-Nester aber weiter im Organismus existierten? Diese Fragen waren durchaus nicht abwegig. Das sollte sich Anfang der sechziger Jahre zeigen. In Paris wies Pierre Collart in den Lymphdrüsen von syphilitisch infizierten Kaninchen, die später als ein Jahr nach der Infektion mit für eine Heilung ausreichenden Dosen von Penicillin behandelt worden waren, immer noch Treponemen nach. Dieser Befund hätte sich mit der Meinung Neissers gedeckt, bei der Syphilis komme nur eine intrainfektiöse Immunität vor, denn die

Entdeckung Collarts ließ ja die Deutung zu: die Treponemen-Infektion besteht auch nach der kurativen Behandlung fort, wenn auch in unschädlicher Form.
Metzger und auch Miller hatten nun bewiesen, daß bei Syphilis Immunität künstlich erzielt werden kann. Und wenn künstliche Immunität bei Kaninchen durch Vakzination hervorgerufen werden konnte, so mußte sich nach einer Spirochäteninfektion und deren Heilung auch eine natürliche Immunität entwickelt haben.
Metzger gab seinen Kaninchen in 28 Injektionen eine Dosis von insgesamt 12 Milliarden inaktivierter Treponemen, und zwar viermal wöchentlich über eine Zeitspanne von sieben Wochen. Damit war er bereits insofern erfolgreich, als sich nach einer fünf Wochen später verabfolgten Dosis von 10 000 pathogenen Spirochäten fünfzig bis sechzig Prozent der geimpften Tiere als völlig resistent erwiesen. Bei den übrigen rund vierzig Prozent waren dann zwar Treponemen in den Lymphknoten nachzuweisen, es zeigten sich jedoch keine klinischen Erscheinungen. Die Ergebnisse waren bei intramuskulärer und intravenöser Impfung etwa gleich.
Miller seinerseits immunisierte Kaninchen in sechzig Injektionen – verteilt über 37 Wochen – mit Treponemen, die durch Gammastrahlen inaktiviert waren. Dabei hatten die Tiere zwischendurch zweimal eine einwöchige Ruhepause. Auch Miller erzielte hundertprozentige Immunität gegen spätere Infektionen mit pathogenen Spirochäten.
Das ist ein beachtlicher Erfolg. Gleichwohl kann wohl kaum von einer baldigen Anwendung dieser Methode am Menschen die Rede sein. Eine Serie von beispielsweise 28 oder gar sechzig Injektionen verbietet sich von selbst. Allerdings glaubt Metzger, daß es mit Hilfe von Adjuvantien möglich werden könnte, diese Zahl auf ein bis drei Injektionen herabzusetzen.
In diese Richtung laufen auch amerikanische Versuche, über die im Frühjahr 1976 ausführlich im ›British Journal of Venereal Diseases‹ berichtet wurde. Danach hat Dr. Ronald H. Jones vom Medizinischen Forschungsinstitut des Florida Institute of Technology in Melbourne mit seinen Mitarbeitern verschiedene Zusammensetzungen von Impfseren an Kaninchen ausprobiert.
Die Vakzinen wurden aus Treponema-pallidum-Präparationen des weltweit bei Syphilis-Experimenten bevorzugt verwendeten Nichols-Stammes bereitet. Die Erreger werden wie üblich aus den Hoden von syphilitisch infizierten Kaninchen gewonnen. Den Impfstoffen setzten Jones und seine Gruppe verschiedene Adjuvantien zu. Adjuvantien sind

Stoffe bakterieller oder chemischer Natur, deren Wirkungsweise noch nicht ganz geklärt ist, die aber bei manchen Impfungen die Bildung von Antikörpern durch den Organismus verstärken. Eine derartige Wirkung erzielt man zum Beispiel oft mit Aluminiumhydroxid.
Fünf Monate nach den Impfungen gaben Jones und seine Kollegen den vakzinierten Tieren und einer Gruppe ungeimpfter Kontrolltiere verschieden starke Dosen pathogener Syphilis-Erreger. Nach ihren Berichten stellte sich in der Tat eine Schutzwirkung ein: einige der geimpften Kaninchen entwickelten weniger syphilitische Läsionen als üblich. Die besten Resultate wurden erzielt, wenn als Adjuvans ein bestimmtes sogenanntes Phytohämaglutinin oder ein Aluminium-C-Gel verwendet wurde.
Die Zahl der Tiere, mit denen die Experimente ausgeführt wurden, war allerdings recht gering. Dr. Jones selbst betont, daß viele Jahre vergehen könnten, ehe eine antisyphilitische Vakzine zur Verfügung stehen werde. Diese Arbeiten in Florida können aber als weiterer Hinweis dafür gelten, daß es eines Tages doch möglich sein wird, mit Hilfe von Adjuvantien Impfstoffe zu schaffen, die bereits nach einigen wenigen Einspritzungen eine wirkungsvolle Immunreaktion auslösen.
Schwieriger ist es vorerst noch, den Impfstoff so rein wie möglich zu produzieren. Noch ist es nämlich nicht gelungen, ihn völlig von den letzten Resten des Hodengewebes der Kaninchen zu trennen, aus denen die später inaktivierten Treponemen gewonnen werden. Würde man eine solche Vakzine beim Menschen verwenden, bestünde die Gefahr, daß der Geimpfte mit einer zusätzlichen Immunabwehr-Reaktion gegen die Kaninchen-Gewebeteile antwortet. Auch könnte vorerst nicht ganz ausgeschlossen werden, daß eine derartige Abwehr nicht sogar die menschlichen Geschlechtsdrüsen schädigte.
Den Impfstoff zu lagern, wäre dagegen möglich, und zwar in flüssigem Stickstoff. Diese »Frischhalte-Methode« ist in Metzgers Institut schon über sieben Monate hinweg probiert worden. Der Impfstoff blieb wirksam.
Wie lange aber währt eine so erzielte Immunität? Dazu existieren leider noch keine genauen Angaben. Bis jetzt wissen wir nur von Metzgers und Millers Experimenten, daß die durch Impfung erworbene Immunität bei Kaninchen zumindest ein Jahr anhält. Wahrscheinlich dauert sie wesentlich länger, doch hat dies bisher noch niemand nachprüfen können. Schließlich bedürfte es dazu vieler Jahre und vieler Kaninchen, denn eine große Zahl von Tieren müßte ja immer im Abstand von höchstens einigen Monaten auf ihre Immunität getestet werden. Immerhin werden

für jeden einzelnen Versuch rund fünfzig Tiere benötigt. Wenn man dann noch bedenkt, daß jedes Experiment bisher schon ein Jahr in Anspruch nimmt, so kann man sich die Dauer solcher Arbeiten lebhaft vorstellen.

Aufgrund der Versuche von Professor H. J. Magnuson in den Vereinigten Staaten hat es den Anschein, daß an Syphilis erkrankte Kaninchen schon zwei Jahre nach einer erfolgreichen Behandlung wieder neu infiziert werden können. Die natürliche Immunität beim Menschen hält dagegen nach abgeheilter Lues angeblich zehn bis vierzehn Jahre an, ein Zeitraum, der außerordentlich lang erscheint. Diese Meinung wird daher von den meisten anderen Forschern vorerst mit großer Skepsis aufgenommen.

Doch noch weitere Probleme sind vor Anwendung einer Syphilis-Vakzine beim Menschen zu lösen. So deuten Veröffentlichungen von T. B. Turner und D. H. Hollander aus dem Jahr 1957 darauf hin, daß Kaninchen, die mit dem allgemein im Labor verwendeten pathogenen Nichols-Stamm der Pallida immunisiert wurden, eine geringere Resistenz gegenüber anderen Kaninchen-pathogenen Stämmen zeigen.

Miller stellte überdies fest: ein Lipopolysaccharid-Antigen der harmlosen Reiter-Treponemen findet sich zwar auch in den an das Kaninchen adaptierten pathogenen Treponemen des Nichols-Stammes, nicht jedoch in den Spirochäten-Stämmen der menschlichen Syphilis. Ferner reagiert ein aus dem Nichols-Stamm isoliertes homogenes Polysaccharid zwar mit homologem Kaninchen-Serum, aber nicht mit anti-syphilitischen Sera vom Menschen.

In Polen arbeitet Metzger vor allem daran, die Immunmechanismen bei der Syphilis genauer zu erforschen. Die zu Anfang dieses Kapitels erwähnte Zahl von Antikörpern, die bei einer Syphilis-Infektion im Organismus gebildet werden, zeigt die Schwierigkeit dieser Aufgabe. Dabei ist die Aufzählung wohl kaum vollständig. Doch ist Metzger der Antwort auf die Frage, welche Antikörper, Antikörper-Gruppen oder andere Reaktionen denn für den eigentlichen Immunschutz nach einer Impfung verantwortlich sind, einen großen Schritt nähergekommen.

Dazu zunächst eine etwas vereinfachte Darstellung der Immunitätsvorgänge. Eine zentrale Rolle spielen hier die Lymphozyten. Dabei handelt es sich bekanntlich um eine Untergruppe der Leukozyten, also der weißen Blutkörperchen. Von diesen Lymphozyten gibt es wiederum zwei verschiedene Arten, nämlich die B-Lymphozyten und die T-Lymphozyten. Beide werden zunächst im Knochenmark produziert. Dann jedoch »trennen sich ihre Wege«. Wo beim Menschen die weitere Entwicklung der B-Lymphozyten stattfindet, ist noch nicht bekannt. Nur von den Vögeln weiß man es, und zwar ist es hier ein besonderes Organ, die sogenannte Bursa Fabricius. Nach deren Anfangsbuchstaben wurde diese besondere Art der weißen Blutkörperchen eben B-Lymphozyten genannt.

Ausgereifte B-Lymphozyten »lauern« auf Antigene, die in den Organismus eindringen. Sie synthetisieren spezifische Antikörper und senden sie in den Blutstrom. Dort reagieren sie mit den Antigenen. Diese im Blut »schwimmenden« humoralen Antikörper passen sich meist genau dem jeweiligen Antigen an.

Sind somit die B-Lymphozyten für die humorale Immunreaktion im Blutserum verantwortlich, so haben die T-Lymphozyten eine andere Funktion. Sie werden zwar ebenfalls im Knochenmark gebildet, doch ihre weitere Entwicklung vollzieht sich in der Thymusdrüse, die oft als die »Universität« der immunkompetenten Zellen bezeichnet wird, dann in den Lymphdrüsen, in der Milz und in einigen anderen Organen. Ihre Aufgabe ist es nicht, Antikörper zu produzieren und dann in den Blutstrom zu entlassen. Sie greifen vielmehr ohne Hilfe der humoralen Antikörper direkt das jeweilige Antigen an. Gegenüber der humoralen Immunität handelt es sich hier also um eine »cell-mediated immunity«, eine Immunität nämlich, die durch Zellen, eben durch die T-Lymphozyten selbst, vermittelt und ausgeübt wird.

Die Frage lautet: Sind für den Immunschutz gegen syphilitische Infektionen die humoralen Antikörper oder die T-Lymphozyten verantwortlich? Um einen Teil der Antwort vorwegzunehmen: trotz großer Mühen konnte bisher nicht bewiesen werden, daß die humoralen Antikörper einen Immunschutz erzielen. Allein bei dem Antikörper Immobilisin konnte bisher gezeigt werden, daß es in vitro, also im Experiment außerhalb des Organismus, imstande ist, Lues-Treponemen zu immobilisieren und abzutöten. Es hat sich aber gezeigt, daß auch diese »immobilisierenden« Antikörper innerhalb des Organismus nichts mit Entwicklung und Dauer der gegen die Lues gerichteten Immunität zu tun haben. Das geht aus einer Arbeit Millers hervor, wonach in Kaninchen, die gegen Treponema pallidum geimpft und immunisiert waren, ein Jahr später weder vor noch nach einer neuen Applikation von Treponemen immobilisierende Antikörper nachzuweisen waren.

Bei der Bildung einer Immunität gegen Syphilis mußten also die T-Lymphozyten besonders wichtig sein. Es stellte sich auch tatsächlich heraus, daß bei Kaninchen und Menschen nach einer Lues-Infektion und bei Kaninchen nach einer Impfung die Zahl der T-Lymphozyten beträchtlich zunimmt und diese »Schutztruppe« in großer Zahl weiterhin bestehen bleibt.

Dies alles waren wertvolle Hinweise. Aber ein Beweis dafür, daß die T-Lymphozyten für die Syphilis-Immunität verantwortlich waren, konnte allein aus diesen Befunden noch nicht abgeleitet werden. Deshalb ging Metzger zwei Schritte weiter. Zunächst wurden T-Lymphozyten von Kaninchen, die gegen Syphilis immunisiert waren, oder von solchen, die von der Krankheit geheilt waren, auf normale Tiere übertragen. Dann wurden die »Empfänger«-Kaninchen einer Lues-Infektion ausgesetzt. Es hat sich gezeigt, daß die T-Lymphozyten, die zuvor Kontakt mit Syphilis-Spirochäten gehabt hatten, den Empfänger-Tieren tatsächlich eine Widerstandsfähigkeit gegen eine künstliche Syphilisübertragung vermittelten. Bei einigen entwickelten sich überhaupt keine syphilitischen Geschwüre an den Übertragungsstellen, bei den übrigen war die Zahl der Geschwüre geringer und die Inkubationszeit länger als bei unbehandelten Kontrollgruppen.

Daß durch die Transplantation der sensibilisierten T-Lymphozyten nicht alle Tiere vollständig immunisiert wurden, ist verständlich. Denn im Organismus findet auch eine Abwehr gegen die fremden Lymphozyten statt. Ein Teil von ihnen wird dadurch vernichtet. Das ließe sich nur vermeiden, wenn es – wie bei Labormäusen – ausgesprochene Inzuchtstämme gäbe, was bei Kaninchen nicht der Fall ist.

Um diesem Dilemma zu entgehen, entwickelte man in Metzgers Labor eine neue Methode. Die T-Lymphozyten sind nämlich auch für die Abstoßungsreaktion bei Organverpflanzungen verantwortlich. Deshalb haben die Pharmazeuten chemische Substanzen entwickelt, mit denen die Immunreaktion der T-Lymphozyten gegen das fremde Gewebe und Antigen unterdrückt wird. Die Chancen für die erfolgreiche Transplantation etwa einer Niere oder gar eines Herzens vergrößern sich dadurch erheblich.

Solche Immunsuppressoren wendete Metzger nun bei Kaninchen an. Derart »präparierte« Kaninchen infizierte er dann mit Spirochäten. Es zeigte sich dabei, daß die Syphilis bei solchen Tieren schwerer als gewöhnlich verlief. Geschwüre zeigten sich vermehrt nicht nur an den Infektionsorten, sondern an vielen Körperstellen. Da durch die Immunsuppressoren nur die Aktivität der T-Lymphozyten völlig ausgeschaltet wird, die für die humorale Immun-Antwort zuständigen B-Lymphozyten hingegen unbehindert bleiben, dürfte nach diesen Arbeiten feststehen, daß die Syphilis-Immunität zum größten Teil, vielleicht sogar ausschließlich, auf die Aktivität der T-Lymphozyten zurückzuführen ist.

Sollten sich Meldungen aus Florida bewahrheiten, so hätten übrigens in absehbarer Zukunft die Kaninchen als Versuchstiere bei der Syphilis ausgedient. Der bereits erwähnte Dr. Jones aus Florida meldete nämlich im Februar 1976, es sei ihm gelungen, pathogene Syphilis-Spirochäten des Nichols-Stammes außerhalb des lebenden Organismus auf Nierenzellkulturen von Baby-Hamstern zu züchten. Die Treponemen dieser Kultur habe er sogar neunmal auf weitere Kulturen übertragen können.

Werden diese Experimente durch andere Forscher bestätigt, so wäre hier tatsächlich ein Ziel erreicht, das man seit hundert Jahren anstrebt. Schon 1909 glaubte zum Beispiel ein deutscher Forscher mit Namen J. Schereschewsky, ihm sei die Kultur von Spirochaeta pallida gelungen. Der gleichen Meinung war drei Jahre später der Japaner Noguchi, doch in beiden Fällen erwiesen sich die Hoffnungen als trügerisch. Im Fall von Noguchi stellte sich heraus, daß es sich bei den gezüchteten Spirochäten in Wirklichkeit um nichtpathogene oder um Verunreinigungen handelte. Auch spätere Versuche dieser Art blieben ergebnislos.

Die Züchtung von Syphilis-Spirochäten außerhalb eines lebenden Tierkörpers würde in der Tat einen großen Fortschritt bedeuten. Die in vielen Fällen doch recht kostspielige Verwendung von Kaninchen und die ständigen Überimpfungen mit Treponemen wären damit überflüssig. Für die Syphilis-Forschung – besonders für weitere Arbeiten auf dem Gebiet der Immunologie – würde sich damit eine neue Ära eröffnen.

11 Wie die Mikroben besiegt werden können

Die einhundertfünfzig Delegierten, die im Genfer Völkerbundgebäude zusammengekommen sind, gönnen sich nur selten einen Blick auf das wundervolle Panorama, das Stadt und See bis hinüber zur Alpenkette darbieten. Es sind die Teilnehmer einer Tagung der Weltgesundheitsorganisation (WHO), Mediziner und Beamte aus dem Gesundheitsdienst vieler Staaten, die sich an diesem schönen Maientag 1975 den Kopf darüber zerbrechen müssen, warum jene Krankheiten eine höchst unerwünschte Renaissance feiern, die manche schon für immer im Gruselkabinett der Medizingeschichte wähnten.

Das »Comeback« der Spirochäten und Gonokokken ist seit einem Jahrzehnt sogar derart massiv, daß ein Dermatologe – allerdings etwas übertrieben – von einem »Pyrrhus-Sieg« der Antibiotika über diese Mikroben sprechen zu müssen glaubt. In der Tat: nicht weniger als 77 000 Geschlechtskranke mußten 1975 in der Bundesrepublik neu registriert werden. Die wirkliche Zahl der Neuerkrankungen ist natürlich viel höher.

Bei der erwähnten Tagung in Genf ging es freilich nicht allein um die »klassischen« Infektionen durch Spirochäten oder Gonokokken, sondern um das ganze Spektrum der geschlechtlich übertragenen Krankheiten, heute meist nach dem Englischen »Sexually Transmitted Diseases« (STD) genannt. Dazu gehört zum Beispiel auch die Trichomoniasis, die häufigste venerische Infektion überhaupt. Es existieren Schätzungen, wonach rund 20 Prozent aller Frauen an diesen einzelligen Trichomonaden leiden, die der Franzose Alfred Donné bereits 1837 entdeckte. Donné hat im übrigen vielleicht schon vor Schaudinn als erster Spirochaeta pallida gesehen, sie jedoch nicht überzeugend als Verursacher der Syphilis nachweisen können.

Die wichtigsten Gründe für die ansteigenden Ziffern der Infektionen sahen die WHO-Delegierten in Genf in der weltweiten Wandlung und

Auflockerung der sexuellen Sitten im Zeitalter der »permissive society«. »Es ist eine sonderbare Tatsache«, sagte Dr. Georges Causse, Leiter der WHO-Abteilung für Geschlechtskrankheiten und Treponematosen, »daß die gegenwärtige Revolution im gesellschaftlichen Verhalten gegenüber dem Sex nicht mit einer entsprechenden Verbreitung intelligenter Kenntnisse über Sex hinausgeht.«
In der Tat bleibt eines erstaunlich: noch nie zuvor gab es so viel jedermann zugängliches Material über alle sexuellen Details wie heute. Die Krankheiten jedoch, die dabei ihren Ausgang nehmen können, scheinen den einzelnen Autoren entweder unbekannt oder nicht der Rede wert zu sein. Ein Frankfurter Jugendlicher, der sich mit einer Gonorrhoe infiziert hatte, meinte zu seinem Arzt: »Natürlich weiß ich alles über die Formen des Geschlechtsverkehrs, aber daß man sich dabei auch sowas einhandeln kann, war mir neu ...«
Die wachsende Bereitschaft zu geschlechtlichem Vergnügen, der immer häufigere Wechsel des Partners, das sind einige der Hauptursachen für die Zunahme der venerischen Krankheiten. Zwar wies ein afrikanischer Diskussionsteilnehmer – nicht ganz ohne Stolz – darauf hin, daß »Sitte und Anstand« in der Tradition mancher Entwicklungsländer wohl noch mehr Gewicht hätten als in den Industriestaaten, doch auch in der Dritten Welt lockerten solche Bindungen sich zusehends.
Ähnlich äußert sich auch Frau Professor C. N. Sowmini, Direktorin des Instituts für Venerologie am medizinischen College von Madras: »Früher hielten Religion und Sitte die Krankheiten in geographischen Grenzen, nämlich in Slums, in den großen Städten und an ähnlichen Sammelpunkten. Jetzt ändert sich das. Weite Teile der Bevölkerung werden erfaßt. Die Neigung zu vor- und außerehelichem Verkehr wächst.«
Angesichts dieses Trends sehen sich die Mediziner in einem Dilemma: einerseits wollen sie nicht gern als Moralprediger mit erhobenem Zeigefinger auftreten, im Hinblick auf sexuelle Freiheit nicht das Rad der Zeit zurückdrehen. Andererseits sind gerade sie sich darüber klar, daß – wenigstens gegenwärtig – diese Freiheit schwerwiegende medizinische Folgen hat. »Wenn man auch der Meinung ist, daß ständige Gesundheitsaufklärung und Unterrichtung über die Gefahren der Geschlechtskrankheiten die wahllosen Sex-Kontakte beträchtlich reduzieren könnten, so wird doch allgemein angenommen, daß Versuche, einmal etablierte Lebensformen zu ändern, nur einen in niederdrückender Weise begrenzten Erfolg haben«, heißt es dazu in einem Fachbericht.
Macht man sich in dieser Beziehung also kaum Illusionen, so ist es dennoch notwendig, das Verantwortungsgefühl gegenüber dem Sexualpart-

nur zu fördern und diesen nicht nur als Lustobjekt zu sehen. Deutlicher gesagt: »Information über Sex sollte nicht nur technischer, sondern auch ethischer Art sein.«
Bevölkerungskreise, in denen der sexuelle Partnerwechsel am häufigsten ist, sind eben auch der Gefahr einer Geschlechtskrankheit am nächsten. Diese Gefahr ist noch dadurch größer geworden, daß die mechanischen Verhütungsmittel durch chemische verdrängt worden sind, die im allgemeinen als verläßlicherer Schutz vor unerwünschter Schwangerschaft gesehen werden.

Zweifelhafter Segen der Pille

Die »Pille« bewahrt jedoch nicht vor Ansteckung durch Geschlechtskrankheiten, wie es das Kondom doch weitgehend tat. Und wenn man hört, daß sie selbst in den Entwicklungsländern, jedenfalls bei gehobenen Schichten, schon erstaunlich weit verbreitet ist, dann kann man sich ausrechnen, wohin dort solche Leichtfertigkeit führen mag. Im afrikanischen Dahomey zum Beispiel wird die Pille von jeder zweiten Studentin genommen.
Das Stichwort Studenten aber erinnert hier an die sogenannten »high risk groups«; das sind Gruppen mit besonders großem Risiko einer Infektion. In den USA beispielsweise sind Geschlechtskrankheiten in der Altersgruppe der Fünfzehn- bis Neunzehnjährigen doppelt so häufig wie im Durchschnitt der übrigen Bevölkerung. Bei den Zwanzig- bis Vierundzwanzigjährigen ist diese Ziffer sogar vier- bis fünfmal so hoch.
In den meisten Ländern haben bis zu fünf Prozent aller Fünfzehn- bis Dreißigjährigen Tripper; in einigen Staaten mit besonders schlecht entwickelten Gesundheitsdiensten sogar sechs bis zehn Prozent. In asiatischen Ländern ist durch Reihenuntersuchungen ermittelt worden, daß innerhalb eines Jahres zwanzig bis fünfundzwanzig Prozent aller Universitätsstudenten sich mit Gonorrhoe angesteckt haben.
Gerade die Jugend, die von der wachsenden sexuellen Freiheit naturgemäß großzügig Gebrauch macht, ist also der Infektion ganz besonders ausgesetzt. Sie hat kaum eine Vorstellung davon, wie rasch Geschlechtskrankheiten sich ausbreiten. So ist kürzlich in England nachgewiesen worden, daß die Gonorrhoe-Infektionen von weit über anderthalbtausend Personen auf eine einzige Ansteckungsquelle zurückzuführen waren.
In der Prostitution ist – international gesehen – die Situation sehr unterschiedlich. Wo immer sie unter der Kontrolle der Gesundheitsbehörden

steht, spielt sie als Ansteckungsquelle nur eine untergeordnete Rolle. So kommen etwa in der Bundesrepublik registrierte Freudenmädchen ihrer wöchentlichen Kontrollpflicht fast immer nach. Sie sind eben doch schon aufgeklärt genug, um im eigensten Interesse auf ihre Gesundheit zu achten.

Allerdings weiß Frau Dr. Elisabeth Funke von den nordrhein-westfälischen Gesundheitsbehörden von einem merkwürdigen Phänomen zu berichten: verschlechtert sich die allgemeine wirtschaftliche Lage, dann steigen unter den Prostituierten die Erkrankungsziffern. Auch das älteste Gewerbe der Welt reagiert eben sensibel auf Angebot und Nachfrage. Wirtschaftliche Rezession zieht deshalb stets auch die Prostitution in Mitleidenschaft. Die Konkurrenz wird schärfer und verbissener. Wie in anderen Wirtschaftszweigen drückt das dann nicht nur die Preise, auch der Service wird eifriger: der immer schon weitverbreitete Wunsch vieler Gäste, mechanische Verhütungsmittel beiseite zu lassen, wird aus Konkurrenzgründen bereitwilliger als sonst respektiert.

Die Hauptgefahr aber droht eben nicht von den registrierten, sondern von den nicht überwachten Dirnen. Sie sind in vielen Ländern, in denen die Prostitution entweder verboten ist oder die Gesundheitsbehörden noch keine Kontrollmöglichkeiten geschaffen haben, die Regel. Diese Gruppe ist aber auch in anderen Staaten häufig sehr groß, reicht sie doch von den »hauptberuflichen«, einer Meldepflicht jedoch nicht nachkommenden Dirnen über die »Halbprofessionellen« bis hin zu den Callgirls und gelegentlich sogar zu jenen Hausfrauen, die auf solche Art ihr »Taschengeld« aufzubessern trachten. In dieser recht umfangreichen »Grauzone« verbergen sich viele eifrig sprudelnde Quellen der STD-Infektionen.

Dies natürlich um so stärker, als die Symptome der Syphilis, mehr aber noch der Gonorrhoe und anderer Geschlechtskrankheiten, bei Frauen oft sehr viel geringfügiger sind als bei Männern. Viele Frauen nehmen solche Infektionen gar nicht wahr, sehen sich deshalb auch nicht zu sexueller Zurückhaltung veranlaßt und stecken auf diese Weise ganz unbeabsichtigt manchmal über Jahre hin immer neue Partner an.

Homosexualität als Herd

Eine weitere Spielart, die derzeit einen überraschend hohen »Beitrag« zur Verbreitung von Geschlechtskrankheiten leistet, ist die Homosexualität. Während Lesbierinnen in dieser Hinsicht kaum gefährdet sind, gehen männliche Homosexuelle ständig ein hohes Risiko ein. Geschlechtskrankheiten innerhalb dieser Gruppe zeigen in vielen Ländern, so beispielsweise auch in den Niederlanden und Großbritannien, einen deutlichen Anstieg. Dabei sind natürlich auch unterschiedlichste Infektionsstellen zu beobachten, etwa in der Mund- und Rachenhöhle und der Analregion.

Die besondere Gefährdung der Homosexuellen dürfte einerseits darauf zurückzuführen sein, daß auch von ihnen häufig der Partner gewechselt wird; andererseits ist Homosexualität in einer Reihe von Staaten noch strafbar, zumindest unterliegt sie einem strengen sozialen Tabu. Unter solchen Umständen bedeutet die Zugehörigkeit zu dieser Gruppe entweder strafrechtliche Verfolgung oder wenigstens gesellschaftlichen oder beruflichen Ruin. Darum bleiben Homosexuelle dort möglichst anonym. Im Fall einer Infektion wird ein Besuch beim Arzt vermieden oder doch zu lange hinausgeschoben.

Sicher ist die ärztliche Schweigepflicht im allgemeinen eine verläßliche Stütze, doch kann sie zuweilen zu beträchtlichen Gewissenskonflikten führen, etwa in Ländern, in denen sie mit einer Meldepflicht für venerische Krankheiten kollidiert. Einen derartigen Fall schildert zum Beispiel ein praktischer Arzt aus dem Südosten der Vereinigten Staaten: »Nach dem Gesetz müssen alle Patienten mit Syphilis gemeldet werden, und ich glaube, das ist auch richtig. Es ist aber nicht einfach. So hatte ich einen Patienten mit einer Geschlechtskrankheit. Er war Universitätsprofessor, verheiratet, hatte vier Kinder und eine sehr nette Frau. Er zog sich die Krankheit bei einer homosexuellen Verirrung zu. Wie könnte ich nun, um alles in der Welt, diesen Mann melden und damit Schande und Höllenqualen über sein Haupt bringen? Wenn ich ihn aber nicht melde, dann ist es meiner Meinung nach einfach nicht fair, einen anderen Patienten zu melden, der Mechaniker ist und sich seine Krankheit bei einem Hippiemädchen geholt hat.«

Das Milieu der Homosexuellen macht auch die ohnehin schon schwierige Arbeit der offiziellen Kontaktsucher noch schwerer. »Wir müssen einerseits gegen das Stigma ankämpfen, mit dem die Gesellschaft die Homosexualität belegt hat«, meint dazu ein Mitarbeiter des amerikanischen Gesundheitsdienstes. »Andererseits müssen wir angehen gegen die Zurückhaltung des Patienten, Namen zu nennen. Hinzu kommt, daß Homosexuelle nicht gerne Vertraulichkeiten austauschen mit jenen, die sie für Langweiler und Spießer halten.« Deshalb müssen die auf diesem Gebiet tätigen Mitarbeiter der Gesundheitsbehörden sich auch mit dem Jargon der Homosexuellen vertraut machen, bevor sie hoffen können, in

der Kontaktsuche auch nur einigermaßen erfolgreich zu sein.
Venerische Krankheiten greifen besonders dort um sich, wo Menschen aus angestammten Bindungen herausgerissen werden und damit auch ihre festen Umweltbeziehungen verlieren. Das geschieht natürlich vor allem im Krieg. So schleppten z. B. die amerikanischen Truppen allein in Südvietnam einen Troß von einer halben Million Prostituierter mit sich. Die aber leisteten ihren »Kriegsdienst« selbstverständlich unkontrolliert – ein unerschöpfliches Reservoir an Freud und Leid ...
Doch in Genf muß man feststellen: »In einigen Ländern ist der Krieg als Hauptursache für die Verbreitung von Geschlechtskrankheiten durch den Tourismus abgelöst worden ...«
Allein 1973 überquerten in aller Welt zweihundertfünfzehn Millionen Menschen irgendwelche Staatsgrenzen; und »ein sexuelles Abenteuer wird zumindest von Männern – auch Mädchen beginnen in derselben Richtung zu denken – als der logische und glückliche Ausklang eines Urlaubs oder einer Reise angesehen«, wie Professor Giovanni Caletti, Direktor der Dermatologischen Abteilung am allgemeinen Provinzial-Hospital des venezianischen Industrieviertels Mestre, es formuliert.

Da ist kein Land mehr ohne Schuld

Caletti führt in diesem Zusammenhang weitere überraschende Zahlen ins Feld. So ist für sein Heimatland Italien eindeutig ermittelt worden, daß immerhin zehn Prozent aller gemeldeten venerischen Krankheiten aus dem blühenden Touristenverkehr stammen. Das bedeutet im Klartext: diese Italiener und Italienerinnen haben sich ihre Infektion entweder im Ausland oder von Ausländern in Italien zugezogen.
Für Finnland zeigen die Statistiken von 1973, daß in siebenundzwanzig Prozent aller Fälle primärer Syphilis und in fünf Prozent aller Gonorrhoen die Ansteckung im Ausland geschah. In Dänemark sind für das gleiche Jahr dreihundertfünfundzwanzig Luesfälle gemeldet worden. Davon waren nicht weniger als zweiundachtzig auf einer Auslandsreise erworben worden. Ähnliche Zusammenhänge zwischen Tourismus und venerischen Infektionen haben England, Holland, Belgien und die Tschechoslowakei festgestellt.
Spezielle Aspekte ergeben sich im Hinblick auf die Gastarbeiter. Vor allem für die Bundesrepublik muß entschieden einer weit verbreiteten Meinung entgegengetreten werden, diese Gruppe stelle etwa einen besonderen Infektionsherd dar. Solch eine Auffassung entspricht in keiner

Weise den Tatsachen. Zumindest, was die legal nach Deutschland gekommenen Gastarbeiter angeht, trifft genau das Gegenteil zu: gründliche Untersuchungen vor Ausstellung jeder Einreise- und Arbeitserlaubnis sorgen dafür, daß fast nur gesunde Bewerber in die Bundesrepublik kommen.
Hier allerdings ändert sich das Bild oft rasch. Von der Familie getrennt, in fremder Umgebung, ohne Beziehungen zur Bevölkerung des Gastlandes – die sich überdies meist ablehnend verhält –, erliegt mancher Gastarbeiter der Verlockung zufälliger und wechselnder Sexualkontakte. So finden die Erreger ein weites Feld. Resultat: jetzt erst sind Geschlechtskrankheiten unter ihnen weit häufiger anzutreffen als bei den Einheimischen. Stellen zum Beispiel in Nordrhein-Westfalen die Gastarbeiter rund zehn Prozent der Bevölkerung, so entfallen auf sie doch einunddreißig Prozent aller Neuinfektionen.
Anders liegen die Dinge in Ländern, in denen der Gastarbeiterstrom freizügiger und ohne strenge ärztliche Kontrolle fließt. Dort können vor allem durch Nordafrikaner Geschlechtskrankheiten eingeschleppt werden.
Will man die Liste der »High-risk-groups« verlängern, so müssen auch Matrosen, Bewohner von Slums oder Landleute, die in die Städte ziehen, erwähnt werden. Deren Ahnungslosigkeit in bezug auf die Gefahren der Vergnügungen in der Großstadt ist mitunter ebensogroß wie die Wonne, mit der sie daran teilhaben wollen.
Solche und andere Gruppen zu »sortieren« ist durchaus keine müßige Spielerei. Vielmehr macht erst eine genaue Kenntnis der in einzelnen Ländern höchst unterschiedlichen Verbreitungsmuster der Geschlechtskrankheiten eine gezielte Bekämpfung möglich.
Am unvollkommensten und auch ungenauesten sind natürlich die statistischen Daten aus Ländern, in denen der Gesundheitsdienst noch in den Anfängen steckt. Andererseits sind das aber gerade die Staaten, die sich keinen Aufschub in der Bekämpfung dieser Krankheiten leisten können. In solchen Fällen springt oft die Weltgesundheitsorganisation mit internationaler Unterstützung ein.

Paradebeispiel Senegal

Ein Beispiel dafür bietet der afrikanische Staat Senegal. Mit Unterstützung der dortigen Regierung startete die WHO 1972 ein Programm, das einen Überblick geben sollte über die endemische Syphilis wie auch

über die in diesem Buch mehrfach erwähnte Frambösie, die ja ebenfalls von Spirochäten hervorgerufen, vorwiegend aber durch Haut-zu-Haut-Kontakt übertragen wird. Beide Krankheiten waren in dieser Region zwischen 1957 und 1960 in Massenbehandlungen angegangen worden. Das neue Untersuchungsprogramm sollte nun unter anderem zeigen, mit welchem Erfolg.
Nach statistischen Methoden wurden repräsentative Bevölkerungsgruppen ausgewählt und dann eingehend begutachtet. Zur Bestimmung des derzeitigen immunologischen Status kamen Blutproben ins Labor. Zugleich hat man die ökologischen, sozialen und wirtschaftlichen Verhältnisse der Testpersonen vermerkt.
So sind binnen knapp zwei Jahren in hundert Orten jeweils mehr als hundert Einwohner, insgesamt also über zehntausend Menschen, überprüft worden. Die Teilnahme war freiwillig. Jeder Proband gab, über die Labortests hinaus, auch Auskunft über den früheren und gegenwärtigen Zustand seiner Gesundheit. Daß für eine Behandlung aller jetzt neu diagnostizierter Krankheiten gesorgt wurde, gehörte selbstverständlich mit zu dieser Aktion. Es ergab sich, daß jene Massenbehandlung der Frambösie, die sich seinerzeit vor allem auf die Region von Casamance konzentriert hatte, überraschend erfolgreich gewesen war: diese Krankheit schien nun so gut wie ausgerottet.
Anders stand es mit der endemischen Syphilis. In den Gebieten des Senegalflusses, die an den mauretanischen Sahel grenzen, fand man unter den Kindern immer noch 2,5 Prozent frische Erkrankungen. 21,1 Prozent dieser Fälle zeigten positive Serum-Reaktionen. Das hieß also: hier grassiert die endemische Lues weiterhin, die aktive Überwachung muß fortgeführt werden.
Ferner wurden viele Fälle von geschlechtlich übertragener Syphilis entdeckt. Es scheint, als breite diese Form der Krankheit sich jetzt am Senegal aus. Die Häufigkeit der Tripperinfektionen aber lag bei 10,6, in manchen Gegenden sogar bei 18,7 Prozent der Bevölkerung. Dabei traten immer wieder Komplikationen auf, weil die Kranken oft überhaupt nicht oder nur ungenügend behandelt worden waren.
Solch bedenkliche Ergebnisse regten die senegalesischen Gesundheitsbehörden zu neuen Initiativen an. Eine Aufklärungsgruppe informierte die Bevölkerung gründlicher über Geschlechtskrankheiten. Casamance strahlte Rundfunkprogramme zu diesem Thema aus. Und nach Berichten des regionalen Gesundheitsbeamten Kemo Sane ist seit Beginn dieser Kampagne die Zahl der diagnostizierten und erfolgreich behandelten Tripperinfektionen bedeutend gestiegen.

Nun besteht gerade in Entwicklungsländern Afrikas wie auch anderer Kontinente eine besondere Schwierigkeit: gut ausgebildete Ärzte gibt es wohl in allen Staaten, und sie sind in der Therapie der Geschlechtskrankheiten genauso zu Hause wie ihre europäischen Kollegen. Doch ist ihre Zahl ganz einfach zu gering. Außerdem fehlt in weiten Kreisen der Bevölkerung vorerst das Zutrauen zu den Vertretern der modernen Medizin. Da geht man, wie zu Urzeiten, noch lieber zum Medizinmann. Aber darüber sollte niemand erhaben lächeln: nicht wenige Kranke suchen auch bei uns eher irgendeinen »Wunderheiler« auf.
Nun wissen heute natürlich auch Medizinmänner, daß ihre herkömmliche Behandlung zum Beispiel bei Geschlechtskrankheiten nichts taugt. Also verschaffen sie sich Penicillin und »verordnen« es auch. Gerade dies aber ist problematisch. Zumeist wird das Antibiotikum nicht in genügend hohen Dosen gegeben; so werden beim Patienten allein die Symptome geringfügiger, zuweilen klingen sie sogar ganz ab. Die Erreger werden jedoch häufig nicht radikal zerstört, so daß der Behandelte weiterhin Spirochäten oder Gonokokken im Körper birgt. Gar nicht zu reden vom Risiko, daß ein kleiner Prozentsatz von Kranken eine Penicillin-Allergie bekommen könnte, der gegenüber der Medizinmann völlig machtlos ist.
Aus diesen Gründen herrschte in Genf denn auch die Meinung vor, es wäre verantwortungslos, den Medizinmännern die Therapie der Geschlechtskrankheiten zu gestatten. Nur vereinzelt wurde dafür plädiert, diese Leute zuzulassen, weil dadurch eine um so größere Zahl von Kranken behandelt werden könnte.
Einig aber war man sich andererseits darin, daß gerade in Entwicklungsländern therapeutische Kenntnisse über den Kreis der Ärzte hinaus auch ärztlichem Hilfspersonal, also Schwestern und Pflegern, zugänglich gemacht werden sollten. Der Bestand an Ärzten selbst ist für umfassende Maßnahmen ja bei weitem ungenügend. Überdies kann beispielsweise im Busch von einer geregelten gesundheitlichen Betreuung und damit auch von einer Diagnose etwaiger Geschlechtskrankheiten ohnehin keine Rede sein.
Geklagt wird indessen nicht nur über unzureichende Gesundheitsdienste in der Dritten Welt. Vielmehr arbeitet auch der Gesundheitsapparat in den hochindustrialisierten Staaten keineswegs immer ideal. Bekannt ist etwa der oft recht wahllose Gebrauch von Antibiotika auch bei Erkrankungen, bei denen sie überhaupt nicht nötig sind. Außerdem ist immer wieder zu hören: auch in Europa besitzen manchmal Ärzte keineswegs die modernsten Erkenntnisse in der richtigen Behandlung von

Geschlechtskrankheiten. Hier wären fachliche Bildung und Weiterbildung manchmal noch recht angebracht. Eine Kritik, die in Genf viel Zustimmung fand.
Bedauerlich genug, daß sich weniger Medizinstudenten denn je dem Studium der Venerologie und auch der Dermatologie widmen wollen. Einen Teil der Schuld daran muß der Öffentlichkeit angelastet werden. Die fortgesetzte Verketzerung dieser Krankheiten – aller sexuellen Freizügigkeit zum Trotz – trifft nicht nur die Kranken, sondern auch jene Ärzte, die sich speziell ihrer Behandlung widmen. Die meisten Studenten schätzen es nicht sehr, in ihrem künftigen Berufsleben womöglich solch einem Odium ausgesetzt zu sein.
Ein weiterer, keineswegs nebensächlicher Gedanke spielt bei den Medizinstudenten mit: im Vergleich zu anderen Facharztpraxen sind die Einkommensverhältnisse der Venerologen und Dermatologen nicht sehr verlockend. Außerdem sind auch noch die Aufstiegsmöglichkeiten, die Vertretern dieser Fachrichtung im öffentlichen Gesundheitswesen geboten werden, weitgehend begrenzt. Hinzu kommt schließlich, daß das Prestige der Leiter von Universitätskliniken und ihrer Abteilungen um so größer ist, über je mehr Betten sie verfügen. Geschlechtskrankheiten aber werden – wenn sie frühzeitig erkannt sind – meist nicht stationär, sondern ambulant behandelt. Deshalb wird diesem Gebiet von seiten der Ordinarien bei der Ausbildung ihrer Studenten nur selten ausreichende Aufmerksamkeit geschenkt.

Aufklärung bleibt das A und O

Aufklärung und immer mehr Aufklärung bleibt – und wenn man es bis zur Lächerlichkeit oft wiederholen muß – das A und O. Gleicherweise in der allgemeinen Öffentlichkeit wie besonders gezielt auf die Gruppen mit hohem Infektionsrisiko. Unverdrossen muß auch immer und immer wieder daran erinnert sein, daß nur frühzeitige Diagnose und rasche Therapie die unaufhörliche Kettenreaktion dieser Krankheiten stoppen können.
Dr. Causse beschwört ein weiteres Mal den alarmierenden Tatbestand: »Sechzig bis siebzig Prozent der jungen Menschen haben nicht die geringste Vorstellung von venerischen Krankheiten, ihrer Übertragung, dem Risiko, das sie bei fortschreitendem Verlauf der Leiden mit sich bringen, den klinischen Symptomen und den Möglichkeiten der Prävention. Die unglücklichen Konsequenzen sind verspätete Diagnose, eine

manchmal schwierige Behandlung und wahrscheinlich die weitere Verbreitung der Infektion«.
Ärzte dürfen sich nicht länger damit begnügen, einen gerade akuten Fall ihrer Praxis nur abzuschließen. Sie müssen energisch darauf dringen, daß die sexuellen Kontakte eines Patienten ausgeforscht und diagnostiziert werden.
Ein solches »case-finding«, wie es englisch heißt, kann natürlich nur bei rückhaltloser Bereitschaft eines Patienten etwas nützen. Selbst dann aber übersteigt diese Aufgabe bei weitem die Möglichkeit etwa des Hausarztes. Sie erfordert einen gut organisierten Gesundheitsdienst. Dessen Mitglieder aber brauchen Fingerspitzengefühl, unendliche Geduld und psychologisch geschickte Taktik.
Die schwerste Hürde im Wettlauf zwischen den Geschlechtskrankheiten und den Gesundheitsbehörden ist ja die Schamhaftigkeit des Patienten, seine Scheu, sich selbst zu offenbaren und noch dazu seine Partner zu »verraten«. In manchen Ländern bekommen die Kranken von ihrem Arzt ein Merkblatt. Darauf finden sie alle notwendigen Informationen, auch die Anschriften der in Frage kommenden Untersuchungs- und Behandlungszentren. Diese Zettel nun kann der Betroffene diskret an seine Kontaktperson schicken. In Großbritannien wählt man häufig einen anderen Weg: die Gesundheitsbehörde nimmt zu potentiellen Kontaktpersonen telefonisch Verbindung auf. Auch dies geschieht mit aller Diskretion, der recherchierende Beamte braucht solche Anrufe nicht einmal über die Zentrale seines Amtes laufen zu lassen.
Zum Erfolg derartiger Kontaktsuche einige bemerkenswerte Zahlen aus den Vereinigten Staaten. Dort wurden 1974 fast 50 000 Kontaktpersonen untersucht, die sich eine Syphilisinfektion zugezogen haben konnten. Bei knapp siebentausend oder 14 Prozent, also bei jeder siebenten, wurde tatsächlich eine Lues diagnostiziert und behandelt. Noch eindrucksvoller sind die Zahlen für das gleiche Jahr im Hinblick auf die Gonorrhoe: hundertfünfzigtausend Kontakte männlicher Tripperkranker sind untersucht worden, über hundertdreißigtausend von ihnen hatten ihn »erwischt« und konnten sofort behandelt werden. Sechsunddreißigtausend Kontakte weiblicher Kranker brachten siebenundzwanzigtausend positive Fälle zum Arzt.
Nun muß man bei solchen Zahlen daran denken, daß sogar in jenen Ländern, die ein besonders dichtes Netz gesundheitlicher Versorgungseinrichtungen haben, weniger als zwanzig Prozent der Syphilisfälle und kaum fünfzehn, zuweilen gar nur acht Prozent der von Ärzten behandelten Gonorrhoefälle auch an die Behörden gemeldet werden.

Ohnehin, so betont Dr. Jörg Rindermann, Oberarzt an der Universitäts-Hautklinik in Frankfurt/Main, »muß jeder Gonorrhoe-Patient als potentieller Syphilis-Patient angesehen werden«. Eine entsprechende Behandlung kann aber oft nicht erfolgen, weil der Kranke fünf Wochen später, wenn sein Tripper mit Hilfe von Penicillin längst ausgeheilt ist, nicht zur Vornahme eines Syphilis-Tests erscheint. Zeigt sich dann zwei bis drei Jahre später ein Exanthem, so ist die Möglichkeit einer lange zurückliegenden luetischen Infektion, die damals durch die Penicillin-Gabe gegen den Tripper zwar anbehandelt, aber nicht geheilt wurde, längst vergessen. Bei derartigen Patienten wird der syphilitische Ausschlag dann oft zunächst als Allergie gedeutet und behandelt, bis es unnötig spät zur richtigen Diagnose kommt.

Die ganze Problematik wird weiter dadurch verwickelt, daß venerische Krankheiten vielfach keine auffälligen Symptome zeigen. Das gilt vor allem für die Syphilis, und zwar gleichermaßen bei Männern und Frauen. Der Tripper hingegen macht sich zumindest beim Mann meist schmerzlicher bemerkbar. Bei Frauen aber deutet in vielen Fällen so wenig darauf hin, daß Infektionen oft jahrelang unentdeckt bleiben. Dieser Umstand hat bereits in einigen Ländern dazu geführt, daß bei geeigneten Gelegenheiten Routineuntersuchungen vorgenommen werden. Dafür bieten sich in erster Linie natürlich Entbindungs- und gynäkologische Kliniken an oder auch Beratungszentren für Familienplanung, für Männer wiederum am ehesten urologische Abteilungen.

Solche Routine-Checks könnten im gesamten Krankenhaussystem praktiziert werden. Auch über die Pille gäbe es einen Weg: da sie im allgemeinen im Einvernehmen mit dem Arzt genommen wird, könnte in gewissen Fällen mit der Rezeptur jeweils eine Untersuchung auf Geschlechtskrankheiten verbunden werden. Bei der WHO denkt man auch an Massen-Screenings in bestimmten Bevölkerungs- oder Berufsgruppen. Dies aber würfe wohl die Streitfrage auf, ob gegebenenfalls eine Teilnahme daran freiwillig bleiben oder aber angeordnet werden sollte.

Erste Voraussetzung all solcher Maßnahmen wären nicht nur genügend, sondern auch gut eingerichtete Labors. Darin müßte außerdem eine hinreichende Zahl von Fachkräften arbeiten, die den technischen Anforderungen gewachsen wären, denn die diagnostischen Tests zum Nachweis von Syphilis und Gonorrhoe sind nicht ganz einfach zu handhaben. Sie sind außerdem leider nicht alle billig. Gerade dort, wo sie – wie in den Entwicklungsländern – in großem Umfang erforderlich wären, ist dies ein wunder Punkt. Es gibt sogar Länder, in denen Syphilis-Tests über-

haupt noch nicht möglich sind. So muß zum Beispiel aus Papua-Neu Guinea jede Blutprobe zur Untersuchung auf Lues über zweitausend Kilometer Entfernung nach Australien geschickt werden.
Vielfach spielen dann gewisse Eigenheiten eines Stammes oder eines Volkes noch ihre widerspenstige Rolle: manche Asiaten etwa sind nur schwer dazu zu bewegen, sich Blut aus einer Vene entnehmen zu lassen. Während die Diagnose der Syphilis seit langem aufgrund von Blutuntersuchungen gesichert werden kann, gibt es zur Erkennung der Gonorrhoe noch keinen Serumtest, wenn auch an einigen Stellen, so in Schweden, in dieser Richtung geforscht wird. Der Tripper kann also nur durch einen direkten Nachweis seiner Erreger, der Gonokokken, festgestellt werden. Dazu muß man Material eines Abstrichs von den Genitalien nach bestimmten Methoden anfärben und dann unter dem Mikroskop untersuchen.
Allerdings können dabei leicht Verwechslungen mit anderen Kokkenarten vorkommen. Deshalb wird allgemein empfohlen, zur genaueren Bestimmung eine Kultur der aus dem Abstrich gewonnenen Erreger anzulegen, wie dies bei der Syphilis nicht möglich ist. Das bedarf zwar bei der Temperaturempfindlichkeit der Gonokokken besonderer Vorsicht: der Abstrich muß vom Patienten gleich auf eine warme Platte gebracht und auch vor Kälte geschützt transportiert werden. Die Kultur bietet aber nicht nur den Vorteil einer genauen Diagnose, sondern erlaubt zudem die Feststellung, wie schwach oder stark der gerade vorliegende Gonokken-Stamm ist. Dadurch sind wertvolle Behandlungshinweise zu erzielen, und es wird sichergestellt, daß die Therapie nicht mit zu einer zu geringen Antibiotika-Dosis vorgenommen wird.
Weitaus größer als alle medizinischen Schwierigkeiten sind in den Entwicklungsländern jedoch die organisatorischen. Viele gute Vorsätze scheitern oft einfach an der Geldfrage. Das beginnt bei den Aufwendungen für die Therapie. Sollen Geschlechtskranke überhaupt zum Arzt gehen, dann darf die Behandlung nichts kosten. Ein Problem, das in Industrieländern wie der Bundesrepublik mit ihrem gut funktionierenden Krankenkassen-System wenig Kopfschmerzen bereitet. Anders in Entwicklungsländern, wo auch hier erst wieder die notwendigen Mittel aufgebracht werden müssen. Schließlich ist angesichts des Tourismus als Infektionsquelle auch an grenzüberschreitende Abkommen zur kostenlosen STD-Behandlung zu denken.
In dieser Hinsicht ein frühes Vorbild war ein »Brüsseler Abkommen« aus dem Jahr 1924. Darin haben alle Unterzeichnerstaaten sich bereit erklärt, Seeleute jeder Nationalität gegebenenfalls unentgeltlich behan-

deln zu lassen. Eine ähnliche Vereinbarung wurde von der Rhein-Kommission für die auf diesem Strom fahrenden Schiffersleute getroffen.
Die »Dritte Welt« jedoch muß in allen medizinischen Bereichen oft praktisch ganz von vorn anfangen. Wo es dort in riesigen Landgebieten nicht nur keinen Arzt, sondern nicht einmal Sanitätspersonal gibt, scheint der Aufbau auch einer bescheidenen Gesundheitsfürsorge äußerst schwierig. Selbst wenn in diesen Territorien einmal eine gewisse ärztliche Grundversorgung geschaffen wäre, hinge noch alles davon ab, auch Krankenhäuser mit Laboratorien oder Behandlungszentren und einen durchorganisierten Gesundheitsdienst zusamt dem für jeden Bereich nötigen Personal aus dem Boden zu stampfen.

Modellprogramm Halls Garden in Madras

Es versteht sich von selbst: derartigen Projekten kann auch bester Wille sich nur Stufe um Stufe nähern. Lange Zeit wird von Spezialisierung – etwa gerade auf venerische Krankheiten – noch keine Rede sein können. Es werden Prioritäten bestimmt werden müssen, die jenen Krankheiten gelten, die in einer Region am meisten verbreitet sind und daher die größte Gefahr darstellen.
Ein Modellprogramm zur Aufklärung über die »sexuell übertragbaren Krankheiten« hat Frau Professor C. N. Sowmini vom Venerologischen Institut zu Madras in der offiziellen Zeitschrift der WHO skizziert. Ort für dieses Modell war der Stadtteil Halls Garden im Herzen von Madras. Hier wohnen vor allem Arbeiter hinduistischen, christlichen und mohammedanischen Glaubens. Ihr monatliches Durchschnittseinkommen liegt bei dreihundert Rupien, das sind ungefähr achtzig Mark. Zweitausend der insgesamt 3700 Einwohner gehören der Altersgruppe zwischen fünfzehn und fünfzig Jahren an; sie sind Geschlechtskrankheiten am ehesten ausgesetzt.
Die Wohnhäuser sind stark überbelegt, schlecht durchlüftet, sie haben kaum Toiletten oder gar Wasserversorgung. Die engen Straßen sind in erbärmlichem Zustand, die Kanalisation ist mangelhaft.
Halls Garden wird vom städtischen Gesundheitsdienst betreut, hat ein von der katholischen Kirche eingerichtetes und getragenes Wohlfahrtszentrum, in der Nähe liegt eins der größten Krankenhäuser der Stadt. Diese Institutionen waren für die Abwicklung des Programms von großem Nutzen. Zunächst einmal glückte es, führende Persönlichkeiten der Gemeinde und ihrer Verwaltung zur Mitarbeit zu gewinnen. Sie kamen

zu ausführlichen Informationsgesprächen, in deren Mittelpunkt die venerischen Krankheiten standen. Danach wurden für eine Umfrage zehn Prozent der Bevölkerungsgruppe im besagten Alter ausgewählt. Nur etwa ein Zehntel der ursprünglich in Aussicht genommenen Personen verweigerten sich den Interviews.
Ergebnis: Die meisten der Befragten kannten zumindest den am Ort volkstümlichen Ausdruck für venerische Krankheiten (Pompla vyadhi) und konnten auch Symptome beschreiben. 41 Prozent hatten geschlechtskranke Freunde, Verwandte oder Bekannte, zwei Prozent gaben zu, selbst schon infiziert worden zu sein. Kenntnisse über Gonorrhoe schienen weiter verbreitet als solche über die Lues. Die Mehrzahl der Interviewten befürwortete zwar den Verzicht auf außerehelichen Verkehr als Maßnahme gegen die Verbreitung von Geschlechtskrankheiten, die Praxis aber sah natürlich anders aus. Weitere Beobachtungen machten deutlich, daß Geschlechtskranke dieser Region sich oft selbst »behandelten« oder sich Quacksalbern anvertrauten.
Die Interviews brachten außerdem interessante Hinweise auf die Gründe, aus denen manche Kranke vor einem Gang zum qualifizierten Arzt zurückschrecken. Diese Gründe unterscheiden sich kaum von jenen in den Industrieländern: so fürchten die Patienten allzu tiefes Eindringen in ihre Intimsphäre, unangenehme Untersuchungen. Hinzu kommt auch hier die in Asien verbreitete Abneigung gegen die Blutentnahme aus der Vene. Manche schreckt allein schon die Betrachtung ihres nackten Körpers durch den Arzt. Da war denn also Aufklärung dringend vonnöten. Die leisen Ängste, eine Erkrankung könne durch die Untersuchung anderen bekannt werden, ließen sich durch die Versicherung absoluter Diskretion noch am ehesten ausreden.
Das Halls-Garden-Projekt zeigte überdies, wie unerläßlich die Unterweisung auch des medizinischen Hilfspersonals im Hinblick auf die psychologischen Erfordernisse beim Umgang mit geschlechtskranken Patienten ist. Auch Ärzte sind da nicht immer besonders feinfühlig.
Solche Aufklärung auf der ganzen Linie war Hauptziel des Programms. Hinzu kamen noch Gesundheits-Checks von Haus zu Haus. Schließlich aber richtete man im Gemeindezentrum als Verbindung zum Venerologischen Institut eine Station für ambulante Untersuchung und Behandlung ein.
Frau Professor Sowmini wertet das Halls-Garden-Projekt als ermutigenden Erfolg. Die Bevölkerung ist sich der Gefahr von Geschlechtskrankheiten sehr viel bewußter, auch die Mediziner sind diesen Problemen gegenüber nun aufgeschlossener: »Jene Ärzte, die zu Anfang über-

redet werden mußten, sind jetzt eifrig und betreiben freiwillig die Gemeindeklinik als Teil ihrer regulären Arbeit.«
Soweit also das Modell. Allerdings offenbarte schon dieses, in kleinem regionalen Maßstab realisierte Programm die Hürden, die sich jedem größeren Projekt in den Weg stellen, wenn es etwa für ein ganzes Land ausgelegt werden sollte. Und was natürlich völlig klar wurde: finanziell, technologisch und medizinisch wird sich so etwas nie ohne weitgehende Hilfe der Industrienationen bewältigen lassen.
Es sind da übrigens noch einige andere Schwierigkeiten: in vielen Staaten und Regionen kann die Mehrheit der Bevölkerung ja nicht einmal schreiben oder lesen. Gedrucktes fällt dort für die Information also aus. Allein das gesprochene Wort, Bild und Film haben eine Chance, verstanden zu werden. Deshalb wird zum Beispiel in Indien auch die Familienplanung mit einprägsamen Bildern und Bildsymbolen propagiert. Man begegnet beinahe an jeder Straßenecke den Figuren eines Elternpaares mit zwei Kindern: das Vorbild der modernen indischen Familie, die nicht mehr als vier Köpfe zählen sollte. Ein einfaches rotes Dreieck gilt ebenfalls landauf, landab als Symbol für Familienplanung und Geburtenbeschränkung. Ein ähnlich einfaches und einprägsames Zeichen wünschen sich viele Mediziner aus Entwicklungsländern auch für die Bekämpfung der Geschlechtskrankheiten.
Bei der WHO weiß man, daß bei den modernen Feldzügen gegen die Geschlechtskrankheiten Öffentlichkeitsarbeit und Werbung eine wichtige Rolle zu übernehmen haben. Ein Vertreter aus Paraguay sagte dazu: »Schließlich hat es die Werbung geschafft, daß man selbst im Urwald noch Coca-Cola finden kann. Sollte sie so etwas denn nicht auch für Präservative erreichen können?«
Doch gerade die Tagung in Genf war ein eklatantes Beispiel dafür, was Mediziner und Wissenschaftler in dieser Hinsicht immer wieder aufs gröbste vernachlässigen. Zu den Diskussionen war nicht ein einziger Journalist eingeladen. So hat weder vorher noch nachher die Weltpresse – gar nicht zu sprechen von Film oder Fernsehen – von diesem Ereignis Notiz genommen. Und da waren schließlich Mediziner und Beamte der Gesundheitsdienste aus den meisten Ländern der Erde zusammengekommen, da wurde in einer Weltorganisation über eines der brennendsten medizinischen Themen der Gegenwart gesprochen.
Halls Garden mag nun als ein Muster für die Arbeit in einem Entwicklungsland gelten. Wo es indessen darum geht, in bezug auf die derzeit bestorganisierte Vor- und Fürsorge bei Geschlechtskrankheiten auch ein beispielhaftes Modell zu charakterisieren, da wies man in Genf sozu-

sagen geschlossen auf England hin. Interessant war dabei ein Bericht, den Dr. C. S. Nicol vom britischen »STD-Service« gegeben hat. Es sei hier daran erinnert, daß unter dem Begriff »STD-Klinik« nicht ein Krankenhaus oder ein Hospital im gewöhnlichen Sinn stationärer Behandlung zu verstehen ist. Ein Krankenbett wird im Fall venerischer Infektionen ja nur dann gebraucht, wenn Primäraffekte unbehandelt geblieben sind und bereits Spätschäden auftreten.

STD-Kliniken in England

Es wurde schon erwähnt, daß Großbritannien das einzige Land der Welt ist, in dem die Venerologie als eigene Disziplin der Medizin gewertet wird. Deshalb ist dem Nationalen Gesundheitsdienst auch eine völlig selbständige Abteilung für Geschlechtskrankheiten angegliedert. Sie hat überdies einen Namen, der gleichsam nicht sofort mit der Tür ins Haus fällt, sie heißt »Genito-urinary«-Medizin. Diese Bezeichnung ist, wie Dr. Nicol glaubt, »für Patienten nicht gefühlsbeladen und erleichtert die Überweisung durch den praktischen Arzt . . .« Außerdem soll sie Medizinstudenten und Hilfskräfte eher dazu ermutigen, sich für diese Fachrichtung zu entscheiden.

Der Stab einer größeren STD-Klinik wird aus einem Facharzt, einigen in der Ausbildung stehenden Medizinstudenten, Jungärzten und Teilzeit-Ärzten gebildet. Gelegentlich sind in diesem Team auch Ärztinnen. Das übrige Personal besteht aus bis zu sieben Schwestern und Krankenpflegern, dazu kommen ein Sozialfürsorger, fünf männliche und weibliche Hilfskräfte für den Empfang, zwei Sekretärinnen, ein Datenfachmann für die Bedienung eines Computers, Schreibkräfte und endlich drei Mitarbeiter für die Kontaktsuche.

Diese Kontaktsuche ist auch innerhalb der englischen Organisation eine wichtige Aufgabe. Vorbild dafür ist ein in der nordenglischen Stadt Newcastle-on-Tyne entwickeltes, dort bereits seit über dreißig Jahren praktiziertes System. Man hat die Erfahrung gemacht, daß bei täglich nur acht neuen Infektionen durch Gonorrhoe für die Kontaktsuche ein Mitarbeiter mit entsprechenden Schreibhilfen voll ausgelastet ist.

Freilich verbürgt auch das nicht immer hinreichenden Erfolg. Newcastle wartet da mit folgenden Zahlen auf: von 511 frisch infizierten Männern sind sechshundertacht Frauen und dreißig Männer als Kontaktpersonen namhaft gemacht worden. Von den Frauen wurden schließlich etwas mehr als dreihundert ausfindig gemacht, nur zweihundertundachtzig je-

doch willigten in eine Untersuchung ein. Unter ihnen waren zweihundertfünfzig tatsächlich geschlechtskrank; sie sind daraufhin behandelt worden.
Eine Veröffentlichung des Internationalen Grünen Kreuzes vom Mai 1975 zieht eine drastische Schlußfolgerung: »In der pluralistischen Gesellschaft scheint es neuerdings wichtiger, Personen aufzufinden, die ansteckende Geschlechtskrankheiten verbreiten, als Parksünder aufzuschreiben oder Taschendiebe zu verhaften.«
Wirkliche Kontrolle der Geschlechtskrankheiten ist nach britischer Auffassung allein durch zuverlässige Statistiken möglich. Im englischen System entgehen nur wenige Fälle dieser Erfassung. Dafür gibt es gute Gründe: der Nationale Gesundheitsdienst ist für jedermann kostenlos; die Ärzte überweisen mindestens neunzig Prozent der Geschlechtskranken an die STD-Kliniken; schließlich ist in England bereits seit 1917 die Behandlung von Geschlechtskrankheiten durch Quacksalber und Heilkundige verboten. Wie in der Bundesrepublik gibt es Antibiotika nur gegen Rezept. Bemerkenswerterweise sind die STD-Kliniken dazu verpflichtet, auch Patienten zu behandeln, die ohne Überweisungsschein des Hausarztes aus eigenem Entschluß kommen.
Ein Blick in die Meldeblätter, die von einer STD-Klinik jedes Vierteljahr an die Gesundheitsbehörden gegeben werden müssen, zeigt, wie detailliert dabei vorgegangen wird. Allein neu entdeckte Luesfälle sind in acht Untergruppen geteilt: primär, sekundär, latent in den ersten zwei Jahren, cardiovaskulär, Lues des Nervensystems, alle anderen späteren und latenten Fälle, angeborene Lues bis zum zweiten Lebensjahr und schließlich angeborene Lues, die erst nach dem zweiten Lebensjahr diagnostiziert wird.
Auch bei frischen Tripperinfektionen klassifiziert man noch postpubertär, präpubertär und durch Gonorrhoe hervorgerufene Augenentzündungen bei Neugeborenen. Schließlich sind die Meldeblätter nach der ganzen Skala anderer möglicher Geschlechtskrankheiten aufgefächert: Weicher Schanker, Lymphogranulom, Granuloma inguinale, nicht-spezifische Genitalerkrankungen mit und ohne Arthritis, Trichomoniasis, Candidiasis, Krätze, Befall durch Filzläuse, Herpes, genitale Warzen und endlich Molluscum contagiosum; letzteres sind derbe, hanfkorn- bis erbsengroße Geschwülste, hervorgerufen durch Viren, die 1907 von dem Wiener Dermatologen Benjamin Lipschütz entdeckt worden sind. Andere Treponematosen neben der Lues, also Frambösie oder Pinta, werden ebenfalls rubriziert.
Das britische System ist zwar nicht perfekt, aber es hat sich bewährt und

ist einzigartig in der Welt. Die Statistiken über Frühinfektionen durch Syphilis oder Gonorrhoe zählen unter den Ländern mit verläßlichen Angaben zu den niedrigsten.
Ein solches System ist nicht billig. Aber wenn man abzuwägen sucht, um wieviel mehr volkswirtschaftlichen Schaden Geschlechtskrankheiten – samt ihren Spätfolgen – anrichten, dann kommt dem Aufwand für eine Verminderung, womöglich sogar für eine Ausrottung dieser menschlichen Übel doch ein geringerer Stellenwert zu.
Es gibt leider nur sehr unvollständige Unterlagen über den finanziellen »Gegenwert« der Geschlechtskrankheiten in der Welt. Ein paar Daten liegen – wie meist – eigentlich nur aus den Vereinigten Staaten vor. Eine Studie aus dem Jahr 1972 – erstellt am Städtischen Krankenhaus von Memphis – hat die Komplikationen von Tripperinfektionen bei Frauen verfolgt. Berücksichtigt wurden Folgeerscheinungen der Gonorrhoe von akuten oder chronischen Beckenentzündungen bis hin zu ausgebreiteten Gonokokken-Infektionen einschließlich Arthritis und bis zu Fehlgeburten.
Das Ergebnis – auf ein Jahr bezogen – spricht für sich: allein in diesem Krankenhaus, das mit tausend Betten für 750 000 Einwohner zur Verfügung steht, lagen die Kosten der Tripper-Komplikationen ausschließlich von Frauen bei knapp neunhunderttausend Dollar. Sie setzten sich zusammen aus etwa sechshunderttausend Dollar für Aufwendungen im Krankenhaus und dreihunderttausend Dollar für den Ausfall der von den Frauen sonst geleisteten Arbeit in Beruf oder Haushalt. Würde man dieses Resultat von Memphis – rein rechnerisch – auf die Vereinigten Staaten insgesamt übertragen, dann machten die Kosten allein der Folgeerscheinungen von Gonorrhoe bei Frauen über zweihundert Millionen Dollar aus.
Professor R. C. Rendtorff von der Universität Tennessee hat in einem Aufsatz in der WHO-Zeitschrift vom Mai 1975 auf eine Analyse aus dem Jahr 1968 Bezug genommen: dort war errechnet worden, daß – leider nur als Hypothese – die Ausrottung der Syphilis allein für die Vereinigten Staaten eine Einsparung von drei Milliarden Dollar bedeuten würde! Der Professor knüpft daran die Erwägung: die Öffentlichkeit müsse wissen, daß Geschlechtskrankheiten außerordentlich teuer sind. Die Kontrolle stelle natürlich ein öffentliches Anliegen dar. Und wenn die Öffentlichkeit sich erst einmal der enormen Kosten bewußt würde und überdies zur Kenntnis nähme, daß sie selbst – durch lückenlose Kontrolle auch nur jeden Verdachts einer Geschlechtskrankheit – dazu beitragen könnte, sowohl die Krankheiten als dann eines Tages auch die

Kosten aus der Welt zu schaffen, so müßte zumindest auf diesem »Umweg« ein großer Fortschritt erreicht werden können.
Natürlich kann keine Nation, kein Staat diese Riesenaufgabe allein bewältigen. Dr. Causse sagt dazu: »Selbst jetzt sollte es mit Hilfe des rationalen Gebrauchs der existierenden Kenntnisse und Mittel sowie in den weniger privilegierten Ländern durch internationale Kooperation möglich sein, zuverlässige Fortschritte zu machen und den gegenwärtigen Trend bei den sexuell übertragbaren Krankheiten umzukehren. In der Tat gibt es nur wenige übertragbare Krankheiten, die verbreiteter und für den einzelnen wie für die Gesamtheit schädlicher sind als die STD's. Und es existieren noch weniger, gegen die uns so viele Möglichkeiten wirksamer Bekämpfung offenstehen.«
Wo es um die Bewältigung besonders der finanziellen Anstrengungen geht, da sollten die Industrienationen nicht – vielleicht aus einer gewissen Trägheit heraus – allzu demonstrativ auf die Entwicklungshilfe deuten, die sie seit langem leisten. Gewiß war und ist sie aller Ehren wert; daß sie aber neben der Lösung wirtschaftlicher Existenzprobleme zur Realisierung der notwendigen weltweiten Gesundheitsfürsorge keineswegs ausreichen kann, liegt auf der Hand.
Entwicklungshilfe ist hier also kein Alibi. Über sie hinaus mit größeren Anstrengungen an die Verwirklichung der Gesundheitsfürsorge-Projekte heranzugehen, bedeutet zudem Selbsthilfe: ein so riesiges Infektionsreservoir wie die Entwicklungsländer bleibt ja nicht auf seine Territorien beschränkt. Es verbreitet sich über alle Grenzen und läßt auch die venerischen Krankheiten sich weiterhin ausbreiten.
So ist die weltweite Bekämpfung der Geschlechtskrankheiten auch ein politisches, ein gesellschaftspolitisches Anliegen ersten Ranges geworden. Darum appelliert die WHO auch an die Regierungen in allen Ländern. Sie müssen von der Dringlichkeit der Projekte überzeugt werden, denn schließlich verteilen sie die öffentlichen Gelder. Ihnen müssen die Gefahren, die hier drohen, bewußt gemacht werden.
Geschlechtskrankheiten spielen im Bewußtsein der Öffentlichkeit und damit auch ihrer Politiker zur Zeit nur noch eine untergeordnete Rolle. Das ist einer der Gründe, warum auf diesem Feld die wissenschaftliche Arbeit vernachlässigt wird. Dr. Axel Perdrup aus Dänemark berichtet, daß in Kopenhagen verschiedene immunologische Forschungsprojekte im Hinblick auf venerische Krankheiten wegen fehlender Mittel wieder eingestellt werden mußten. Übrigens auch in den USA.
Wenn gegenwärtig die Behandlungsmöglichkeiten bei Geschlechtskrankheiten auch ausreichend sind, so gibt es doch noch vielfältige wis-

senschaftliche Probleme. Dies gilt besonders für die Treponematosen und damit auch für die Syphilis. Bereits 1969 war eine wissenschaftliche Gruppe bestürzt ob der »schwachen Basis, auf der die Zukunft der Treponematosen-Forschung ruht«. Hauptsorge war dabei, daß zu wenige Wissenschaftler auf diesem Gebiet ausgebildet oder überhaupt an ihm interessiert sind. Hier muß überdies multidisziplinär gearbeitet werden, das heißt, auch die Erkenntnisse aus den Nachbardisziplinen der Treponematosenforschung sind zu beachten und mit heranzuziehen.

Einerseits gilt es, sich mit dem Organismus des Treponema selbst zu befassen, mit dessen Ultrastruktur, Biochemie und Metabolismus sowie mit seinen Lebensbedingungen. Andererseits müssen die Beziehungen zwischen den Treponemen und ihrem Wirtsorganismus weiter aufgeklärt werden.

Auch die diagnostischen Labortests lassen – bei aller Anerkennung der wesentlichen Fortschritte, die beispielsweise in den letzten Jahren der TPHA-Test gebracht hat – noch einige Wünsche offen. So fehlt noch immer eine einfachere Serumuntersuchung für den Nachweis der Lues in der ersten Inkubationszeit, also in jenen drei Wochen zwischen Ansteckkung und Manifestierung der Krankheit in Form des Primäraffekts. Die vorhandenen Treponemen-spezifischen Tests müßten noch besser automatisiert werden. Schließlich bleibt eine spezifische Untersuchungsmethode zu finden, die eine Abgrenzung zwischen den Antikörpern gegen die Frambösie und denen gegen die Syphilis erlaubt.

So wirkungsvoll auch das Penicillin in der Syphilis-Behandlung ist, wichtig wäre ein einfacher, verläßlicher und risikoloser Test, der anzeigt, ob ein Patient gegen dieses Antibiotikum allergisch ist, sowie auch eine sichere Methode, solch einen Patienten gegebenenfalls zu entsensibilisieren, ihn also von seiner Allergie befreien und danach doch mit Penicillin behandeln zu können.

Noch birgt der Syphilis-Keim viele Geheimnisse. Wir wissen noch zu wenig über seine innerzellulären Strukturen, seine Biochemie und sein Antigen-Mosaik. Wir wissen auch noch viel zu wenig über die immunologischen Reaktionen des menschlichen Organismus auf die Invasion der Treponemen. All diese Fragen können erst beantwortet werden, wenn es endlich gelungen sein wird, diesen bleichen Keim auf Nährböden außerhalb des Körpers zu züchten. Auch die Beziehungen zwischen den Syphilis-Treponemen und seinen nächsten »Verwandten«, jenen die Framboisie und Pinta erregen, bedürfen intensiver Klärung.

Vor allem muß der endemischen Syphilis die Lebenschance genommen werden. Das ist rein medizinisch nicht zu erreichen, ehe nicht bessere hygienische Verhältnisse in den Entwicklungsländern geschaffen werden. Immerhin hat die WHO gerade in diesem Teil der Welt, wo endemische Syphilis noch weit verbreitet ist, wie etwa Haiti, Jugoslawien und in anderen Ländern, große Erfolge erzielt. So sank in Haiti durch Massenkampagnen der WHO von 1950 bis 1962 der Teil der Bevölkerung, der an aktiven Treponematosen litt, von 36 Prozent auf 0,0006 Prozent. Erhebliche Anstrengungen werden gegenwärtig auch im Senegal und in Mauretanien unternommen, um die endemische Syphilis weiter zurückzudrängen. Ohne die letzten Bastionen der endemischen Form zu zerstören – die letzten Treponemen-»Nachschub«-Linien zu unterbinden –, kann auch die venerische Syphilis nicht bezwungen werden. Das zeigen Ceylon und Indien, wo die venerisch übertragenen »Teufelsspiralen« wieder auf dem Vormarsch sind.

Penicillin und Vernunft

Der Tag wird kommen, an dem man gegen Syphilis wird geimpft werden können, wie gegen Masern oder Kinderlähmung. Aber schon heute ist Penicillin ein unschätzbarer Verbündeter gegen die Venuskrankheit. Zu diesem Antibiotikum muß freilich ein höheres Verantwortungsgefühl in allen Teilen der Welt kommen. Junge Menschen müssen besser über Geschlechtskrankheiten informiert werden. Sie müssen wissen, daß die Syphilis eine Krankheit wie jede andere ist, frei vom Odium, das ihr in der Vergangenheit anhaftete, frei auch von moralischen Wertungen; es ist keine Schande, sich zu infizieren, wohl aber schändlich, sich nicht behandeln – und heilen zu lassen.

Es fehlt wahrlich nicht an anderen Krankheiten, mit denen der Mensch auf absehbare Zeit leben und an denen er sterben muß. Man denke nur an den Krebs oder an die Herz- und Kreislaufkrankheiten. Syphilis oder Gonorrhoe braucht es jedoch in Zukunft nicht mehr zu geben. Sie sind anachronistische Leiden par excellence geworden. Eine Gesellschaft, die so stolz auf vielerlei Errungenschaften ist, sollte sich solchen Luxus einfach nicht mehr leisten.

Albert Neisser meinte einmal in einem seiner pessimistischen Augenblicke, so lange es menschlichen Leichtsinn und Dummheit gibt, werde es auch Syphilis geben. Der Fortschritt der Vernunft in der menschlichen Gesellschaft wird erreichen, daß Albert Neisser unrecht behält und Syphilis und Gonorrhoe nur noch interessante Studienobjekte für Medizinhistoriker sein werden.

Aids – die neue Seuche

Die Hoffnung trog. Eine Welt ohne »Krankheiten der Venus« bleibt offenbar eine Illusion: Syphilis, Gonorrhoe und all die anderen Keime haben ihr Feld behauptet, bei der Syphilis liegt die jährliche Infektionsrate weltweit bei etwa 50 Millionen Menschen (400000 Personen werden Jahr für Jahr allein in den USA behandelt), an Gonorrhoe stecken sich im Jahr 250 Millionen Menschen an.
Zu diesen »klassischen« Geschlechtskrankheiten kommen noch viele andere Infektionen, die ebenfalls vorwiegend durch sexuelle Kontakte übertragen werden. Dazu gehören das Ulcus molle, Trichomoniasis, genitale Candidiasis, Lymphogranuloma venereum, einige sexuell übertragene Darmkrankheiten, Mycoplasmen, Chlamydien und Virusinfektionen wie zum Beispiel Herpes genitalis.
Sie alle erscheinen freilich nahezu harmlos, verglichen mit Aids, der Seuche, die so viele das Gruseln lehrt:
Es begann im Januar 1981 in Los Angeles. Damals wurde dem jungen Arzt Dr. Michael Gottlieb von der medizinischen Abteilung der Universität von Kalifornien ein 30jähriger Mann vorgestellt. Er litt an einer sehr seltenen Krankheit, an einer Lungenentzündung hervorgerufen durch Pneumocystis Carinii. Das ist ein Parasit, den die Infektologen als Erreger bei Lungenentzündungen von Tieren kennen. Beim Menschen war eine Lungenentzündung durch Pneumocystis Carinii zum erstenmal 1942 beschrieben worden. Sie galt bis 1981 als extrem selten.
Patienten mit Pneumocystis Carinii leiden an Atemnot, sind sehr matt, haben hohes Fieber und verlieren an Gewicht. Dazu gesellen sich mitunter Durchfall und Schwellungen aller Drüsen, das Krankheitsbild einer Lymphadenopathie also. Kommt zu einer Pneumocystis Carinii noch eine weitere Infektion, dann droht Gefahr für den Patienten.
Innerhalb weniger Wochen wurden vier weitere Patienten mit den gleichen Symptomen und der gleichen Diagnose einer Pneumocystis-Carinii-

Infektion in die kalifornische Klinik eingeliefert. Alle fünf Männer zeigten einen ausgeprägten Mangel an weißen Blutkörperchen, vor allem an T-Lymphozyten.

Eine Krankheit der »Gays«?

Alle betroffenen Männer waren homosexuell. Das führte zu der vorläufigen Bezeichnung »Gay related immune deficiency«, abgekürzt »GRID«. »Gays« werden in den USA die Homosexuellen genannt. Während an der Westküste die Infektionen mit Pneumocystis Carinii beobachtet wurden, diagnostizierten Ärzte an der Ostküste, vor allem in New York, an jungen Homosexuellen eine ebenfalls bis dahin sehr wenig bekannte Tumorform, ein Kaposi-Sarkom, so benannt nach dem ungarischen Hautarzt Moritz Kaposi. Dieser Tumor ist durch knotenförmige, purpurfarbene Stellen am Körper gekennzeichnet. Normalerweise ist das Kaposi-Sarkom bei Menschen mit intaktem Immun-System in den westlichen Ländern sehr selten.

Neben diesen Fällen von Pneumocystis Carinii und Kaposi-Sarkom wurden 1981/82 in San Francisco und New York – dort lebt allein eine Million von den 11 Millionen »Gays« in den USA – immer häufiger auch Infektionen mit Zytomegalie-Viren registriert. Dieses Virus gehört zur Herpes-Gruppe. Es erzeugt auch Genitalinfektionen, verursacht anhaltendes Fieber, Müdigkeit, Abgeschlagenheit, Nachtschweiß, Muskel- und Gelenkschmerzen. Sind gleichzeitig die Leukozyten vermindert, dabei aber die Monozyten, eine besondere Form der weißen Blutkörperchen, deutlich vermehrt, dann erinnert die Zytomegalie-Virus-Infektion an das schon lange bekannte Pfeiffersche Drüsenfieber, heute meist als Mononukleose bezeichnet. Dieses Krankheitsbild, das zunächst auch an eine Grippe denken läßt, wird ebenfalls durch ein Virus erzeugt, das Epstein-Barr-Virus.

Bis dahin kannten die Ärzte Zytomegalie-Infektionen hauptsächlich bei Patienten, die nach Organtransplantationen hohe Dosen von Immunsuppressiva erhalten hatten, und damit die Abwehrreaktionen des Immunsystems gegen das übertragene Organ zu unterdrücken. Jetzt aber litten viele der Homosexuellen an Infektionen mit diesem Zytomegalie-Virus (CMV), dazu häufig auch an Syphilis und rektaler Gonorrhoe.

Beide Infektionen wurden freilich von den meisten Betroffenen nicht sonderlich ernst genommen. Mit Penicillin waren sie ja in wenigen Tagen wieder überwunden.

Bald schon war kaum mehr zu übersehen, daß sich all diese verschiedenartigen Erkrankungen zu einem beklemmenden Bild der Immunschwäche zusammenfügten, von der hauptsächlich oder nahezu ausschließlich Homosexuelle betroffen waren. Michael Gottlieb und andere Ärzte informierten das Amt für Seuchenkontrolle in Atlanta, dem sogenannten »Center for Diseases Control« (CDC).
In einem Aufsatz berichtete Gottlieb über die merkwürdigen Fälle von Pneumozystis-Pneumonie: »Die Tatsache, daß diese Patienten alle Homosexuelle waren, läßt vermuten, daß zwischen bestimmten homosexuellen Sexualpraktiken und dem Auftreten von Pneumozystis-Pneumonie in dieser Bevölkerungsgruppe ein Zusammenhang besteht«.

Die Suche nach dem Erreger

Was aber verursachte die in so vielen Formen schillernde Krankheit, die man nun »AIDS« (Acquired Immune Deficiency System) zu nennen begann? Gab es einen besonderen, bisher unbekannten Erreger?
Bei der Beantwortung dieser Fragen lieferten sich Robert Gallo in den USA und Luc Montagnier in Frankreich im Laufe der nächsten Jahre aufregende wissenschaftliche Gefechte, erwarben sich aber auch große Verdienste.
Gallo arbeitet im National Institute of Health (NIH) in Bethesda in der Nähe von Washington. Sein Forschungsgebiet sind Viren, die im Verdacht stehen, bei der Krebsentstehung beteiligt zu sein.
Daß Viren bei Tieren Krebs erzeugen können, war schon seit 1911 bekannt, als dem amerikanischen Forscher im Rockefeller-Institute, Peyton Rous, die Entdeckung gelang, daß Krebs bei Hühnern durch Viren verursacht werden kann. Er erhielt 1966, fünfundfünfzig Jahre später, dafür den Nobelpreis. Beim Menschen dagegen hatte sich die Spur immer wieder verloren, waren die notwendigen Beweise einfach nicht lückenlos zu erbringen. So fand die Krebs-Virologie nicht das allgemeine Interesse, das ihr eigentlich gebührte.
Gallo hatte sich davon nicht abhalten lassen. Und nach einigen Fehlschlägen hatten er und seine Mitarbeiter 1980 tatsächlich ein Virus aufgespürt, das zur Familie der Retro-Viren gehörte und eine seltene, aber sehr bösartige Krebserkrankung beim Menschen bewirkte.
Das von dem Gallo-Team isolierte Virus wurde »Human T-Cell-Leukemia-Virus« genannt, abgekürzt HTLV-I. Es befällt weiße Blutkörperchen, und zwar T-Lymphozyten, die in der Immunabwehr eine bedeutende Rolle spielen.

Zwei Jahre später isolierte das Gallo-Team noch ein anderes Virus. Es besaß viel Ähnlichkeit mit dem HTLV-I und wurde deshalb HTLV-II getauft. Auch dieses Virus erzeugt einen bestimmten Typ von Leukämie, die Haarzell-Leukämie, die im Zusammenhang mit Interferon recht bekannt geworden ist, das bei dieser Form von Blutkrebs, wie sich in den 80er Jahren herausstellte, gute Dienste leistet.
Die beiden Viren HTLV-I und HTLV-II sind tatsächlich eng verwandt. Beide werden durch Blut übertragen, durch Geschlechtsverkehr und von der Mutter auf das Neugeborene.
Je umfassender das Krankheitsbild für die Ärzte wurde, desto stärker vermutete man in Gallos Labor, daß die neue Krankheit durch ein Virus verursacht sein könnte, das dem HTLV-I verwandt war. Der Verdacht wurde durch Max Essex von der Harvard Medical School verstärkt. Essex fand heraus, daß ein bestimmtes Retro-Virus, das »Feline Leukemia Virus«, bei Katzen sowohl Krebs wie auch eine Immunschwäche verursachen kann. Gallo versuchte nun mit allen Mitteln, seine Hypothese über die Virus-Ätiologie zu beweisen.

Die Virus-Suche in Paris

Luc Montagnier und seine Helfer am Pasteur-Institut in Paris arbeiteten in einer ähnlichen Richtung wie Gallo. Sie suchten ebenfalls nach Retro-Viren, die Krebs erzeugen können. Auch die Wirkung der verschiedenen Interferone wurde im Pasteur-Institut geprüft.
Als man in der Arbeitsgruppe von Montagnier von den zwei in den USA gefundenen HTLV-Viren hörte, zu denen inzwischen noch das neu isolierte HTLV-III kam, das Gallo für den Erreger von Aids hielt, konzentrierten sich die Forscher in Paris ebenfalls auf diese Spur. Einige unter den Klinikern der Montagnier-Gruppe besorgten Material, das von Aids-Patienten gewonnen worden war.
Die erste Gewebeprobe erhielten die Pariser Forscher im Januar 1983. Sie stammte aus den Lymphknoten eines jungen Homosexuellen. Bei den darauf folgenden Untersuchungen stießen Montagnier und seine Mitarbeiter auf ein neues Virus. Sie nannten es »LAV«, mit Lymphadenopathie assoziiertes Virus, da es ja aus den geschwollenen Lymphknoten eines Patienten stammte, der an Lymphadenopathie litt. Dieser Befall der Lymphdrüsen, ist eine Erscheinung der vielen Formen von Aids.
Nach vielen weiteren Untersuchungen waren die Forscher im Pasteur-In-

stitut im Oktober 1983 davon überzeugt, daß das Virus mit dem Kürzel LAV der Erreger von Aids sei.
Ein dramatischer Wettstreit der Virus-Jäger am amerikanischen National Institute of Health und ihrer Kollegen bei Pasteur in Paris begann. Schließlich stellte sich heraus, daß Montagnier auf der richtigen Spur war. Sein LAV war kein krebserzeugendes Virus wie Gallos HTLV-I-III, sondern es gehörte zur Gruppe der Lenti-Viren.
Nach vielen Kämpfen um das »Erstgeburtsrecht« bei der Entdeckung des Aids-Virus kam es zu einem einigermaßen versöhnlichen Ende nach außen hin. Beide Forscher berichteten in einem Artikel im »Scientific American« über ihre Entdeckung.

Aus HTLV-III und LAV wird HIV

Für das Virus hatte eine wissenschaftliche Kommission schon vorher die Bezeichnung HIV, Humane Immunodeficiency Virus (Humanes Immunschwäche-Virus), gefunden.
So war bald nach der Entdeckung von HIV immerhin wenigstens die Ursache der Krankheit bewiesen. Sie begann jetzt, obwohl es viele nicht so recht wahrhaben wollten, immer mehr Opfer zu fordern. Sie verursachte vielen Menschen Alpträume, wie sie einst vorkommen mochten, als die Syphilis zu Beginn der Neuzeit auftauchte. »Welcher Gott hat uns diese Ausgeburt von giftigem Schlamm gesandt«, konnte man auch jetzt mit Goethe fragen.
Natürlich fehlte es auch nicht an Stimmen, die in Aids eine Strafe Gottes sahen, der wieder einmal den zügellosen Lebenswandel, die zunehmende Unzucht, grausam bestrafen wollte. Da es sich bei den ersten Trägern der Krankheit vorwiegend um Homosexuelle handelte, geriet diese Gruppe von Menschen, die sich gerade gewisse gesellschaftliche Freiräume erkämpft hatte, aufs neue unter den Druck ihrer Umwelt. Uralte Vorbehalte gegen die »Andersartigen« flammten wieder auf.
Vor allem die Bewegung »Moral Majority« in den USA trat gegen die »Schwulenpest« auf. Präsident Reagan und die Medien ignorierten erstaunlich lange die immer stärker aufflackernde Seuche. Für die breite Öffentlichkeit wurde das Thema erst interessant, so wurde in den Homosexuellen-Zeitungen vorwurfsvoll dargetan, wenn auch die Heterosexuellen von der Krankheit erfaßt würden.
Viele der Homosexuellen machten es ihrer heterosexuellen Umwelt allerdings auch sehr leicht, die Aversionen wieder zu beleben, die dieser

Gruppe von jeher gegenüber bestanden. San Francisco war zu einem Paradies für die Aktivitäten der »Gays« geworden und sie bewegten sich dort so lautstark und provozierend, als gehöre die Stadt längst ihnen und die anderen seien die Außenseiter. Jahr für Jahr veranstalteten sie große Umzüge in der Stadt und feierten die »sexuelle Revolution«. Lokalpolitiker mußten mit den hervorragend organisierten »pressure groups« als wichtige Wählergruppe und Stimmungsmacher rechnen. Nur äußerst vorsichtig wurde von der Stadtverwaltung das Problem angefaßt, denn man war die »Welthauptstadt der Homosexuellen«, aber auch der Lesbierinnen. Oft agierten beide Gruppen als Verbündete.
Abendlicher Treffpunkt nicht nur der Homosexuellen in San Francisco, sondern auch in New York waren Dutzende von Sex-Saunen, in denen häufiger Partnerwechsel an der Tagesordnung war. Promiskuität galt in jenen Kreisen geradezu als ein verbrieftes Recht bürgerlicher Freiheit, wie die Zeitungen dieser Gruppen unentwegt verkündeten.
König der Sauna-Szenen in New York, aber auch in San Francisco war der franco-kanadische Steward Gaetano Dugas, der als Patient 0 in die Geschichte der Krankheit einging. Er hat nach Ermittlungen der amerikanischen Gesundheitsbehörden die Infektion an 250 Homosexuelle weitergegeben. Auch als er schon längst mit dem Kaposi-Sarkom behaftet war, führte er sein hektisches Leben in den Saunen ungestört weiter:»Schließlich hat ja auch mich jemand angesteckt«, erwiderte er auf Vorhaltungen. Der Journalist Randy Shilts, der als Reporter des »San Francisco Chronicle« die Entwicklung von Schwulenbewegung und Aids in dieser Stadt Tag für Tag erlebte, hat über Dugas und viele andere Akteure in jenen Jahren ein erschütterndes Buch geschrieben: »Aids – And the Band played on«.
Neben den Homosexuellen gab es in den USA bald auch eine andere Gruppe von Betroffenen: Menschen, die an Hämophilie litten, an der Bluterkrankheit. Sie wurden infiziert durch HIV-verseuchtes Blut, da die amerikanischen Blutbanken sich lange Zeit weigerten, homosexuelle Spender auszuschließen.

Heimatland Afrika?

Woher stammten die tödlichen Keime? Es sieht so aus, ähnlich wie auch bei der Syphilis, als gäbe es auf diese Frage keine eindeutige Antwort.
Luc Montagnier sah den Herd der Erreger von Anfang an in Zentralafri-

ka. Als sich dann noch zeigte, daß bestimmte afrikanische Affen, die »Grünen Meerkatzen« von einem Virus befallen werden, das große Ähnlichkeit mit dem HIV zeigt, wurde diese Vermutung noch wahrscheinlicher. Man ging davon aus, daß durch den Biß dieser Affen das Virus auf den Menschen übertragen worden sei, später habe dann das Virus noch einige Mutationen erfahren. Die Affen sind mit dem Virus STLV III – das »s« steht für »simian« – allerdings nur infiziert. Sie erkranken nach den bisherigen Erkenntnissen daran nicht.

Verständlicherweise sträubten sich die afrikanischen Staaten mit aller Macht gegen die Behauptung, ihre Länder böten das Reservoir für Aids. Solche Behauptung, so erklärte einer ihrer Führer, sei nichts anderes als »nackter Rassismus«.

Mit dieser Haltung hing es wohl auch zusammen, daß Berichte aus afrikanischen Ländern über dortige Fälle von Aids lange Zeit äußerst dürftig waren. In Wirklichkeit war die Krankheit längst verbreitet. Allerdings bildeten in Afrika nicht die Homosexuellen die große Ansteckungsquelle, denn diese Form menschlicher Sexualität ist dort offenbar wenig verbreitet, sondern die Heterosexuellen. Quelle der Infektion war zumeist die Prostitution, die angesichts der Notlage vieler in die Städte zugewanderter Frauen, aber auch des Sextourismus wegen, besonders üppige Blüten trieb.

Mittlerweile muß die Affentheorie, zu der auch Gallo neigte, tatsächlich wieder mit einem großen Fragezeichen versehen werden. Viele Untersuchungen älterer Sera hatten nämlich falsche positive Reaktionen ergeben. Professor Reinhardt Kurth, der Leiter des Frankfurter Paul Ehrlich-Instituts, glaubt, Aids grassierte vielleicht schon lange in einem abgeschiedenen Gebiet Afrikas, war aber auf bestimmte Plätze, kleinere Dörfer etwa, beschränkt.

Die ersten größeren Epidemien wurden durch den modernen Verkehr weiter katapultiert, durch die touristische Erschließung des »dunklen Kontinents«. Erst dadurch sei das Virus in die größeren Städte verbreitet worden. Von dort aus kam es dann nach den USA und Europa. Nach den USA möglicherweise über die Zwischenstation Haiti, dessen Sonnenstrände in den 70er Jahren von homosexuellen Amerikanern bevölkert waren.

Reinhard Kurth kann seine »Dorftheorie« natürlich auch nicht beweisen. Er zählt zu den paar hundert Retrovirologen, die es bis heute überhaupt gibt. Kurth hat schon 1984 Proben des Aids-Erregers von Gallo erhalten, als er und sein Kollege Johannes Löwer Gallo im National Health Institute in Bethesda, Maryland bei Washington besuchten. Kurths Institut gehört zu den Zentren der Virus-Forschung in der Bundesrepublik ebenso wie das

Robert Koch-Institut in Berlin und das Georg Speyer-Haus in Frankfurt unter seiner sehr aktiven Leiterin Professor Helga Rübsamen-Waigmann. In der Bundesrepublik hielt man in den frühen 80er Jahren Aids zunächst für eine exotische Krankheit, deren Einbruch hierzulande kaum zu befürchten war. Die Medien sorgten dafür, daß in dieser Hinsicht bald ein Umdenken geschah.
Der seuchenhafte Ausbruch geht nach Meinung von Professor H. Raettig vom Bundesgesundheitsamt in Berlin auf vier kulturgeschichtlich wichtige Erscheinungen zurück, die nach dem Zweiten Weltkrieg sich wechselseitig beeinflußten und verstärkten:

- Homosexualität
- Promiskuität
- Drogenmißbrauch
- Permissivität

»Durch diesen Teufelskreis kam es zu immer dichteren und schnelleren Infektketten in der betroffenen Population, bis die Virulenz eine kritische Höhe erreicht hatte. Die seuchenhafte Explosion des Aids war ab 1980 nicht mehr aufzuhalten«, schrieb Raettig in der »Ärztlichen Praxis«.

Ein neues Aids-Virus taucht auf

Im Jahr 1986 wurde auch noch ein anderes Aids-Virus entdeckt. In Paris wurde ein 32jähriger Patient aus dem Senegal in die Klinik eingeliefert, der alle Anzeichen von Aids zeigte. Doch erstaunlicherweise fanden sich trotz intensiver Suche in seinem Blut keine Antikörper gegen HIV. Und es blieb nicht bei diesem Einzelfall. Bald stieß Luc Montagnier auf weitere Aids-Kranke, in deren Seren ebenfalls keine Antikörper gegen HIV zu entdecken waren.
Schließlich fand sich des Rätsels Lösung: es existierte noch ein zweites Virus, das Aids erzeugt, HIV-2 genannt. Es scheint im westlichen Afrika verbreitet, während HIV-1 bisher vorwiegend in Zentral- und Ostafrika heimisch ist. Offenbar ist die genetische Struktur beider Viren so verschieden, daß HIV-2 den auf HIV-1 eingestellten Tests zu entgehen vermochte.
Welch epidemiologisches Potential besitzt das neue HIV? Montagnier in Paris und Essex von Harvard halten HIV-2 für nicht ganz so bedrohlich wie seinen Vorgänger. In der Weltgesundheitsorganisation sieht man die Entwicklung dennoch mit größter Sorge. »Wir müssen davon ausgehen, daß HIV-2 sich als genauso verheerend erweist wie sein Vorgänger«, sagt Dr. Jonathan Mann, der WHO-Direktor für das Programm zur Bekämpfung von Aids.

Machtergreifung der Viren

Wie alle anderen Viren ist auch HIV ein perfekter Schmarotzer. Anders als Bakterien und andere Parasiten verfügen Viren über keinen eigenen Stoffwechsel. Sie sind darauf angewiesen, die Steuerungsmechanismen der von ihnen befallenen Zellen auf ihre Bedürfnisse umzuprogrammieren.

Das Instrument für diese »Machtergreifung« in den Wirtszellen ist die Nukleinsäure der Viren. Sie besteht entweder aus DNS – der Desoxyribonukleinsäure –, oder aus RNS. RNS unterscheidet sich chemisch nur geringfügig von der DNS, hat aber andere Aufgaben.

Zu den DNS-Viren gehören beispielsweise die Adeno-Viren, die für endemische Erkältungskrankheiten und für Rachenkatarrh, verantwortlich sind. Die Viren, die Kinderlähmung erzeugen, gehören zu den Entero-Viren, die RNS enthalten.

Lange Zeit gingen die Forscher davon aus, daß die DNS hierarchisch gewissermaßen über der RNS stand. Denn die DNS lieferte das Vorbild für die genetischen Kopien, mit deren Hilfe RNS hergestellt werde. RNS dirigiere anschließend die Synthese von Eiweiß in den »Protein-Fabriken« der Zellen.

Der amerikanische Forscher Howard Temin, dazu David Baltimore und Renato Dulbecco, erschütterten 1970 dieses »zentrale Dogma« der Genetik. Sie wiesen nach, daß der Vorgang auch in umgekehrter Richtung verlaufen kann. Es existiert demnach auch eine Rückwärtstranskription von der RNS zur DNS. Als Werkzeug, mit dem ein RNS-Virus seine genetische Information von RNS auf DNS umschreiben läßt, dient ein bestimmtes Enzym, die Reverse Transkriptase.

Auch bei den Retro-Viren, die RNS enthalten, spielt die Umkehr-Transkriptase eine entscheidende Rolle. Diese Viren zählen tatsächlich, wie Montagnier herausfand, zu der Familie der sehr langsam wirkenden Lenti-Viren.

Lenti-Viren genossen lange Zeit keine besondere Aufmerksamkeit, sie galten nur als Erreger von Tierkrankheiten. Erst seit Aids über die Menschheit hereinzubrechen droht, beschäftigen sich die Forscher intensiv mit Retro-Viren. In verhältnismäßig kurzer Zeit gelang es, einen recht ausführlichen Steckbrief für HIV aufzustellen.

Die Zielzellen von HIV

HIV mißt etwa ein zehntausendstel Millimeter. Seine genetische Struktur besteht aus etwa 9500 Basenpaaren. Es ist hochspezifisch und befällt keineswegs alle Typen von menschlichen Zellen. HIV ist vielmehr auf bestimmte Zielzellen fixiert, von denen möglicherweise allerdings noch nicht alle bekannt sind. Bevorzugte Opfer sind T-Lymphozyten, aber auch Makrophagen und Monozyten, die Freßzellen der Immunabwehr. All diese Zellen besitzen an ihrer Oberfläche ein bestimmtes Molekül, »T-4« oder »CD 4« genannt. Es dient offenbar vielen Botenstoffen des Immunsystems als eine Art Erkennungssignal.

Doch die Aids-Viren bedienen sich – höchst »illegal« natürlich – dieses Markers ebenfalls. Um sich an ihn zu binden, benützt das Virus einen bestimmten Rezeptor an seiner Außenfläche. Es handelt sich um ein Glykoprotein mit dem Molekulargewicht 120. Deshalb wird die 8. Bindungsstelle des Virus »Gp 120« genannt.

Wenn die Rezeptoren des Virus mit den T-4-Molekülen zusammenwirken, können die Erreger an der Zelle »andocken«. Danach dringen sie in den Zellkörper ein. Ist das geschehen, tritt die Reverse Transkriptase, die das Virus mitgebracht hat, in Aktion. Die RNS des Virus wird mit Hilfe dieser Enzyme auf einen DNS-Strang umgeschrieben und verdoppelt.

Nun beginnt das »Uncoating«, das Virus wirft seine Hüllen ab und seine DNS dringt in das »Allerheiligste«, in den Kern der Zelle, ein. Dort klinkt es seine DNS – sie ist winzig im Vergleich zu den Milliarden Basenpaaren der Zell-DNS – in jene der Wirtszelle ein.

Das in die Erbsubstanz der Zelle integrierte Virus-Material, das Pro-Virus verhält sich in der DNS der Wirtszelle zunächst »schweigend«. Gleichzeitig ist es auch im Schutzmantel der Wirtszelle gegen Angriffe der Körperabwehr völlig geschützt. Diese Inaktivität des Pro-Virus kann unter Umständen viele Jahre dauern. Offenbar wird das Virus von sogenannten Suppressor-Genen an seiner Entfaltung gehindert.

Was regt ein Pro-Virus an, sein »Schweigen zu brechen« und, wie auf Kommando, in der Wirtszelle ungehemmt Nachkommen zu produzieren? Welche genetischen Faktoren diese Aktivierung besorgen, ist noch nicht genau bekannt. Man vermutet, daß verschiedene Virus-Antigene das Pro-Virus »scharf machen« können.

Denkbar wären als Aktivatoren auch andere Viren, etwa die Erreger von Herpes oder Hepatitis, wenn sie ebenfalls in die Zelle eingedrungen sind. Häufig infizieren sich Aids-Positive auch mit diesen Viren, wie die im Blutserum vorhandenen Antikörper beweisen.

Insgesamt sind ungefähr 25 Millionen Amerikaner mit sexuell übertragenem Herpes simplex-Virus Typ 2 infiziert. Die Häufigkeit dieser Infektion, so betonen US-Infektiologen, lasse im übrigen auch Rückschlüsse auf die Häufigkeit anderer sexuell übertragbarer Krankheiten zu.
Um Virus-Nachkommen herzustellen, muß die Virus-DNS wieder in RNS-Kopien transkriptiert werden. Bald darauf verlassen Hunderte von Viren die Zelle – ein Vorgang, der seit einiger Zeit auf elektronenmikroskopischen Bildern – von Wissenschaftlern des Robert Koch-Instituts – deutlich zu sehen ist. Die verlassene Wirtszelle wird von den Killerzellen vernichtet.

Variationen erschweren die Abwehr

Die genetische Substanz von HIV verhält sich recht unstabil. Sie kann sich auf seinem Weg von einem Träger zum anderen erheblich verändern und damit neue genetische Markierungen annehmen. Deshalb finden sich bei einem einzigen Patienten oft verschiedene Variationen von HIV. Vermutlich entstehen sie durch Kopierfehler der Reverse Transkriptase beim Umschreiben von DNS oder RNS.
Die genetische Variabilität ist natürlich eine der Ursachen, warum der immunologische Angriff auf Viren, die so häufig ihr antigenes »Kostüm« wechseln, ins Leere geht.
Warum aber befallen die Viren keineswegs jeden T-Helfer-Lymphozyten, sondern nur jede 10000ste oder sogar 100000ste Zelle? Auch dieses Phänomen kann derzeit noch nicht überzeugend erklärt werden.
Wenn die neugebildeten Retroviren die Wirtszelle verlassen, bauen sie in die Membran der von ihnen infizierten Zelle Hüllproteine ein. Diese hinterlassene Markierung wird vom Immunsystem als fremd erkannt. Jetzt erst wird die Zelle von Killerzellen angegriffen und zerstört.

Der Beginn der Infektion

Nach den bisherigen Erfahrungen dauert es etwa vier bis sechs Wochen nach einer Infektion mit HIV, bis sich Antikörper im Blut nachweisen lassen. Manchmal kann dieser Zeitraum auch erheblich länger sein. Mit der ist eine HIV-Infektion am frühesten zu beweisen.
Klinisch verläuft die Serokonversion gewöhnlich völlig stumm. Nur in bestimmten Fällen kommt es in dieser »stummen« Phase zu Fieber, Abgeschlagenheit, Übelkeit, Schmerzen in den Gelenken, in den Muskeln und im Kopf. Auch Hautausschläge und Schwellungen der Lymphdrüsen kön-

nen sich einstellen – lauter Symptome, wie man sie von einer Grippe her kennt oder beim Pfeifferschen Drüsenfieber.
Diese Erscheinungen sind jedoch nur vorübergehend. Sie klingen bald wieder ab, der Gesundheitszustand scheint ungestört. Die Betroffenen wiegen sich fatalerweise in Sicherheit. In Wirklichkeit können sie in diesem Stadium die Infektion jedoch weiter und weiter verbreiten.
Warum gehen die im Blutserum von den B-Lymphozyten gebildeten Antikörper, unsere sonst so zuverlässigen «unsichtbaren Verbündeten» nicht wirkungsvoller gegen die Viren vor? Warum stürzen sich die Makrophagen, die Freßzellen, nicht wie sonst in die Schlacht gegen die gefährlichen Keime?
Leider müssen solch quälende Fragen im Falle von Aids vorläufig noch offen bleiben. Was die Freßzellen anlangt, so gibt es seit einiger Zeit sogar den Verdacht, daß sie die Viren zwar phagozytieren, aber nicht abtöten, sondern lediglich an andere Stellen im Organismus transportieren. Dort setzen sie ihre Gefangenen wieder frei, zum Beispiel im Gehirn und im Rückenmark.
Wenn diese Theorie stimmt, dann würde das auch erklären, warum HIV trotz der Blut-Hirnschranke schon so früh im Zentralnervensystem anzutreffen ist und dort so bald Störungen erzeugt.
Glücklicherweise sind die Aids-Viren wenigstens nicht so hochinfektiös wie etwa die Gonokokken bei Gonorrhoe. Das Virus ist auch vergleichsweise wenig ansteckend im Vergleich etwa zu den Hepatitis-Viren, den Erregern von Leberentzündungen, die nicht selten zusammen mit HIV übertragen werden. Viele Aidskranke zeigen deswegen eine positive Hepatitis-B-Reaktion.
Anders als bei der Hepatitis reichen einige tausend Aids-Viren nicht aus, um eine Infektion herbeizuführen. Dazu bedarf es einer geballten Streitmacht von Millionen von HIV. Das ist auch einer der Gründe, warum bei gewöhnlichen Kontakten mit Aids-Kranken, selbst bei der Benutzung der gleichen Toilette, bisher keine Infektionen berichtet wurden.
Das Virus kann auch verhältnismäßig leicht abgetötet werden, es ist gegenüber Umwelteinflüssen nur wenig widerstandsfähig. Verschiedene chemische Verbindungen wie Natriumhypochlorid, Paraformaldehyd, Alkohol oder Lysol machen ihm schnell den Garaus. HIV stirbt auch ab, wenn es niedrigen oder hohen PH-Werten ausgesetzt oder 30 Minuten lang auf 56°C erhitzt wird.

Die Wege der Übertragung

Die Übertragung von HIV geschieht durch das Blut und durch Sperma, ob etwa auch durch Speichel, ist vorläufig noch nicht gesichert. Das gilt auch für Tränenflüssigkeit, Schweiß, Urin, den Darminhalt. Auch die Übertragung des Virus durch Insekten, wie etwa Moskitos, ist bisher nicht nachgewiesen. Sie gilt eher als unwahrscheinlich.

Für ausgeschlossen halten die meisten Aids-Kliniker eine Infektion auf dem Tröpfchenweg, wie etwa bei Erkältungskrankheiten, und durch normale Körperkontakte, die sich beim Zusammenleben mit Infizierten ergeben.

Intensivste Ansteckungsgefahr droht beim Analverkehr, und zwar vor allem für den rezeptiven Partner. Das zeigen die Berichte aus der Homosexuellen-Szene in den USA. Aber auch bei oralem Sex kann es zur Infektion kommen. Die Gefahr wächst mit häufig wechselnden Partnern.

Der Aids-Test, der von Gallo und der Montagnier-Gruppe zur gleichen Zeit entwickelt wurde, gründet sich zunächst auf den Nachweis von Antikörpern gegen HIV im Blutserum. Antikörper beweisen, daß eine Begegnung, eine Auseinandersetzung zwischen Virus und dem betroffenen Organismus, stattgefunden haben muß.

Es ist mittlerweile möglich, das Virus direkt nachzuweisen. Diese Methode ist jedoch sehr aufwendig, deshalb kann sie vorerst noch nicht zur Routine-Diagnostik verwendet werden.

Ein großer Nachteil ist, daß die Infektion erst etwa sechs bis acht Wochen später nachgewiesen werden kann. Denn erst zu diesem Zeitpunkt hat der Organismus seine Streitmacht von Millionen von Antikörpern gegen die Viren mobilisiert. Es hat also gar keinen Sinn, einen solchen Test auf Antikörper etwa schon wenige Tage nach einer eventuellen Infektion vorzunehmen. Da das Immunsystem seine Antikörper-Produktion noch nicht angekurbelt hat, würde das Ergebnis nur ein falsch-negativer Test sein. Das könnte gefährliche Folgen haben.

Aber auch falsch-positive Ergebnisse sind bei dem ersten Test möglich. Sie können zu verzweifelten Reaktionen bei den Betroffenen führen. Deshalb muß der Arzt erst noch den Ausgang von zwei Bestätigungstests abwarten, ehe er die schicksalshafte Diagnose seinem Patienten – in einem Gespräch und nicht am Telefon – mitteilt. Er sollte dabei unterstreichen, daß ein positiver Test nicht bedeuten muß, daß die Krankheit Aids mit Sicherheit ausbrechen wird.

Die Einteilungen der einzelnen HIV-Stadien haben sich aus der historischen Situation entwickelt und führen heute noch gelegentlich zu Verwir-

rungen und einem gewissen Wirrwarr in der Nomenklatur. Am stärksten scheint sich nun aber jene Klassifikation eingeführt zu haben, die von dem »Center for Diseases Control« (CDC) in Atlanta in USA stammt. Danach werden die Stadien aufgrund der klinischen Befunde in vier Haupt- und verschiedene Unterstufen eingeteilt:
Akute Infektionen gehören natürlich in die erste Gruppe. Symptome sind in jener Phase sehr schwach und vor allem sehr diffus. Am charakteristischsten sind bestimmte Exantheme.
Die bevorzugte Stelle scheint der Oberkörper zu sein. Da sich dieses Exanthem oft schon nach einigen Tagen wieder spontan zurückbildet, wird es gelegentlich überhaupt nicht bemerkt.

Laborbefunde geben Aufschluß

Beim heutigen Stand der Aidsepidemie ist die Gruppe II, die das asymptomatische Stadium umfaßt, die größte. Das bedeutet, wesentlich mehr Patienten sind in diesem Stadium anzutreffen als bei der vierten Gruppe, wo sich Aids schon klinisch manifestiert hat.
Bei der Gruppe II gibt es zwei Untergruppen: Zu IIa gehören Patienten, bei denen die Infektion zwar nachgewiesen ist, die jedoch keinerlei Symptome zeigen. Bei IIb sind verschiedene Laborbefunde pathologisch. Und zwar unspezifische, wie etwa eine erhöhte Blutsenkung oder vermindertes Hämoglobin. Aber auch spezifische Werte, die sich nur bei Aids zeigen, sind verändert, so etwa ist die Zahl der T-8-Lymphozyten (Killerzellen) erhöht.
Auffällig in diesem Stadium ist auch ein Mangel an Blutplättchen, eine sogenannte Thrombozytopenie. Die normale Zahl der Blutplättchen beträgt pro Millimeter Blut rund 255000. Bei Thrombozytopenie sinkt sie auf unter 100000 ab.
Wesentliches Kennzeichen des III. Stadiums ist die generalisierte Lymphadenophatie, eine anhaltende Schwellung der Lymphknoten, die an mehreren, mindestens jedoch zwei Stellen zu beobachten ist und für die es keine andere Ursache gibt.
Zur Gruppe IIIb gehören Patienten mit zusätzlich pathologischen Laborwerten, einer verminderten Zahl von Thrombozyten und Lymphozyten, aber einer erhöhten Zahl von Suppressor-Lymphozyten (T-8-Lymphozyten). Oft zeigt der Patient auch eine Anergie. Er reagiert gar nicht oder nur schwach auf immunologische Reize.

Kofaktoren spielen eine Rolle

Die Weiterentwicklung zum Vollbild von Aids wird möglicherweise von gewissen Faktoren beschleunigt. Zu diesen Kofaktoren wird fremdes Eiweiß gezählt, Sperma, wie es der rezeptive Teil beim Analverkehr aufnimmt; Drogen vom Alkohol bis zum Heroin; exzessive Sonnenbestrahlung, schlechte oder mangelnde Ernährung und zusätzliche Infektionen, hauptsächlich virale. Auch Syphilis oder andere Geschlechtskrankheiten, wie sie häufig bei Homosexuellen anzutreffen sind, können nach Meinung der Fachleute den Ausbruch der Krankheit beschleunigen.
Immer wiederkehrende Infekte und Tumoren gehören zur letzten Phase. Die Liste dieser opportunistischen Infektionen, die erst durch die Schwächung des Immunsystems ausgelöst wurden, ist lang. Die wichtigste und gefährlichste ist die Pneumocystis carinii, jene spezielle Lungenentzündung, die bei den ersten Aids-Patienten an der amerikanischen Westküste im Jahre 1981 festgestellt wurde – lange bevor Aids als eigenes Krankheitsbild feststand.

Ein Erreger, der in das Gehirn dringt...

Viele Aidspatienten leiden auch an Toxoplasmose. Diese Infektion wird durch einen Parasiten bewirkt, der bei Menschen und Tieren schmarotzt: Toxoplasma gondii, so genannt nach dem deutschen Protozoenforscher Gonder.
Toxoplasma gondii wird durch ungekochtes, infiziertes Fleisch und den Kot von Katzen übertragen. Es kann auch bei Bluttransfusionen, Organverpflanzungen oder über die Plazenta von der Mutter auf das Kind übertragen werden.
Bei Menschen mit intaktem Immunsystem verweilt der Erreger, ein einzelliges Protozoon, oft jahrelang im Organismus in friedlicher «Koexistenz». Erst wenn die Abwehr gestört ist, kann sich die Infektion mit Toxoplasma gondii durch Krankheitssymptome äußern.
Bei HIV-Infizierten zeigt der Erreger eine besondere Vorliebe für das zentrale Nervensystem. Sobald er sich dort eingenistet hat, kann es zu neurologischen Ausfällen kommen, zu Teil-Lähmungen, Sehstörungen, Sprachstörungen. Auch das Bewußtsein kann getrübt sein. Die Patienten sind desorientiert, ihre Bewegungen verlangsamt, sie klagen über große Müdigkeit.
Krampfanfälle, Kopfschmerzen, und Fieber gehören ebenfalls zum

Krankheitsbild der Toxoplasmose. Auch in den Lungen, der Bindehaut der Augen, den Lymphknoten, dem Myokard und den Nebennieren kann sich die Infektion ausbreiten.
Die Toxoplasmose stellt die Ärzte vor nicht allzu schwierige Probleme, wenn die Diagnose früh gestellt wird. Selbst wenn das zentrale Nervensystem betroffen ist, gibt es ein sehr wirksames Mittel, das freilich auch erhebliche Nebenwirkungen hat: Pyrimethamin zusammen mit Sulfadiazin. Die Erfolgsraten mit diesen Chemotherapeutika sind nach vielen Berichten hoch, Rezidive leider nie auszuschließen.
Zu den verschiedenen anderen opportunistischen Infektionen, die teilweise durch Protozoen ausgelöst werden, zählt die Candidiasis. Viele Patienten in den Aids-Kliniken zeigen das Bild dieser Infektion.
Candidiasis wird verursacht durch die Hefe Candida albicans. Sie verursacht weißliche Beläge und Geschwüre an den Schleimhäuten der Mundhöhle, der Speiseröhre, der Vagina. Gelegentlich befällt dieser Pilz auch die Atemwege, den Darm und die Haut.
Das Mittel der Wahl gegen Candidiasis ist Flucoconazol, das sich bei der Behandlung vieler Pilzerkrankungen bewährt hat. Sein wesentlicher Nachteil scheint, daß es bei manchen Kranken nicht gut leberverträglich ist.
Bei den im Zusammenhang mit Aids schon früh beschriebenen Tumoren steht das schon erwähnte »Kaposi-Sarkom« ganz im Vordergrund. Er gehörte einst zu den sehr seltenen Tumoren, die hauptsächlich bei Männern im Mittelmeerraum und Afrika beobachtet wurden. Erst seit das Kaposi-Sarkom in San Francisco im Zusammenhang mit Aids immer häufiger beobachtet wurde, ist es für die heutige Generation von Ärzten ein Begriff.

Das Ausmaß der Epidemie

Bis Mitte 1989 waren der Weltgesundheitsorganisation rund 150000 Aidsfälle aus 149 Ländern gemeldet worden. Diese Zahlen spiegeln allerdings nicht die wirkliche Situation wider. Nach Schätzungen der WHO ist die tatsächliche Zahl der Aids-Patienten etwa dreimal so hoch, sie dürfte bei etwa 480000 liegen.
In der Bundesrepublik hat die Rate der Neuinfizierten etwas abgenommen. Die Verdopplungszeit der Erkrankungsfälle hat sich von 12 auf etwa 16 bis 18 Monate verlängert. Insgesamt gibt es in der Bundesrepublik – nach vorsichtigen Schätzungen – gegenwärtig (Mitte 1989) etwa 80 bis 100000 HIV-Infizierte. Bei der Hälfte der im Monat etwa 600–800 Neuin-

fektionen spielen homosexuelle Kontakte und Drogen die entscheidende Rolle.
Nach neuesten Informationen aus USA verlagert sich bei den Neuinfizierten das Schwergewicht von den Homosexuellen auf die Rauschgiftabhängigen, die Fixer. 1981 waren noch drei Viertel der Erkrankten Homosexuelle, 22 Prozent Süchtige. 1988 dagegen waren 45 Prozent der Aidskranken Drogenabhängige und 42 Prozent Homosexuelle.
Bei den Homosexuellen blieben die Parolen vom »safer Sex« und der traurige Anblick von Kranken in den Kliniken nicht ohne Wirkung. Der Verzicht auf zu riskante Sexualpraktiken nimmt offenbar zu. Süchtige dagegen sind wesentlich schwerer zu beeinflussen. Wie hier Fortschritte erzielt werden können, etwa durch die Lieferung von Einwegnadeln, wird derzeit diskutiert. Sogar an die Freigabe der Drogen wagen manche Gesundheitspolitiker zu denken.

Steigender Umsatz von Kondomen

Das Bundesgesundheitsamt in Berlin hat durch Umfragen festgestellt, daß das «needle sharing» in der Bundesrepublik wenigstens etwas zurückgegangen ist. Dagegen hat die Benutzung von Kondomen bei Homo- und Heterosexuellen zugenommen. Während 1984 rund 36 Millionen Kondome verkauft wurden, waren es 1988 rund 110 Millionen.
Gegenwärtig scheint es, als werde Aids in New York zu einer Epidemie unter den sozial Schwachen und Minderheiten. 1981 wurden 55 Prozent der Aidserkrankungen unter Weißen registriert. 1988 waren fast 70 Prozent Schwarze und Hispanier.
Die Verlagerung des Schwerpunkts von den Homosexuellen zu den Drogensüchtigen wird in vielen Ländern beobachtet. Das hat auch dazu geführt, daß sich immer mehr Frauen infizieren. In New York waren 1981 unter den Aidskranken lediglich zehn Prozent Frauen. Jetzt ist diese Zahl auf 16 Prozent gestiegen. Die meisten dieser Frauen injizieren sich Drogen intravenös, manche von ihnen gehen auf die Straße, um sich das Geld für die Drogen zu beschaffen, ohne die sie nicht mehr leben können.

Kinder mit Aids

Diese Situation wird dazu führen, daß in Zukunft mehr Kinder mit Aids auf die Welt kommen, zumal nicht wenige aidsinfizierte Frauen – entgegen dem Rat ihrer Ärzte – ihre Kinder austragen wollen.

Wie auf dem Aids-Kongreß im Frühjahr 1988 in Berlin bekannt wurde, gibt es in der Bundesrepublik etwa 200 Kleinkinder, die von ihren Müttern infiziert wurden. Rund 77 Prozent dieser Frauen sind drogenabhängig oder haben Partner, die zu einer der Risikogruppen gehören.
Das Virus kann während der Schwangerschaft über die Plazenta übertragen werden, während des Geburtsvorganges oder mit der Muttermilch. Etwa ein Drittel der Kinder sind HIV-positiv. Mütter solcher Kinder sollten deshalb unter keinen Umständen stillen.
Nach den bisher vorliegenden Erfahrungen dominieren bei Kindern nicht die opportunistischen, sondern die bakteriellen Infektionen. Infektionen im Hals-, Nasen- und Ohrenbereich, also Mittelohr-, Mandel- und Nebenhöhlen-Entzündungen. Danach werden Lungen- und Hirnhautentzündungen registriert.
Später kommt es auch bei den Kindern zu den opportunistischen Infektionen, wie sie bei Erwachsenen vorherrschen: Pneumocystis carinii, die auf das zentrale Nervensystem übergreifende Toxoplasmose und eine Entzündung der Speiseröhre durch Soor.
Wie hoch ist die Lebenserwartung dieser Kinder? Die bisherigen Erfahrungen vermitteln ein sehr unterschiedliches Bild. Professor Dr. Volker Wahn von der Universitätsklinik Düsseldorf sagte im Oktober 1988 im Interview mit der »Ärzte Zeitung« dazu: »Die Schwankungsbreite ist groß. Das jüngste Kind starb bei uns im Alter von sieben Monaten. Wir betreuen aber auch schon Kinder, die bereits sieben Jahre alt sind. Sie sind zwar an Aids erkrankt, aber sie befinden sich in einem so akzeptablen klinischen Zustand, daß über die Lebenserwartung im Einzelfall kaum Aussagen gemacht werden können.«
Berichte aus den USA haben ergeben, daß Aids mittlerweile zu der wichtigsten Ursache der Kindersterblichkeit geworden ist.

Therapie: ungenügend

Die Suche nach einem Heilmittel gegen Aids wurde in den letzten Jahren intensiv betrieben, wenn auch in den Augen von Betroffenen verständlicherweise noch immer nicht mit höchster Effizienz. Es ging zunächst nicht darum, ein völlig neues Präparat zu entwickeln. Das hätte ein Jahrzehnt und länger dauern können, wenn man von den gegenwärtigen Erfahrungssätzen der pharmazeutischen Industrie ausgeht. Überdies war klar, daß antivirale Substanzen, die völlig unschädlich gegenüber gesunden Zellen sind, ein besonderes Problem darstellen.

Nicht aus Indifferenz und Einfallslosigkeit, wie gelegentlich behauptet, sondern um möglichst schnell eine Waffe gegen die Krankheit zu haben, die sich wie ein Steppenbrand auszubreiten schien, wurden vorhandene Mittel gegen die Krankheit durchgemustert. Dabei erlebte vorübergehend auch »Suramin« eine kurze Renaissance, das einst als »Germanin« den Tropenmedizinern bei der Bekämpfung der Schlafkrankheit wertvolle Dienste geleistet hatte. Doch »Suramin«, wie auch einige andere Substanzen, brachten keinen Erfolg.
Auch einige andere Substanzen, an die sich große Hoffnungen banden, erwiesen sich als ›flops‹. So etwa das H 23, mit dem der Filmstar Rock Hudson in Paris behandelt wurde – vergeblich, wie man weiß; Hudson starb 1986. Sein Tod hat das Problem Aids vielen Menschen erst richtig ins Bewußtsein gehoben, die vorher vor der Seuche die Augen verschlossen, »weil einem so etwas persönlich nicht passieren konnte«.
Mehr Glück hatten die Wissenschaftler hingegen mit einer anderen Substanz, die von dem britischen Pharmakonzern Bouroughs Wellcome entwickelt worden war: Azidothymidin (AZT) oder Retrovir genannt. Diese Verbindung entspricht der Nukleinsäure-Base Thymidin, allerdings mit einer kleinen chemischen Änderung. Ähnlich wie vermehrungswürdige Krebszellen erkennt das Virus die kleine Abweichung nicht. Sie baut den gefälschten Baustein in das Virusmaterial ein. Dadurch kommt es zu einer »Ladehemmung« in der Vermehrungsmaschinerie des Virus.
Wie bei den Antimetaboliten in der Krebstherapie ist auch dieses Mittel zu wenig spezifisch. Bei höherer Dosierung kann es das Knochenmark schädigen. Es erzeugt Anämien und schwächt die ohnehin bei Aidskranken darniederliegende Immunabwehr.
Deshalb kann »AZT« nur mit großer Behutsamkeit gegen Aids verwendet werden. Allerdings haben die Ärzte in den vergangenen Jahren gelernt, mit dem Präparat besser umzugehen, es individueller zu dosieren.
Auch eine Kombination von »AZT« mit einem anderen Antivirus-Mittel wird erprobt. Es handelt sich dabei um Acyclovir, das schon bisher mit einigem Erfolg gegen die verschiedenen Herpes-Viren verwendet wird. Möglicherweise wird man beide Präparate mit einem dritten kombinieren, das das Abwehrsystem stimulieren und kräftigen soll. Insgesamt arbeiten 80 Pharmafirmen an Präparaten gegen Aids. Viel diskutiert wird dabei eine Substanz, an der die Firmen Bayer und Hoechst arbeiten, und zwar zusammen mit dem Georg-Speyer-Haus in Frankfurt. »Hoe-Bay 946« soll nicht nur die Reverse Transkriptase hemmen, sondern auch das Andocken.
Keines dieser neuen Präparate darf zu toxisch sein, denn sie müssen wahrscheinlich ein Leben lang genommen werden.

Der lange Weg zum Impfstoff

Was aber soll geschehen, um die breite Bevölkerung zu schützen, in jedem Fall aber die noch nicht infizierten Angehörigen der Risikogruppen?

Als der Erreger identifiziert wurde, brach eine Welle der Hoffnung aus auf einen Impfstoff, der gegen HIV schützen konnte, so wie andere Vakzine gegen Pocken, Masern, Röteln, Gelbfieber oder bakterielle Erreger. Ein Impfstoff also, bei dem tote oder abgeschwächte Keime in den Organismus geschleust werden, der dann nach einigen Wochen so viele Antikörper gegen die Antigene bildet, daß der Organismus bei einer erneuten Begegnung aktiv immunisiert ist.

Schon bei den Influenza-Erregern gibt es seit langem sehr unbefriedigende Erfahrungen. Diese Grippe-Viren ändern ihr genetisches »Make up« so häufig, daß die auf eine bisherige bestimmte genetische Komponente geeichten Impfstoffe oft wirkungslos bleiben.

Diese antigene Variabilität, die bei dem Aids-Virus besonders ausgeprägt ist, macht es so schwierig, Impfstoffe zu entwickeln.Das wurde zum Beispiel von allen Immunologen beklagt, die sich im Sommer 1989 zu ihrem Weltkongreß in Berlin versammelt hatten.

Ein anderer Hemmschuh ist der Mangel an geeigneten Versuchstieren. Nach den bisherigen Erfahrungen eignen sich nur Schimpansen, um die Vakzine zu testen. Diese Tiere aber sind sehr rar und teuer. In Deutschland wird im Primaten-Zentrum von Prof. Hunsmann weltweit anerkannte Arbeit geleistet.

Gegenwärtig konzentrieren sich die Impfstoff-Forscher nicht nur auf die Proteine auf der äußeren Membran des Virus, die Gp 120, sondern auch auf die Antigene des Viruskerns, die vermutlich weniger häufig ihren genetischen Charakter ändern. Unter den Forschern ist auch Jonas Salk mit seiner Arbeitsgruppe, dessen Name eng mit der Entwicklung der Tot-Vakzine gegen Kinderlähmung verbunden ist.

Andere Versuche machen sich die Gentechnik zunutze. Mit ihrer Hilfe sollen unendliche Mengen des CD-4-Rezeptors hergestellt und in den Organismus eingeschleust werden. Das könnte dann dazu führen, daß die Hauptstreitmacht der Viren sich an diesen künstlichen Rezeptor bindet und die natürlichen der Lymphozyten wenigstens teilweise frei bleiben. Erste kleine Fortschritte konnten auf diesem Weg sogar schon erzielt werden. Eines der großen Probleme ist indes die kurze Halbwertszeit dieser künstlichen Rezeptoren. Wie die Immunologen in Berlin betonten, darf bei dieser Entwicklung allerdings die Gentechnik nicht weiter behin-

dert werden. Man kann nicht Mittel gegen Aids fordern und gleichzeitig die Voraussetzungen dafür gefährden.
So schmerzlich es ist, fast alle Virologen stimmen darin überein, daß mit einem Impfstoff frühestens Mitte der 90er Jahre gerechnet werden darf.

Prävention ist am wichtigsten

Was kann bis dahin getan werden? Der Schlüssel liegt gegenwärtig in der Prävention, schlicht gesagt: in der Vermeidung von Kontakten mit dem Virus.
Prävention setzt Wissen voraus. Damit sieht es aber trotz aller Aufklärungskampagnen noch überraschend schlecht aus. Die Vorstellungen, die viele junge Menschen haben – im Zweifelsfall die möglichen Betroffenen – sind nicht nur kurios, sondern ausgesprochen gefährlich. So hat eine Umfrage unter 4000 Medizinstudenten ergeben, daß 11 Prozent glaubten, die HIV-Infektion werde durch Husten übertragen. 9,3 Prozent hielten eine gemeinsame Benutzung von Bad und Küche für ein Infektionsrisiko. 39 % vertraten die Meinung, sie müßten Personen aus der Betroffenen-Gruppe nicht vom Blutspenden abraten. Rund 15 % der Studenten meinten, oraler Sex sei risikolos, 14 Prozent gaben an, daß das Ansteckungsrisiko beim Vaginalverkehr gering sei.
Daß alle Aufklärung behutsam geschehen muß, wird von niemand bestritten. Sonst werden Ängste geweckt, die den gerade bei Aids so notwendigen klaren Blick trüben. Längst schon ist das Bild des Aids-Phobikers in den Beratungsstellen ein vertrautes Bild: Menschen, die an eingebildetem Aids zu leiden glauben, hetzen von Arzt zu Arzt und werden psychisch krank. Oft handelt es sich um einen einmaligen Seitensprung, der zu brennenden Selbstvorwürfen und Schuldgefühlen führt.
Manche Medien, die ihre Betroffenheit durch grell getönte Alarmmeldungen artikulieren, richten mit sensationell gehaltenen Berichten in den Augen vieler Ärzte mehr Schaden als Nutzen an. Auch hier wiederholt sich ein von der Syphilis her vertrautes Bild: Um die Jahrhundertwende gab es nicht wenige Männer, die sich einbildeten, an der für unheilbar geltenden und so übel beleumdeten Syphilis erkrankt zu sein. Sie wollten die Schande nicht überleben.
Andere Phobiker reagieren mit Haß gegen jene Gruppen von Menschen, denen sie die Schuld am Ausbruch der Seuche geben. Sie können sich gar nicht genugtun an Verdammungsurteilen gegenüber den Infizierten.

Meldepflicht oder Quarantäne?

Aids ist ebensowenig ein rein medizinisches Problem wie einst die Syphilis. Es ist ein eminent gesellschaftliches, und alle Teile der Bevölkerung werden daran gemessen werden, wie sie mit dieser Krankheit umgehen. Syphilitiker hatten es wenigstens in dieser Beziehung einst schwerer als heute Aidskranke. Wer sich eine teure, verschwiegene Behandlung in der Großstadt oder am besten im Ausland nicht leisten konnte, mußte damit rechnen, daß sein Name zusammen mit vielen Einzelheiten in die Register der Gesundheitsämter wanderte. So verlangte es das Gesetz zur Bekämpfung der Geschlechtskrankheiten, das heute noch formal gültig, aber im Falle Aids de facto außer Kraft gesetzt ist.
In den meisten Staaten existiert heute noch eine Meldepflicht, in der DDR gibt es namentliche Meldungen und in Kuba hat die Regierung für Kranke sogar strenge Quarantänestationen eingeführt.
In der Bundesrepublik hat man sich, wesentlich durch die frühere Bundesgesundheitsministerin Rita Süssmuth beeinflußt, zu einer sehr liberalen Praxis entschieden. Niemand kann normalerweise gezwungen werden, sich einem HIV-Test zu unterziehen und es gibt für die Ärzte nicht einmal eine anonyme Meldepflicht. Sie können, müssen jedoch nicht, Meldung erstatten. Bayern wendet allerdings die Bestimmungen des Seuchenrechts schärfer an.
Ob das Argument, auf andere Weise triebe man viele Kranke nur in den Untergrund und dazu, sich in jedem Fall der Diagnose und gegebenenfalls der Behandlung zu entziehen, wirklich stichhaltig ist, vermag gegenwärtig niemand zu entscheiden. Meinung steht hier gegen Meinung, und wer recht hat, wird sich frühestens in Jahren zeigen. Sicherlich wird die Haltung der Gesundheitspolitiker auch von schlimmen Erfahrungen der NS-Zeit beeinflußt: Man möchte nicht noch einmal Minderheiten »ausgrenzen«.
Beherzigenswert erscheint, was Jonathan M. Mann, der Direktor der WHO in Montreal auf der 5. Internationalen Aidskonferenz am 4. Juni 1989 gesagt hat, wonach sich das Schicksal der Vielen nicht von dem Schicksal der Einzelnen trennen lasse. »Aus unserer Erfahrung im abgelaufenen Jahrzehnt, aus unseren schwer verdienten Erkenntnissen haben wir, und alle, die so denken, handeln und glauben wie wir, die Gewißheit gewonnen, daß wir nicht nur eben überleben werden – wir werden diesen Kampf gewinnen. Denn letztlich ist es das Engagement und der Einsatz von Einzelpersönlichkeiten – Hunderten und Tausenden von Einzelpersönlichkeiten –, deren Humanität und deren auf Zusammengehörigkeitsbewußtsein beruhendes Handeln die Welt erleuchten wird – und unsere Zukunft.«

Quellen und Literatur

Arns/Jochheim/Remschmidt: *Neurologie und Psychiatrie,* Stuttgart 1970

Arzt, L.: *Frühdiagnose und Frühtherapie der Syphilis,* Wien, München und Leipzig 1923

Asimov, I.: *Biographische Enzyklopädie der Naturwissenschaften und der Technik,* Freiburg, Basel und Wien 1973

Bäumler, Chr.: *Handbuch der chronischen Infectionskrankheiten,* Leipzig 1886

Bäumler, E.: *Auf der Suche nach der Zauberkugel,* Düsseldorf und Wien 1963

Balabanoff, A.: *Lenin,* Hannover 1961 (ital.: lenin visto da vicino, Roma 1959)

Behrend, F. J.: *Syphilidologie* (3. Teil 1841, 6. Teil 1845, 7. Teil 1845), Leipzig 1845

Bergel, S.: *Allgemeine Biologie und Therapie der Syphilis,* Jena 1931

Bergel, S.: *Die Syphilis im Lichte neuer experimentell-biologischer und immun-therapeutischer Untersuchungen,* Jena 1925

Bing, R.: *Lehrbuch der Nervenkrankheiten,* Berlin und Wien 1932

Bleuler, E.: *Lehrbuch der Psychiatrie,* Berlin 1920

Bloch, I.: *Der Ursprung der Syphilis,* Jena 1901

Bloch, I. / Loewenstein, G.: *Die Prostitution,* Band 2, Berlin 1925

Boerhaven, H.: *Verhandlung der Venus-Seuche und deren Genesung* – Aus dem Lateinischen ins Deutsche übersetzt und mit einer Vorrede vermehret durch Johannem Timmium, Bey Nathanael Saurmann 1737

Braun, A.: *Krankheit und Tod im Schicksal bedeutender Menschen* (Sonderausgabe für die Mitglieder der Wissenschaftlichen Buchgesellschaft, Darmstadt), Unveränd. Nachdruck der 2. Aufl., Stuttgart 1969

Braun-Falco, O. / Bandmann, H.-J.: *Fortschritte der praktischen Dermatologie und Venerologie,* Band 6, Berlin, Heidelberg und New York 1970

Brieux: *Les Avariés,* Paris 1907

Brown/Donohue/Axnick/Blount/Jones/Ewen: *Syphilis and other Venereal Diseases,* Cambridge/Mass. 1970

Bruck, C.: *Die Serodiagnose der Syphilis,* Berlin 1909

Burckhardt, W.: *Atlas und Praktikum der Dermatologie und Venerologie,* München, Berlin, Wien 1972

Cartwright, F. F.: *Disease and History,* New York und Scarborough, Ont. 1972

Cleugh, J.: *Secret Enemy,* London und New York 1954

Dahms, W.: *Schubert,* Berlin 1918

Dale, P. M.: *Medical Biographies,* Norman 1952

Dattner, B.: *Moderne Therapie der Neurosyphilis,* Wien 1933

Decsey, E.: *Hugo Wolf,* Berlin 1921

Dohi, K.: *Beiträge zur Geschichte der Syphilis,* Leipzig 1923

Dubos, R. J.: *Bacterial and Mycotic Infections of Man,* Philadelphia, London und Montreal 1952

Ehrlich, P.: *Abhandlungen über Salvarsan,* München 1911
Ehrlich, P./Hata, S.: *Die experimentelle Chemotherapie der Spirillosen,* Berlin 1910
Ehrmann, S.: *Die Enquete der Österreichischen Gesellschaft zur Bekämpfung der Geschlechtskrankheiten,* Leipzig 1908
Ewald, G.: *Lehrbuch der Neurologie und Psychiatrie,* München und Berlin 1944
Finger, E. / Jadassohn, J. / Ehrmann, S. / Groß, S.: *Handbuch der Geschlechtskrankheiten,* III. Band, 3. Teil, Wien und Leipzig 1916
Fournier, A. / Finger, E.: *Die Vererbung der Syphilis,* Leipzig und Wien 1892
Frantz, W.: *Die Behandlung der frischen Syphilis,* Hamburg 1949
Frenzel, I.: *Friedrich Nietzsche in Selbstzeugnissen und Bilddokumenten,* Reinbek b. Hamburg 1966
Gertler, W.: *Praktische Dermatologie,* Leipzig 1965
Glaser, H.: *Dramatische Medizin,* Zürich 1959
Greither, A.: *Dermatologie und Venerologie,* Berlin, Heidelberg und New York 1972
Grinker, R. R.: *Neurology,* Springfield, Ill. 1944
Hauck, L. / Walther, H.: *Die Behandlung der Geschlechtskrankheiten,* Stuttgart 1948
Heite, H.-J./Walter, H.: *Die Geschlechtskrankheit Syphilis,* Ärztliche Praxis, Starnberg o. J.
Heubner, O.: *Die Luetische Erkrankung der Hirnarterien,* Leipzig 1874
Hill, J.: *Germs and the Man,* New York 1940
Hoffmann, E.: *Die Behandlung der Haut- und Geschlechtskrankheiten,* Berlin 1941
Hoffmann, E.: *Ringen um Vollendung,* Hannover 1949
Hoffmann E.: *Vorträge und Urkunden zur 25jährigen Wiederkehr der Entdeckung des Syphiliserregers (Spirochaeta pallida),* Berlin 1930
Hoffmann, E.: *Wollen und Schaffen,* Hannover 1948
Jadassohn, J.: *Handbuch der Haut- und Geschlechtskrankheiten,* 15. Band, 1. Teil, Berlin 1927
Jahnel, F.: *Allgemeine Pathologie und Pathologische Anatomie der Syphilis des Nervensystems,* Berlin 1929
Keining/Braun-Falco: *Dermatologie und Venerologie,* München 1969
Kerner, D.: *Krankheiten großer Musiker,* Stuttgart 1967
Kimmig/Jänner: *Taschenatlas der Haut- und Geschlechtskrankheiten,* Stuttgart 1974
King/Nicol: *Veneral Diseases,* London 1964/69
Kirkpatrick, I.: *Mussolini,* Berlin 1964
Kloos, G.: *Grundriß der Psychiatrie und Neurologie,* München 1968
Kolle, K.: *Große Nervenärzte – 21 Lebensbilder.* Band I, Stuttgart 1956
Kolle, K.: *Psychiatrie,* Berlin und Wien 1943
Kolle, W. / Zieler, K.: *Handbuch der Salvarsantherapie,* Berlin und Wien 1924
Kolle-Hetsch: *Experimentelle Bakteriologie und Infektionskrankheiten,* Berlin und Wien 1942
Kolmer, J. A.: *Principles and Practice of Chemotherapy,* Philadelphia und London 1926
Kolmer, J. A.: *Penicillin Therapy,* New York und London 1947
Krantz, W.: *Einführung in die Dermatologie,* München 1949
Kraus, F. / Brugsch, T.: *Spezielle Pathologie und Therapie innerer Krankheiten,* II. Band, Berlin und Wien 1919
Krejci, F. V.: *Friedrich Smetana,* Berlin o. J.
Kuhn, C.: *Aus dem Leben Fritz Richard Schaudinns,* Stuttgart 1949
Landes, E.: *Heutiger Stand der Therapie der Hautkrankheiten,* Berlin 1956

Lange-Eichbaum, W.: *Genie, Irrsinn und Ruhm,* München und Basel 1961
Leonhard, K.: *Grundlagen der Psychiatrie,* Stuttgart 1948
Lesser, E.: *Lehrbuch der Haut- und Geschlechtskrankheiten.* 13. erw. Aufl., Berlin 1914
L'Etang, H.: *The Pathology of Leadership,* New York 1970
Leyh, F.: *Geschlechtskrankheiten,* München 1972
Loewenfeld, L.: *Grenzfragen des Nerven- und Seelenlebens,* Wiesbaden 1910
Luger, A. / Jadassohn, W.: *Current Problems in Dermatology, Antibiotic Treatment of Venereal Diseases,* Basel und New York 1968
Marchionini, A.: *Fortschritte der Praktischen Dermatologie und Venerologie,* Vorträge 1951, Berlin, Göttingen und Heidelberg 1952
Marchionini, A.: *Fortschritte der Praktischen Dermatologie und Venerologie,* Vorträge 1959, Berlin, Göttingen und Heidelberg 1960
Marchionini, A.: *Fortschritte der Praktischen Dermatologie und Venerologie.* 5. Band, Berlin, Heidelberg, New York 1965
Marquardt, M.: *Paul Ehrlich,* Berlin, Göttingen und Heidelberg 1951
Maurois, A.: *Alexander Fleming,* München 1960
Meirowsky, E. / Pinkus, F.: *Die Syphilis* (Fachbücher für Ärzte, Band IX), Berlin 1923
Möbius, P. J.: *Über das Pathologische bei Goethe,* Leipzig 1898
Morton, R. S.: *Geschlechtskrankheiten,* Hamburg 1969
Morus (Richard Lewinsohn): *Eine Weltgeschichte der Sexualität,* Hamburg 1956
Müller, F.: *Perspektiven immunologischer Syphilis-Diagnostik,* Sonderdruck Deutsches Ärzteblatt – Ärztliche Mitteilungen, Köln Jan. 1976
Müller, M.: *Prognose und Therapie der Geisteskrankheiten,* Leipzig 1936
Müller, R.: *Medizinische Mikrobiologie,* München und Berlin 1950
Nasemann, Th. / Sauerbrey, W.: *Lehrbuch der Hautkrankheiten und venerischen Infektionen,* Berlin 1974
Nonne, M.: *Syphilis und Nervensystem,* Berlin 1921
Notthafft, A.: *Die Legende von der Altertums-Syphilis,* Leipzig 1967
Oberhoffer, M.: *Goethes Krankengeschichte,* Hannover 1949
Oehme, J.: *Lues connata.* Beiträge zur Klinik, Serologie, Röntgenologie sowie zur Prophylaxe und Therapie, Leipzig 1957
Parran, T.: *Shadow on the Land. Syphilis,* New York 1937
Pillsbury, D. M. / Livingood, C. S.: *Proceedings of the XII. International Congress of Dermatology,* 1963
Pingler, G.: *Die Syphilis. Ihr Wesen und gründliche Heilung auf kürzestem Wege,* Berlin 1910
Planner, H.: *Syphilis,* Wien und Berlin 1934
Raecke, J.: *Psychiatrische Diagnostik,* Berlin 1922
Rapport, S. / Wright, H.: *Great Adventures in Medicine,* New York 1956
Rauschenberger, W.: *Erb- und Rassenpsychologie schöpferischer Persönlichkeiten,* Jena 1942
Reid, R.: *Microbes and Men,* USA 1975
Riecke, E.: *Lehrbuch der Haut- und Geschlechtskrankheiten,* Jena 1923
Robinson, V.: *The Story of Medicine,* o. J.
Rosebury, T.: *Microbes and Morals,* New York 1971
Rosenbaum, J.: *Geschichte der Lustseuche im Alterthume,* Halle a. S. 1888
Sadger, J.: *Über das Pathologische bei Goethe,* Die Umschau, Band II, 1898
Schenk, P.: *Krankheit und Kultur im Leben der Völker,* Leipzig 1942

Schmitz, S.: *Albert Neisser.* Leben und Werk auf Grund neuer, unveröffentlichter Quellen, Düsseldorf 1968
Schönfeld, W. / Kimmig, J.: *Sulfonamide und Penicilline,* Stuttgart 1948
Schofield, C. B. S.: *Sexually Transmitted Diseases,* Edinburgh, London und New York 1975
Schulte W. / Tölle, R.: *Psychiatrie,* Berlin, Heidelberg, New York 1975
Schumacher, K. von: *Mirabeau,* Stuttgart 1954
Schumburg: *Die Geschlechtskrankheiten,* Leipzig und Berlin 1915
Seelig, M. G.: *Medicine. An Historical Outline,* Baltimore 1925
Sponsel, H.: *Die Ärzte der Großen,* Düsseldorf und Wien 1976
Springer, B.: *Die Genialen Syphilitiker,* Berlin 1926
Steigleder, G. K.: *Dermatologie und Venerologie,* Stuttgart 1975
Stokes, J. H. / Beermann, H. / Ingraham, N. R. (Hrsg.): *Modern Clinical Syphilology,* London u. Philadelphia 1944
Storck, H.: *Verhandlungen der Deutschen Dermatologischen Gesellschaft,* Berlin, Göttingen und Heidelberg 1964
Strauss, Chr.: *Betrachtungen über die Infektions- und Geschlechtskrankheiten in den letzten hundert Jahren im Spiegel der Münchner Medizinischen Wochenschrift,* 1959
Sudhoff, K. / Sticker, G.: *Zur historischen Biologie der Krankheitserreger,* Gießen 1912
Venzmer, G.: *Krankheit macht Weltgeschichte,* Stuttgart 1960
Vierordt, H.: *Medizinisches aus der Geschichte,* Tübingen 1910
Vogt, A.: *Theopharastus Paracelsus als Arzt und Philosoph,* Stuttgart 1956
Wallace, W. / Behrend, F. J.: *Darstellung des Verlaufs und der Behandlung der primären und der konstitutionellen VENERISCHEN KRANKHEIT und ihrer Varietäten,* Leipzig 1842
Wietfeldt, H.: *Das rettende Quecksilber,* Ulm/Donau 1963
Wodniansky, P.: *Haut- und Geschlechtskrankheiten,* Wien 1973
Wolff, M. J.: *Heinrich Heine,* München 1922
Youmans, J. B.: *The Medical Clinics of North America. Syphilis and Other Venereal Diseases.* Vol. 48, N. 3, Philadelphia and London 1964
Zeh, W.: *Progressive Paralyse,* Stuttgart 1964
Zumbusch, L. v.: *Die Haut- und Geschlechtskrankheiten,* München 1932

Archiv für Dermatologie und Syphilis, Kongreßorgan der Deutschen Dermatologischen Gesellschaft. 187. Band, 5./6. Schlußheft, Berlin, Göttingen und Heidelberg 1949
Archiv für Klinische und Experimentelle Dermatologie, Berlin, Göttingen und Heidelberg 1964
Ciba Zeitschrift, Nr. 52, 5. Jg., 1937: Krankheit und Heilkunst am Hofe Ludwigs XVI.; Nr. 96, Bd. 8, 1959: Quecksilber; Nr. 99, Bd. 9, 1960: Selbstversuche von Ärzten mit lebenden Krankheitserregern.
Medizinische Monatsschrift, Zeitschrift für allgemeine Medizin und Therapie, München, Stuttgart 1949
Richtlinien für die Beurteilung von beim Menschen anwendbaren Arzneimitteln. Hrsg. von der Weltgesundheitsorganisation (WHO), Frankfurt/Main 1976
Syphilis. A Synopsis. Hrsg. vom U.S. Department of Health, Education and Welfare. Public Health Publ. No. 1660, Washington 1968

Paul Ehrlich. Eine Darstellung seines wissenschaftlichen Wirkens, Festschrift zum 60. Geburtstage des Forschers (14. März 1914), Jena 1914
Arbeiten aus dem Paul-Ehrlich-Institut, dem Georg-Speyer-Haus und dem Ferdinand-Blum-Institut zu Frankfurt a. M., begründet von Paul Ehrlich, hrsg. von R. Prigge, H. 51, zum 100. Geburtstage Paul Ehrlichs, Stuttgart 1954

Literaturnachtrag zu Kapitel 12 (1989)

Burkel, Ernst (Hrsg.): Der Aids-Komplex, Dimensionen einer Bedrohung, Frankfurt 1988
Dancygier, Henryk: Aids – Ein klinischer Leitfaden, Stuttgart 1989
Feldner, Dr. Jürgen: Aids – Das erworbene Immundefektsyndrom, Behringwerke, 1988
Schäublin, C.: Aids – Compendium, Aktuelles Wissen, Hoechst 1989
Shilts, Randy: Aids – and the band played on, München 1988
Winkler, Ch./Cornely, M. E./Johann, M.: Aids – Eine aktuelle Übersicht, Köln 1989

Personenregister

Sachregister

Medizin und Gesundheit

Silvano Arieti
Schizophrenie

Ursachen, Verlauf, Therapie. Hilfen für Betroffene.
Vorwort von Asmus Finzen. 252 Seiten. Kt.
(Auch in der Serie Piper 713 lieferbar)

»Das Buch ist ein wichtiges Hilfsangebot in einem Problembereich, in dem die meisten, auch Ärzte, unberaten und ratlos bleiben. Es entwickelt – statt neutralen Mitleids – ein aktives, einfühlsam nachvollziehendes Verständnis beim Leser.« Medical Tribune

Prof. Dr. Hans A. Bloss
Bewegung gegen Herzinfarkt

So können Sie einem Herzinfarkt vorbeugen oder seine Folgen überwinden.
Mit einem Vorwort von Prof. Dr. med. Gotthard Schettler.
271 Seiten mit 98 Zeichnungen. Kt.

»Dieses von einem Sportwissenschaftler verfaßte Buch beeindruckt durch seine verständliche Sprache, das Aufgreifen verbreiteter Vorurteile sowie zahlreiche praktikable Ratschläge.« Ärztliche Praxis

Prof. Dr. med Horst Cotta
Der Mensch ist so jung wie seine Gelenke

Haltung · Bewegung · Sport · Ernährung · Behandlung. Unter Mitarbeit von Dr. med. Arnim C. Braun, Dr. med. Baldung M. Gärtner, Antje Hüter, Dr. med. Fritz U. Niethard, Dr. med. Wolfgang Stein, Dr. med. Klaus Steinbrück.
297 Seiten mit 154 Zeichnungen von Horst Busse und 7 Fotos. Serie Piper 275

»Ein Buch, das nicht nur Wissen allein vermittelt, sondern auch echte Hilfe anbietet für jeden Heilungssuchenden.« Südfunk

Medizin und Gesundheit

Prof. Dr. med. Horst Cotta
Sport treiben! Gesund bleiben!

Ein medizinisches Handbuch. Unter Mitarbeit von Dr.-med. Albert Güßbacher und Prof. Dr. med. Klaus Steinbrück.
426 Seiten mit 124 Zeichnungen von Horst Busse und 11 Fotos. Geb.

Prof. Dr. med. Horst Cotta wendet sich mit seinem umfassenden, reich bebilderten Handbuch zu Fragen des Sports und der Sportmedizin an alle, die als Freizeit- oder Leistungssportler, als Trainer oder Betreuer mit Sport zu tun haben. In der Bundesrepublik Deutschland sind das etwa 20 Millionen Menschen.

John C. Eccles
Das Gehirn des Menschen

Sechs Vorlesungen für Hörer aller Fakultäten. Aus dem Amerikanischen von Angela Hartung. 304 Seiten. Geb.

»Das Buch befriedigt, weil man lernt, daß naturwissenschaftliche Hirnforschung auch dazu beiträgt, den Menschen besser zu verstehen.« Ärztliche Praxis

Martin I. Green
Erste Hilfe für dein Kind

Vorbeugung und richtiges Verhalten in allen Notfällen. Aus dem Englischen von Elisabeth Piper. 177 Seiten mit 320 Abbildungen. Kt.

»Dieses Handbuch gibt viele nützliche Hinweise, wie man die Umwelt für Kinder sicherer machen kann, und ist darüber hinaus ein praktischer Ratgeber in Notfällen. Ca. 300 präzise und leicht erfaßbare ›Schritt-für-Schritt‹-Illustrationen ermöglichen ein schnelles und vielleicht lebensrettendes richtiges Verhalten des Kindes. Dieses Buch ist ein praktisches Geschenk für alle Eltern und sollte in keinem Haushalt mit Kindern fehlen.« Arbeiter-Samariter-Bund, Deutschland

Medizin und Gesundheit

Das Harvard-Gesundheitsbuch

Empfehlungen der Harvard Medical School für jedermann. Hrsg. von Dr. med. G. Timothy Johnson und Dr. med. Stephen E. Goldfinger. Deutsche Ausgabe bearb. v. Prof. Dr. med. Gotthard Schettler und Dr. med. Peter Gross.
Aus dem Amerikanischen von Robby E. Remmers.
423 Seiten mit Abbildungen. Geb.

»Derart nüchtern, sachlich und unaufwendig und dennoch so aussagekräftig und überzeugend – das ist selten bei dem z. Zt. sintflutartig auf uns herabregnenden Segen von Gesundheitsratgebern. Zusammengestellt von Experten der Harvard Medical School, dem ›Mekka der (Schul-) Medizin‹, und nicht einfach übersetzt, sondern von zwei deutschen Fachleuten bearbeitet, erhebt diese Publikation – straff gegliedert und meist in Frage-Antwort-Form – nicht den Anspruch eines Nachschlagewerks mit enzyklopädischem Charakter.« Einkaufszentrale für öffentliche Büchereien

Dr. med. dent. Hanns-W. Hey
Gesunde Zähne

Pflege – Vorbeugung – Erkrankung – Behandlung.
274 Seiten mit 166 Abbildungen. Geb.

Der praktizierende Zahnarzt Dr. Hanns-W. Hey – einem großen Leserkreis durch die kritische SPIEGEL-Serie »Gutes Geld für schlechte Zähne« bekannt – erklärt in seinem allgemein verständlichen Buch dem Laien die Funktionen und die Erkrankungen des Mund-Kiefer-Systems. Durch die detaillierte Beschreibung der Behandlungsmöglichkeiten vermittelt er dem Patienten ein besseres Verständnis für sinnvolle zahnärztliche Maßnahmen und gibt Ratschläge zur Vorbeugung von Zahnerkrankungen und zur richtigen Zahnpflege.

Prof. Dr. med. Hellmut Mehnert
Der Mensch ist so gesund wie sein Stoffwechsel

Was ist Stoffwechsel? · Richtige und falsche Ernährung · Fettsucht / Magersucht · Vitaminmangelzustände · Fettstoffwechselstörungen · Gicht · Diabetes mellitus · Seltene Stoffwechselerkrankungen. 208 Seiten mit 14 Abbildungen und 23 Tabellen. Geb.

Carol Gilligan

Die andere Stimme

Lebenskonflikte und Moral der Frau
Aus dem Amerik. von Brigitte Stein.
222 Seiten. Serie Piper 838

Frauen denken, fühlen, urteilen anders als Männer und orientieren sich an eigenen Wertmaßstäben. Dies ist eine der Grundthesen der amerikanischen Psychologin Carol Gilligan, die sich seit über einem Jahrzehnt den Problemen der Moral und der weiblichen Entwicklungspsychologie gewidmet hat. Gilligan entdeckte, daß Frauen sich nicht auf das männliche Gerechtigkeitsdenken beschränken, wenn sie vor moralischen Konflikten stehen. Statt Rechtsansprüche gegeneinander abzuwägen, wollen sie vor allem vermeiden, andere zu verletzen und Bindungen zu zerstören. In diesem international viel beachteten Buch weist die Autorin nach, daß die traditionelle Psychologie die Motive, die moralischen Ansprüche und das psychologische Wachstum der Frau konsequent und systematisch mißverstanden hat.

Ausgehend von Freud, Piaget und Erikson wurde die Entwicklung der Frau bisher an den Standards gemessen, die am Modell des Mannes und seinem Lebenslauf gewonnen wurden. An diesen männlich geprägten Interpretationsmustern, die dem Urteil der Frauen Infantilität und Unreife bescheinigen, setzt Gilligans Kritik an: Wenn Männer in der Moral vor allem eine Frage unparteilicher Gerechtigkeit sehen – sind Frauen weniger moralisch, wenn sie Moral eher als Aufgabe gegenseitiger Fürsorge begreifen? Wenn Männer bereit sind, um des Erfolgs willen Beziehungen zu opfern – haben Frauen unrecht, wenn sie auf Erfolg verzichten, um Beziehungen zu bewahren? Da Erwachsensein traditionell gleichgesetzt wird mit persönlicher Autonomie und Unabhängigkeit, erscheinen Anteilnahme, Zuwendung, Fürsorge als Schwäche. Dabei kann ebengerade diese »Schwäche« dem Konzept der menschlichen Entwicklung eine ganz neue Dimension hinzufügen.

Das in einer sensiblen und einfühlsamen Sprache geschriebene Buch klingt aus mit der Vision eines bereicherten Verständnisses von Mann und Frau, in dem sich die »geschlechtsspezifischen« Perspektiven von Identität und Intimität gegenseitig ergänzen und befruchten.

Piper 13/2c

PIPER

Dr. med. Lucienne Lanson

Ich bin eine Frau

Was Sie über Ihren Körper wissen müssen
Bearbeitet von Prof. Dr. med. Rainer Schrage.
Aus dem Engl. von Charlotte Franke.
498 Seiten. Serie Piper 419

Dieses Buch der bekannten amerikanischen Gynäkologin gibt jeder Frau in allgemeinverständlicher Sprache klare, offene und genaue Informationen über ihren Körper. Allgemeine Fragen wie frauenärztliche Untersuchungen, unregelmäßige Periode, Fruchtbarkeit, Empfängnisverhütung und Probleme der Wechseljahre werden fundiert und sachlich behandelt, wobei neben den physiologischen Aspekten stets auch die psychologischen mitberücksichtigt werden. Die aktualisierte Neuausgabe ist erweitert um neueste medizinische Erkenntnisse zu Problemen, die besonders in jüngster Zeit ins Zentrum des allgemeinen Bewußtseins gerückt sind: die In-vitro-Befruchtung, Zunahme der sexuell übertragbaren Erkrankungen, Ursachen der Krebserkrankungen, neue Früherkennungs- und Behandlungsmethoden bei Krebs u. a. Professor Dr. Rainer Schrage hat die deutsche Ausgabe überarbeitet und das Buch zudem um einen aktuell informierenden Beitrag zum Problem AIDS erweitert. Ein Buch, das die Gynäkologie vom Nimbus des Geheimnisvollen befreit und die Frauen ermutigt, selbstbewußter und ohne Scheu mit dem Arzt über ihre Probleme zu sprechen.

Edward Shorter

Der weibliche Körper als Schicksal

Zur Sozialgeschichte der Frau
347 Seiten. Serie Piper 719

Die Anfälligkeit und Schwäche ihres Körpers haben die Frauen bis in die jüngste Zeit als Teil der natürlichen Ordnung hinnehmen müssen. »Erst als die physischen Belastungen erträglich wurden dank besserer Hygenie, besserer ärztlicher Versorgung, ausreichender Ernährung und leichterer Arbeit konnte sich das Bedürfnis nach Selbstbestimmung und Gleichberechtigung entwickeln. Für seine Thesen liefert Shorter überzeugende Beweise.« FAZ

Diese Sozialgeschichte des weiblichen Körpers, die vor allem die Lage der Mehrheit der Frauen – Bäuerinnen und arme Städterinnen – dokumentiert, fußt auf umfangreichem Quellenmaterial und belegt eindrucksvoll, daß es eine »gute alte Zeit«, zumindest für die Frauen, nie gegeben hat.